国家卫生和计划生育委员会"十二五"规划教材

全国高等医药教材建设研究会规划教材

中医、中西医结合住院医师规范化培训教材

中西医结合急救医学

主　编　方邦江　刘清泉

副主编　张忠德　刘　南　梅建强　刘新桥

主　审　晁恩祥　于学忠

编　委（按姓氏笔画为序）

文　丹（福建中医药大学附属人民医院）　　　　陈海铭（辽宁中医药大学附属医院）

方邦江（上海中医药大学附属龙华医院）　　　　姚卫海（首都医科大学附属北京中医医院）

孔　立（山东中医药大学附属医院）　　　　　　高培阳（成都中医药大学附属医院）

叶　勇（云南中医学院第一附属医院）　　　　　黄小民（浙江中医药大学第一附属医院）

白　雪（泸州医学院附属中医医院）　　　　　　梅建强（河北中医学院附属医院）

朱继红（北京大学人民医院）　　　　　　　　　曹　敏（上海中医药大学附属龙华医院）

刘　南（广州中医药大学第一附属医院）　　　　崔应麟（河南中医学院第二附属医院）

刘祖发（中国中医科学院望京医院）　　　　　　梁　群（黑龙江中医药大学附属第一医院）

刘清泉（首都医科大学附属北京中医医院）　　　董建文（山东中医药大学附属山东中西医结

刘新桥（天津中医药大学第一附属医院）　　　　　　　　合医院）

杨志旭（中国中医科学院西苑医院）　　　　　　童朝阳（复旦大学附属中山医院）

吴秋成（长春中医药大学附属医院）　　　　　　路晓光（大连大学附属中山医院）

张忠德（广州中医药大学第二附属医院）　　　　廖为民（江西中医药大学附属医院）

陈　萍（河南中医学院第一附属医院）

秘　书　曹　敏（兼）　李　芳（广州中医药大学第二附属医院）　姚卫海（兼）

图书在版编目（CIP）数据

中西医结合急救医学/方邦江,刘清泉主编.—北京:人民卫生出版社,2015

ISBN 978- 7- 117- 20382- 1

Ⅰ.①中… Ⅱ.①方…②刘… Ⅲ.①急救-中西医结合疗法-医学院校-教材 Ⅳ.①R459.7

中国版本图书馆 CIP 数据核字（2015）第 040663 号

人卫社官网	www.pmph.com	出版物查询，在线购书
人卫医学网	www.ipmph.com	医学考试辅导，医学数据库服务，医学教育资源，大众健康资讯

中西医结合急救医学

主　　编：方邦江　刘清泉
出版发行：人民卫生出版社（中继线 010- 59780011）
地　　址：北京市朝阳区潘家园南里 19 号
邮　　编：100021
E - mail：pmph @ pmph.com
购书热线：010- 59787592　010- 59787584　010- 65264830
印　　刷：三河市宏达印刷有限公司（胜利）
经　　销：新华书店
开　　本：787×1092　1/16　印张：22
字　　数：549 千字
版　　次：2015 年 3 月第 1 版　2020 年 12 月第 1 版第 5 次印刷
标准书号：ISBN 978- 7- 117- 20382- 1/R · 20383
定　　价：48.00 元
打击盗版举报电话：010- 59787491　E-mail：WQ @ pmph.com
（凡属印装质量问题请与本社市场营销中心联系退换）

出版说明

为了贯彻落实国务院《关于建立住院医师规范化培训制度的指导意见》，国家卫生和计划生育委员会、国家中医药管理局《住院医师规范化培训管理办法（试行）》《中医住院医师规范化培训实施办法（试行）》《中医住院医师规范化培训标准（试行）》的要求，规范中医、中西医结合住院医师规范化培训工作，全国高等医药教材建设研究会、人民卫生出版社在教育部、国家卫生和计划生育委员会、国家中医药管理局的领导下，组织和规划了中医、中西医结合住院医师规范化培训国家卫生和计划生育委员会"十二五"规划教材的编写工作。

为做好本套教材的出版工作，全国高等医药教材建设研究会、人民卫生出版社在相关部委局的领导下，成立了国家卫生和计划生育委员会中医、中西医结合住院医师规范化培训教材评审委员会，以指导和组织教材的编写和评审工作，确保教材编写质量；在充分调研全国近 80 所医疗机构及规培基地的基础上，先后召开多次会议对目前中医、中西医结合住院医师规范化培训的课程设置、培训方案、考核与评估等进行了充分的调研和深入论证，并广泛听取了长期从事规培工作人员的建议，围绕中医、中西医结合住院医师规范化培训的目标，全国高等医药教材建设研究会和人民卫生出版社规划、确定了 16 种国家卫生和计划生育委员会"十二五"规划教材。教材主编、副主编和编委的遴选按照公开、公平、公正的原则，在全国 65 家医疗机构 800 余位专家和学者申报的基础上，近 300 位申报者经教材评审委员会审定和全国高等医药教材建设研究会批准，聘任为主审、主编、副主编、编委。

全套教材始终贯彻"早临床、多临床、反复临床"，处理好"与院校教育、专科医生培训、执业医师资格考试"的对接，实现了"基本理论转变为临床思维、基本知识转变为临床路径、基本技能转变为解决问题的能力"的转变；着重培养医学生解决问题、科研、传承和创新能力；造就医学生"职业素质、道德素质、人文素质"；帮助医学生树立"医病、医身、医心"的理念，以适应"医学生"向"临床医生"的顺利转变。根据该指导思想，教材的编写体现了以下五大特点：

1. 定位准确，科学规划 以实现"5＋3"住院医师规范化培训目标为宗旨，以体现中医医疗的基本特点为指导，明确教材的读者定位、内容定位、编写定位，对课程体系进行充分调研和认真分析，以科学严谨的治学精神，对教材体系进行科学设计，整体优化，并确定合理的教材品种。

2. 遵循规律，注重衔接 注重住院医师规范化培训实际研究，以满足我国医药卫生事业的快速发展和中医师临床水平不断提升的需要，满足 21 世纪对中医药临床专业人才的基本要求作为教材建设的指导思想；严格遵循我国国情和高等教育的教学规律、人才成长规律和中医药知识的传承规律，立足于住院医师在特定培训阶段、特定临床时期的需求与要求，把握教材内容的广度与深度，既高于院校教育阶段，又体现了与专科医师培养阶段的差异。

3. 立足精品，树立标准 教材建设始终坚持中国特色的教材建设的机制和模式；坚持教材编写团队的权威性、代表性以及覆盖性；全程全员坚持质量控制体系，通过教材建设推动和完善中医住院医师规范化培训制度的建设；促进与国家中医药管理局中医师资格认证中心考试制度的对接；打造一流的、核心的、标准化的中医住院医师规范化培训教材。

4. 强化技能，突出思辨 以中医临床技能培训和思维训练为主，重在培养医学生中医、中西医结合的临床思维能力和独立的临证思辨能力，强调培训的整体性和实践性，旨为各级医疗机构培养具有良好的职业道德、扎实的医学理论、专业知识和专业技能，能独立承担本学科常见疾病诊治工作的临床中医、中西医结合医师。

5. 创新形式，彰显效用 ①全套教材设立了"培训目标"，部分教材根据需要设置了"知识链接"、"知识拓展"、"病案分析（案例分析）"等模块，以增强学生学习的目的性、主动性及教材的可读性；②部分教材提供网络增值服务，增加了相应的病案（案例）讲授录像、手法演示等，以最为直观、形象的教学手段体现教材主体内容，提高学生学习效果。

全国高等医药教材建设研究会

人民卫生出版社

2015 年 2 月

国家卫生和计划生育委员会
中医、中西医结合住院医师规范化培训
教材书目

序号	教材名称	主编
1	卫生法规	周　嘉　信　彬
2	全科医学	杨惠民　余小萍
3	医患沟通技巧	张　捷　高祥福
4	中医临床经典概要	蒋　健　李赛美
5	中医临床思维	柳　文　王玉光
6	中医内科学	高　颖　方祝元　吴　伟
7	中医外科学	刘　胜　陈达灿
8	中医妇科学	罗颂平　谈　勇
9	中医儿科学	马　融　许　华
10	中医五官科学	彭清华　忻耀杰
11	中医骨伤科学	詹红生　冷向阳
12	针灸推拿学	王麟鹏　房　敏
13	中西医结合传染病防治	周　华　徐春军
14	中西医结合急救医学	方邦江　刘清泉
15	临床综合诊断技术	王肖龙　赵　萍
16	临床综合基本技能	李　雁　潘　涛

国家卫生和计划生育委员会
中医、中西医结合住院医师规范化培训教材
评审委员会名单

主 任 委 员

胡鸿毅　陈贤义

副主任委员（按姓氏笔画为序）

方祝元　刘清泉　杜　贤　杨关林　陈达灿

钟　森　高　颖

委　　　员（按姓氏笔画为序）

马　融　王　阶　王启明　方邦江　吕　宾

向　楠　刘　胜　李　丽　李灿东　杨思进

连　方　吴　伟　冷向阳　张　瑞　张允岭

陈昕煜　罗颂平　周　华　周景玉　房　敏

唐旭东　彭清华　樊粤光

秘　　　书

何文忠　张广中　张　科

前　言

为深入实施《国家中长期教育改革和发展规划纲要（2010-2020 年）》和国务院《关于建立住院医师规范化培训制度的指导意见》，全面实施以"5＋3"为主体的临床医学人才培养体系，培养高素质、高水平、应用型的中医药临床人才，以适应我国医疗卫生体制改革和发展的需要，更好地服务于人民群众提高健康水平的需求，在国家卫生和计划生育委员会和国家中医药管理局的指导下，全国高等医药教材建设研究会、人民卫生出版社经过广泛调研，组织来自全国 40 多所临床机构 900 位专家教授编写了国内首套"国家卫生和计划生育委员会中医、中西医结合住院医师规范化培训规划教材"。

本教材由全国 20 余所中医、西医院校和研究机构长期从事急救专业医、教、研一线工作经验丰富的临床专家担任编写人员。经过认真讨论，科学整合课程体系及编写体例，从临床实际出发，精选教材内容进行编写。教材力求充分体现科学性、前瞻性、启发性及适用性，反映中西医结合急救医学的基本理论、基本知识和基本技能。教材共三大部分，上篇主要介绍急救医学学科在医院建设中的作用及规范化管理，涵盖医院急救医学学科的规范管理和设置，中西医结合急救医学现状与学科特色，急诊医学的临床思维与决策，急救医学中医、中西医结合住院医师规范化培训要求。中篇重点介绍急救医学学科常见危急重症诊疗常规及病例分析，包括常见急症症状的诊断思维与处理原则及临床常见急危重症，强调以急症为主导，症状鉴别为主线，围绕急症的高危性和诊治误区，构建急救诊疗思路，突出中西医结合实用急救方法与技术。下篇侧重介绍常用急救医学学科诊疗操作技能规范及评估要点。教材编写针对急救医学临床教学目的与要求，突出中西医急救医学特点，体现基本理论向临床实践转化、基本知识向临床思维转化、基本技能向临床能力转化，完成教材编写及课程设置与院校教育对接，与专科医师培训教育对接，与执业医师考试和培训考核对接。同时，教材凸显毕业后教育特色，注重院校教育、毕业后教育和继续教育有机衔接，将适合"急症"救治的中西医诊断、监护和治疗等手段融合在一起，彰显"中西医互补综合中求救"急救理念，使住院医师在面对急救患者时，明确哪些急症救治具有中医药优势，切入点何在，何类急症需要中西医结合救治，进而提高年轻医师解决急救问题的能力，培养创新思维的能力，以及完成研究工作的能力。

　　本教材分工如下：上篇由方邦江、刘清泉、姚卫海、孔立、曹敏编写，中篇由刘清泉、姚卫海、高培阳、梁群、刘祖发、白雪、崔应麟、黄小民、梅建强、叶勇、杨志旭、方邦江、曹敏、张忠德、吴秋成、刘南、刘新桥、董建文、陈萍、文丹、廖为民、路晓光、董建文编写，下篇由陈海铭、朱继红、高培阳、童朝阳、廖为民、张忠德编写。编写组成员就教材审稿、统稿严格把关，秘书组曹敏副主任医师、李芳副主任医师认真负责，对保证教材质量起到了重要作用。

　　本教材的编写得到了各参编院校领导的支持，复旦大学附属中山医院宋振举副主任医师、河南中医学院第二附属医院胡仕祥主任医师、云南中医学院第一附属医院吴英副主任医师、上海中医药大学附属龙华医院石李、陈振翼博士等专家学者参加了教材编写、校对、整理工作，谨此一并致谢！

　　由于本教材系首次编写，诸多方面尚是一些探索，并且时间紧、任务重，难免有疏漏之处，敬请各使用单位在使用过程中，提出宝贵意见，以便日后加以修正。

《中西医结合急救医学》编委会

2014 年 11 月

目 录

上篇　急救医学学科在医院建设中的作用与规范化管理

中篇　急救医学学科常见危急重症诊疗常规及病例分析

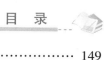

下篇　常用急救医学学科诊疗操作技能规范及评估要点

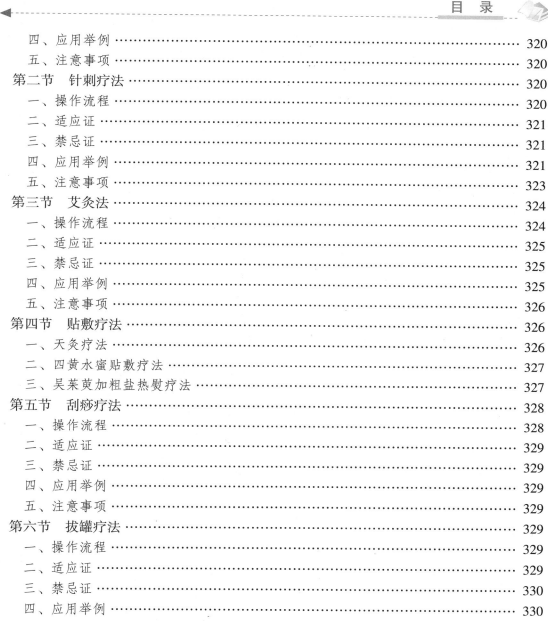

上篇 急救医学学科在医院建设中的作用与规范化管理

第一章
医院急救医学学科的规范管理和设置

【培训目标】

1. 掌握院前急救的特点、原则及具体内容。
2. 熟悉急诊科的设置。
3. 了解急诊科的管理及绿色通道流程。

中西医结合急救医学是对急性发作的疾病、危重病或外伤进行立即的评估、诊断和紧急处置、治疗以稳定病情、防止病情进一步恶化或死亡的专门学科。急救医学针对是急、危、重症，包括急性发作的疾病、慢性疾病的急性加重、外伤，也包括危重患者的紧急救治，同时还承担着部分社会职能，如 120 院前急救、突发公共卫生事件的紧急医疗救援，属独立的二级临床学科。

1983 年国家卫生部做出医院建立急诊科的相关规定，30 年来我国急救医学得到了快速发展，急诊科室建设取得了长足进步。急救医学的发展对积极救治急危重症患者、保障人民群众生命健康、应对突发公共卫生事件起到了非常重要的作用。2009 年国家卫生部制定了《急诊科建设与管理指南（试行）》，《中医医院急诊科建设与管理指南》，对加强急诊科室的规范化建设和管理、促进中西医结合急救医学的发展、提高中西医结合急救医疗水平、保证医疗质量和医疗安全起到了重要的推动作用。随着经济的发展和社会的进步，人民的健康需求不断提高，有效地保障人民的健康是体现社会文明进步最显著的标志。所以必须加强急诊科的规范管理，不断提高急救医学的水平，以保障人民群众的生命健康。

第一节 急诊科的设置

急诊科承担着急危重症患者的抢救工作，以及应对群体事件、突发公共卫生事件的紧急处置工作，突发性、应急性强，对时间、空间、科室协作、后勤保障要求高，因此急诊科要有合理的建筑布局和科室设置、醒目的标识系统、完备良好的抢救仪器设备以及高效、专业的急救人才队伍。

一、急诊科的建筑和布局

急诊科必须布局合理，设施齐全，相对独立。急诊科是医院急症诊疗的首诊场所，也是社会医疗服务体系的重要组成部分，必须有利于缩短急诊检查和抢救距离半径，使到医院就诊的急危重症患者能得到及时有效的救治。

急诊科入口应当通畅，并设在医院内便于患者迅速到达的区域，设有无障碍通道、救护车通道和专用停靠处，方便轮椅、平车出入，有条件的可分设普通急诊患者、危重伤病患者和救护车出入通道。入口处应设置急救分诊处，分诊护士24小时值班。

急诊科应当设医疗区和支持区。医疗区包括分诊处、就诊室、治疗室、处置室、抢救室和观察室，三级综合医院和有条件的二级综合医院应当设导管室、急诊手术室和急诊重症监护室（EICU）、中医特色治疗室；支持区包括挂号、药房、收费、急诊检验室、急诊超声室、急诊放射科等部门，急诊科应临近大型影像检查如CT、MRI等急诊医疗依赖较强的部门。

二、急诊科标识系统

急诊科应当设置醒目的路标和标识，夜间有指路灯标明，以方便和引导患者就诊。科内要设置鲜明的标志，路标识可采用不同颜色，不同区有不同的标识，便于引导患者就诊。

三、急诊科的仪器配置

急诊科面对的是急危重症患者，需要进行紧急评估和处理，稳定患者的生命体征，所以需要配置急救通讯系统、监护仪器、抢救器械、生命支持系统、床旁辅助检查设备。

急诊科应当设有急诊通讯装置（电话、传呼、对讲机）。有条件的医院可建立急诊临床信息系统，并逐步实现和院前急救信息系统的对接。应配备除颤仪、监护仪、简易呼吸器、呼吸机、喉镜、气管套管、吸痰器、洗胃机、血气分析仪、心电图机、复苏机、床旁血液净化机、中央供氧、供气、负压吸引系统、洗胃机、降温毯、快速血糖自动测定仪等。紧急手术室的麻醉机及手术器械按手术室的标准配置。有条件的的医院应该配置体外或临时起搏器、呼吸机（包括用于运送患者便携式呼吸机）、纤维支气管镜、快速床旁肌钙蛋白测定仪、床旁X光机和床旁B超等设备。

四、急诊科的人员配置

急诊科应当有固定的急救医师，且不少于在岗医师的75%，其中中医、中西医结合医师应占符合国家标准的比例，值班医师充足，梯队结构合理，受过专门训练，掌握中西医结合急救医学的基本理论、基础知识和基本操作技能，具备独立急救工作能力。三级综合医院急救科主任应由具备急救医学副高以上专业技术职务任职资格的医师担任。二级综合医院的急救科主任应当由具备急救医学（含中医、中西医结合）中级以上专业技术职务任职资格的医师担任。急诊科医师应当具有3年以上临床工作经验，具备独立处理常见急诊病症的基本能力，熟练掌握心肺复苏、气管插管、深静脉穿刺、动脉穿刺、心电复律、呼吸机、血液净化及创伤急救等基本技能，还要掌握中医急诊常见的诊疗方法。

急诊科应当有固定的急救护士，且不少于在岗护士的75％，护士结构梯队合理。急诊护士应当具有3年以上临床护理工作经验，经规范化培训合格，掌握急救、危重症患者的急救护理技能，常见急救操作技术的配合及急诊护理工作内涵与流程。急救医护人员要定期接受急救技能的再培训，再培训间隔时间原则上不超过2年。

急诊科可根据实际需要配置行政管理和其他辅助人员。

第二节　急诊科的管理

一、行政管理

急诊科应由医院医务部门直接领导，负责协调相关科室的协作，实行科主任负责制，主任应是多年从事急救工作、富有经验的急诊医学学科带头人，负责本科的医疗、教学、科研、预防和行政管理工作，是急诊科诊疗质量、患者安全管理和学科建设的第一责任人，把握急救学科的发展方向、学科建设和管理。护士长主要负责全科护士的管理工作及护理工作。急救医师和护士均应由持有急救专科医师和护士执照。

二、急救管理理念

急诊科的急救理念是"快速、科学、规范、协作"。急诊科是一个极富挑战性的岗位，急诊患者因其病情重且发展快，所以对医生的要求极高，要求首诊医师对病情判断快速、准确，并迅速根据病情采取相应的科学的专业化治疗措施。急诊患者的处置必须规范化，制定相应的各种诊断与治疗操作流程。急诊工作要有相应的检验、影像、药房等辅助、支持科室保障，所以急救工作强调团队协作精神。

三、业务管理

急诊科应当建立健全并严格遵守执行各项规章制度、岗位职责和相关诊疗技术规范、操作规程，保证医疗服务质量及医疗安全（图1-1）。

应当制定并严格执行分诊程序及分诊原则，按患者的疾病危险程度进行分诊，对可能危及生命安全的患者应当立即实施抢救。就诊流程要便捷通畅，实行首诊负责制，不得以任何理由拒绝或推诿急诊患者，对危重急救患者按照"先及时救治，后补交费用"的原则救治，确保急诊救治及时有效。医护人员应当按病历书写有关规定书写医疗文书，确保每一位急诊患者都有详细的急救病历。

常备的抢救药品应当定期检查和更换，对抢救设备进行定期检查和维护，保证设备完好。抢救药品、仪器实行程序化管理：职责清楚、分工明确、合理布局，以保证急救药品器材的完好率达百分之百。

四、预检分诊制度

急诊患者的特点：人数没有计划性，病情没有预见性。急诊科经常出现拥挤和危重患者等候的问题，必须建立有效可行的分检系统，根据病情轻重安排优先就诊顺序，让危重患者得到及时有效的治疗，达到降低病患死亡率、提高急诊效率的目的。

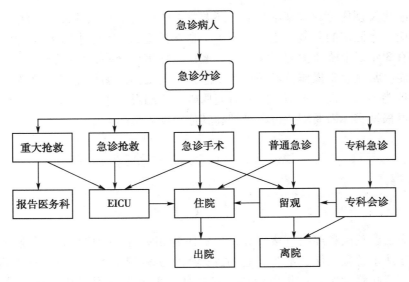

图 1-1　急诊科工作流程

　　预检分诊制度就是通过使用预检标尺或者评分系统快速地对患者进行分类挑选的操作流程。该系统的核心是"4 个正确"：正确的时间，正确的地点，给正确的患者正确的医疗护理。

　　目前国际上主要的预检系统有：美国的急诊严重指数（ESI）；澳大利亚预检标尺（ATS），它根据患者可等待医疗救治的时间而将其分为：立即——需复苏、危急——10 分钟、紧急——30 分钟、亚紧急——1 小时和不紧急——2 小时共 5 个级别；加拿大急诊预检标尺（CTAS），根据急诊患者的临床表现和严重程度分需复苏（级别 1）、紧急（级别 2～3）、非紧急（级别 4～5）5 个级别来进行救治；英国曼彻斯特分诊系统（Manchester Triage System，MTS）等。

　　卫生部于 2011 年发布了《急诊病人病情分级试点指导原则（征求意见稿）》，将急诊医学科从功能结构上分为"三区"，将病人的病情分为"四级"，简称"三区四级"分类。

　　从空间布局上将急诊诊治区域分为三大区域：红区、黄区和绿区。红区：抢救监护区，适用于 1 级和 2 级病人处置，快速评估和初始化稳定。黄区：密切观察诊疗区，适用于 3 级病人，原则上按照时间顺序处置病人，当出现病情变化或分诊护士认为有必要时可考虑提前应诊，病情恶化的病人应被立即送入红区。绿区：即 4 级病人诊疗区。根据病人病情评估结果进行分级，共分为四级（表 1-1）。

表 1-1　急诊病人病情分级

级别	标准	
	病情严重程度	需要急诊医疗资源数量
1 级	A 濒危病人	—
2 级	B 危重病人	—
3 级	C 急症病人	≥2
4 级	D 非急症病人	0～1

五、质量控制

急诊科经常进行急危重症患者的抢救，尤其是要应对突发公共卫生事件，工作紧急而繁重，应当加强质量控制和安全管理。为保证医疗安全，必须制定主要常见急危重症和群体事件的抢救流程及处置预案，做到急诊科抢救关键措施及相关医技等科室支持配合有章可循。在实施重大抢救时，特别是在应对突发公共卫生事件或群体灾害事件时，应当按规定及时报告医院相关部门，医院根据情况启动相应的处置程序。

科主任负责质量管理与持续改进工作，建立科室质量管理小组及制度，建立与完善急诊管理信息系统，动态监测影响医疗质量和安全的各种因素，保持持续改进，以提高工作效率。每月召开一次科室质量与安全工作会议，进行全面、全过程质量检查和管理。制定全员质量培训计划和业务培训规划，做到知识不断更新，积极引进新技术新业务，有相关培训内容、讨论记录和操作规程，全员参与质量管理与控制。

六、奖惩措施

急诊科工作急、忙、乱，既有临床诊疗工作，又有团队协作、科室协调等组织管理工作，为保障医疗质量和医疗安全，必须制定科学合理的奖惩制度，引导急诊工作科学、高效、有序进行。

第三节　院前急救和绿色通道

院前急救（prehospital care）也称院外急救（outhospital care），是指急、危、重症伤病员进入医院前实施的现场救治和途中监护的医疗救护，是急诊医疗服务体系（EMSS）的一个重要组成部分，也是院内急救的基础，为患者接受进一步诊治创造条件、提供机会。

广义上讲院前急救是指伤病员在发病或受伤时，由救护人员或目击者对其进行必要的急救，以维持基本生命体征和减轻痛苦的医疗活动和行为的总称。狭义的院前急救则专指由通讯、运输和医疗基本要素所构成的专业急救机构，在患者到达医院前实施的现场救治和途中监护的医疗活动。

院前　急救组织系统包括：通讯、运输、急救技术、急救器材装备、急救网络、调度管理等。其中，通讯、运输和急救技术被认为是院前急救的三大要素（图1-2）。

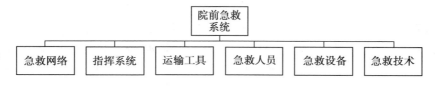

图1-2　院前急救的必备条件

一、院前急救的任务及重要性

长期以来，院前急救一直是我国急诊医学中较为薄弱的环节，随着我国急救事业的发展，院前急救越来越受到人们的重视。院前急救体现了一个国家对急诊急救的重视程度，为急危重症患者赢得宝贵的抢救时间。准确、合理、快速的院前急救措施，对挽救患者生命，减少伤残率、死亡率起着举足轻重的作用。

1. 帮助遇难者安全、迅速地脱离危险环境。

2. 挽救生命，稳定和改善生命体征，减轻伤残及后遗症，降低死亡率，为专业急救人员的现场抢救，以及院内的继续救治赢得时间、创造条件。

3. 基层医疗机构或"第一救助者"在抢救患者的同时，应及时拨打急救电话120，尽快启动院前急救医疗服务系统（EMSS），寻求急救中心的紧急医疗救援。

4. 评估病情并将伤病员快速安全地护送到医院。

5. 应对大型活动、群体事件、自然灾害、战争和公共卫生事件。

6. 建设120指挥系统，完善急救医疗服务系统（EMSS）。

二、院前急救的特点

1. 社会性强　院前急救活动涉及社会的各个方面，需要应对群体事件和公共卫生事件，院前急救已跨出了纯粹的医学领域，这是其社会性强的表现。

2. 时间紧迫　急症患者病情紧急、危重，突发性灾害事故发生后，伤员的情况复杂，危重患者多，必须充分体现"时间就是生命"，进行紧急、有效的处理，刻不容缓。

3. 病种多样复杂　呼救的患者涉及多科病种，病情程度差异大、变化多样。

4. 流动性大　院外急救流动性很大，主要体现在救护地点可以分散在区域内每个角落，患者流向也不固定，它可以是区域内每个综合性医院，也可能会超越行政区域分管的范围，如到邻近省、市、县进行救护等。

5. 随机性强　主要表现在患者呼救无时间限制。

6. 急救环境条件差　现场救护的条件大多较差，表现在急救人员、设备仪器均受限制；环境恶劣、设备受现场条件限制；患者病史不详，缺乏客观资料；运送时救护车的震动和路途颠簸等常影响检查、治疗工作。

7. 以对症治疗为主　院前急救因时间紧迫和医疗条件简陋，故要明确诊断、根本治疗非常困难，只能以对症治疗、挽救生命为主。

8. 对救护人员要求高　院前急救要求救护人员既要有良好的专业素质，又要有良好的身体素质。在救护患者中，因患者病情危急及救护工作劳动强度大，要求医务人员必须有熟练的技术和健康的体魄才能胜任救护工作。

三、院前急救的原则

1. 先复苏后治病、先救治后转运原则　对心跳呼吸骤停患者，应首先行心肺复苏术使患者心肺复苏，直至心跳、呼吸恢复，患者基本生命体征趋向平稳后，再进行转运。

2. 先止血后包扎原则　大出血又有创口者，首先立即用指压、止血带、药物等方法止血，防止因持续性失血而发生休克，然后再进行消毒、包扎创口的原则。

3. 先重伤后轻伤原则　遇到群伤事故时，急诊医生应分清急缓、轻重，优先抢救急、危、重病员，后抢救伤势较轻的病员。

4. 急救与呼救并重原则　当遇到大批伤病员时，又有多人在现场的情况下，要有良好的心理素质和处理经验，应做到忙而不乱、紧张而有序地分工合作，急救和呼救同时进行，以更快地争取急救外援。

5. 急救与转运的一致性原则　急救和转运应在任务要求一致、协调步骤一致、完成任务的指标一致的情况下进行，途中应该继续抢救。

四、院前急救的基本配置

1. 人员配备　目前国内大多数院前急救组织是以救护车为单位配备人员。救护车一般有两种类型，即普通型和危重病监护型。普通救护车一般由 1 名急救医师、1 名护士、1 名驾驶员组成；危重病监护车至少由 1～2 名专科急救医师、1～2 名护士及 1 名驾驶员组成，必要时，可增设担架员。

2. 急救包　急救包可分成四种类型，即常用急救包、外科急救包、产科急救包和中毒急救包。急救包内的器材和药品应尽可能完备。

3. 急救箱　急救箱一般分为两种，一种是大型急救箱，可供各种现场临时救护使用，所盛装的器材和药品种类及数量多，可供数十人甚至更多人同时使用。另一种是小型急救箱，可固定放置于厂矿、工地等工作场所，主要用途是对一些小伤小患或临时发生急症现场急救时的紧急处理用，也可供受过一些专业急救训练的群众自救和互救所用。

4. 救护车及其车内装备　救护车内装备应达到在紧急情况下能在车内进行一般性抢救所需的设施。车内除放置一副供患者躺卧的担架外，还需配备下列器材：①氧气；②输液装置；③吸引装置；④各类抢救药品；⑤其他抢救器材，如气管插管、一次性气管切开包、心肺复苏器、简易呼吸器、电除颤器和心脏起搏器、床边 X 光机、急诊检验设备、洗胃机、心电图机及固定用骨科夹板等。

五、院前急救病情评估

急危重伤病员的情况多种多样，难以制定统一的评估程序，但评估的共同目的是要迅速找出主要矛盾，也就是能短时间内找出可危及患者生命的问题。为了便于记忆，建议使用 ABCDE 的程序，当然这些评估几乎是同时进行的。

1. A（airway）气道　检查患者的气道是否通畅，如有无舌根后坠堵塞喉咽、口腔内有无异物、血液、分泌物等。此时应首先托起下颌使舌根上抬、取出异物、清除分泌物及积血。

2. B（breathing）呼吸　观察患者的呼吸，注意其频率和幅度，考虑呼吸交换量是否足够。

3. C（circulation）循环　检查患者脉搏的频率是否规则、有力，心音是否响亮以及血压情况等。尤其要迅速判定有无心搏骤停，以便立即开始心肺复苏。

4. D（decision）决定　根据对呼吸、循环所做出的初步检查，迅速对患者的基本情况做出评估，并决定要进行哪些紧急抢救措施。

5. E（examination）检查　经过上述基本检查，如病情需要和许可，再做进一步检查。

评估要迅速而轻柔，不同病因患者评估的侧重点不同，这有赖于评估者的经验和选择，但绝不可因为评估而延误抢救及后送时机。

六、现场伤病员的急救标记和急救区划分

现场急救时常用彩色笔或胶布在患者的醒目位置标记数字以示病情和数量：①红色：

表示病情严重，危及生命者；②黄色：表示虽病情严重，但尚无危及生命者；③绿色：表示受伤程度较轻；④黑色：表示伤病员已死亡；⑤蓝色：可与上述颜色同时加用，表示伤病员已被污染，包括放射污染和传染病污染。

在现场有大批伤病员时，最简单、有效的急救应划分以下四个区，以便有条不紊地进行救护：①收容区：伤病员集中区，在此区挂上分类标签，并提供必要的抢救工作；②急救区：用来接受红色和黄色标志的危重患者，在此做进一步的抢救工作，如对休克、呼吸、心跳骤停者等进行生命复苏；③后送区：这个区内接受能自己行走或较轻的伤病员；④太平区：停放已死亡者。

七、急诊绿色通道

加强急救绿色通道建设，实现院前急救与院内急救系统无缝对接，并与紧急诊疗相关科室的服务保持连续与畅通，在医院挂号、化验、药房、收费等窗口应当有抢救患者优先的措施，保障患者获得及时连贯的治疗。

（孔　立）

第二章

中西医结合急救医学现状与学科特色

急救医学经过近几年的发展已经形成系统、科学的急救医疗体系，具体体现在有国家主导的集人员培训、队伍建设、应急管理、物资储备，以及院前-院中急诊急救-急诊病房（急诊ICU）一体的社会化、系统化，逐步达到装备现代化、功能多元化、人员专业化、技术规范化、管理科学化的"急诊医疗体系"。中西医结合急救医学也逐步规范化、专业化，并具有中西医结合急救理论，中西医结合急救思维模式，灵活的辨病与辨证相结合的方法，丰富的中西医结合救治手段的特色。

一、急救医学的现状

急救医疗现象一直伴随着人类的繁衍生息，从这点讲，急救医学可以说是最早出现的医学专业，这其中也包括中医急救医学。但作为一个独立的学科，为医学界所承认还是近几十年的事，当然中西医结合急救医学更是近几十年的事。随着医学的发展，人们逐步认识到急危重症有其自身的发展规律，同时由于医学进步和社会需要，人们越来越认识到建立经验丰富、训练有素的急救专业医师队伍和设备齐全、功能完善的急诊科对救治危重病患者、应对突发公共卫生事件的重要性，由急救或急诊医务人员进行紧急医疗救援已成为社会共识。随着急救医学的发展，已经形成系统、科学的急救医疗体系，体现在以下几个方面：

（一）系统化、社会化

急救医学发展的水平不仅代表一个医院、一个科室的水平，更是社会文明和社会进步的标志，急救医学从宏观上讲是社会功能的体现。全民、全社会急救意识的教育、急救常识的普及、常用急救技术的培训是整个社会、国家层面上的系统性工程。世界上急救医学发展最早的是美国。美国有急诊医师进修学院，各地卫生当局设急诊医疗服务办公室，负责计划和组织对危重病、创伤、灾害等突发事故进行急救并提供技术援助，并且负责领导、培训和考核急救工作人员。我国1980年卫生部发文"关于加强城市急救工作的意见"，2008年7月国家成立了国务院应急管理办公室，各地也纷纷成立政府应急管理办公室以应对自然灾害、事故灾难、公共卫生，成立各种应急队伍，平素进行演练、培训、研究等。我国在八十年代前后各地纷纷成立了120急救中心，其中有些地方的120的编制为公务员，独立于各家医院，并与110、122、119联动，如2004年3月成立北京紧急医疗救援中心、紧急救援网络，规定城区急救半径为2公里，反应时间在5分钟内，郊区急救半径为15至20公里，反应时间为10分钟内。各医院应社会和当地政府的要求成立各种应急救援小队，建立院前急救-院中急诊室急救-急诊病房、ICU 救治体系，虽然各地、各级医院急诊科发展不平衡，救治病种和特色不尽相同，逐步达到卫生部颁布的关于《医院急诊科建设与管理指南》对医护人员、场地、科室设置、设备配置、病房及 ICU 床位等的规定和要求。

（二）规范化

急诊急救虽然需要专家和专家队伍，更需要一个掌握先进理论和技术方法救治规范的队伍，因此急诊急救医学规范化的理论体系，标准化培训是必需的。在理论方面有各种指南的制定和修正，如《国际心肺复苏指南》CPR 的方法自 2005 版至 2010 版再到 2012 版在不断改进，标准也日趋严格，以及与急诊急救相关指南。为了更方便、直观地掌握各种急危重的救治，制定了各种流程，如中毒救治流程、急性冠脉综合征诊治流程、急性心衰诊治流程、脑出血诊治流程、消化道出血诊治流程，以及外科、妇科、儿科、传染病等急诊急救的流程。对于一些需要争分夺秒，又需要严格规范化治疗的疾病，如急性胸痛（急性心梗）还制定了急性胸痛绿色通道，急性脑血管疾病绿色通道等。对于一些比较成熟的疾病诊疗方法还制定了比较严格的临床路径。关于人员培训和资质方面，国家规定住院医师工作必须满三年以上才有资质独立急诊值班，同时院前急救，院中急诊急救都需要有培训合格证才能上岗，包括护理人员。随着急诊科住院医师规范化培训的执行、普及和推广，使更严格、更规范的培训、资质认证成为制度。

（三）专业化

专业化是现代急救医学的另一个特点。急救医学专业性强，首先需要专业化的队伍和一个专业化的结构，在美国全国急诊医师实行全科医师制，目前每年有 25000 名急诊医师在全国 6000 多个急诊室为约 1 亿名急诊患者提供医疗服务。我国 1984 年"关于发布《医院急诊科（室）建设方案（试行）》的通知"，2009 年卫生部又下发了《急诊科建设与管理指南（试行）》，以及医院等级评审中急诊科在场地设置，科室设置，抢救、观察、住院、EICU 等床位设置，设备配置，相关配套科室设置，以及人员配置等都有明确的规定。1986 年成立中华医学会急诊医学学会，1981 年创刊《中国急救医学》，1990 年创刊《急诊医学》，后在 2001 年更名为《中华急诊医学杂志》，1992 年创刊《中国中医急症》，1994 年创刊《中国中西医结合急救杂志》。医学院校设有急诊专业的本科、研究生专业。我国现代急救医学的发展不过 10 多年的历史，目前绝大多数县以上医院建立了急诊科（室），大医院都建立了重症监护病房（ICU），配备了一定的专业队伍。全国 80 多个大中型城市有一定规模的急救中心，全国统一急救电话号码为"120"。理论上进一步分化、专业化。"急诊医学""急症医学""急救灾害医学""中医急诊学""中西医结合急救医学"等。各有侧重，如急症医学主要研究各种急症表现、诊断与鉴别诊断，急救灾害医学主要研究急救方法、急救运输、急救网络等。1997 年急诊医学分会下设复苏、院前急救、危重病、创伤、中毒、儿科急诊、灾难医学、继续教育等 8 个亚专业小组。在全国建立起医、教、研专业化的急救医学队伍和专业化的急救医学结构。

（四）网络化、信息化

随着大数据、信息化的到来，急救医学无论是人员培训还是快速救急都需要更加标准、规范的平台，因此急救医学更需要网络化、信息化。国际上先进国家建立的"急救医疗服务体系（EMSS）"，就是在建立了一支专业化、规范化急救医疗队伍，各医疗单位完善了院前急救—急诊室急救—ICU 救治体系的基础上进一步网络化、信息化的结果，使急救医学实现系统化、社会化、专业化的培训，科学化的资源分配。目前逐步形成院前急救的网络化、信息化到地区救治中心的网络化、信息化，从单病种网络化、信息化到远程会诊、综合救治的海陆空救治体系的网络化、信息化，以及通过网络和信息平台评估、优化、组建急救医疗队的水平、急救医疗方法、专业化的急救医疗团队等工作。可以展望网络化和信息化将来对急救医学带来革命性改变。

因此现代急救医学逐步达到装备现代化，功能多元化，人员专业化，技术规范化，管理科学化的"急诊医疗体系"（emergency medical service system，EMSS）。

二、中西医结合急救医学现状与学科特色

中西医结合急救医学是中医重要的临床专业技术课程，是推动中医学学术发展的核心动力，也是中医学学术发展的重要体现和标志，是现代急救医学的重要组成部分。急诊科在医院中具有重要的地位，是医院医疗水平的重要体现。

从中医学的发展历史上来看，历代都有治疗急症的名医和名著，如汉代张仲景及其《伤寒论》奠定了中医急诊急救医学六经辨证和理法方药救治的理论体系；隋唐时期的巢元方《诸病源候论》、孙思邈《备急千金要方》等阐释了诸多急症病机，记载了丰富的临床救治方法和经验；百家争鸣的金元时期，"金元四大家"在中医急救医学理论和实践方面都有新的创见；明清温病学说的创立和兴盛，极大地丰富和完善了中医急救医学理论，从而推动中医学理论和临床的发展，可以说中医学学术的发展离不开中医急救医学的突破。

中西医结合急救医学发端于20世纪50年代，1954年党中央提出"中西医要团结合作，为继承发扬祖国医药学而努力"的口号，1958年毛泽东主席对卫生部《关于西医学习中医离职班情况成绩和经验给中央的报告》上做出明确批示后，促进了中医、中西医结合急救医学的快速发展。50年代开始，在吸收古人经验的基础上对中医急诊进行了探索性的研究，且形成了一定的规模，并取得了良好疗效，例如1954年，石家庄地区运用中医学温病理论和方法治疗流行性乙型脑炎，取得了显著疗效。此后中西医急救医学的研究范围不断扩大，如急腹症、冠心病心绞痛、急性心肌梗死等，20世纪70年代末80年代初，中西医结合急救医学进入了一个振兴与发展的时期。政府十分重视中医急症研究的组织工作，如1983年11月，卫生部中医司在重庆召开了全国中医院急症工作座谈会，专题讨论如何开展中医急症工作，并提出了《关于加强中医急症工作的意见》。1984年，国家中医药管理局医政司在全国组织了外感高热（分南、北方组）、胸痹心痛、胃痛、厥脱、中风、血证和剂改攻关协作组，后又成立了多脏衰、呼吸、痛证协作组，各地也建立了相应组织，在全国范围内有领导、有计划地开展了中医急症工作。以王今达教授为代表的中西医结合急救专家在重症弥散性血管内凝血（DIC）、急性呼吸窘迫综合征（ARDS）等方面中西医结合救治取得突破。1984年以来，以这些急症协作组为龙头在中医急症诊疗规范化、临床研究、剂型改革、基础与实验研究等方面，对一些急症进行了较全面的研究，并出版了一些急症学专著，从一个侧面反映了中医急诊学的成就与发展趋势。

但是随着西医急诊急救医学理论和技术的发展，患者和社会中逐步形成中医治慢病、西医治急症的观念。为了提高急诊科的急诊、急救能力，许多中医院补充了西医医生，有的中医院急诊科或变成全是西医医师，基本或完全抛弃了中医中药的理论和方法，中西医结合更无从谈起。基于目前的形式，国家中医药管理局加大了对中医院的检查力度，通过

医院等级评审规定专业科室中医从业人员不低于70%，确立科室中医的优势病种，建立科室中医特色疗法治疗室，确保中医中药在中医院急诊科的优势地位，为发挥中医中药治疗的优势奠定基础。2007年国家中医药管理局成立中医、中西医结合急诊临床基地，后并入国家重点专科建设，成立重点优势病种协作组，归纳、总结优势病种的诊疗方案，推出优势病种的临床路径。定期考核科室中医中药的治疗率和参与度以及疗效，考核急诊科从业医护人员对优势病种，中医药急诊、急救技术和方法如急救方药、针灸、中医特殊疗法的掌握，促进中医中药理论的普及和推广，培养了中医药急救人才。总结起来有以下几方面：

（一）诊断、疗效标准规范化

急救医学与现代科学技术发展紧密相连的，随着现代科学技术发展，先进的治疗理论和方法不断涌现，大规模的临床循证试验成果的公布，也时时翻新和修正着各种指南和专家共识。西医学为了更加充分利用和推广这些新理论、新方法、新技术制定了许多标准和规范，因此标准化和规范化治疗是西医学的一个标志。中医急救医学要与国内外医学接轨，首先就要依据中医理论、中医特色在临床中进行诊疗标准规范化的制定，其内容组成应包含病名、诊断、疗效三个标准。

以王永炎院士领导的脑病急症协作组对中风病的病名诊断做了深入研究，提出三层诊断法，包括病名、病类、证名的全病名诊断。胸痹急症协作组对胸痹病的诊断做了探讨，提出了"病证相配，组合式分类诊断法"。厥脱协作组明确厥脱证是指邪毒内陷或内伤脏气或亡津失血所致气机逆乱、正气耗脱的一类病证，以脉微欲绝、神志淡漠或烦躁不安、四肢厥冷为主症，并提出西医的各种原因引起的休克可参照本病辨证。在病名方面无法运用传统中医学概括者，就及时地推出西医学的病名，如王今达教授领导的多脏衰协作组不仅在国际上首先提出了"多脏器功能失调综合征"的病名，而且较早地在国内制定了多脏器功能失调综合征危重程度的判定标准，同时归纳总结了本病"三证三法"的辨证体系，提出了"菌毒并治"的创新理论，在世界危重病医学范围内都具有十分重要的意义。

诊断标准突出诊断要点，从主症与兼症加以描述并指出诱发因素，还合理地吸收西医学如生化、细菌、免疫、X线、CT、B超等诊断标准，补充有意义的体征和理化检查内容。疗效标准采用计量评分法，采用四级制。特别是对中医证候学的判断由以往的定性法改为目前的定量法，增强了评定的客观性和可信度。

国家中医药管理局医政司早在1984年就组织制定中风、外感高热、胸痹心痛、血证、厥脱证和胃痛6个内科急症的诊疗规范，于1989年试行，1990年7月1日在全国试行，后又补充了头风、痛证、风温肺热病、温热、多脏衰5个诊疗规范，印成《中医内科急症诊疗规范》一书在全国推行使用，使中医急症诊疗标准规范化迈出了可喜而扎实的一步。

（二）中医急救理论的建立和突破

急救医学是临床医学的重要组成部分，急救医学和其他临床医学之间，既有区别又有联系，如内科急救所面对的疾病和普通内科疾病基本相似，但作为一门独立的学科，必须有自己独立的理论体系。中医急救医学也一样，也应该有自己的理论体系，经过几代中医、中西医结合急诊、急救医学工作者的努力逐步建立起中西医结合急救医学的理论体系。如《中医急诊学》中姜良铎教授提出急症中医病机关键是"正气虚于一时，邪气暴盛而突发"，病机变化突出"正邪交争"。正邪交争是指致病邪气与人体正气的相互作用，这种相互作用不仅关系到疾病的发生发展，而且决定着疾病的预后和转归，在一定意义上讲，中医急症的发生就是邪正交争的过程，并随疾病的变化而变化。病因上急症除强调六淫疫疠、五志过极、饮食劳倦外，同时强调内伤基础在急危重症的急症发病，以及疾病发展预后的影响，符合急诊临床实际。在诊疗辨证体系方面总结了急诊的三态状态和三纲辨证体系，即急症存在的虚态、实态、虚实互存态，辨证应重点辨证虚证、实证、虚实互存证，结合急诊的特点，紧扣急症的病机，简化了急症诊断、辨证、治疗过程。形成了中医、中西医结合急诊、急救的理论体系。

（三）辨病与辨证相结合

病作为医学上的概念应该包括，疾病的病因、病机、症状体征、发生发展、预后、转归等病的全过程，也就是说"病"是一个过程，是有内在规律的过程，只有认识了病才能把握病的规律，进而找出治疗病的根本方法。症是症状或包括体征及实验室检查。证是疾病发展过程中某一阶段病理本质的概括，也就是说认识病才能把握疾病的总的治疗原则，如"病痰饮者，当以温药和之"等，证是具体的治疗原则，如风寒表证应该散寒解表，症要求解决具体的治疗手段或方药。三者相互联系组成诊治疾病的全过程，其每一项的重要性不言而喻，因此必须辨病与辨证相结合。目前在中医、中西医结合急救医学中存在两种，其一是中医辨病与辨证相结合的原则，中医的病名不仅体现中医的特色，中医病名也是历代中医家不断探索疾病规律的集中体现，如痰饮病、百合病，大的讲伤寒病、温病，这些"病"包含了疾病的发生、发展、预后的规律，也包含着辨证方法、治疗法则、具体方药，是中医学探索疾病规律的成果，也是中医药发展的原动力，这一点从中医的经典著作《伤寒论》《金匮要略》《温病条辨》强调的辨病与辨证相结合中也得到充分的体现。其二是西医辨病与中医辨证相结合，以西医突出病的规律性，中医中药在疾病发展过程中某一点、某一阶段、某一症状上发挥作用，增加和扩展中医中药的参与率。选择好中医的切入点、优势病种尤为重要。

中西医结合急救医学还体现在急症的诊疗过程中，中西医、中西药并用，取长补短，优势互补和运用现代科学方法，尤其是现代科学的实验方法研究中医中药，揭示其理论依据、研发针对急诊急救的有效药物，如血必净等。

三、中医理论与现代急救医学临床思维

急救医学经过几十年的发展和进步，逐步建立了自身的理论体系，其中急救医学的思维与其他临床医学的思维有其明显的区别，归纳起来急救医学的思维主要集中的快速诊断和鉴别诊断、快速处理、挽救生命、维持生命体征和防止脏器损伤，是一个横向思维，"救人治病"的过程，和其他临床医学"治病救人"，先明确诊断再进行治疗的纵向思维有明显的不同。关注的是"人"而不是"病"，重点关注的是器官的功能状态。急救医学中的急症组织器官的结构异常不一定死人，组织器官的功能异常往往能造成患者的死亡，如 SIRS、MODS、ARDS 等。这些都是综合征，这些概念的提出也是西医突破解剖，系统结构，关注某一损伤、感染、甚至应急对全身的影响。因此急救医学"救人治病"理念的具体体现是中医的整体观，辨证论治。中医的理论在急救医学中并不落后，甚至是先进的，中医的方法和技术需要改进，现代先进的技术和方法并不专属于中医和西医，如 B 超，CT 等，这是科学技术对人类的共同贡献，任何科学系统都可以加以利用。目前中医院、中西医结合医院，部分西医院运行的是中西医结合的急救医学思维模式。

四、抢救手段多样化

中西医结合，优势互补，不断创新带来的结果和特色是抢救手段的多样化。急症的中医急救，由于急救手段和投药途径受到多方限制，致使其先进的理法特色和专长，未能充分发挥。因此，能否发挥急救方药的药效，是影响中医急救疗效的重要环节，近年来各地集中协作攻关，更新中医的应急手段，使抢救手段多样化。通过采取现代临床验证观察分析方法，参考现代诊断检查数据验证可靠的有效急救方药；按照现代制剂的先进工艺技术程序进行试制并进行相应的药理实验，取得安全有效的实验结果；经过临床进行分组对照扩大验证并取得客观的疗效评价。通过这样设计剂型改进的技术加工，基本上能反映出新制剂在继承的基础上，有了提高和改进。据近年全国九个急症协作组的不完全统计，各种急救中药新制剂共40多个品种，剂型有注射液、吸入剂、舌下给药薄膜及含片、结肠灌注剂及栓剂，以及口服剂（口服液、冲、散、片）等，如清开灵注射液、双黄连粉针、穿琥宁注射液、脉络宁注射液、生脉注射液、参附注射液、补心气口服液、滋心阴口服液、瓜霜退热灵等。这些新制剂的研制成功大大丰富了急症的救治手段。同时在急诊科建立中医特色治疗室，中医的针灸、理疗以及特殊疗法丰富其中，发挥着中医中药简、便、验、灵的技术优势，总之中西医结合急救医学正在逐步建立装备现代化、功能多元化、人员专业化、技术规范化、管理科学化，特色中西医结合手段多样化的"中西医结合急救医疗体系"。

（孔　立　方邦江）

第三章
急诊医学的临床思维与决策

临床思维是医师在诊治患者过程中采集、分析和归纳相关信息，做出判断和决定的过程。急诊科医师和其他专科医师一样，通过询问病史，体格检查和必要的辅助检查，排除其他疾病后得出诊断，再决定给予医疗干预（药物或非药物）。但急诊不同于其他学科，急诊科患者有自身的特殊性，因而急诊医师临床思维又与其他专科医师有所区别。

一、急诊患者特点

1. 处于疾病的早期阶段，还没有按照疾病发展规律充分展现疾病的全貌就来急诊科就诊，不确定因素多；
2. 发病急骤，变化迅速，时间性强；
3. 危重患者在做出明确诊断前就要给予医疗干预；
4. 来诊患者常以某种症状或体征为主导，而不是以某种病为主导；
5. 随机性大，成批而至，社会性强，如食物或气体中毒、交通或工矿事故、地震、洪涝灾害等所造成的伤病员，多成批就诊；
6. 病情轻重差异甚大。

在急诊诊治过程中，急诊医师没有足够的时间对疾病的发展变化规律进行深入讨论，对疾病发展趋势难以把握，但必须在有限的时间内，依靠有限的信息，诊断出潜在的疾病，因而急诊医生的临床思维明显不同于其他科室，急诊临床思维过程要进行相应地调整。

二、急诊临床思维特点

医师诊断疾病要通过患者的主诉、查体、辅助检查，查找疾病的证据，将这些证据通过自己的思考有效加以整合，取其精华、去其糟粕，透过现象看本质，寻找疾病的本质，即形成诊断，以上过程，就是形成临床诊疗思维的过程。急诊临床思维具有以下特点：

（一）诊断与处理的顺序不同于其他专科

急诊专业，由于存在病情重、时间紧、检查少的特点，所以急诊医师的临床思维与其他专科的医师有着明显的区别，这种区别最突出的表现是急诊的诊断思维和治疗思维几乎是在同一时间里产生的，有时候治疗的思维甚至要先于诊断的思维。作为急诊医师，要有急救的观念，在接待患者时要抓住主要矛盾，找到威胁患者生命的最主要问题，要分清轻重缓急。所以急诊医师的思维习惯应该是：先处理、后检查，或边处理、边检查。

（二）重视生命体征

对于急诊患者，在诊疗过程中，尤其要重视患者的生命体征。生命体征虽只有呼吸、心率、脉搏、体温，但却能直接反映病情的严重性。血压过高或过低，心率过快或过慢，呼吸过缓或过急，体温过低或过高都要予以重视，并积极处理。

（三）急诊检查应能发现直接威胁患者生命的问题

前来急诊科就诊的患者可能有各种各样的疾病，疾病不同，所需要的检查也就不同，但就急诊医师而言，应该发现直接威胁生命的问题。急诊最常用的检查项目应该有：三大常规，电解质，肝、肾功能，血糖，血气分析，心电图，胸、腹 X 线，B 超，以及血清酶等，急诊医师须好好认识这些检查项目在急诊工作中的重要性，在接待急诊患者时宁可多查也勿漏查，以免遗漏危及生命的严重情况。

（四）检查的顺序要合理安排

对于一个因某个特殊症状来就诊的具体患者来讲，在临床思维时不仅要考虑该做哪些检查，同时还要考虑按什么顺序来做这些检查。这种考虑要基于：①患者最可能的诊断有哪些；②哪种疾病最需要首先被确诊，否则有生命危险；③为患者所能提供的最方便的检查是什么？如面对急性胸痛的患者，可能原因有冠心病、胸膜炎、肺炎、大动脉夹层等，为了明确诊断，可能要给他做胸部 X 线检查，如果是急性心肌梗死，就应立即按心肌梗死的程序进行处理，如果能排除急性心肌梗死，再去做其他的检查就相对安全。

三、急诊医学的思维方式及决策

急诊医生在面对急诊患者时，需要冷静的思考：患者的死亡可能性有多大？是否需要立即采取稳定病情或缓解症状的干预措施？最可能的病因是什么？除了这个原因，还有没有其他原因？哪些辅助检查是必需的？患者到急诊科后，病情发生了什么变化？往哪里分流做进一步的诊治？急诊思维方式有：

（一）以稳定生命体征为主的思维方式

在以专科非急诊工作中的思维顺序是从诊断到治疗，而在急诊工作中往往是抢救先于一切。当患者就诊时，应首先检查生命体征是否稳定，如血压、心率、心律、神志、体温等。对生命体征不稳定者，在做出明确诊断前就应给以治疗，比如休克者先抗休克，抽搐者先止惊，气促者先给氧。可边抢救，边诊断，详细的诊断和确定性的治疗必须在抢救获得一定成功后才进行。

（二）动态的思维方式

疾病的发生、病情的发展、演化，是一个不断变化的动态过程，急诊患者往往处于疾病的早期，病情变数很大，因此要善于进行动态分析，把握其动态发展的规律。急诊医学的动态思维方式有两方面：一是诊断的动态性，急诊及危重症患者往往发病急、病情重、病情变化快，最初做出的诊断可能是不完全的，甚至是错误的，这就要求急诊科医师要以动态的思维对待诊断，密切监测病情变化，避免遗漏重要病变；二是治疗的动态性，患者对干预措施的反应如何，下一步的治疗及去向，最后应进行随访，对转入其他专科的患者应进行随访，了解最后的诊断与预后。

（三）全面的、整体的思维方式

急诊、危重症患者发病时间短，疾病谱广，往往涉及多个学科，一个患者往往同时存在循环、呼吸、肾脏、血液、神经系统等问题。对一个急腹症患者不仅涉及腹部本身各脏器病变，还可涉及心、肺疾患，这就要求急诊科医师要有全面的思维方式，思路要广，思考问题全面。

（四）从症状学入手的思维方式

急诊患者发病急，往往以症状作为就诊的原因，与专科以疾病作为就诊的原因不同，急诊医师在诊疗过程中应遵从症状学入手的思维方法，牢记某一症状的诊断流程图，在稳定生命体征的同时，经细致的体检，进行必要的辅助检查，然后逐一排除，最后确定诊断。

（五）"降阶梯"的思维方式

可以从几方面进行"降阶梯"思维：一是病情评估的"降阶梯"思维，对于危急的患者要立即救治，以稳定生命体征；对重患者诊断治疗相结合，注意寻找危及生命的潜在原因；对普通患者要积极寻找病因，主要以针对病因治疗为主。二是诊断顺序的"降阶梯"思维，在症状鉴别诊断中诊断思路要从重症到轻症，将致命性疾病放在首位，不要按概率排序，并给予相应处理。三是治疗顺序的"降阶梯"思维，对急诊患者首先要解决危及患者生命的病症或患者最难以忍受的痛苦。四是与患者及其家属沟通的"降阶梯"思维，沟通时应先阐明最坏的可能性，并将可能采取的措施及其可能的预后充分摆在患者和家属面前，获得患者及其家属的认可。

此外，面对急诊抢救患者要尽可能应用快速、有效的措施，遵循救命第一、保护器管第二、恢复功能第三的原则，先救命后治病。

四、中西医结合急诊思维

中医急诊有内在疾病演变规律，具有自身相适应的辨证论治体系，中西医结合急症的辨证要求迅速抓住证候要点，分型标本虚实，把握病变部位及转变规律，准确辨明证候，同时注重症状的鉴别诊断，以指导临床救治。

（一）辨证原则

1. 全面分析病情　运用中医"四诊"，参考相关理化结果，取得患者客观情况的全面认识，对病情全面分析。

2. 辨证与辨病相结合　辨证与辨病相结合，二者相辅相成，在辨证的基础上辨病，在辨病的同时辨证，对急诊患者病情进行全面准确的认识。

3. 把握病证病机特点　各科急症都各有自己的临床特点和病机变化，掌握不同病证的特点和病机，有利于对各种不同病证进行鉴别。

4. 把握疾病动态变化　疾病的过程是邪正斗争，此消彼长，不断变化的过程，疾病的每一个阶段都有不同的病理特点，因此必须把握其动态变化，分阶段进行治疗。外感病证，初期邪气未盛，正气未衰，病较轻浅，可急发散驱邪；进入中期，病邪深入，病情加重，更当着重驱邪，减其病势；后期邪气渐衰，正气未复，既要继续祛除余邪，又要扶正以驱邪，使邪去正复。内伤病证，初病时不宜用峻猛药物；进入中期，大多正气渐虚，治宜轻补；或有因气、血、痰、火郁结而成，需用峻剂而治者，亦只宜暂用；及至末期，久虚成损，则宜调气血，养五脏，兼顾其实。

（二）临床思维

1. 辨疾病的标本缓急　采取"急则治其标，缓则治其本"的方法进行治疗。急症发病急骤，变化迅速，病情危急，预后凶险，临床辨证应分清标本缓急，抓住主要矛盾，解决当前突出的危急证候，以求迅速逆转病情，逐渐趋向康复。

2. 辨疾病的外感与内伤　外感急证由感受六淫疫毒之邪，邪正剧烈交争所致。外感所致者每以热病居多，其中每以高热为主症，可因阳热炽盛，津液耗伤，出现惊、厥、闭、脱等证。内伤急证多因久有宿疾，脏腑已伤，精气亏损，诱发因素加之，正气更伤而症状加重所致。在脏腑阴阳失调的基础上，内生风、火、痰、瘀等病理因素，使病情由轻缓而重急。

3. 辨疾病的虚实　虚实是辨别邪正盛衰的纲领，急危重症患者临床表现大实大虚者多之，临床辨证要明辨虚实，同时鉴别"大实有羸状，至虚有盛候"。

4. 辨脏腑病位　急危重症病变往往涉及多脏腑，但病变脏腑有先后主次之别。临床辨证时要根据患者的证候表现，首辨病变主病脏腑，再兼辨相关脏腑。

5. 重视症状的鉴别诊断　症状的鉴别诊断对及时、迅速地做出准确诊断十分重要。中医历来重视症状鉴别诊断，症状的鉴别诊断尤其要重视"假象"的鉴别。如寒热真假的鉴别：真寒假热为身虽热，而反欲得衣被；口虽渴，但喜热饮；脉虽数，而不鼓指，按之乏力，或脉微欲绝；苔虽黑，而润滑。真热假寒身虽大寒，而反不欲近衣；口渴而喜热饮；胸腹灼热，按之烙手；脉滑数，按之鼓指；苔黄燥起刺，或黑而干燥。

（方邦江　曹　敏）

第四章
急救医学中医、中西医结合住院医师规范化培训要求

一、培训目的

通过内科急诊的培养，学员能够系统掌握急诊科相关的中医基础理论、临床技能和常用的现代急诊急救操作技术。达到能够独立综合运用各种技术和方法处理常见的急诊病症及具有一定的危重症的抢救能力的目的。

二、培训方法

培训时间为不少于 2 个月，学员在急诊病房（包括重症监护病房）不少于 1 个月、急诊门诊不少于 1 个月。

三、培训内容与要求

（一）培训内容

1. 掌握：感冒、喘证、哮证、肺胀、头痛、血证、呕吐、胸痹、胃脘痛、腹痛、泄泻、厥脱、淋证、水肿、痫证、中风等中医病证的病因病机、辨证论治；发热、胸痛、腹痛、眩晕、出血、意识障碍等常见症状的鉴别诊断与急救处理；上呼吸道感染、肺炎、支气管扩张咯血、哮喘急性加重、慢性阻塞性肺疾病急性加重、气胸、呼吸衰竭、急性冠脉综合征、高血压急症、心律失常、急性心功能不全、急性脑血管意外、癫痫、急性胃肠炎、消化道出血、肝昏迷、急性肾功能不全、糖尿病酮症酸中毒、糖尿病高渗性昏迷、低血糖、各种电解质紊乱、休克、脓毒症、中暑、溺水、急性中毒等常见急症的病因、发病机制、诊断、鉴别诊断和治疗原则。

常见急症辅助检查的选择指征、结果判断及临床意义；常用急救设备与诊疗技术，如心电图、心肺复苏技术、洗胃术、胸腹腔穿刺术、腰椎穿刺术、骨髓穿刺、留置胃管、留置导尿管、三腔二囊管压迫止血术、电除颤、气管内插管、球囊呼吸器使用、无创机械通气。

2. 熟悉：急诊各项相关制度及与院前急救 120 对接的程序；急性呼吸窘迫综合征（ARDS）、恶性心律失常、顽固性心衰、多器官功能障碍综合征（MODS）等危重病的病因、发病机制、诊断、鉴别诊断和治疗；心肺复苏、休克、创伤、中毒等疾病的抢救流程；常用抢救设备如心电监护仪、除颤仪、洗胃机、呼吸机的正确使用；常用危重症诊疗

技术，如气管切开、深静脉置管术、有创血流动力学监测、有创机械通气、经皮心脏起搏术；中药注射剂的主治、功用、适应证、副作用及使用方法。

3. 了解：临时心脏起搏、连续性床边血液净化；各类突发及群发公共卫生事件的应急处理流程；急诊介入治疗、IABP 技术。

4. 书写：急门诊病历 20 份，大病历 10 份。

（二）培训要求

1. 学习病种要求（表 4-1）

表 4-1　病种要求

中医病种	感冒、喘证、哮病、肺胀、头痛、血证、呕吐、胸痹、胃脘痛、腹痛、泄泻、厥脱、淋证、水肿、痹证、中风
西医病种	发热、胸痛、腹痛、眩晕、出血、意识障碍等常见症状的鉴别诊断与急救处理；上呼吸道感染、肺炎、支气管扩张咯血、哮喘急性加重、慢性阻塞性肺疾病急性加重、气胸、呼吸衰竭、急性冠脉综合征、高血压急症、心律失常、急性心功能不全、急性脑血管意外、癫痫、急性胃肠炎、消化道出血、肝昏迷、急性肾功能不全、糖尿病酮症酸中毒、糖尿病高渗性昏迷、低血糖、各种内分泌危象、各种电解质紊乱、休克、脓毒症、中暑、溺水、急性中毒

2. 临床操作技术要求（表 4-2）

表 4-2　应掌握的技术操作及操作例数

手术或技术操作的类别	例数（≥）
心肺复苏术	10
洗胃术	2
胸腹腔穿刺术	2
腰椎穿刺术	2
骨髓穿刺和活检术	2
留置胃管	10
留置导尿管	10
三腔二囊管压迫止血术	2
电除颤	2
气管内插管	2
球囊呼吸器使用	5
无创机械通气	5
使用心电监护仪	10

3. 基础理论要求

（1）常用方剂：麻黄汤、桂枝汤、小青龙汤、大承气汤、大黄牡丹汤、小柴胡汤、四逆散、黄连解毒汤、凉膈散、白虎汤、清营汤、香薷饮、清暑益气汤、苇茎汤、清胃散、玉女煎、白头翁汤、龙胆泻肝汤、左金丸、导赤散、理中丸、真武汤、补中益气汤、炙甘

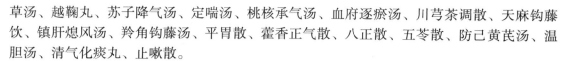

草汤、越鞠丸、苏子降气汤、定喘汤、桃核承气汤、血府逐瘀汤、川芎茶调散、天麻钩藤饮、镇肝熄风汤、羚角钩藤汤、平胃散、藿香正气散、八正散、五苓散、防己黄芪汤、温胆汤、清气化痰丸、止嗽散。

（2）中成药：参考中医内科常用中成药。

（3）医院制剂（含经验方、协定处方）：根据各培训单位学科特点，熟悉、了解本单位本学科常用医院制剂、协定方、名老中医验方。

（刘清泉　姚卫海）

中篇 急救医学学科常见危急重症诊疗常规及病例分析

第五章
常见急症症状的诊断思维与处理原则

第一节 高 热

 【培训目标】

1. 熟练掌握高热的诊断流程；熟练掌握常用的中西药物及中医辨证论治方案。

2. 掌握常用中成药（中药注射剂）治疗在高热中的应用方法。

高热是指体温超过39℃的常见急症，临床分为感染性高热和非感染性高热。各种病原体如细菌、病毒、支原体、衣原体、真菌、螺旋体及寄生虫侵入人体是感染性高热的常见病因。非感染性高热多由于恶性肿瘤、结缔组织病、内分泌疾病、体温中枢调节异常和药物引起。

中医认为高热是机体在内外因素作用下，脏腑气机功能紊乱，阳气亢盛引发的以体温升高为主症的一系列病证，分为外感高热和内伤高热两大类。

一、诊断流程

询问发热情况及相关病史。应包括：

1. 问诊

（1）起病情况，如起病缓急、环境、诱因等。

（2）伴随症状，如恶寒、寒战，头痛、咳嗽、胸痛，腹泻、腹痛，腰痛、尿频、尿急、尿痛，关节痛，皮疹，尿血、便血等。

（3）常见热型。

（4）既往病史、用药史、传染病接触史、旅游史，家人同事有无类似症状。

2. 体格检查　全面细致的体格检查，能给我们提供很多诊断依据。但在急诊科的特殊条件下，根据问诊提示，有针对性地体检，效率可能更高。容易遗漏，但非常重要的：是否触及全身淋巴结肿大，看到皮肤黄染、出疹紫癜和红肿，关节肿胀，有无颈部抵抗、Kernig 征或 Brudzinski 征阳性，能否听到心脏杂音，都会对诊断有决定性的提示作用。

3. 辅助检查

（1）血、尿、便常规，C 反应蛋白，PCT，生化检查，血气分析，胸片及心电图是必查项目。血、痰、尿培养，必须在抗生素治疗前留取标本。

（2）根据生命指征情况，判断病情是否适合立即进行 X 线，CT，核磁，B 超等相关辅助检查，必要时病情稳定后或在监护下进行。

二、诊断要点

1. 热型与疾病诊断

（1）稽留热：体温持续在 39～40℃之间，达数天到数周，24 小时内体温波动不超过 1℃，多见于大叶性肺炎、伤寒、斑疹伤寒。

（2）间歇热：体温骤升达高峰后持续数小时，又迅速降至正常。无热期可持续 1 天到数天。高热与体温正常交替出现，反复发生，多见于疟疾、急性肾盂肾炎、局灶性化脓性感染等。

（3）弛张热：体温在 39℃ 以上，24 小时之内体温波动相差在 2℃ 以上，多见于脓毒症、风湿热、重症结核、渗出性腹膜炎、化脓性炎症等。

（4）回归热：体温高达 39℃ 以上，持续几天后将温正常，隔几天又发生高热，反复发生，常见于回归热、霍奇金氏病、鼠咬热等。

（5）波状热：体温逐渐升高到 39℃ 以上，几天后逐渐将温正常，数日后体温又逐渐升高，反复发作，多见于布氏杆菌病、恶性淋巴瘤、脂膜瘤等。

（6）不规则发热：发热没有一定规律，多见于结核病、感染性心内膜炎、风湿热等。

（7）双峰热：24 小时之内出现两次高峰，多见于革兰氏阴性菌引起的脓毒症。

2. 病程与疾病诊断

（1）急性发热：病程在两周以内，急性发热以感染性疾病最为常见。细菌、病毒、支原体、衣原体、真菌、螺旋体是主要病原体，常有受凉、疲劳、外伤或进不洁饮食等诱因，发热前伴有寒战者多属化脓性细菌感染、疟疾；而非感染性高热，以及结核、伤寒、立克次体和病毒感染则无明显寒战。

（2）长期发热：病程超过两周以上，包括病因明确的慢性发热和长期不明原因发热（fever of undetermined origin，FUO）。FUO 指发热持续 3 周以上，体温超过 38.5℃，经≥1 周完整的病史询问、体格检查以及常规的实验室检查暂时不能明确诊断者。其中感染、肿瘤、结缔组织病占大多数，最终诊断不明者近 10%。

3. 发热与心率：体温每升高 1℃，心率增高 12～15 次/分。如果体温升高 1℃，心率增高超过 15 次/分，见于甲亢、风湿热、脓毒症、心衰合并感染等。如果体温升高 1℃，心率增高不足 12 次/分，见于伤寒、甲状腺功能低下、房室传导阻滞。如果体温升高而心率无增高者，应考虑伤寒、支原体感染。

4. 引起高热的常见疾病举例

（1）感染性疾病，如：①流感；②流行性腮腺炎；③麻疹；④风疹；⑤传染性单核细胞增多症；⑥流行性出血热；⑦急性病毒性肝炎；⑧流行性脑膜炎；⑨艾滋病；⑩支原体肺炎；⑪流行性斑疹伤寒；⑫细菌性肺炎；⑬细菌性痢疾；⑭军团菌肺炎；⑮传染性非典型肺炎。

（2）非感染性疾病，如：①系统性红斑狼疮；②皮肌炎；③结节性多动脉炎；④药物热；⑤恶性肿瘤发热；⑥血液病发热；⑦甲亢危象；⑧肾上腺皮质功能减退危象；⑨中枢性高热；⑩中暑；⑪恶性高热。

三、中医辨证论治

中医认为高热是指体温在39℃以上，并持续数小时以上不退者，或体温下降后，又逐渐升高；伴有面赤，心烦口渴；或咽喉有腐烂白点，颈项肿胀；或咳喘胸痛，痰多黄稠；或小便黄赤、频急涩痛；或大便秘结或腹泻黄臭稀水，腹胀满，腹痛拒按，烦躁谵语；或斑疹隐隐。主要从辨外感内伤、察热型和审寒热真假三个方面来分析诊断。

1. 治疗原则　对于外感高热临床常按"卫气营血"辨证来分型治疗。

2. 证治分类

（1）外邪袭表：风寒重者，发热恶寒或恶风，身痛头痛，鼻塞声重，口不渴，舌苔薄白而润，脉浮紧；风热重者，咽干咽痛，微恶风，汗出不畅，口渴，尿赤，舌苔薄白微黄或黄白相兼，脉浮数。

治法：解表透邪。

选方：风寒重者选用麻黄汤加减，风热重者选用银翘散加减。

（2）气分实热：发热不恶寒，口渴，汗出，腹胀满，腹痛拒按，大便秘结或腹泻黄臭稀水，面赤，心烦，谵语，抽搐，舌红苔黄燥或灰黑起刺，脉沉数有力。

治法：清热生津。

选方：麻杏石甘汤合大柴胡汤加减。

（3）气分湿热：身热不扬，身重胸闷，腹部胀痛，渴不欲饮，小便不畅，大便不爽，或伴腹泻，舌苔黄白而厚腻，脉濡缓。

治法：清热化湿。

选方：甘露消毒丹加减。

（4）气营两燔证：壮热、烦渴、神志昏迷、斑疹隐约可见，舌绛苔黄燥等。如斑疹较多，或有吐血、衄血、便血，抽搐。

治法：清气凉血。

选方：清瘟败毒饮加减。

四、急救处理原则

（一）西医急救处理

1. 注意生命体征，监测病情变化：生命体征（心率、血压、呼吸、体温、意识、血氧饱和度）应该尽早监测。尤其已有循环衰竭、呼吸窘迫均提示病情危重，更应严密监测，同时积极寻找病因，进行对因治疗。

2. 稳定生命体征，对症治疗

（1）降温

1）物理降温：冰袋。

2）药物降温：阿司匹林、对乙酰氨基酚等。应避免大量应用退热药物，尤其对于老年患者，以免脱水、循环衰竭。

3）高热伴有惊厥可给予人工冬眠治疗。

（2）支持疗法

1）尽早开放静脉通道，进行液体支持，对高热患者是有益的，应该尽快实施。

2）血管活性药物：对已进行充分补液，而血压仍不恢复者，可使用去甲肾上腺素、多巴胺等提升血压。在病因未明时，即使血压正常或偏高，血管扩张药亦应慎用。

3）氧疗和呼吸机使用：对于呼吸窘迫、呼吸衰竭的患者，应尽早使用呼吸机。

3. 病因治疗

（1）对于确诊或高度怀疑细菌感染者，应尽快（1小时内），经验性使用抗生素。抗感染的经验性治疗方案，其主要内涵是：①开始抗感染治疗即选用单一、广谱、强效的抗生素，以尽量覆盖可能导致感染的病菌；②之后（48～72小时）根据微生物检查和药敏结果调整抗生素的使用，即序贯性目标治疗，使之更具有针对性。

（2）如确定为急腹症、脓肿，应尽快联系手术。

（二）中医急救处理

1. 外治降温：用薄荷15g、柴胡15g，煎水擦浴得微汗而解，适用于风热袭表证之高热。取麻黄10g、荆芥15g，煎水擦浴得微汗而解，适用于高热之风寒表实证。

2. 针刺

（1）清泄营分之血热：取曲泽、中冲、少冲、血海等穴。

（2）清泄气分之高热：取大椎、曲池、商阳、内庭、关冲、十宣。高热不退可与三棱针大椎放血。

（3）神昏谵语者可加人中。

（4）动风抽搐者加委中、行间等穴。

（5）手法宜用泻法。亦可选用针疗仪，刺激20分钟，每日1～2次。

3. 柴胡注射液：4ml肌内注射，每日2～4次。

（刘清泉　姚卫海）

第二节　急性意识障碍

【培训目标】

1. 掌握急性意识障碍的诊断思路及中医病机、辨证治疗要点及急救原则。

2. 熟悉导致急性意识障碍的常见原因。

意识是指中枢神经系统对体内、外刺激的应答力。急性意识障碍（acute disorder of consciousness）是指各种原因导致急性起病的患者对周围环境以及自身状态的识别和觉察能力出现障碍，为常见的临床症状之一。意识障碍包括觉醒障碍、意识内容障碍和特殊类型意识障碍三个方面。

急性意识障碍属于中医学"神昏""昏谵""厥证""痉病""中风"等范畴。

昏　迷

昏迷是意识障碍的严重阶段，表现为意识持续的中断或完全丧失，患者对内外环境的刺激反应降低或消失。由于脑功能受到高度抑制而产生意识丧失和随意运动消失的一种病理状态。根据患者觉醒程度的不同分为嗜睡、昏睡、浅昏迷、深昏迷。

中医认为昏迷是由于外感、内伤或外伤导致神明受扰、被蒙或失养而表现为"神昏如睡，多困，谵语，不得眠"，甚者昏不知人。

一、诊 断 流 程

在对昏迷进行诊断时，应迅速确定昏迷的程度，在对神经系统进行评价前应首先关注急性发生的呼吸和循环问题，兼顾血糖情况。应该了解是否存在外伤史，排除颅脑、颈椎损伤。有神经功能局灶症状体征或脑膜刺激征行颅脑 CT（或颅脑 MRI）及腰穿。有感染病史及脑膜刺激征行颅脑 CT（病情稳定者可行 MRI）及腰穿检查。无上述情况者行血生化检查、排除中毒或代谢性疾病。应了解引起昏迷的主要原因并对主要临床体征进行合理的解释，尤其是脑干反射和运动功能。在神经系统检查明确昏迷的程度和原因之前，完整的医疗检查除了生命体征、眼底检查和颈项强直检查之外均应推迟。暂时不能确诊的，应积极支持治疗，防止脑部进一步损害。

1. 问诊　许多情形下，昏迷的原因能够迅速发现（如外伤、心脏骤停、已知服药史），但有些时候昏迷的初始情况则很少被了解，需要询问下述一些关键要点，直接或电话询问家庭成员及发病时现场人员能获得较可靠的信息。

（1）神经系统症状发生的环境和速度。

（2）神经系统和其他系统症状出现之前的细节情况，如意识模糊、乏力、头痛、发热、惊厥、头昏、复视或呕吐等。

（3）药物和酒精使用史。

（4）慢性肝脏、肾、肺、心脏和其他疾病。

2. 体格检查

（1）生命体征：血压、脉搏、呼吸、体温等。

（2）一般内科和神经系统检查：特别应注意脑干反射、瞳孔、眼球运动、脑膜刺激征、偏瘫及病理反射等。

3. 理化检查　血常规，急诊生化，血气分析，颅脑 CT、MRI、经颅多普勒（TCD），脑电图，脑血管造影（DSA），脑脊液（CSF）检查等。

4. 昏迷的诊断方法和程序（图 5-1）

二、诊 断 要 点

根据是否存在神经系统局灶性体征、脑膜刺激征和脑干功能情况初步分为颅内结构性损害和功能性损害两大类。昏迷的鉴别诊断方法如下：

1. 无局灶或偏侧神经系统体征，脑干功能正常，CT 扫描和 CSF 细胞数正常的疾病。

（1）中毒：酒精，镇静药，阿片类等。

（2）代谢障碍：缺氧，低钠血症，高钠血症，高钙血症，糖尿病酮症酸中毒，非酮性高渗性昏迷，低血糖，尿毒症，肝昏迷，高碳酸血症，肾上腺皮质危象，甲状腺功能减

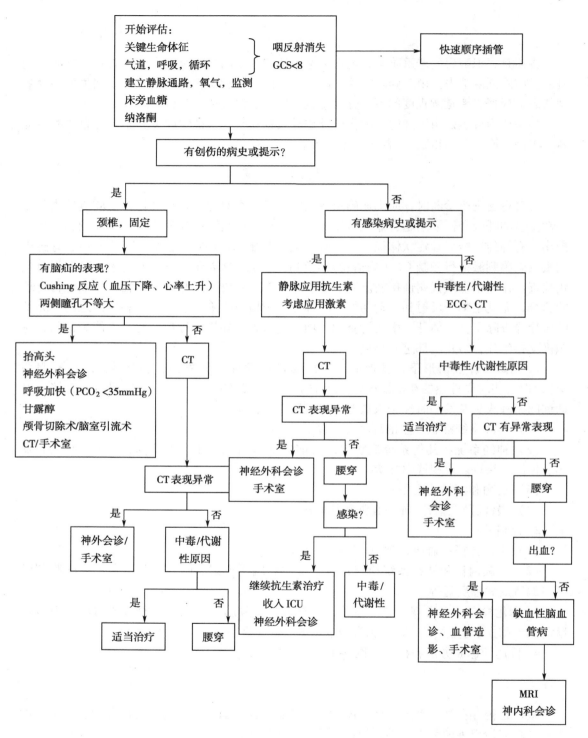

图 5-1 昏迷的诊断方法和程序

低，甲状腺功能亢进，重度营养不良。

（3）严重系统性感染：肺炎，脓毒血症，伤寒，疟疾，Water-house-Friderichsen 综合征。

（4）各种原因所致的休克。

（5）癫痫发作后状态，癫痫持续状态，亚临床癫痫。

（6）高血压脑病。

（7）严重高温或低温。

（8）脑震荡。

（9）急性脑积水。

2. 伴有脑膜刺激征，伴或不伴发热，CSF 中红细胞计数或白细胞计数增加，通常不伴有大脑或脑干局灶或偏侧体征，CT 或 MRI 证实无占位的疾病。

（1）动脉瘤破裂致蛛网膜下腔出血，动-静脉畸形，偶见外伤。

（2）急性细菌性脑膜炎，部分病毒性脑炎。

（3）其他疾病：脂肪栓塞，胆固醇栓塞，癌性脑膜炎或淋巴瘤性脑膜炎等。

3. 伴脑干局部或大脑半球偏侧体征，CSF 检查有或无改变，CT 和 MRI 异常。

（1）大脑半球出血（基底节、丘脑）或梗死（大脑中动脉分布区）继发脑干压迫。

（2）基底动脉血栓形成或栓塞所致脑干梗死。

（3）脑脓肿。

（4）硬膜外或硬膜下出血，脑挫伤。

（5）脑肿瘤周围水肿。

（6）小脑或桥脑出血或梗死。

（7）广泛外伤性脑损伤。

（8）伴有后遗的局灶性病损的代谢性昏迷（见上）。

（9）其他：皮质静脉血栓形成，单纯疱疹病毒性脑炎，细菌性心内膜炎所致多发性脑栓塞，急性出血性白血病脑病，感染后急性播散性脑脊髓炎，特发性血小板减少性紫癜，脑血管炎，脑胶质瘤，垂体瘤卒中，血管内淋巴瘤等。

（一）西医常见疾病的诊断

1. 急性出血性脑血管疾病　多发生在 45 岁以上，有高血压病史患者，情绪激动及体力活动时突然发病，进展迅速。表现为不同程度意识障碍和头痛、呕吐等颅内压增高表现，查体见偏瘫、失语、瞳孔缩小等体征。辅助检查：头颅 CT 可见出血病灶。

2. 急性缺血性脑血管疾病　多见于 50～60 岁以上，有动脉硬化、常伴高血压、冠心病或糖尿病。多于静态发病，多有前驱症状，约 25% 患者病前有 TIA 史，症状多在几小时或更长时间内逐渐加重，意识多清楚，而偏瘫、失语等局灶征明显。脑脊液多正常，CT 早期多正常，24～48 小时后现缺血灶。

3. 颅内感染　由各种生物性病原体侵犯脑实质、脑膜及血管，引起的急、慢性炎症（或非炎症）性疾病。其常见病原体为病毒、细菌、真菌、螺旋体、寄生虫、朊蛋白、立克次氏体等。

（1）病毒性脑炎：是一组由各种病毒感染引起的脑实质弥漫性炎症的临床综合征。常见病毒为单纯疱疹病毒、肠道病毒、带状疱疹病毒、巨细胞病毒等。急性、亚急性起病、任何年龄都可发病，一般有上呼吸道感染或消化道感染的前驱症状。可有精神异常，包括情感、幻觉、定向、人格、智能方面的障碍。伴不同程度的意识障碍，可出现各种发作类型的癫痫发作，头痛、呕吐、失语、偏瘫、偏盲、偏身感觉障碍、瞳孔不等大等。头颅 CT 或 MRI 检查多数可见额、颞叶低密度病灶、片状、边界不清。脑脊液检查一般正常，少数患者有蛋白轻度增高或淋巴细胞增多。病原学检查主要是 CSF 抗原抗体测定，有确诊意义，但需要有很高的实验室技术条件。

（2）细菌性脑膜炎：是由各种化脓性细菌感染所引起的脑膜炎症。是小儿时期常见的中枢神经系统感染性疾病。临床上以发热、头痛、呕吐、烦躁、惊厥、偏瘫、失语、意识障碍或精神障碍及脑膜刺激征为其特点。血常规示白细胞明显增高、分类见中性粒细胞增高，可有核左移，偶有血培养阳性，脑脊液检查颅内压显著增高、外观混浊，蛋白显著增高，最高可达 10g/L，细胞数量明显增加，以中性粒细胞为主，可高达 10×10^9/L，葡萄糖含量明显减少甚至消失。脑脊液培养可获得致病菌。

4. 糖尿病酮症酸中毒　糖尿病病史，临床表现为酸中毒、失水、休克，意识障碍、呼吸深大、呼气有酮味、血压低而尿量仍多，辅助检查见血浆葡萄糖浓度高于 16mmol/L，血酮体阳性，尿糖、尿酮体阳性。

5. 非酮性高渗性糖尿病昏迷　糖尿病病史，一般有感染、创伤、药物等诱因。早期口渴、多尿、乏力，食欲减退加重，逐步出现明显的烦渴、少尿，脱水征；有不同程度的意识障碍和精神异常，如反应迟钝、表情淡漠、意识模糊、嗜睡、昏迷、谵妄等；也可有失语、癫痫发作、一过性偏瘫、锥体束征阳性神经系统表现。血糖常 >33.6mmol/L，血酮可正常或明显增高，血钠 >150mmol/L，血钾正常或降低，血浆渗透压 >330mOsm/L，血pH 或二氧化碳结合力正常或偏低。

（二）中医辨证论治

急性意识障碍属中医学"神昏""昏谵"范畴，其病因不外外感、内伤或外伤。"灵机记性在于脑""心主神明"，此"神明"当作脑之功能看。脏腑精微上输于脑，脑腑得养、神明得施才能产生正常的灵机记性，也即正常的意识状态。由于外感、内伤或外伤之无形之邪（风、寒、热、疫、毒）扰动神明、神明失司，或外感、内伤或外伤之有形之邪（湿、痰、瘀）蒙蔽神明、神明实司，或脏腑功能失调、年老体虚、先天不足等原因导致脏腑精微不足、脑腑失养、神明失司。由于神明失司，不能产生正常的灵机记性而表现为嗜睡、昏睡、昏迷、谵妄等不同程度的意识障碍。

1. 治疗原则　外感者为实证，以祛邪为主，对于风、寒、热、疫、毒等无形之邪，仅予驱邪即可，而对于外感湿邪，则还应该辅以开窍治疗。内伤者，一般虚实夹杂，当调理脏腑阴阳气血，有湿、痰、瘀为患者，辅以开窍治疗。

2. 辨证论治

1）邪气扰神：起病急骤，发热，烦躁，谵语，神昏，舌红苔薄白或薄黄，脉浮数。

治法：祛邪存神。

选方：邪在卫分，银翘散合升降散加减；邪在气分，白虎汤加减；邪在膜原，柴胡达原饮加减；气营两燔，清瘟败毒饮加减。

2）邪气蒙神：神昏，烦躁，谵语，高热，大便秘结，舌红绛，苔黄或厚或腻，脉沉实有力。

治法：驱邪、开窍、醒神。

选方：邪气偏寒，苏合香丸；邪气偏热，安宫牛黄丸或紫雪丹。

3）脏腑亏虚、神明失养：昏迷，面色苍白，口唇青紫，气短难续，冷汗淋漓，四肢厥冷，舌淡，苔白腻，脉微。

治法：调理阴阳气血、辅以开窍醒神。

选方：根据不同的脏腑阴阳气血偏盛偏衰，进行辨证治疗。

三、急救处理原则

（一）西医急救处理　尽快找出意识障碍的原因，清除病因；维持生命体征；在对症支持治疗的基础上及时给予专科治疗。

（1）一般处理

1）迅速建立静脉通路、吸氧、心电监护。

2）保持呼吸道通畅，必要时建立人工气道、维持循环。

3）外伤的患者，注意搬运和脊椎的固定。

4）在病情许可的情况下，积极寻找可逆转原因，尽快完成相关辅助检查及专科会诊。

5）防治并发症：急性心衰、急性呼衰、消化道出血、急性肾衰、急性肝衰等。

（2）病因治疗

1）急性脑血管病、颅内占位性病变、脑外伤者，尽快判断是否需要行外科手术治疗。

2）颅内压增高综合征：脱水降低颅内压，临床常用甘露醇、甘油果糖、高渗盐水等。

3）糖尿病酮症酸中毒及高渗性昏迷：积极补液治疗，静脉应用胰岛素降血糖。

4）感染性疾病者寻找病原学证据，尽快经验性抗感染治疗等。

5）低血糖者迅速使用高糖静推。

6）肝性脑病、尿毒症、肺性脑病者针对其基础疾病治疗。

7）中毒患者清除毒物，使用特效解毒药，或血浆置换、血液灌流等方法加快毒物排除。

（3）对症支持治疗：维持水电解质、酸碱、渗透压平衡，高热者予以降温等。

（二）中医急救处理

1. 中药治疗　参见辨证论治部分。

2. 急救中成药　安宫牛黄丸、紫雪丹、清开灵口服液，口服或鼻饲；醒脑静注射液、生脉注射液、参附注射液静脉滴注。

3. 针灸治疗　选穴涌泉、三阴交、百会、人中、内关、十二井穴，用温针灸，中脘、神阙重灸。

晕　厥

晕厥（syncope）为突发短暂意识丧失，伴姿势张力不能维持。普通人群中约19%发作过晕厥，占全部急诊患者总数的0.8%。晕厥的危险因素包括脑血管疾病、应用心血管药物及高血压。引起原因常为脑的急性低灌注导致双侧大脑半球或脑干功能障碍。血流减少可为局灶性（脑血管痉挛），也可为全身性（低血压）。低灌注引起脑血流减少35%以上时，即可出现意识障碍。任何影响脑灌注的因素（心排血量、血管阻力、血容量）都参与晕厥的发病过程。其他病因尚包括低血糖、中毒、代谢异常、自身调节衰竭及原发神经系统疾患。

晕厥属中医学"厥证"范畴，是由于各种原因引起气机逆乱、升降乖戾，阴阳不相顺接，清窍壅塞或清窍失养而导致的神明暂时性失用。《内经》《伤寒论》《诸病源候论》《景岳全书》等有厥证的相关论述。

一、诊断流程

晕厥的诊断很困难，因为其原因很可能只在发作时才明显。接诊晕厥患者时，医生应首先想到需要紧急处理的原因，如心肌梗死、恶性心律失常、主动脉夹层、心包填塞、蛛网膜下腔出血、中毒、严重低血容量休克和大量内出血。老年人突发晕厥，即使所有检查均正常，也要想到完全性传导阻滞和恶性心律失常的可能。

1. 问诊　尽管病史中单一因素对病因诊断并非特异，但晕厥前、中、后发生的事件的过程能提供有用的线索。

（1）询问晕厥前发生的事件：如静脉穿刺、排尿提示血管张力异常，系领带、转头扭动颈部提示颈动脉窦过敏或颈椎疾患。

（2）问体位：由蹲位或卧位起立时发病，发作后下蹲或平躺后迅速改善，提示血管张力异常，卧位发病一般提示心律失常或痫性发作。

（3）询问心血管危险因素、合并症及用药史。

2. 体格检查　应包括心律、卧位、坐位、站立位血压。患者做 2～3 分钟的快速深呼吸可诱发过度通气导致的焦虑发作，Valsalva 动作可诱发咳嗽性晕厥。颈动脉窦按摩尽量避免，因可诱发脑卒中。

3. 理化检查　应根据病史和体格检查选择相关检查。

（1）血常规、血生化、心肌损伤标志物有助于查找晕厥的原因，如怀疑肾上腺皮质功能不全可进行皮质醇检查。

（2）所有患者皆应行心电图检查，必要时行 24～48 小时动态心电图检查。如心电图异常（窦性心动过缓、房室传导阻滞等、心动过速），或超声心动图显示流出道梗阻、心房黏液瘤，提示为心源性晕厥。

（3）胸部和颈部 CT、颈椎基底动脉多普勒超声、颅内磁共振血管成像可能也是需要的检查。

4. 晕厥的诊断流程（图 5-2）

二、诊断要点

根据晕厥的发病原因可将其分为脑灌注减少所致晕厥和脑灌注正常的晕厥。晕厥的原因如下：

1. 血管张力障碍或血容量异常

（1）血管迷走性（血管抑制剂，神经血管源）。

（2）体位性低血压：药物性（尤其治疗高血压药物或血管扩张药），周围神经病变（糖尿病性，酒精性，营养性，类淀粉性），特发性直立性低血压，多系统变性，物理去适应，交感切除后，急性自主神经功能不全，血容量减少（肾上腺功能不全，急性失血等）。

（3）颈动脉窦过敏。

（4）反射性：咳嗽，排尿性，排便性，Valsalva 动作，吞咽性。

（5）舌咽神经痛性。

2. 心血管疾病

（1）心律失常：缓慢型心律失常（窦性心动过缓，窦房阻滞，窦性停搏，病窦综合征，房室传导阻滞），快速型心律失常（有器质性疾病的室上性心动过速，心房颤动合并

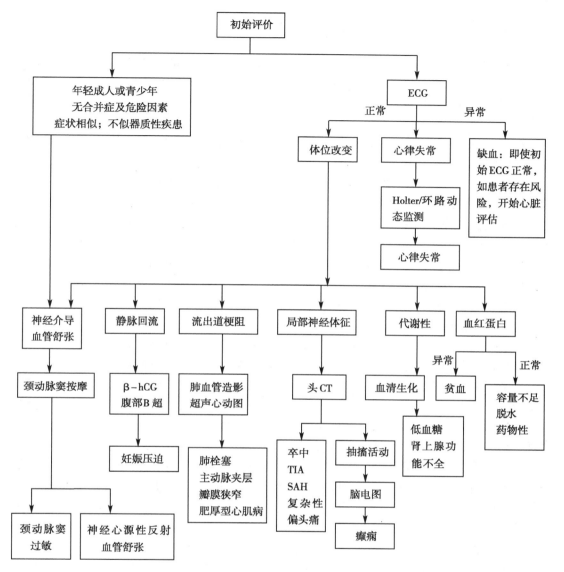

图 5-2 晕厥的诊断流程

预激综合征，房扑合并 1:1 房室传导，室性心动过速）。

（2）其他心肺疾病：肺栓塞，肺动脉高压，心房黏液瘤，心肌病变（大面积心肌梗死），左室缩窄或充盈受限，心包缩窄或心包填塞，主动脉流出道阻塞，主动脉瓣狭窄，肥厚性梗阻性心肌病。

3. 脑血管病

（1）椎基底动脉供血不足。

（2）基底动脉性偏头痛。

4. 其他与晕厥表现相似的疾病

（1）代谢性：低氧血症，贫血，过度通气导致的低二氧化碳血症，低血糖。

（2）精神心理性：焦虑，癔症性晕厥。

（3）痫性发作。

（一）西医常见疾病的诊断

1. 心源性晕厥 任何心源性因素引起心排血量减少、脑灌注不足所致的短暂性意识丧失称为心源性晕厥。临床表现为晕厥、可伴抽搐，根据原发病的不同晕厥前可有心悸、胸痛、呼吸困难、面色苍白等表现。心脏局部查体、心电图（动态心电图）和超声心动图可明确诊断。

2. 蛛网膜下腔出血 原发性蛛网膜下腔出血（SAH）是指脑表面血管破裂后，血液流入蛛网膜下腔而言。年发病率为 5～20/10 万，常见病因为颅内动脉瘤，其次为脑血管畸形，还有高血压性动脉硬化，也可见于动脉炎、脑底异常血管网、结缔组织病、血液病、抗凝治疗并发症等。蛛网膜下腔出血的临床表现主要取决于出血量、积血部位、脑脊液循环受损程度等。其多在情绪激动或用力等情况下急骤发病。主要症状为突发剧烈头痛，持续不能缓解或进行性加重；多伴有恶心、呕吐；可有短暂的意识障碍及烦躁、谵妄等精神症状，少数出现癫痫发作。主要体征有脑膜刺激征，眼底可见玻璃膜下出血，少数可有局灶性神经功能缺损的征象，如轻偏瘫、失语、动眼神经麻痹等。头颅 CT 是诊断 SAH 的首选方法，CT 显示蛛网膜下腔内高密度影可以确诊，而均匀血性脑脊液是蛛网膜下腔出血的特征性表现。

3. 短暂性脑缺血发作（TIA） 是指由于局部脑或视网膜缺血引起的短暂性神经功能缺损发作，其典型临床症状持续不超过 1 小时，在影像学上无急性脑梗死的证据。

4. 血管迷走性晕厥 血管迷走性晕厥是由于某些诱因使交感神经过度兴奋、之后有迷走神经过度兴奋，引起血压和（或）心率降低，导致的一过性脑供血不足，发生短暂的意识丧失状态。晕厥常常持续几秒至几分钟。发生晕厥的诱因常见的有：持久站立、洗热水澡、运动、长跑、体位改变、情绪突变如悲痛、紧张、疲劳、饥饿、疼痛，或在看到血液、注射、手术时。临床表现：先兆症状，如疲乏、头晕、打哈欠、恶心、呕吐、上腹不适、心慌、出汗、面色苍白、视觉模糊、听力下降、站立不稳，胸闷、头痛、注意力不集中等。具体表现：突然短暂的意识丧失、面色苍白、跌倒、肌力丧失、血压下降、抽搐、大小便失禁等。

（二）中医辨证论治

中医认为：患者因情志内伤，肝失条达、气机郁滞，或素体阴阳、气血偏胜偏衰，再加上惊恐、暴怒、悲伤、疼痛、失血、饮食不节或暴感外邪等原因，突然气机逆乱、阴阳乖戾，或气壅于上、或气血并走于上，壅塞清窍、脑腑失养，发为晕厥；或痰浊、饮食阻隔于中，清气不升，清窍失养、神明失用而发为晕厥；或气虚而不升清、或气随血脱，清窍空虚、神明失用而发为晕厥。

1. 治疗原则 晕厥的治疗分虚实两端。实者泻之，予理气、活血、豁痰、消食、祛暑，必要时辅以开窍；虚者补之，予益气养血。

2. 辨证论治

（1）气厥实证：突然昏倒，不省人事，口噤握拳，呼吸气粗，四肢厥冷。舌苔薄白，脉弦或伏。

治法：理气、解郁、开窍。

选方：通关散合五磨饮子加减。

（2）气厥虚证：眩晕昏仆，面色苍白，呼吸微弱，汗出肢冷，舌质淡，脉沉细微。

治法：补气、回阳、醒神。

选方：四味回阳饮合参附汤加减。

（3）血厥实证：突然昏倒，不省人事，牙关紧闭，面赤唇紫，舌质暗红，脉沉弦。

治法：活血理气。

选方：通瘀煎加减。

（4）血厥虚证：突然昏厥，面色苍白，口唇无华，四肢震颤，目陷口张，自汗肢冷，呼吸微弱，舌质淡，脉沉细数。

治法：补养气血。

选方：独参汤加人参养营汤。

（5）痰厥：突然昏厥，喉有痰声，或呕吐涎沫，呼吸气粗，舌苔白腻，脉沉滑。

治法：行气豁痰。

选方：导痰汤加减。

（6）食厥：暴饮过食之后，突然昏厥，气息窒塞，脘腹胀满，苔厚腻，脉滑实。

治法：消食和中。

选方：保和丸加味。

（7）暑厥：暑热夏季，面色潮红，突然昏仆，眩晕，汗出，头痛，舌红，脉洪。

治法：清暑益气、开窍醒神。

选方：紫雪丹冲服，清暑益气汤加味。

三、急救处理原则

（一）西医急救处理

晕厥发作时以尽快恢复脑灌注为基本原则。

1. 晕厥发作后立即平卧位或头低脚高位。

2. 松解衣领、裤带，通畅气道，必要时吸氧，低血压者，迅速升压。

3. 尽快排除引起晕厥的致死性病因。

4. 治疗原发病　心律失常者纠正心律失常，脑血管意外者按专科要求救治，急性失血者予液体复苏或输血治疗，神经精神疾患者予抗焦虑或抗精神病治疗。

（二）中医急救处理

1. 中药治疗　参见中医辨证治疗部分。

2. 急救中成药　醒脑静、清开灵注射液、天麻素注射液、丹参注射液、红花注射液、生脉注射液、参附注射液、安宫牛黄丸、紫雪丹等中成药可按辨证使用。

3. 针灸和其他治疗

（1）针灸疗法

1）针刺：针人中、内关、百会、素髎、十宣、十井等。实证者，可十宣少量放血。

2）灸法：灸百会、神阙、关元、气海、足三里等，用于虚证。

3）耳针：针皮质下、肾上腺、内分泌、交感、心肺、升压点、呼吸点。

（2）外治法：凡属气厥、血厥、痰厥之实证者，均可用生半夏末或皂荚末，取少许吹入鼻中，使之喷嚏不已；或以石菖蒲末吹鼻中，桂末纳舌下，均有通窍醒神之效。

惊　厥

惊厥是指因皮层神经元异常同步性放电引起的躯体骨骼肌不自主收缩，使受累肌群表现为暂时性强直或阵挛性抽动，大多伴有不同程度的意识丧失，也称为痫性发作。约1%的患者因惊厥发作就诊，其病因分为感染性和非感染性两大类。

常见的感染性病因为：颅内：各种病原微生物感染所致的脑膜炎、脑炎、脑脓肿和脑寄生虫病；颅外：发热性惊厥和感染中毒性脑病。常见的非感染性病因为：颅内：颅脑损伤、颅脑发育畸形、颅内肿瘤、癫痫的惊厥性发作及自身免疫性疾病；颅外：化学药物中毒（鼠药、有机磷等）、代谢性疾病（低血糖、低镁、低钙、高钠及遗传性代谢性疾病）等。惊厥发作可分为原发或继发性发作，又可分为全面性发作和部分性发作。

惊厥属中医学"痫证""痉病（证）""抽风"范畴，系指由于筋脉失养所引起的以项背强急，四肢抽搐，甚至角弓反张为主要特征的临床常见病。本病源于《内经》。历代医家对痉病发病原因的认识，经历了从外感致痉到内伤亦可致痉的过程。《内经》对痉病的病因是以外邪立论为主，认为系风寒湿邪，侵犯人体，壅阻经络而成。如《素问·至真要大论》说："诸痉项强，皆属于湿""诸暴强直，皆属于风"；《灵枢·经筋》也说："经筋之病，寒则反折筋急"；《灵枢·热病》说："热而痉者死"；《金匮要略》以表实无汗和表虚有汗分为刚痉、柔痉。《千金方》说："温病，热入肾中则为痉""小儿痫，热甚也为痉"。《景岳全书·痉证》说："凡属阴虚血少之辈，不能养营筋脉，以致搐挛僵仆者，皆是此证。如中风之有此者，必以年力衰残，阴之败也；产妇之有此者，必以去血过多，冲任竭也；疮家之有此者，必以血随脓出，营气涸也。……凡此之类，总属阴虚之证。"而温病学说的发展和成熟，更进一步丰富了痉病的病因病机理论，其热盛伤津，肝风内动，引发本病的论述，使痉病病因学说渐臻完备。如《温热经纬·薛生白湿热病》说："木旺由于水亏，故得引火生风，反焚其木，以致痉厥。"同时，在外邪致痉中也补充了"湿热侵入经络脉隧中"的认识。张子和认为本病常由肝经热盛引起，朱丹溪强调痰迷孔窍引发本病，如《丹溪心法·痫》："无非痰涎壅塞，迷闷心窍"，王清任则认为痫病的发生与元气虚，"不能上转于脑髓"与脑髓瘀血有关。

一、诊断流程

惊厥的发作是由于内源性因素、致惊厥因素及诱发因素综合作用的结果。为了最有效地进行治疗，每一种因素的作用都要进行评估。例如，一个有癫痫家族史的发热性惊厥患儿肯定需要更积极的诊断和治疗；发现一个致惊厥因素（颅脑外伤、脑出血、脑梗死等）有助于更好地评估病程周期及疗程；去除诱发因素显然比为预防惊厥发作预防性使用癫痫药物安全。

1. 问诊　询问病史时头脑中应记住各种惊厥发作的特征，问题集中于发作前症状、发作过程及发作后症状，由于发作一般在院外，患者对发作过程不知情，故需要详细的询问目击者有关情况。

（1）询问既往有无类似发作史，如有类似发作史，则需注意潜在的病因和诱发因素；询问有无脑部疾病病史；对于幼儿尚需询问分娩史。

（2）对照惊厥的发作特点，明确患者的发作是否真的是惊厥发作。

（3）询问有无发热、创伤、药物滥用或情绪刺激等诱因。

（4）询问有无脑部疾病、全身性疾病的相关症状。

2. 体格检查　全面的体格检查包括检查患者是否有感染或其他系统性疾病。头皮损伤可能提示颅脑外伤；心脑血管的检查有助于提示患者是否易患脑血管疾病；所有患者均应进行详细的神经系统检查，特别是大脑半球的体征，运动功能的检查如旋前肌张力、腱反射、步态及运动的协调性等有助于运动皮层病变的诊断。

3. 理化检查　在疾病允许的情况下，尽快行血常规、生化、病原学、颅脑影像学（CT、MRI）及脑脊液检查。脑电图和动态脑电图对不典型惊厥发作的诊断有确定意义。

4. 惊厥的评估步骤（图 5-3）

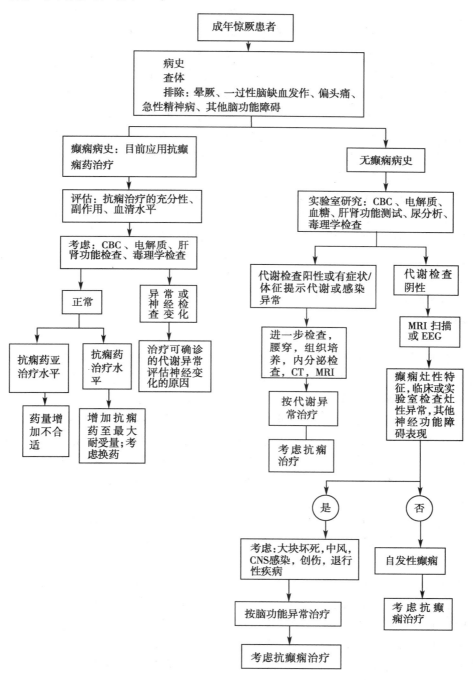

图 5-3　惊厥的评估步骤

二、诊断要点

根据患者的典型发作史，诱发因素及相关的理化检查结果，能迅速做出惊厥发作的诊断，但关键是要找出惊厥发作的基础疾病和诱发因素。

（一）西医常见疾病的诊断

1. 热性惊厥　为发生在婴幼儿期的伴有发热的惊厥发作，并排除中枢神经系统感染及曾有无热惊厥病史者。目前认为对单纯 FC 患儿可不诊断为癫痫。

（1）临床表现：意识突然丧失，多伴有双眼球上翻，凝视或斜视，面肌或四肢肌强直，痉挛或不停地抽动。发作时间可由数秒至几分钟，有时反复发作，甚至呈持续状态。严重的热性惊厥可遗留神经系统的后遗症。可分为单纯型（FS）和复杂型（CFS）两种。

1）单纯型热性惊厥：发病年龄多在 0.5～6 岁，体温骤升时很快出现惊厥发作（通常发生在体温骤然升高的 12 小时之内，体温 >38.5℃，多在 39～40℃），呈现全面性强直或强直-阵挛发作，持续时间较短，一般 <10 分钟，神经系统检查正常，热退 1 周后脑电图检查结果正常。若无高危因素，本型预后良好。

2）复杂型热性惊厥：发作年龄 <6 个月或 >6 岁，体温 <38℃，发作形式有部分性发作，24 小时内复发≥1 次，惊厥时间 >15 分钟，发病时已经有中枢神经系统的异常（如智力低下、脑损伤或脑发育不全等），热退后 1 周脑电图仍有异常。

（2）辅助检查：血常规有感染征象；脑电图可有节律变慢或枕叶高幅慢波但惊厥发作 2 周后脑电图正常；脑脊液常规检查正常；智力体力发育正常。

若干因素使 FS 患儿发生癫痫的危险性增加，称为癫痫危险因素，主要包括：①CFS；②直系亲属中癫痫病史；③首次 FS 前已有神经系统发育延迟或异常体征。具有其中 2～3 个危险因素者，7 岁时癫痫发生率平均达 9% 以上，而无危险因素的 FS 不到 1%。EEG 在癫痫危险性的预测上价值尚无定论，故对单纯性 FS，一般无需作 EEG 检查。但对 CFS 患儿，若 EEG 中新出现痫性波发放，则可能提示癫痫发生的危险性。

2. 感染中毒性脑病　亦称急性中毒性脑炎，是指急性感染过程中全身毒血症、代谢紊乱和缺氧等因素引起的一种脑部中毒性反应。本病定义包括以下内容：所涉及的急性感染系指中枢神经系统以外的全身性急性感染；病程中产生的毒性物质引起脑功能障碍或造成继发性病理改变而出现精神神经症状；中枢神经系统感染所致的精神神经症状则不属于本病的范畴。本病的基本病理改变为脑水肿，脑脊液多无炎症改变。全身感染控制后，脑病症状常逐步好转。

（1）临床表现：本病多见于 2～10 岁儿童，基本临床表现是在原发病临床表现的基础上出现类似于脑炎的精神神经症状。大多于急性感染性疾病病程前 3 天内发生，有的患者在急性感染起病后数小时发生。患者常有高热、严重头痛、呕吐、烦躁不安、谵妄乃至昏迷，常伴有惊厥发作，持续时间长短不一，多为全身性强直样发作或全身性强直阵挛样发作。此外，可有阳性锥体束征、肢体瘫痪、失语、瞳孔异常等，可出现不同程度的脑膜刺激征。醒转的患者依病情轻重而有不同转归。重症患者可有不同程度的视力障碍、听力减退、颅神经麻痹、单瘫或多肢瘫、智能减退及其他精神障碍，少数患者可从昏迷转为去皮质状态或去大脑强直状态，轻症者多可恢复，但有的仍可遗留注意力不集中、学习能力降低、行为异常和性格改变等。

（2）理化检查：MRI 可发现颅内异常高信号，脑脊液检查可发现颅内压增高，但脑脊液无异常变化。

3. **破伤风**　是破伤风杆菌侵入人体伤口、生长繁殖、产生毒素引起的一种急性特异性感染。破伤风杆菌及其毒素不能侵入正常的皮肤和黏膜，故破伤风都发生在伤后。一切开放性损伤，均有发生破伤风的可能。

（1）临床表现：患者有开放性损伤感染史，或新生儿脐带消毒不严，产后感染，外科手术史，潜伏期一般为7天。前驱期表现乏力，头痛，舌根发硬，吞咽不便及头颈转动不自如等。典型表现为肌肉持续性强直收缩及阵发性抽搐，最初出现咀嚼不便，咀嚼肌紧张，疼痛性强直，张口困难，苦笑面容，吞咽困难，颈项强直，角弓反张，呼吸困难，紧张，甚至窒息。轻微的刺激，如强光、风吹、声响及震动等，均可诱发抽搐发作。

（2）理化检查：伤口分泌物经厌氧培养可分离出破伤风杆菌。

4. **急性脑出血、蛛网膜下腔出血、脑梗死**　参阅本节"昏迷"和"晕厥"相关内容。

5. **颅内感染**　参阅本节"昏迷"相关内容。

（二）中医辨证论治

筋脉肌肉拘急挛缩是痉病共有的证候特征，本病常以督脉为本，筋脉为标，而重点在太阳、厥阴两经。痉有表里，在表者，为外邪所伤；在里者，为脏腑受损，阴阳气血不足，经脉失养或内邪滋生，壅塞经脉。邪壅经络，伤津脱液，亡血失精，痰湿阻滞、瘀血内阻为致病之因，终致督脉失养，筋脉挛急，此为基本病机之所在。

1. **治疗原则**　急则舒筋解痉以治其标，缓则扶正益损以治其本。故祛邪扶正是其大法。具体治疗时，治实宜祛风、散寒、除湿、清热、涤痰、祛瘀；治虚当滋阴养血，或标本虚实并举，运用泄热存阴、益气化瘀等法。

2. **辨证论治**

（1）**肝经热盛证**：口噤齘齿，甚则项背强急，四肢抽搐，角弓反张，高热头痛，舌质红绛，舌苔薄黄或少苔，脉弦细而数。

治法：清肝潜阳，息风镇痉。

（2）**热甚发痉**：壮热，汗出，胸闷，心烦，急躁，口噤，齘齿，项背强直，甚则角弓反张，手足挛急，腹胀便秘，苔黄腻，脉弦数或洪大。

治法：泄热存阴，增液止痉。

选方：增液承气汤合白虎汤。

（3）**心营热盛证**：项背强急，四肢抽搐，甚则角弓反张，高热烦躁，神昏谵语，舌质红绛，苔黄少津，脉细数。

治法：清心透营，开窍止痉。

选方：清营汤加减。

（4）**痰瘀内阻**：脑外伤或中风史，头痛如刺，项背强直，胸闷，形瘦神疲，四肢抽搐，舌质紫暗，边有瘀斑，苔白腻，脉沉细而涩。

治法：益气化瘀，活络止痉。

选方：通窍活血汤合三生饮。

（5）**气血亏虚**：或失血、或汗下太过、或久病，项背强急，四肢抽搐，头晕目眩，自汗，神疲气短，舌淡红，苔薄而少津，脉沉细。

治法：益气补血，缓急止痉。

选方：圣愈汤。

<h1 style="text-align:center">三、急救处理原则</h1>

（一）西医急救处理

持续的痫性发作的后果包括吸入性肺炎、低氧血症、低血压、高热、自主神经不稳定合并心律失常、高钾血症、乳酸酸中毒、肌红蛋白尿、脑灌注降低和死亡。长时间全身强直阵挛性抽搐可导致永久性神经细胞损害。因此，持续的痫性发作必须得到紧急处理。

1. 一般措施

（1）保持呼吸道通畅，给氧，甚至气管插管、机械通气；

（2）监护生命体征：呼吸、心脏功能、血压、血氧等；

（3）建立大静脉输液通路。

2. 控制痫性发作（尽量在 30 分钟内终止抽搐）　鉴于进行性的大脑和全身损害的风险，对于全面性痉挛性痫性发作持续状态和不明显的痫性发作持续状态，建议立即注射麻醉剂量的咪达唑仑、丙泊酚或苯巴比妥。推荐滴定丙泊酚和巴比妥类剂量以达到脑电图上爆发抑制（脑电图监测或 BIS 监测（目标值 20 ~ 40））。如果使用咪达唑仑，推荐达到发作抑制程度。这一目标应保持至少 48 小时。

（1）丙泊酚：首先给予 2 ~ 3mg/kg 的静脉推注，随后再静脉推注 1 ~ 2mg/kg，直至发作抑制，再以 4 ~ 10mg/（kg·h）的速度维持。

（2）咪达唑仑：其有效的静脉注射的初始剂量是 0.2mg/kg，随后以 0.05 ~ 0.4mg/（kg·h）的速度维持。

（3）丙戊酸钠：丙戊酸钠注射液 15 ~ 30mg/kg 静脉推注后，以 1mg/（kg·h）速度静脉滴注维持。

在静脉使用治疗剂量抗癫痫药物后有可能导致血压下降，可使用血管活性药物维持脑灌注压 90mmHg 左右。

3. 治疗潜在的病因　如电解质紊乱、血糖过高或过低，颅内感染、肿瘤或血管畸形。

4. 去除诱因　如抗感染、吸氧纠正低氧、限制饮酒、抗焦虑治疗等。

5. 处理并发症　如脑水肿、误吸、消化道出血等。

6. 口服抗癫痫药物的使用　对于痫性发作持续状态的患者，痫性发作控制后应立即给予口服抗癫痫药物，如卡马西平、加巴喷丁、丙戊酸钠、左乙拉西坦等；对于非持续发作患者，根据基础疾病及危险因素来决定是否加用口服药物。

（二）中医急救处理

1. 中药治疗　参见中医辨证治疗部分。

2. 急救中成药　痰证、热证可选用醒脑静注射液、清开灵注射液，安宫牛黄丸、至宝丹、紫雪丹也可酌情选用。瘀血证可选用丹参注射液、血塞通注射液、红花注射液和脉络宁注射液。虚证可选用参麦注射液或参附注射液。

3. 针灸治疗　急性发作时不应予针刺治疗，因可诱发惊厥发作。

（高培阳）

第三节 急性呼吸困难

【培训目标】

1. 掌握张力性气胸和进行性血胸的救治原则。

2. 熟悉支气管哮喘、慢性阻塞性肺疾病急性加重和急性左心衰临床特征和诊治要点。

3. 了解不同原因引起的严重呼吸困难对机体致命性的危害；为理解和掌握急性呼吸困难的诊疗思路、急诊处理方法及中西医结合治疗等知识奠定基础。

呼吸困难是一种严重的临床症状，患者主观上感觉空气不足，呼吸费力，客观上表现为呼吸频率、深度和节律的改变，严重时出现鼻翼煽动、发绀、端坐呼吸。一般由心血管系统和呼吸系统疾病所致，神经系统、运动系统、内分泌系统和造血系统亦有可能造成急性呼吸困难。

中医学"哮病""喘病""肺胀""痰饮"等皆可出现呼吸困难。

一、诊断流程

病史采集中重点询问既往是否有咳、痰、喘等类似发作史，是否与季节有关，有无心脏病相关病史，发作是否与活动有关，有无中枢神经系统疾患，既往是否有糖尿病，有无明确的服用药物史，有无血液系统疾病等，初步判定呼吸困难症状来自于哪个系统疾病，再做相关辅助检查以进一步明确诊断。

1. 问诊

（1）发生呼吸困难的诱因：如心脏疾病、肺疾病，神经系统疾病、代谢性疾病病史和有无药物、毒物摄入史及外伤等。

（2）发作次数：是首次发作，还是反复发作，是否服用过药物，以及何种药物有效等。

（3）发病的缓急：突发性呼吸困难多见于急性喉头水肿、气管异物引起的呼吸困难，常见于儿童。

（4）发作是否与活动、体位有关系：可见于循环系统的疾病。

（5）呼吸困难伴随症状，如发作性呼吸困难伴哮鸣音，多见于支气管哮喘、心源性哮喘、自发性气胸、大面积肺栓塞；伴发热多见于肺炎、肺脓肿、肺结核、胸膜炎及急性心包炎；伴一侧胸痛可见于大叶性肺炎、渗出性胸膜炎、自发性气胸、急性心肌梗死；伴咳嗽、咳痰见于慢性支气管炎、肺气肿并发肺部感染、肺脓肿；伴咳粉红色泡沫痰见于急性左心衰竭；伴意识障碍见于脑出血、脑膜炎、糖尿病酮症酸中毒、肺性脑病等。

2. 体格检查

（1）意识障碍要考虑肺性脑病、颅脑病变、中毒；端坐呼吸见于左心衰、重症哮喘；缩唇呼气见于慢性阻塞性肺疾病；患侧卧位考虑胸腔积液。

（2）注意呼吸频率、深度：呼吸深慢见于酸中毒，呼吸表浅，见于肺气肿。

（3）肺部异常体征：常表现在有无呼吸音、叩诊音的变化，以及一些病理性呼吸音（哮鸣音，干啰音、湿啰音）的出现。

（4）心脏体征：如心界是否扩大，有无病理性杂音等。

（5）腹部有无病变：引起腹压增高进而导致呼吸困难。

（6）神经系统的检查：生理反射是否正常，有无病理反射等。

（7）皮肤黏膜出现发绀：常由心肺疾病引起缺氧所致。

3. 理化检查

（1）胸片、心电图与超声心动图：可以发现明显的气胸、肺水肿、肺实质与胸膜病变，以及心脏形态异常等。

（2）血常规、血氧饱和度监测：可以发现有无感染、贫血以及是否处于缺氧状况。

（3）血气分析：有助于呼吸困难类型和呼吸衰竭的诊断。

（4）心肌酶学、肌红、肌钙蛋白、D-二聚体等：排除有无急性冠脉综合征、肺梗死等急症。

二、诊断要点

（一）西医常见疾病的诊断

1. 支气管哮喘　常突然发病，尤以夜间及凌晨发作和加重多见，发作时以呼气性呼吸困难或发作性胸闷和咳嗽为主要表现，常伴有哮鸣音。严重者被迫采取坐位或呈端坐呼吸，干咳或咳大量白色泡沫痰，甚至出现发绀等。查体发现发作时胸部呈过度充气状态，呼气音延长，多伴有广泛的哮鸣音。但在轻度哮喘或非常严重哮喘发作，哮鸣音可不出现。心率增快、奇脉、胸腹反常运动和发绀常出现在严重哮喘患者中。非发作期体检可无异常。需进行血气分析、肺功能检测、血常规、痰培养等检查。发作时胸片检查可见两肺透亮度增加，呈过度通气状态；在缓解期多无明显异常。如并发呼吸道感染，可见肺纹理增粗及炎性浸润影。

2. 慢性阻塞性肺疾病急性加重期　本病发作期痰量增多，可有脓性痰。早期在劳力时出现气短或呼吸困难，后逐渐加重，以致在日常活动甚至休息时也感到气短；重度患者或急性加重时多出现喘息加重。肺功能检查是判断气流受限的主要客观指标，对 COPD 诊断、严重程度评价、疾病进展、预后及治疗反应等有重要意义。胸部 X 线、CT 可见肺纹理增粗、紊乱等非特异性改变，也可出现肺气肿改变。血气检查对确定发生低氧血症、高碳酸血症、酸碱平衡失调以及判断呼吸衰竭的类型有重要价值。COPD 合并细菌感染时，外周血白细胞增高，核左移，痰培养可能查出病原菌。

3. 急性左心衰竭　突发呼吸困难、发绀、大汗、烦躁，同时频繁咳嗽，咳粉红色泡沫状痰，强迫坐位，极重者可因脑缺氧而致神志模糊。可有一过性血压升高，病情如不缓解，血压可持续下降直至休克。听诊时两肺满布湿性啰音和哮鸣音，心尖部第一心音减弱，频率快，同时有舒张早期第 3 心音而构成奔马律，胸部 X 线可见间质水肿、蝶形肺门，甚至大片阴影，血流动力学监测可见肺毛细血管嵌压（PCWP）随病情加重而增高，心脏指数（CI）则相反。X 线检查，超声心动图检查，放射性核素检查，心-肺吸氧运动试验，有创性血流动力学检查可协助本病诊疗。

4. 气胸　起病前部分患者有持重物、屏气、剧烈体力活动等诱因，但多数患者在正常活动或安静休息时发生，偶有在睡眠中发病者，大多数起病急骤，患者突感一侧胸痛，针刺样或刀割样，持续时间短暂，继之胸闷和呼吸困难，可伴有刺激性咳嗽。积气量大或原已有较严重的慢性肺疾病者，呼吸困难明显，患者不能平卧，气管向健侧移位，患侧胸部隆起，呼吸运动与触觉语颤减弱，叩诊呈过清音或鼓音，心或肝浊音界缩小或消失，听诊呼吸音减弱或消失。气胸的典型 X 线表现为外凸弧形的细线条形阴影，即气胸线，线外透亮度增高，无肺纹理，线内为压缩的肺组织；大量气胸时，肺脏向肺门回缩，呈圆球形阴影，纵隔及心脏移向健侧；合并纵隔气肿在纵隔旁和心缘旁可见透光带；合并胸腔积液时，显示气液平面，透视下变动体位可见液面亦随之移动。CT 表现为胸膜腔内出现极低密度的气体影，伴有肺组织不同程度的萎缩改变。CT 对于小量气胸、局限性气胸以及肺大疱与气胸的鉴别比 X 线胸片更敏感和准确。

5. 血胸　临床表现不尽相同主要与出血量和出血速度有关。小量血胸（500ml 以下），患者可无明显症状，中等量血胸（500～1000ml）和大量血胸（1000ml 以上），出血速度较快者，患者可出现面色苍白、出冷汗、脉细速且弱、呼吸急促、血压下降等内出血征象和心肺受压征象。查体可发现肋间隙饱满、气管向健侧移位、叩诊呈浊音、心界移向健侧、听诊呼吸音减弱或消失，上胸叩诊呈鼓音，下胸叩诊呈浊音。积血量＜200ml 时，X线胸片也难做出诊断；积血量＜500ml 时，肋膈角变钝，合并气胸时可见肋膈角区有液平面，卧位摄片常被遗漏，应行直立位摄片；积血量在 1000ml 左右时，积液阴影达到肩胛下角平面；积血量超过 1500ml 时积液阴影超过肺门水平，甚至显示为全胸大片致密阴影和纵隔移位。超声检查可看到液平段，胸腔穿刺抽得不凝固血液时则可确定诊断。

（二）中医辨证论治

呼吸困难常见于中医学中的哮证、喘证、肺胀等证，其病位主要在肺和肾，涉及心肝脾，多为外邪、痰浊、肝郁气逆，邪壅肺气，宣降不利所致；或因阳气不足，阴精亏耗，而致肺肾出纳失常，肺肾俱虚，在孤阳欲脱之时，每多影响到心。

1. 治疗原则　呼吸困难发作时可见正虚邪实相互错杂。临床上根据已发、未发、分虚实施治。发时以邪实为主，当攻邪治标，予以温化宣肺或清化肃肺。久病虚实夹杂者，祛邪之时又当兼顾正虚。平时以正虚为主，当扶正治本，审察阴阳，分别脏器，采用补肺、健脾、益肾、活血等法。

2. 证治分类

（1）寒痰伏肺证：呼吸急促，哮鸣有声，咳吐稀痰，胸膈满闷如塞，苔白滑，脉弦紧。

治法：温肺散寒，化痰平喘。

选方：射干麻黄汤加减。

（2）痰热蕴肺证：胸满喘息，气粗息促，哮鸣声响，咳呛阵发，痰唾脓浊，稠黏难出，烦闷不安，面赤唇干，自汗口渴，或有发热，舌质红，苔黄腻，脉滑数实。

治法：清热宣肺，化痰降逆。

选方：定喘汤加减。

（3）肺虚证：咳嗽，气短，痰多清稀，怠倦懒言，声音低弱，怕冷自汗；或潮热、盗汗、手足心热、失眠、午后颧红、口干咽燥、咳嗽无痰或咳痰带血；舌淡嫩或嫩红，脉虚或弱或细数。

治法：补肺固卫，益气平喘。

选方：玉屏风散加味。

（4）脾虚证：消瘦面黄、四肢乏力、纳减、食不消化、腹痛、肠鸣、便溏或泄泻、浮肿、便血、崩漏、舌淡脉虚。

治法：健脾化痰，降逆平喘。

选方：六君子汤合三子养亲汤加减。

（5）肾虚证：精神疲乏、头晕耳鸣、健忘、腰酸、遗精、阳痿，阴虚者舌红，苔黄；阳虚者舌淡，苔白。

治法：补肾纳气。

选方：肾气丸加减。

（6）气滞血瘀证：心前区刺痛或闷痛，并常痛引臂内侧，且以左臂为多见。轻者时作时止，重者可见面、唇、指甲青紫，四肢厥冷。舌暗红或有紫色斑点，脉微细或涩。

治法：活血化瘀，通阳散结。

选方：血府逐瘀汤加减。

（7）正虚喘脱证：面色苍白，短气无力，心悸多汗，皮肤湿冷，精神紧张，烦躁不安，唇甲发绀，尿量减少，脉象细数，重者可见表情淡漠，口唇肢端发绀，大汗淋漓，四肢厥冷，神志昏迷，呼吸气憋，各部出血，无尿或少尿，脉微细欲绝。

治法：回阳救急，益气固脱。

选方：参附汤加减。

三、急救处理原则

（一）西医急救处理

1. 稳定生命体征，对症治疗

（1）吸氧，稳定生命体征，必要时行监护治疗。

（2）维持患者呼吸、循环稳定。

（3）支持对症治疗。

2. 病因治疗

（1）支气管哮喘：尽快解除气道阻塞，纠正低氧血症，控制感染，恢复肺功能，预防进一步恶化或再次复发。可予雾化吸入 β_2 受体激动剂，或合并运用抗胆碱药，糖皮质激素可使用雾化吸入和静脉滴注，如静滴琥珀酸氢化可的松或甲泼尼龙或地塞米松，待病情得到控制和缓解后（一般 3~5 天），改为口服给药。注意维持水、电解质平衡，纠正酸碱失衡，当 pH 值 <7.20 时，且合并代谢性酸中毒时，应适当补碱；当出现呼吸性酸中毒，或缺氧不能纠正时，则需进行机械通气。

（2）慢性阻塞性肺疾病急性加重期：尽快改善缺氧状态，积极控制感染，保持气道通畅。应用支气管扩张剂，口服或静脉应用糖皮质激素，合理应用抗感染药物，必要时机械通气。

（3）急性左心衰：急性左心衰竭可危及生命，应积极、迅速地抢救。患者通常取端坐位，监测生命体征，使用强心、利尿、扩血管等急救药物对症处理，必要时抗心律失常治疗。

（4）气胸

1）保守治疗：主要适用于稳定型小量气胸，首次发生的症状较轻的闭合性气胸，应严格卧床休息，酌情予镇静、镇痛等药物。

2）排气疗法：①胸腔穿刺抽气；②胸腔闭式引流。

3）化学性胸膜固定术：由于气胸复发率高，为了预防复发，可胸腔内注入硬化剂，产生无菌性胸膜炎症，使脏层和壁层胸膜粘连从而消灭胸膜腔间隙。

4）手术治疗：经内科治疗无效的气胸可为手术的适应证。

5）处理并发症。

（5）血胸：立即给予吸氧，稳定生命体征，及时排出积血，促使肺复张，改善呼吸功能，并使用抗生素预防感染，若效果不佳或肺复张不良，应尽早手术清除感染性积血，剥离脓性纤维膜。近年胸腔镜已用于凝固性血胸、感染性血胸的处理，具有创伤小、疗效好、住院时间短、费用低等优点。

（二）中医急救处理

1. 急性呼吸困难的治疗应分清虚实邪正。实证者以祛邪利气为主，区别寒、热、痰、气的不同，分别采用温化宣肺、清化肃肺、化痰理气的方法。虚证者培补摄纳为主，或补肺，或健脾，或补肾，阳虚则温补，阴虚则滋养。心血瘀阻者，活血化瘀，通脉散结。虚实夹杂者，又当根据具体情况分清主次，权衡标本，辨证选方用药。

2. 急救中成药　喘脱危证治宜参附汤送服黑锡丹，配合蛤蚧粉。

3. 针灸治疗

（1）实证：施以针刺泻法，选用列缺、天突、肺俞、中府、定喘、膻中等穴。如属热毒犯肺，加肺经之合穴尺泽，能清肺气而泄邪热；痰浊阻肺者，加丰隆以祛化痰浊；肝郁伤肺，配肝之募穴期门，流肝利气。

（2）虚证：施以针刺补法，选用肺俞、膏肓、肾俞、太渊、太溪、足三里、定喘等穴。正虚喘脱者可灸心俞、关元、气海、足三里等穴补虚固元。

（梁　群）

第四节　急性头痛

【培训目标】

1. 熟练掌握急性头痛相关疾病的特点。

2. 掌握急性头痛的诊断流程和中西医急救处理。

头痛是指外眦、外耳道与枕外隆突连线以上部位的疼痛，一般发病 2 周以内的称为急性头痛。引起头痛的原因很多，大致可分为原发性和继发性两类。前者不能归因于某一确切病因，也可称为特发性头痛，常见的如偏头痛、紧张性头痛；后者病因可涉及各种颅内病变，如脑血管疾病、颅内感染、颅脑外伤，全身性疾病如发热、内环境紊乱以及滥用精神活性药物等。临床上原发性头痛较为常见，但继发性头痛更为重要和严重，部分可危及生命。

本病属中医"头痛"范畴。中医认为头痛是由于外感六淫与内伤杂病，致使脑部脉络绌急或失养，清窍不利所引起的，以患者自觉头痛为特征的一种常见病症。

一、诊断流程

病史的询问能为头痛的诊断提供第一手资料，在病史采集中应重点询问头痛的起病方式、发作频率、发作时间、持续时间、头痛的部位、性质、疼痛程度及伴随症状；注意询问头痛诱发因素、前驱症状、头痛加重和减轻的因素。另外，还应了解患者年龄与性别、睡眠和职业状况、既往病史和伴随疾病、外伤史、服药史、中毒史。快速、准确的神经系统检查，有助于区分是原发性或继发性头痛，恰当地选用神经影像学或腰穿脑脊液等辅助检查，能为颅内器质性病变提供客观依据。随时注意观察患者生命体征，时刻警惕是否为威胁生命的头痛疾病，及时采取挽救生命的措施。

1. 问诊

（1）头痛部位：区分单侧或双侧、局限或弥散、颅内或颅外等，一般而言，颅内病变所致头痛多弥散而深在，颅外病变所致头痛多局限而表浅。如：高血压脑病、颅内感染、颅内压增高性疾病常为弥漫性头痛；蛛网膜下腔出血头痛位于前额、枕部、全头部，其始发部位常与动脉瘤破裂部位有关，可扩散至颈部、腰背部；颅后窝损伤所致疼痛位于病变同侧后枕部；偏头痛、丛集性头痛多为一侧头痛；紧张性头痛出现在头顶部和枕部；三叉神经痛、眶上神经痛、枕神经痛分别局限于三叉神经、眼眶、枕后神经分布区；小脑幕上病变一般位于额、颞、顶区，幕下病变通常位于枕部、耳后部和上颈部。

（2）头痛性质：有剧痛、钝痛、胀痛、刺痛、搏动性头痛之分，如：蛛网膜下腔出血绝大部分患者有突发剧烈的局限性爆裂样头痛，呈持续性；高血压脑病发生脑水肿、颅内压增高时，头痛剧烈，以胀痛，跳痛或深部炸裂样疼痛为主，部位不固定，疼痛较为弥散；紧张性头痛可出现重压感、紧箍感、钳夹样痛；血管性头痛可出现搏动性头痛；神经痛可出现电击样、烧灼样、针刺样锐痛。

（3）头痛时间：部分头痛发生时间有规律性。如：颅内占位性病变往往清晨加剧；有先兆的偏头痛多发生于清晨或白天，约半小时疼痛程度达顶点，不经治疗持续数小时甚至更长，一般数周发作一次。

（4）起病速度：蛛网膜下腔出血、高血压脑病、偏头痛及器质性病变引起的头痛多突然发作，数分钟达到高峰。

（5）诱因：常为情绪变化、疲劳、气候改变等。如高血压脑病所致头痛在情绪激动、过度疲劳、气候改变、突然停用降压药等情况下可诱发；蛛网膜下腔出血所致头痛常见诱因有情绪激动、剧烈运动、过量饮酒等；偏头痛可因生气、焦虑、激动等引起发作。

（6）伴随症状：伴呕吐多见于高颅压，如脑出血、脑肿瘤、脑脓肿所致颅内压增高；伴眩晕多见于小脑肿瘤、椎基底动脉供血不足；伴视力障碍多见于眼源性头痛如青光眼，伴复视可见于脑动脉瘤、蛛网膜炎、结核性脑膜炎，偏头痛发作前多有视觉先兆如闪光性暗点和偏盲，某些脑肿瘤可出现短暂性视力障碍；伴自主神经症状如面色苍白、多汗、心悸等，多见于偏头痛。

2. 体格检查

（1）生命体征：血压、脉搏、呼吸、体温等。

（2）神经系统：意识，脑神经检查（重视眼底检查），感觉、运动功能检查，脑膜刺激征，病理反射等。

（3）五官检查：怀疑五官病变时进行相应的专科检查。

3. 理化检查　血常规，急诊生化，血气分析，颅脑 CT、MRI，经颅多普勒（TCD），脑电图，脑血管造影（DSA），脑脊液（CSF）检查等。

急诊检查要在保证患者生命安全的前提下进行，要时刻关注患者生命体征，及时发现处理危险情况。

头痛诊断流程图见图 5-4。

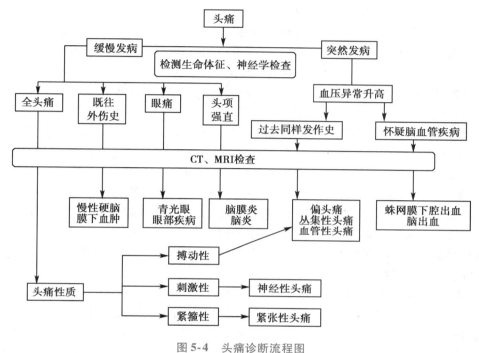

图 5-4　头痛诊断流程图

二、诊断要点

（一）西医常见疾病的诊断

1. 急性脑血管意外　包括急性脑出血、急性脑梗死及蛛网膜下腔出血，为急诊常见病、多发病，常在劳累或情绪激动时突然发生，常表现为剧烈头痛，伴恶心、呕吐或意识障碍。其中以蛛网膜下腔出血头痛最明显，有明显的脑膜刺激征；急性脑梗死的头痛程度不如急性脑出血及蛛网膜下腔出血时剧烈，查体患者可有不同程度的意识障碍，伴局灶神经系统定位体征；急性脑出血患者多有血压升高表现，有明显的肢体瘫痪症状和体征。头部 CT 检查可鉴别。如果 CT 检查见蛛网膜下腔高密度影，或腰穿脑脊液呈血性，镜检见大量红细胞，可明确诊断为蛛网膜下腔出血；如 CT 检查见脑实质和（或）脑室内高密度影，则为脑出血；如果头部 CT 正常者可于 24 小时或 48 小时后复查，或行 MRI 检查，以明确或除外急性脑梗死诊断。

2. 高血压脑病　指在原来高血压的基础上，血压进一步升高，可达 200～260/140～180mmHg。常引起脑水肿和颅内压增高，主要表现为剧烈头痛、喷射性呕吐、神志改变、视力障碍（如偏盲、黑蒙），有时出现一过性偏瘫、半身感觉障碍、失语及癫痫样抽搐，眼底检查有局限性或弥漫性视网膜小动脉痉挛。本病为排除性诊断，应先除外脑血管意外、头外伤、脑炎等疾病。

3. 颅内静脉窦血栓形成　较多发生于海绵窦，次为乙状窦和上矢状窦。最常由于眼睑、鼻部、上唇等处的化脓性病变，通过眼静脉进入海绵窦发病。本病有两大特征，即全身感染症状和海绵窦损害症状。患者有急性或亚急性全身感染症状，头痛、恶心、呕吐、表情淡漠或昏迷；继而出现患侧眼球突出，眼睑、结膜及前额部明显水肿，眼底可见视网膜静脉扩张、迂曲，视网膜水肿、出血，甚至有轻度视乳头水肿。由于通过海绵窦的第3、4、6 脑神经受压迫，可引起瞳孔散大，直接、间接光反射消失，眼外肌麻痹，眼球固定，角膜知觉消失以及三叉神经第一支分布区的疼痛等。上述静脉回流受阻及脑神经受累的症状，可因疾病的继续发展而于数日内迅速扩延至对侧。可行头部 CT 及 MRI 明确诊断。

4. 颅内肿瘤　可引起急性头痛，头痛开始为间歇性，以后为持续性逐渐加重或发作剧烈；颅内高压时头痛为全头痛，伴呕吐和眼底视乳头水肿。早期由于肿瘤对颅内敏感组织的牵引、压迫，在病灶侧有逐渐加重的头痛，随后出现颅内压增高，为持续性弥漫性头痛，咳嗽和排便等用力动作均可使头痛加剧。在早期，2/3 的患者头痛位于肿瘤同侧，在临床上有定位价值，幕上肿瘤的头痛多位于头顶、前额或颞部，幕下肿瘤的头痛常位于枕部或上颈部，鞍部肿瘤的头痛位于前额和眼眶周围。头 CT 和 MRI 可示肿瘤病灶。

5. 颅内感染　包括各种原因所致的脑膜炎和脑炎，伴有发热、呕吐，头痛程度往往剧烈，部位多在全头部，查体有不同程度的意识障碍、脑膜刺激征，可通过腰椎穿刺行脑脊液常规、生化及脑脊液培养以进一步明确感染原因。头痛的特点是痛前先有发热，或头痛发热同时出现，头痛在颅内感染的急性期或疾病极期最为剧烈，随疾病好转而减轻，为弥漫性胀痛、跳痛或撕裂样痛。

6. 偏头痛　是一种周期性发作的神经-血管功能障碍引起的头痛。女性发病率为男性的 3～4 倍，发病年龄多在 25～34 岁，发作时常伴有恶心、呕吐。最常见的有典型偏头痛及普通偏头痛两种类型。典型偏头痛多有家族史，发作时多有先兆，以视觉表现最常见，随即发生搏动性头痛，开始多偏向一侧，头痛常从额部、颞部及眶后部开始，向半侧或全头部扩散，多持续数小时至 10 余小时，反复发作。普通型偏头痛发作无先兆，头痛发作的部位、性质和伴发症状等均与典型偏头痛相似，头痛持续时间较长，可达数天。

7. 神经性头痛　也称功能性头痛，临床特点是部位不定或弥漫不定，头痛性质多样化；头痛常年存在，头痛的轻重与患者情绪的改变、精神紧张、疲劳、失眠等有关；常合并大脑皮质功能减弱症状，如头晕、失眠、早醒、多梦等症状，常见于神经症、脑震荡后遗症、更年期综合征。

（二）中医辨证论治

急性头痛是指以头痛为主症，起病急骤，或慢性头痛突然加重，疼痛较剧烈者。头痛的中医病机可分为外感和内伤两大类。外感头痛以风邪为主，且多兼夹寒、湿、热等；风邪夹寒，凝滞血脉，络道不通，不通则痛；风邪夹热，风热炎上，清空被扰，而发头痛；风夹湿邪，阻遏阳气，蒙蔽清窍，可致头痛。内伤头痛则多与肝、脾、肾三脏相关：因于肝者，多为肝失疏泄，气郁化火，阳亢火升，或因肝肾阴虚，肝阳偏亢，上扰清窍而致头痛；因于肾者，多为房劳、先天不足，肾精久亏，髓海空虚，发为头痛；因于脾者，脾虚气血亏虚，清阳不升，头窍失养，或脾失健运，痰浊内生，阻塞气机，浊阴不降，清窍被蒙而致头痛。

1. 治疗原则　外感头痛属实证，以风邪为主，故治疗主以疏风，兼以散寒、清热、祛湿。内伤头痛多属虚证或虚实夹杂证，虚者以滋阴养血，益肾填精为主；实证当平肝、化痰、行瘀；虚实夹杂者，酌情兼顾并治。

2．证治分类

（1）外感头痛

1）风寒头痛：头痛连及项背，常有拘急收紧感，或伴恶风畏寒，遇风尤剧，口不渴，苔薄白，脉浮紧。

治法：疏风散寒止痛。

选方：川芎茶调散加减。

2）风热头痛：头痛而胀，甚则头胀如裂，发热或恶风，面红目赤，口渴喜饮，大便不畅，或便秘，溲赤，舌尖红，苔薄黄，脉浮数。

治法：疏风清热。

选方：芎芷石膏汤加减。

3）风湿头痛：头痛如裹，肢体困重，胸闷纳呆，大便或溏，苔薄白，脉濡。

治法：祛风胜湿通窍。

选方：羌活胜湿汤加减。

（2）内伤头痛

1）肝阳头痛：头昏胀痛，两侧为重，心烦易怒，夜寐不宁，口苦面红，或兼胁痛，舌红苔黄，脉弦数。

治法：平肝潜阳息风。

选方：天麻钩藤饮加减。

2）痰浊头痛：头痛昏蒙，胸脘满闷，纳呆呕恶，舌苔白腻，脉滑或弦滑。

治法：健脾燥湿，化痰降逆。

选方：半夏白术天麻汤加减。

3）瘀血头痛：头痛经久不愈，痛处固定不移，痛如锥刺，或有头部外伤史，舌紫暗，或有瘀斑、瘀点，苔薄白，脉细或细涩。

治法：活血化瘀，通窍止痛。

选方：通窍活血汤加减。

三、急救处理原则

（一）西医急救处理

在以头痛为主诉的疾病中，需迅速分辨是威胁生命的头痛疾病，还是非威胁生命的头痛疾病。对于威胁生命的头痛疾病如蛛网膜下腔出血、高血压性脑出血、大面积脑梗死，急救以稳定生命体征为重点；对于诊断明确的患者，在稳定生命体征的前提下，积极进行病因治疗。

1．稳定生命体征，对症治疗

（1）保持呼吸道通畅，防止患者因呕吐导致窒息；吸氧，必要时气管切开或插管行人工辅助通气。

（2）维持有效血液循环。

（3）对症治疗：颅内高压者给予降颅压药物，如20％甘露醇、呋塞米（速尿）、甘油果糖等降低颅内压，必要时进行侧脑室穿刺引流等；用地西泮（安定）、苯巴比妥（鲁米那）等制止抽搐；血压过高，可用拉贝洛尔、尼卡地平等控制高血压。对于病因不能立即纠正的继发性头痛及各种原发性头痛急性发作，可给予止痛治疗。

2. 病因治疗　对于诊断已明确的患者，在积极稳定生命体征前提下，进行病因治疗。如出血量大的脑出血患者，有手术适应证的可转脑外科进行治疗；颅内感染性疾病针对不同病原微生物给予抗菌治疗或抗病毒治疗。

（二）中医急救处理

对于急性头痛，无论是威胁生命的头痛疾病，还是非威胁生命的头痛疾病，均可视患者具体病情不同，单独或中西医结合采用中药辨证施治、中成药治疗、针灸治疗等。

1. 中药治疗　外感头痛属实证，以风邪为主，故治疗上以疏风为主，兼以散寒、清热、化湿。内伤头痛有虚证、实证或虚实夹杂证，虚者以滋阴养血，益肾填精为主；实证当平肝、化痰、行瘀；虚实夹杂者，酌情兼顾并治。

2. 急救中成药　醒脑静注射液常用于治疗痰热蒙窍、肝阳上亢型头痛，热毒灵注射液用于治疗风热型头痛，瘀血痹阻型头痛可选用川芎嗪注射液、苦碟子注射液等。

3. 针灸治疗　内伤头痛，中风病肝风内动型头痛可采用"十宣放血法"，痰浊蒙窍型头痛取穴太阳、头维、丰隆、阴陵泉等穴，瘀血痹阻型取穴血海、合谷、三阴交、阿是穴；外伤头痛，以太阳、风池、百会为主穴，风寒配风门、合谷，风热配曲池、合谷，风湿配合谷、头维、阴陵泉。

（刘祖发）

第五节　急性胸痛

【培训目标】

1. 掌握急性胸痛的常见原因及诊断流程；掌握急性冠状动脉综合征、主动脉夹层、肺栓塞的诊断要点及处理原则。

2. 熟悉冠脉介入治疗的时机与基本方法。

急性胸痛是指颈与胸廓下缘之间脏器、组织、体表的急性疼痛，是临床的常见急症。急性胸痛的病因复杂，病情轻重不一。多数情况下急性胸痛可能预示着严重的不良预后，如果被误诊或漏诊就有可能导致严重的后果。在临床急诊工作中，应首先确定就诊的急性胸痛患者是否患有急性冠脉综合征、主动脉夹层、肺栓塞、气胸等危及生命安全的疾病。

中医认为胸痛是由于外伤、邪热、阴寒、瘀血、痰浊等阻遏心、肺、胸膈、食管，壅结胸中，气滞血瘀所致，是以自觉胸部闷痛，甚则胸痛彻背，喘息不得平卧为主症的一种病证。

一、诊断流程

对急性胸痛患者就诊时要立即进行生命体征评估。如果生命体征不稳定，应首先给予基础生命支持治疗，维持呼吸、循环功能。待生命体征稳定后再行相关的检查、病因诊断。

病史的询问能为胸痛的危险性评估及诊断提供第一手资料，在病史采集中应重点询问胸痛的部位、放射部位、疼痛性质、持续时间、诱发及缓解因素、伴随症状、发病年龄等。另外，还应了解患者既往病史、外伤史、服药史、中毒史。全面而重点的体格检查，有助于区分高危及低危胸痛。适时恰当地选用心肌酶、肌钙蛋白、D-二聚体等实验室检查，心电图、胸部 X 线、胸部 CT、心脏彩超等辅助检查，能为进一步判断高低危胸痛提供客观依据。密切观察患者生命体征变化，做好必要的抢救准备。

1. 问诊

（1）发病年龄：青壮年的急性胸痛，应注意自发性气胸、心肌炎、心肌病、风湿性心瓣膜病。40 岁以上患者发生的急性胸痛应注意心绞痛、心肌梗死与肺癌的可能性。

（2）胸痛部位：心绞痛与心肌梗死的疼痛通常位于胸骨后及心前区，且放射到左肩和左上臂内侧。夹层动脉瘤疼痛位于胸背部，向下放射至下腹、腰部与两侧腹股沟和下肢。食管疾患、膈疝、纵隔肿瘤的疼痛也常位于胸骨后。胸膜炎所致的疼痛常在胸廓的下侧部或前部。带状疱疹是成簇水疱沿一侧肋间神经分布区的剧痛，疱疹不越过体表中线。

（3）胸痛放射部位：放射至颈部、下颌、左臂尺侧的胸痛，往往是心脏缺血性胸痛的典型症状，此外也可见于急性心包炎；放射至背部的胸痛可见于主动脉夹层、急性心肌梗死；放射至右肩部的右胸痛常提示肝胆或是膈下的病变。

（4）胸痛性质：心绞痛呈绞榨样并有重压窒息感，心肌梗死则疼痛更为剧烈并有恐惧、濒死感；夹层动脉瘤常突然发生胸背部撕裂样疼痛；肺梗死可突然发生胸部剧痛或绞痛；胸膜炎常呈隐痛、钝痛或刺痛；食管炎多呈烧灼痛；肋间神经痛为阵发性灼痛或刺痛；带状疱疹呈刀割样或灼热样疼痛。

（5）胸痛时间：阵发性胸痛常见于平滑肌痉挛或血管狭窄缺血所致者，常见于心绞痛，持续时间短暂；持续性胸痛常见于炎症、肿瘤、栓塞或梗死所致者，如心肌梗死，疼痛持续时间较长且不易缓解。

（6）诱发或缓解因素：心绞痛发作可在劳累或精神紧张时诱发，休息后或含服硝酸甘油后于 1~2 分钟内缓解，而对心肌梗死所致的疼痛则服药无效；食管疾病多在进食时发作或加剧，服用抗酸剂和促胃动力药物可减轻或消失；胸膜炎、自发性气胸的胸痛常因咳嗽或深呼吸而加剧，屏气时可以减轻；胸壁疾病所致的胸痛常于局部压迫或胸廓活动时加剧，局部麻醉后痛即缓解；肌肉骨骼或神经性胸痛往往在触摸或胸部运动时加重，而功能性胸痛多与情绪波动有关，常因活动后好转；过度通气性胸痛则因呼吸过快诱发，用纸袋罩住口鼻，增加呼吸道死腔后胸痛可缓解；某些胸痛常有特定体位缓解，如心包炎所致胸痛取坐位及前倾位时可缓解；二尖瓣脱垂所致胸痛平卧位可缓解，食管裂孔疝所致胸痛则立位缓解。

（7）伴随症状：胸痛伴咳嗽和（或）发热，常见于气管、支气管和肺部疾病；伴呼吸困难，常提示病变累及范围较大，如大叶性肺炎、自发性气胸、渗出性胸膜炎和肺栓塞等；伴咯血，主要见于肺栓塞、支气管肺癌；伴苍白、大汗、血压下降或休克，多见于心肌梗死、夹层动脉瘤、肺栓塞和主动脉窦瘤破裂。

2. 体格检查

（1）生命体征：测血压、脉搏、呼吸、体温等，怀疑主动脉夹层时应测四肢血压。

（2）颈部：检查有无异常血管搏动。有时主动脉弓部的夹层可以在胸骨上窝出现异常搏动；颈静脉充盈或怒张可见于心脏压塞、肺栓塞等引起的急性右心衰；尚需注意气管有无偏移等。

（3）胸部：胸廓有无单侧隆起，有无局部皮肤异常，有无触痛、压痛；肺部呼吸音改变情况，有无胸膜摩擦音；心界大小，心音强弱、杂音及心包摩擦音等。

（4）腹部：有无压痛，尤其是剑突下、胆囊区部位。

（5）下肢：怀疑肺栓塞的患者应检查下肢是否有深静脉血栓形成的肿胀。

3. 理化检查　血常规、尿常规、大便常规、心肌酶学、肌钙蛋白、D-二聚体、动脉血气分析、心电图、胸部 X 线、心脏彩超、腹部 B 超、主动脉螺旋 CT、冠状动脉造影等。

所有急性胸痛的患者就诊后应立即完成 12 导心电图检查。心电图异常提示为高危胸痛。心肌损伤标志物检查对急性心肌梗死具有较好的敏感性，有助于诊断和鉴别诊断。高度怀疑急性冠脉综合征（acute coronary syndromes，ACS）的急性胸痛患者，要动态观察心电图、心肌损伤标志物的变化。床旁心脏超声检查有助于发现心包积液、主动脉夹层等影像学表现。

4. 诊断流程见图 5-5。

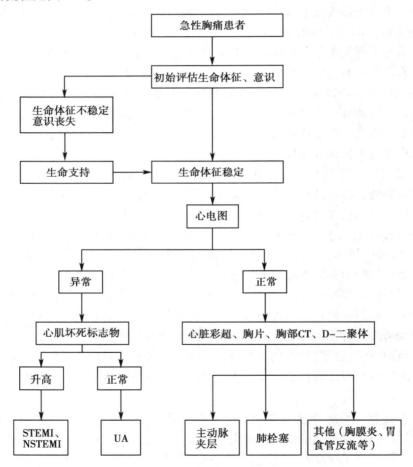

图 5-5　胸痛诊断流程

二、诊 断 要 点

（一）西医常见疾病的诊断

1. 急性冠状动脉综合征（ACS）：是指冠状动脉粥样硬化使血管腔狭窄或阻塞，导致冠状动脉血流显著减少或完全中断而引发的一组急性或亚急性心肌缺血的临床综合征。

ACS 包括不稳定型心绞痛（unstable angina，UA）和非 ST 段抬高型心肌梗死（non ST segment elevation myocardial infarction，NSTEMI）和 ST 段抬高型心肌梗死（ST segment elevation myocardial infarction，STEMI）。前两者合称非 ST 段抬高型急性冠状动脉综合征（NSTE- ACS），后者又称 ST 段抬高型急性冠状动脉综合征（STE- ACS）。

（1）STE- ACS 诊断要点：①典型表现：胸骨后及心前区疼痛，常为压榨样、紧缩感，甚至濒死感，放射至手臂、手指，持续约几分钟至几小时不等，伴或不伴心律失常；②心电图：2 个或 2 个以上相邻导联 ST 段抬高≥1mm；新发或可能新发的左束支传导阻滞；下壁导联 ST 段抬高，应排除右室 STEMI；前壁导联 ST 段压低，应排除后壁 STEMI；③心肌坏死标志物：cTnI 或 cTnT、肌红蛋白、CK- MB 急性期内出现升高；④心脏彩超：新发室壁运动障碍。

（2）NSTE- ACS 诊断要点：①UA：有 ACS 的症状，但心肌坏死标志物正常，或 cTnT 可轻度升高；②NSTEMI：有 ACS 的症状，ST 段不变或压低，心肌坏死标志物升高。

2. 主动脉夹层　系主动脉内的血液经内膜撕裂口流入囊样变性的中层，形成夹层血肿，随血流压力的驱动，逐渐在主动脉中层内扩展，是主动脉中层的解离过程。本病起病凶险，死亡率极高。

诊断要点：①突发的持续性剧烈疼痛，呈刀割或撕裂样，向前胸和背部放射，亦可延伸至腹部、下肢和颈部；②有夹层累及主动脉及主要分支的体征：压迫腹腔动脉、肠系膜动脉时可引起恶心、呕吐、腹胀、腹泻、黑便等症状，累及肾动脉可有血尿、少尿症状；累及至主动脉分支颈总动脉或肋间动脉，可造成脑或脊髓缺血，引起昏迷、偏瘫、截瘫、反射异常等；压迫颈交感神经节引起霍纳综合征；压迫喉返神经致声嘶；压迫上腔静脉致上腔静脉综合征；③CT、MRI 或超声心动图证实主动脉夹层；④多数患者的血沉、C 反应蛋白、D- 二聚体明显升高。

3. 肺栓塞　是以各种栓子阻塞肺动脉系统为其发病原因的一组疾病或临床综合征的总称，包括肺血栓栓塞症、脂肪栓塞综合征、羊水栓塞综合征、羊水栓塞、空气栓塞、肿瘤栓塞等。其中肺血栓栓塞症是肺栓塞最常见的类型之一。本病容易漏诊，预后凶险，死亡率高。

诊断要点：①骨折、创伤、手术、恶性肿瘤和口服避孕药等危险因素或病史；②胸痛、呼吸困难、咯血、咳嗽、烦躁、惊恐、心悸甚至晕厥等临床表现；③体温升高、发绀、呼吸频率 >20 次/分、肺部哮鸣音和（或）细湿啰音，心动过速、颈静脉充盈或异常搏动，肺动脉瓣区第二心音亢进或分裂，三尖瓣区收缩期杂音，一侧大腿或小腿周径较对侧增加或下肢静脉曲张等体征；④肺动脉造影、放射性核素肺通气/血流灌注扫描、下肢深静脉超声检查发现栓子病灶；⑤参考血气分析、血浆 D- 二聚体水平。

4. 带状疱疹　疼痛呈持续性刀割样痛或烧灼样疼痛，剧烈难忍，局部可见皮疹，沿神经分布。

5. 食管疾病　多呈烧灼样疼痛，多在进食时发作或加重，服用抗酸剂或促胃动力药后减轻或消失。

6. 呼吸系统疾病　如气胸、胸腔积液、胸膜炎等，常伴有咳嗽、咯痰等症，胸片、胸部 B 超等检查有助于确诊。

（二）中医辨证论治

急性胸痛是以胸痛为主症，起病急骤，多属于中医"胸痹心痛"范畴。病因有外感寒邪、饮食不节、情致失调、劳逸失度、年迈体虚等，导致心脉不利，气机阻滞，"不通则痛"。灼痛属热，绞痛属寒，针刺样疼痛属血瘀，隐隐作痛常为气阴两虚。胸痛彻背，背痛彻心者，多为寒凝心肺或阳气暴脱。闷痛者多为气滞，或为痰浊。因劳累而发者，多属心气不足。

1. 治疗原则　先治其标，后治其本。以通为主，通补结合。采用调畅气机、活血化瘀、辛温通阳、豁痰泄浊等治法。权衡气血阴阳之不足，采用补气温阳、滋阴养血等治法。

2. 证治分类

（1）心血瘀阻：刺痛固定，面晦唇青，怔忡不宁，指甲发青，发枯肤糙，舌质紫黯或见紫斑或舌下脉络紫胀。

治法：活血化瘀，通络止痛。

选方：血府逐瘀汤。

（2）痰浊闭塞：闷痛痞满，口黏乏味，纳呆脘胀，身困重，恶心呕吐，痰多体胖，苔腻、黄或白滑，脉滑或数。

治法：祛痰开窍，通络止痛。

选方：瓜蒌薤白半夏汤。

（3）寒凝心脉：胸痛彻背，胸闷气短，心悸不宁，神疲乏力，形寒肢冷，舌质淡黯，舌苔白腻，脉沉无力、迟缓或结代。

治法：温补心阳，散寒通脉。

选方：当归四逆汤。

（4）气滞心胸：胸痛，胸闷，时欲太息，情志不遂诱发或加重，或兼脘腹胀闷，得嗳气或矢气则舒，舌红，苔薄，脉弦或涩。

治法：疏肝理气，通络止痛。

选方：柴胡疏肝散。

（5）心阳不振：闷痛时作，形寒心惕，面白肢凉，神倦怠，汗多胀肿，苔薄白，质淡胖，脉沉细弱、沉迟或结代。

治法：温阳宣痹，通络止痛。

选方：桂枝甘草龙骨牡蛎汤。

（6）阳脱阴竭：心胸剧痛，四肢厥逆，大汗淋漓，或汗出如油，虚烦不安，皮肤青灰，手足青至节，甚至神志淡漠或不清，口舌青紫，脉微欲绝。

治法：回阳救逆。

选方：四逆汤合人参汤。

三、急救处理原则

（一）西医急救处理

1. 稳定生命体征及对症处理

（1）监测生命体征、卧床休息、维持呼吸道通畅及吸氧等。

（2）镇痛、镇静，心肌梗死患者如胸痛剧烈难忍可给予吗啡皮下注射。

（3）维持水、电解质平衡。

（4）危险疾病的特殊处理：肺栓塞给予溶栓治疗，急性心肌梗死给予再灌注治疗。

（5）抗低血压及心源性休克治疗

1）补充血容量。

2）应用升压药：多巴胺10～30mg加入5%葡萄糖液100ml静滴，或多巴酚丁胺20～25mg溶于5%葡萄糖液100ml中，以2.5～10μg/（kg·min）的剂量静滴。

3）纠正酸中毒、纠正电解质紊乱、避免脑缺血、保护肾功能。

（6）如果患者出现心脏骤停，立即给予心肺复苏。

2. 病因治疗

（1）ACS的治疗（参考急性冠脉综合征章节）。

（2）主动脉夹层的治疗

1）内科治疗

①缓解疼痛：吗啡3mg皮下注射，必要时每5分钟重复1次，总量不宜超过15mg。

②控制血压和降低心率：联合应用β受体阻滞剂和血管扩张药，目标血压100～120mmHg或更低，目标心率55～65次/分。

2）介入治疗及手术治疗：升主动脉夹层，经降血压控制心率等内科治疗后死亡率仍高达90%，故一经确诊应急诊外科手术治疗。降主动脉夹层急性期病情进展迅速，病变局部血管直径≥5cm或有血管并发症者应争取介入治疗置入支架（动脉腔内隔绝术）；夹层范围不大无特殊血管并发症时，可试行内科保守治疗，仅在主动脉破裂、远端灌注不良、经药物治疗后夹层仍扩展蔓延、无法控制高血压及疼痛剧烈的病例选择介入或手术治疗。目前主动脉内置入带膜支架因其疗效确切，手术风险低，并发症少，死亡率低，已成为治疗大多数主动脉夹层的优选方案。

（3）肺栓塞的治疗

1）一般治疗：密切监测生命体征、心电图及动脉血气的变化；绝对卧床休息，保持大便通畅，避免用力；适当使用镇静、止痛、镇咳等相应的对症治疗。

2）呼吸支持：对有低氧血症的患者，采用鼻导管或面罩吸氧。当合并呼吸衰竭时，可使用经鼻（面）罩无创机械通气或经气管插管行机械通气。应避免行气管切开，以免在抗凝或溶栓过程中出现局部大出血。

3）循环支持：对于右心功能不全、心排血量下降但血压尚正常的患者，可给予具有一定肺血管扩张作用和正性肌力作用的药物，如多巴胺或多巴酚丁胺；若出现血压下降，可增大剂量或使用其他血管加压药物，如去甲肾上腺素等。

4）溶栓治疗：心源性休克及（或）持续低血压的高危肺栓塞患者，如无绝对禁忌证，溶栓治疗是首选的疗法；对非高危患者不推荐常规溶栓治疗，但对一些中危患者在全面考虑出血风险后，可给予溶栓治疗；溶栓疗法不用于低危患者。常用的溶栓药物有尿激酶、链激酶、重组组织型纤溶酶原激活剂。

5）抗凝治疗：怀疑肺栓塞的患者在等待进一步确诊过程中即应开始抗凝治疗。对于中、低危患者，抗凝治疗是基本的治疗措施，对高危患者溶栓后序贯抗凝治疗。抗凝血药物主要有普通肝素、低分子肝素钠、华法林、磺达肝葵钠及利伐沙班、达吡加群酯等。对于一般口服华法林抗凝患者，抗凝疗程至少为3个月；此外栓子来源不明者至少抗凝6个月；对复发性静脉血栓栓塞症、或危险因素长期存在者，抗凝时间12个月或以上，甚至终生抗凝。

（二）中医急救处理

1. 急救中成药　速效救心丸 10 ~ 15 丸舌下含服行气活血止痛，缓解心绞痛；麝香保心丸 1 ~ 2 丸口服改善心肌供血、止痛；参麦注射液静滴益气固脱，养阴生脉；参附注射液温阳益气固脱。

2. 针灸治疗　取穴膻中、心俞、肺俞等穴、平衡针：胸痛穴，前臂背侧尺桡骨之间腕肘关节连线下 1/3 处，向上斜刺进针 1.5 ~ 2.0 寸，上下提插。

（白　雪）

第六节　急性腹痛

【培训目标】

1. 熟练掌握急性腹痛的诊断流程、常见病证的诊断要点和西医急救处理。
2. 熟悉急性腹痛的中医急救处理。

腹痛是指由于各种原因引起的腹腔内外脏器的病变，而表现在腹部的疼痛。急性腹痛是临床最常见的急症之一，其病因繁杂，病情多变，涉及内、外、妇产、儿等多学科，诊断处理不当，常可造成恶果，因而对急性腹痛必须尽快做出定位、定性及病因诊断，以防误诊、漏诊及误治，从而改善预后。对生育期女性的急性腹痛需请妇产科医生会诊，以排除妇产科急腹症。

中医认为腹痛为脏腑气机阻滞，气血运行不畅，经脉闭阻，不通则痛，或脏腑经脉失养，不荣而痛。若急性暴痛，治不及时，或治不得当，气血逆乱，可致厥脱之证；若湿热蕴结肠胃，蛔虫内扰，或术后气滞血瘀，可造成腑气不通，气滞血瘀日久，可变生积聚。

一、诊断流程

急性腹痛的诊断实际上是对表现为急性腹痛的某一疾病的诊断，同时还应判断病变的程度及波及的范围。详细而准确的病史、全面和细致的体格检查、必要的实验室检查和特殊检查是诊断急腹症的基础。

1. 问诊

（1）腹痛部位：腹痛的定位是病史采集的第一步，包括发病时最先疼痛的部位、腹痛的转移部位、腹痛的扩散以及牵涉痛的部位。疼痛部位多为病变所在部位。如胃、十二指肠和胰腺疾病，疼痛多在中上腹部；胆囊炎、胆石症、肝脓肿等疼痛多在右上腹部；急性阑尾炎疼痛常发生在右下腹麦氏点；小肠疾病疼痛多在脐部或脐周；结肠疾病疼痛多在下腹或左下腹部；弥漫性或部位不定的疼痛见于急性弥漫性腹膜炎、机械性肠梗阻、急性出血坏死性小肠炎、腹型过敏性紫癜等。

（2）腹痛性质：突发的中上腹剧烈刀割样痛、烧灼样痛，多为胃、十二指肠溃疡穿孔；中上腹持续性隐痛多考虑慢性胃炎及胃、十二指肠溃疡；上腹部持续性钝痛或刀割样疼痛呈阵发性加剧多为急性胰腺炎；胆石症或泌尿系结石常为阵发性绞痛；阵发性剑突下钻顶样痛是胆道蛔虫症的典型表现；持续性、广泛性剧烈腹痛伴腹壁肌紧张或板样强直，提示为急性弥漫性腹膜炎。

（3）腹痛程度：梗阻或化学性刺激引起的腹痛最为剧烈，如脏器穿孔、胰腺炎、输尿管结石、胆道蛔虫症等；出血性腹痛次之，如肝脾破裂、宫外孕等；急性炎症更次之。

（4）伴随症状：腹痛的伴随症状在鉴别诊断中尤为重要。①呕吐：腹痛明显时可反射性引起恶心呕吐，一般不需特殊处理；剧烈呕吐常为肠梗阻表现，呕吐物呈酸性胃液、胆液为高位梗阻，呕吐物呈粪臭味则为低位梗阻；②发热：先发热后腹痛一般为内科疾病；先腹痛后发热则以外科疾病为主；③腹泻：多见于急性胃肠炎、急性中毒、阑尾炎、盆腔炎等；④血便：多见于肠套叠、绞窄性肠梗阻、急性出血性坏死性肠炎、缺血性结肠炎、腹腔内大血管急性阻塞；⑤血尿：多为泌尿系结石或感染；⑥休克：多见于急性内出血、急性梗阻性化脓性胆管炎、急性胰腺炎、绞窄性肠梗阻、胃十二指肠溃疡急性穿孔、腹腔脏器扭转、急性心肌梗死等。

（5）既往史：应重点询问既往是否有引起急性腹痛的病史、有无类似发作史；手术史、经带胎产史、外伤史及有害毒物接触史等。

2. 体格检查

（1）视诊：应观察腹壁切口瘢痕、腹股沟嵌顿疝、肠型及肠蠕动波。腹式呼吸的减弱或消失多见于弥漫性腹膜炎；舟状腹多为急性胃、十二指肠溃疡穿孔的早期表现；全腹膨胀多见于肠梗阻、肠麻痹、急性内脏出血；上腹胀满见于急性胃扩张；肠型和蠕动波见于肠梗阻。

（2）触诊：检查的重点是压痛、反跳痛、腹肌紧张的部位和程度，是检查腹部疾患的重要环节。急性胃肠穿孔可见压痛、反跳痛、腹肌紧张呈板状腹；局限性腹膜炎可见局部腹肌紧张；弥漫性腹膜炎可见全腹硬如板状；结核性腹膜炎的腹壁多呈柔韧感。

（3）叩诊：移动性浊音多提示内脏出血、腹膜炎；肝浊音界消失和缩小多提示胃肠穿孔或高度肠胀气；全腹叩诊鼓音多为肠梗阻；肾区叩击痛多为结石。

（4）听诊：主要检查肠鸣音存在、亢进或消失，肠鸣音减弱或消失见于腹膜炎、肠麻痹；肠鸣音亢进见于肠道炎症；气过水声为机械性肠梗阻的典型表现；上腹部震水声多见于幽门梗阻或急性胃扩张。

（5）直肠指诊：直肠指诊有时可发现对腹痛诊断有重要意义的线索，应列为常规检查。对盆腔脓肿、肿瘤、肠套叠、肠梗阻、阑尾炎等疾病指诊时有触痛、饱满感或触及包块，以此提供诊断线索。

3. 理化检查　根据病情选择血常规、急诊生化、血气分析、急诊胰腺功能、腹腔穿刺的常规或生化检查、腹部影像学检查、心电图、内镜检查等。

二、诊断要点

（一）西医常见疾病的诊断

1. 胃、十二指肠溃疡穿孔　多有溃疡病史及情绪波动、过度疲劳等诱因，突发上腹部撕裂或刀割样疼痛，迅速扩散至全腹，伴恶心呕吐。全腹压痛、反跳痛，腹肌紧张强直呈板状腹，肝浊音界减小，移动性浊音，肠鸣音减弱或消失。立位X线检查可见膈下游离气体影，血白细胞常增高。

2. 急性胰腺炎　常有胆囊炎或胆石症病史及暴饮暴食、高脂饮食等诱因。突发剧烈上腹部疼痛，常向背部放射，伴腹胀、恶心、呕吐、发热，黄疸等；重症可见腹膜炎及心动过速、血压下降等休克表现；腰脐部皮肤青紫（Grey-Tumer 征、Cullen 征）。血、尿淀粉酶测定是本病诊断的主要手段之一。血钙降低超过 2.0mmol/L 与血糖升高超过 11.0mmol/L 提示病情危重。血白细胞计数、动脉血气分析对病情程度的分期有意义，超声、CT 及 MRI 可显示病变程度，作为病情严重程度分级及预后判别的标准。

3. 急性阑尾炎　典型的腹痛开始发作于中上腹或脐周，6～8 小时后转移并局限于右下腹，伴恶心、呕吐，严重时出现中毒症状。右下腹麦氏点压痛是本病的重要体征。出现反跳痛、腹肌紧张、肠鸣音减弱或消失等提示炎症加重，可见化脓、坏疽或穿孔等病理改变。血常规检查可见白细胞计数升高，腹部平片、B 超检查均可协助诊断。

4. 急性梗阻性化脓性胆管炎　急性起病，腹痛、寒战和发热、黄疸，可出现休克和意识障碍。脉搏和呼吸增快，体温达 39～40℃，有明显的腹膜刺激征，肝大并有触痛，胆囊亦肿大。本病的理化检查中常见白细胞计数及中性粒细胞数升高，胞浆内出现中毒性颗粒。血清胆红素、ALT、ALP、GGT 升高。B 超、CT 及 MRI 可显示肝肿大、肝内胆管及胆总管扩张，胆管内结石、虫体及肿瘤的影像；内镜逆行胰胆管造影及经皮肝穿刺胆道造影可准确地显示梗阻的部位及结石、虫体、肿块等。

5. 急性肠梗阻　主要表现为痛、吐、胀、闭。阵发性绞痛多在腹中部或偏于梗阻所在的部位；早期呕吐呈反射性，吐出物为食物或胃液；腹胀程度与梗阻部位有关。高位肠梗阻腹胀不明显，低位肠梗阻及麻痹性肠梗阻腹胀遍及全腹，停止自肛门排气排便。机械性肠梗阻常可见肠型和蠕动波，单纯性肠梗阻可有轻度压痛，但无腹膜刺激征。绞窄性肠梗阻有固定压痛和腹膜刺激征，压痛的包块常为受绞窄的肠袢。绞窄性肠梗阻时腹腔有渗液，移动性浊音阳性。机械性肠梗阻有肠鸣音亢进、气过水声或金属声。麻痹性肠梗阻时肠鸣音减弱或消失。直肠指检如触及肿块，可能有直肠肿瘤。单纯性肠梗阻早期变化不明显，随着病情发展可见酸碱失衡、电解质紊乱。立位或侧卧位 X 线片见多个液平面及气胀肠袢。当怀疑肠套叠、乙状结肠扭转或结肠肿瘤时，可做钡剂灌肠以助诊断。

6. 急性肠系膜上动脉栓塞　临床表现为突发剧烈持续性腹痛，伴有呕吐或腹泻。腹痛以症状和体征分离为特征：初期腹痛剧烈而腹部体征轻微；当患者呕吐血性水样物或排暗红色血便时，腹痛症状反而减轻，但腹膜刺激征、肠鸣音转弱等体征却明显。腹部叩诊有移动性浊音时，腹腔穿刺可抽出血性渗出液，提示肠管已发生梗死。心脏听诊可有心房颤动或心脏杂音等体征，随病程进展患者可出现腹胀、脉数无力、口唇紫绀、指端青紫、皮肤湿凉等周围循环衰竭的征象。选择性肠系膜上动脉造影被认为是诊断急性肠系膜上动脉栓塞的金标准，可以在肠梗死及剖腹探查术前明确诊断。腹部 CT 检查对诊断无特异性；CT 血管成像诊断的特异性和敏感性可高达 100% 和 73%，影像学表现除肠系膜上动脉主干因栓塞而充盈缺损外，尚可见肠壁强化减弱，肠壁增厚，肠管弥漫性积气扩张，肠系膜水肿和腹水；多普勒彩色超声检查可判断有无栓塞及栓塞的部位，但梗阻时肠管扩张可干扰诊断的正确性；X 线检查早期可见大小肠均有轻度或中度扩张充气，难以明确有无肠缺血的现象，只作排除其他疾病用，晚期见腹部普遍密度增高，提示肠腔和腹腔内有大量积液。实验室检查血白细胞计数明显升高，多在（25～40）×10^9/L，并有血液浓缩；D-二聚体水平升高，血生化 LDH、AKP、CK 升高，血气分析有代谢性酸中毒时，要考虑本病的可能。

7. 胆道感染、胆石症　好发于中年以上女性，可有类似发作史，腹痛发作与进食油腻饮食有关。以中、右上腹剧烈绞痛，阵发性加剧，并向肩背部放射为特点。超声下胆道结石多表现为高振幅回声及声后阴影。

8. 胆道蛔虫病　患者多有蛔虫病史，多见于青少年及儿童，痛前常有服蛔虫药史。腹痛以上腹剑突下区阵发性剧烈绞痛，有钻顶感，并有明显间歇期为主。早期白细胞及中性白细胞计数正常或轻度升高，当出现合并症时则显著增高，嗜酸白细胞多增高。呕吐物、十二指肠引流液、胆汁或粪便中可查见蛔虫虫卵。

9. 泌尿系结石　以侧腹部阵发性剧烈绞痛，并向会阴部或腰部放射为主症；腰部有叩击痛，尿检查镜下可见大量红细胞。

10. 急性胃肠炎　多表现为上腹部、脐周围或全腹阵发性绞痛，常有饮食不洁史，伴有呕吐或腹泻，腹软，无固定压痛，肠鸣音亢进，粪检可见大量白细胞。

11. 心绞痛、心肌梗死　多见于中老年人，有高血压、动脉硬化等病史。多表现为上腹部胸骨后缩窄样痛，或紧迫感；疼痛常向左肩、左臂或颈部放射。心电图检查可见典型的 ST 段和 T 波改变。

12. 宫外孕破裂　以一侧下腹部剧烈腹痛扩展至全腹为主要临床表现，伴见面色苍白、休克，下腹部压痛、反跳痛。妇科检查可见宫颈抬举痛，后穹隆穿刺有血液吸出。

13. 卵巢囊肿扭转　多表现为一侧下腹部阵发性剧烈绞痛，痛侧下腹部有压痛、反跳痛，阴道腹部双合诊可触及肿块。

（二）中医辨证论治

腹痛性质各异，若因外感，突然剧痛，伴发症状明显者，属于急性腹痛；病因内伤，起病缓慢，痛势缠绵者，则为慢性腹痛。腹痛发病涉及脏腑与经脉较多，病理因素主要有寒凝、火郁、食积、气滞、血瘀。病理性质不外寒、热、虚、实四端。总之，本病的基本病机为脏腑气机阻滞，气血运行不畅，经脉痹阻，不通则痛，或脏腑经脉失养，不荣而痛。外感风、寒、暑、热、湿邪，侵入腹中，均可引起腹痛；暴饮暴食，饮食停滞，纳运无力，或过食肥甘厚味酿生湿热，蕴蓄胃肠，或恣食生冷，中阳受损，均可损伤脾胃，腑气通降不利而发生腹痛；情志不遂，则肝失条达，气机不畅，气机阻滞而痛作；素体脾阳亏虚，虚寒中生，渐致气血生成不足，脾阳虚馁而不能温养，出现腹痛。

1. 治疗原则　治疗腹痛多以"通"字立法，应根据辨证的虚实寒热，在气在血，确立相应治法。《医学真传》曰："夫通则不痛，理也；但通之之法，各有不同。调气以和血，调血以和气，通也；下逆者使之上行，中结者使之旁达，亦通也。虚者，助之使通，寒者温之使通，无非通之之法也。若必以下泻为通，则妄矣。"在通法的基础上，结合审证求因，标本兼治。属实证者，重在祛邪疏导；对虚痛，应温中补虚，益气养血，不可滥施攻下。对于久痛入络、绵绵不休之腹痛，可采取辛润活血通络之法。

2. 证治分类

（1）寒邪内阻：腹痛拘急，遇寒痛甚，得温痛减，恶寒身蜷，手足不温，口淡不渴，小便清长，大便清稀或秘结，舌质淡，苔白腻，脉沉紧。

治法：散寒温里，理气止痛。

选方：良附丸合正气天香散加减。

（2）湿热壅滞：腹部胀满，痞满拒按，胸闷不舒，烦渴引饮，潮热汗出，大便秘结或溏滞不爽，小便短黄，舌质红，苔黄燥或黄腻，脉滑数。

治法：泄热通腑，行气导滞。

选方：大承气汤加减。

（3）饮食积滞：腹部胀满，疼痛拒按，嗳腐吞酸，恶食呕恶，痛而欲泻，泻后痛减，粪便奇臭或大便秘结，舌苔厚腻，脉滑。

治法：消食导滞，理气止痛。

选方：枳实导滞丸加减。

（4）肝郁气滞：腹痛胀闷，痛无定处，痛引少腹，或兼痛窜两胁，时作时止，得嗳气或矢气则舒，遇忧思恼怒则剧，舌质红，苔薄白，脉弦。

治法：疏肝解郁，理气止痛。

选方：柴胡疏肝散加减。

（5）瘀血内停：少腹疼痛，痛势较剧，痛如针刺，痛处固定，甚则腹有包块，经久不愈，舌质紫暗，脉细涩。

治法：活血化瘀，和络止痛。

选方：少腹逐瘀汤加减。

（6）中虚脏寒：腹痛绵绵，时作时止，喜温喜按，饥饿劳累后加重，得食休息后痛减，形寒肢冷，神疲乏力，气短懒言，胃纳欠佳，面色无华，大便溏薄，舌质淡，苔薄白，脉沉细。

治法：温中补虚，缓急止痛。

选方：小建中汤加减。

三、急救处理原则

（一）西医急救处理

1. 快速评估　迅速检查呼吸、脉搏、血压、神志和体温，并据病情及时给予对症处理。

（1）危重：先救命后治病。如腹主动脉瘤破裂、异位妊娠破裂并休克等，快速纠正休克、生命支持，采用急诊手术或介入方法控制出血。

（2）较重：诊断治疗结合。如消化道穿孔、绞窄性肠梗阻等。在尽快完成各项有关检查的同时，改善患者状况，及时请外科医师会诊，准备急诊手术或相关治疗。

（3）普通：有潜在危险性。寻找危及生命的潜在因素，如消化道溃疡、胃肠炎、泌尿系结石等。按急诊常规诊疗程序诊治，及时追回诊断相关辅助检查结果，尽早明确诊断，切忌贻误病情。

2. 稳定生命体征　对症支持治疗。

（1）防治休克，纠正水、电解质紊乱和酸碱平衡失调；

（2）对伴有发热、血象高的炎症性急性腹痛，应用抗生素有效控制感染；

（3）需禁食、胃肠减压者，注意补充营养；

（4）慎用止痛剂，未能排除肠坏死、肠穿孔者不用灌肠剂和泻药。

3. 去除病因　必要时剖腹探查，指征为：

（1）怀疑腹腔内持续性出血；

（2）怀疑有肠坏死或肠穿孔伴有严重腹膜炎；

（3）经密切观察和积极治疗后腹痛不缓解，腹部体征不减轻，全身情况无好转，反而加重者。

（二）中医急救处理

中医急救处理以通腑、行气止痛为主。

1. 内科治疗　根据病情予大承气汤煎水内服或灌肠。

2. 中医外治　四黄水蜜外敷痛处，中药热奄包或温水袋局部热敷。

3. 平衡针　主穴：胃痛穴（口角下 20mm，以针刺三叉神经第 3 支后出现的针感为宜），男取左侧，女取右侧，平刺，向对侧口角下进针 25～40mm，针感以局部酸、麻、胀为主；腹痛穴：腓骨小头前下方凹陷处，以针刺腓总神经或腓浅神经后出现的针感为宜，采用上下提插针刺法，直刺，进针 25～40mm。配穴：伴有恶心呕吐者加胸痛穴，以针刺前臂背侧皮神经和骨间背侧神经出现的针感为宜，采用上下提插针刺法，斜刺，进针 40～50mm，针感以局部酸、麻、胀为主。获得针感后立即出针，针刺时间在 3 秒以内。

4. 体针与电针　以上脘、中脘、梁门、天枢、气海、关元、足三里、合谷、内关等穴为主。由于急腹症多属里实热证，故多用泻法。

5. 穴位注射　根据不同病证采用不同的药物与穴位治疗，如胆道蛔虫症，取鸠尾穴用阿托品 0.5mg 注射；对胆绞痛，取胆囊穴用维生素 K_3 4mg 注射；阑尾炎，取阑尾穴用红花注射液 1ml 注射等。

（崔应麟）

第七节　急性出血

 【培训目标】

1. 熟练掌握急性出血相关疾病的特点。
2. 掌握急性出血相关疾病的诊断流程和中西医急救处理。
3. 了解急诊内镜检查的时机及内镜下止血的方法。

出血是多种疾病及不同出血原因的共同表现，大量出血导致休克或重要器官出血可导致死亡。为明确出血原因，必须将临床及实验室资料综合进行分析，并结合当前出血情况才能得出正确结论。

急性出血属中医"血证"范畴，是指由多种原因引起火热熏灼或气虚不摄，致使血液不循常道，或上溢于口鼻诸窍，或下泄于前后二阴，或渗出于肌肤所形成的疾患。

一、诊　断　流　程

病史的询问能为急性出血的诊断提供第一手资料，在病史采集中应重点询问急性出血的起病方式、发生时间、出血量的估计及伴随症状；注意询问出血的诱发因素、前驱症状、伴随症状的加重和减轻因素；了解患者既往病史和伴随疾病、外伤史、服药史、中毒史。判断生命体征是否稳定，快速、准确的体格检查，有助于区分急性出血的基础疾病；判断病情是否适合立即进行相关辅助检查，必要时病情稳定后或在监护下进行；尽早选用急诊内镜等辅助检查，能为急性出血的诊断提供客观依据；随时注意对患者生命体征观察，时刻警惕是否为威胁生命的急性大出血，及时采取挽救生命的措施。

1. 问诊

（1）出血方式：血从口中吐出，首先需确定是否为上消化道出血，需与假性呕血及咯血鉴别。假性呕血是指来自鼻腔、口腔、咽腔部位的出血或咯血咽下后，可刺激胃黏膜引起呕吐，被误认为呕血。若为黑便，需与进食含铁食物或口服某些药物（铁剂、铋剂量、活性炭）鉴别。

（2）确定出血的部位：一般认为上消化道出血以呕血加黑便、下消化道出血以血便为主。幽门以下部位出血常以黑便为主，幽门以上病变出血为呕血＋加黑便，但幽门以上病变如食管或胃的病变出血量少或出血速度较慢，常无呕血，仅见黑便，幽门以下病变如十二指肠病变出血量大或出血速度较快，血液可反流入胃，出现黑便伴呕血。

（3）寻找消化道出血的可能性病因：慢性周期性发作伴有上腹部节律性疼痛提示消化性溃疡；有肝病史伴有周围血管体征者应考虑门脉高压、食管-胃底静脉曲张；服用阿司匹林、激素等药物、酗酒可发生胃黏膜损伤，引起呕血或便血；剧烈呕吐、干呕和腹内压或胃内压骤然增高，造成贲门-食管远端的黏膜和黏膜下层撕裂而引起大量出血，可诊断为食管-贲门黏膜撕裂症；出现在慢性消耗性体征伴随的持续大便隐血试验阳性，可能为消化道恶性肿瘤；各种消化系统血管瘤、动-静脉畸形及胃黏膜下恒径动脉破裂出血，主要表现为突然发生的呕血和柏油样大便，病势凶猛，而且常因病灶极小而隐匿，内镜下不易发现；如有黄疸及上腹部疼痛可能性为胆道或胰腺疾病造成的上消化道出血。

（4）排除呼吸道出血（表5-1）

表5-1　呕血与咯血的鉴别

鉴别要点	呕血	咯血
颜色	暗红	鲜红
血中混合物	食物	痰及气泡
反应	酸性	碱性
伴随症状	恶心	咳嗽
病史	消化系统疾病史	呼吸系统疾病史

（5）出血量的估计：每日消化道出血＞5～10ml，大便隐血试验出现阳性，每日出血量50～100ml可出现黑便。胃内积血超过在250ml可引起呕血。一次出血量不超过400ml时，一般不引起全身症状。出血量超过400～500ml，可出现全身症状，如头昏、心悸、乏力等。短期内出血超过1000ml，可出现周围循环衰竭表现。如患者由平卧位改为坐位时出现血压下降（下降幅度＞5～20mmHg）、心率加快（增加幅度＞10次/分），已提示血容量明显不足，是紧急输血的指征。如收缩压＜80mmHg，心率＞120次/分，即已进入休克状态，属严重大量出血，需积极抢救。

2. 体格检查

（1）生命体征：血压、脉搏、呼吸、体温等。

（2）注意有无黄疸、周围血管体征（毛细血管扩张、蜘蛛痣、肝掌），与肝病所致的消化道出血鉴别。

（3）腹部触诊：腹部仔细触诊对初步诊断会有很大帮助，如压痛及肿块有无、肝脾有无肿大，如有肿块触及则首先考虑肿瘤可能。

（4）肛门指诊：怀疑下消化道出血时是常规检查，有助于肛门、直肠病变的发现。

3. 理化检查　血常规，急诊生化，血气分析，急诊内镜、床旁超声、CT、MR等。

急诊检查要在保证患者生命安全的前提下进行，要时刻关注患者生命体征，及时发现处理危险情况。

二、诊断要点

（一）西医常见疾病的诊断

1. 咯血　声门以下呼吸道或肺组织出血，经口排出者称为"咯血"（hemoptysis）。其表现可以是痰中带血或大量咯血。大咯血指：1 次咯血量超过 100ml，或 24 小时内咯血量超过 600ml 以上者。其临床特点有：

（1）多有慢性咳嗽、支气管扩张、肺结核等呼吸系统疾病病史。

（2）血由肺、气道而来，经咳嗽而出，或觉喉痒胸闷一咯即出，血色鲜红，或夹泡沫；或痰血相兼、痰中带血。

（3）实验室检查，如白细胞及分类、血沉、痰培养细菌、痰检查抗酸杆菌及脱落细胞，以及胸部 X 线检查、支气管镜检或造影、胸部 CT 等，有助于进一步明确咯血的病因。

2. 呕血（hematemesis）　血液经口腔呕出即为"呕血"。短期内失血量大于 1000ml 或超过循环血量的 20%，称上消化道大出血。临床特点有：

（1）有食管炎、消化性溃疡、胃泌素瘤、急性糜烂出血性胃炎、消化道肿瘤、胃血管异常、门脉高压引起的食管胃底静脉曲张破裂等消化系统疾病史。

（2）发病急骤，呕血前多有恶心、胃脘不适、头晕等症。

（3）血随呕吐而出，常会有食物残渣等胃内容物，血色多为咖啡色或紫暗色，也可为鲜红色，大便色黑如漆，或呈暗红色。

（4）实验室检查，呕吐物及大便潜血试验阳性。纤维胃镜、上消化道钡餐造影、B 超等检查可进一步明确引起吐血的病因。

3. 便血（hematochezia）　血液由肛门排出。便血颜色可呈鲜红、暗红或黑色，少量出血不造成粪便颜色改变，需经隐血试验才能确定者，称为隐血（occult blood）。其临床特点有：

（1）有胃肠道溃疡、炎症、息肉、憩室或肝硬化等病史。

（2）大便色鲜红、暗红或紫暗，或黑如柏油样，次数增多。

（3）实验室检查如大便潜血试验阳性。

（二）中医辨证论治

急性出血当属中医学血证，诱发咯血的因素纵然复杂，究其基本病机系气火逆乱而使血不循经，络伤外溢，自肺而出。呕血之血由胃而来，多归于胃热壅盛，热伤胃络，或肝火横逆犯胃，胃络损伤，或为脾气亏虚，统摄无能，血液外溢而呕血。

1. 治疗原则　急性出血的病机有虚实之分，实证责之于火热熏灼，迫血妄行；虚证责之于气虚不摄，血溢脉外。实证和虚证虽各有不同的病因，但在疾病的发生发展过程中，两者可发生转化，或呈虚实夹杂之证。虚者治以补虚摄血为主；实证当清热、凉血、宁络、散瘀；虚实夹杂者，酌情兼顾并治。

2. 证治分类

（1）咯血

1）肺热壅盛：咳痰色黄带血，或咯血量多，血色鲜红，口干而渴，咽痛，或伴发热，便秘溲赤，舌质红，苔黄，脉洪数。

治法：清热泻肺，凉血止血。

选方：桑杏汤。

2）肝火犯肺：咳嗽阵作，痰中带血，或咳吐鲜血，头痛眩晕，胸胁胀痛，烦躁易怒，口苦咽干，小便黄短。舌质红，苔薄黄，脉弦数。

治法：清热泻肺，降逆止血。

选方：泻白散合黛蛤散加减。

3）阴虚肺热：干咳少痰或痰少难以咳出，咳血鲜红，血多痰少，反复咳血，颧红潮热，心烦，手足心热，头眩耳鸣，腰膝酸软，或遗精多梦，舌红少苔或无苔，脉细数，尺脉无力。

治法：滋阴润肺，宁络止血。

选方：百合固金汤加减。

（2）呕血（便血）

1）脾虚不摄：吐血暗淡，绵绵不断，时轻时重，体倦神疲，形色憔悴，心悸，头晕，大便色黑，舌苔薄白，脉沉细无力。

治法：益气健脾，养血止血。

选方：归脾汤加减。

2）胃中积热：胃脘热作痛，恶心泛呕，吐血量多，色泽鲜红或紫暗，或夹有食物残渣，口臭，便秘而色黑，舌红，苔黄，脉滑数。

治法：清胃泻火，凉血止血。

选方：泻心汤加减。

3）肝火犯胃：吐血鲜红，口苦胁痛，心烦善怒，寐少梦多，烦躁不安，舌质红绛，脉弦数。

治法：清肝泻火，和胃止血。

选方：丹栀逍遥散加减。

4）肠道湿热：下血鲜红，肛门疼痛，先血后便，大便不畅，苔黄腻，脉滑数。

治法：清热除湿，凉血止血。

选方：槐花散合地榆散加减。

5）气血衰脱：吐血或便血，盈碗倾盆，面色唇甲苍白，心悸眩晕，烦躁口干，冷汗淋漓，四肢厥逆，尿少色黄，神恍或昏迷，舌质淡红，脉细数无力，或微细欲绝。

治法：益气摄血，固脱回阳。

选方：独参汤，参附汤，生脉饮，甘草人参汤加减。

三、急救处理原则

咯　　血

（一）西医急救处理

1. 镇静、休息和对症治疗　少量咯血，如痰中带血者，一般无需特殊处理，对症治疗即可；中等量的咯血应卧床休息；大量咯血则应绝对卧床休息，以患侧卧位为宜，尽量避免血液溢入健侧肺，若不能明确出血部位，则暂取平卧位。对精神紧张，恐惧不安者，应解除不必要的顾虑，必要时可给少量镇静药。咳嗽剧烈的大咯血者，可适当给予镇咳药，禁用吗啡，以免过度抑制咳嗽，使血液及分泌物淤积气道，引起窒息。

2. 加强护理，密切观察　大、中量咯血者，应定时测量血压、脉搏、呼吸。鼓励患者轻微咳嗽，将血液咯出，以免滞留于呼吸道内。为防止患者用力大便，加重咯血，应保持大便通畅。对大咯血伴有休克的患者，应注意保温。须注意患者早期窒息迹象的发现，做好抢救窒息的准备。大咯血窒息时，应立即体位引流，尽量倒出积血，或用吸引器将喉或气管内的积血吸出。

3. 保证气道开放。

4. 安排实验室检查　包括全血计数、分类及血小板计数，血细胞容积测定，动脉血气分析，凝血酶原时间和不完全促凝血激酶时间测定，X光胸部检查。

5. 通知血库查血型及配血　存在凝血功能障碍时用新鲜冰冻血浆纠正基础凝血病。

6. 应用静脉注射药物　慢性阻塞性肺疾病患者用支气管扩张剂；如有指征，使用抗生素控制感染。

7. 止血药物的应用

（1）垂体后叶素：可直接作用于血管平滑肌，具有强烈的血管收缩作用。用法：垂体后叶素 5～10U+25% 葡萄糖液 20～40ml，缓慢静注（10～15分钟注毕）；或垂体后叶素 10～20U+5% 葡萄糖液 250～500ml，静滴。必要时 6～8 小时重复 1 次。用药过程中，若患者出现头痛、面色苍白、出汗、心悸、胸闷、腹痛、便意及血压升高等副反应时，应注意减慢静注或静滴速度。

（2）血管扩张药：通过扩张肺血管，降低肺动脉压及肺楔压及肺楔嵌压；同时体循环血管阻力下降，回心血量减少，肺内血液分流到四肢及内脏循环当中，起到"内放血"的作用。造成肺动脉和支气管动脉压力降低，达到止血目的。常用的有：

1）酚妥拉明：为 α 受体阻滞剂，一般用量为 10～20mg 加入 5% 葡萄糖液 250～500ml，静滴，1 次/天，连用 5～7 天。治疗中副作用少，对血容量不足患者，应在补足血容量的基础上再用此药。

2）普鲁卡因：常用剂量为 50mg+25% 葡萄糖液 20～40ml，静脉注射，4～6 小时/次；或 300～500mg 加入 5% 葡萄糖液 500ml，静滴，1 次/天。首次使用此药者应做皮试。

3）一般止血药：主要通过改善凝血机制，加强毛细血管及血小板功能而起作用。如：氨基己酸（6-氨基己酸，EACA）及氨甲苯酸（止血芳酸，PAMBA）：通过抑制纤维蛋白的溶解，起到止血作用。具体用法：氨基己酸（EACA）6.0g 加入 5% 葡萄糖液 250ml，静滴，2 次/天；或氨甲苯酸（PAMBA/d）0.4g 加入 5% 葡萄糖液或 0.9% 生理盐水液 250ml，静滴，1 次/天。

8. 选择性支气管动脉造影及栓塞治疗　对药物治疗无效，又不宜行手术治疗的大咯血者，是一个有效的治疗途径。部分病例可使大咯血长期缓解或使咯血减轻和暂时控制。但需严格掌握适应证。

9. 支气管镜止血　用气管镜插入出血侧支气管，将血液吸出，注入血管收缩剂、止血药或做气囊填塞，控制出血。

10. 紧急外科手术治疗　适应证为：①咯血量大，如 24 小时内超过 600ml，或咯血过猛，如 16 小时内达 600ml，内科治疗无止血趋向者；②反复大量咯血，有发生窒息及休克者；③一叶肺或一侧肺有慢性不可逆病变，如纤维空洞、肺不张、毁损肺、支气管扩张症、慢性肺化脓症，对侧肺健全或病变已稳定，适于手术治疗者；④全身情况及主要器官可接受大手术者；⑤出血部位明确者。

（二）中医急救处理

1. 《景岳全书·血证》所云："凡治血证，须知其要。而血动之由，惟火惟气耳。故察火者，但察其有火无火；察气者，但察其气虚气实，知此四者，而得其所以，则治血之法无余义矣。"《先醒斋医学广笔记·吐血》亦强调："宜降气不易降火，气有余即是火，气降即火降，火降则气不上升，血随气行，无溢出上窍之患矣。"其不但阐明了气与火是咯血病机关键，而且道出了治血的根本法则。

2. 急救中成药　云南白药每次 0.3~0.5g，每天 3 次，口服。

3. 针灸治疗　选取尺泽、孔最、鱼际、肺俞、足三里、太溪，每次选用 3~4 穴，施平补平泻法，留针 20~30 分钟。

呕　　血

（一）西医急救处理

1. 卧床休息，保持呼吸道通畅，避免呕血时血液进入气道引起窒息，必要时吸氧，活动性出血期间需要禁食，溃疡、黏膜病变血止后 12 小时可进流食，食管-胃底静脉曲张破裂者，血止 48 小时后试进流食。大出血绝对卧床，血压低者去枕平卧或抬高下肢。

2. 严密观察患者生命体征　如心率、脉搏、血压、尿量及神志变化；观察呕血及便血情况，定期复查血红蛋白浓度、红细胞计数、红细胞比容与血尿素氮；必要时进行中心静脉压测定。对出血量、出血部位、出血严重性及可能的病因做出判断，以采取相应的急救措施。

3. 积极补充血容量　应立即建立有效的静脉通道，并选择较粗静脉以备输血，最好能留置导管。根据失血的多少在短时间内输入足量液体，以纠正血容量不足。对高龄、伴心肺肾疾病患者，应防止输液量过多，以免引起急性肺水肿。尽可能施行中心静脉压监测，以指导液体的输入量。常用液体种类有：5% GNS、0.9% NS、平衡液、血浆或其他血浆代用品。

4. 非静脉曲张上消化道出血的治疗

（1）抑酸止血：通过提高胃内 pH 值，达到一个理想的条件，有望对消化道出血患者起到止血作用。动物实验和临床研究均显示，胃内 pH 绝大部分时间在 6 以上（20 小时以上），可显著提高止血率。胃酸分泌的抑制对控制和预防上消化道出血在理论上有很大意义。

质子泵抑制剂：奥美拉唑静脉使用，止血率达 84%，明显高于 H_2 受体拮抗剂。国外推荐的方法是奥美拉唑首剂 80mg 静脉推注，随后以 8mg/h 剂量静脉维持，国内的研究显示，40mg 滴注，仍可达目标 pH，3 天止血率达 90% 以上。

H_2 受体拮抗剂：西咪替丁（cimetidine）、雷尼替丁（ranitidine）、法莫替丁（famotidine），其抑制胃酸分泌的相对能力相差 20~50 倍。常规用法，西咪替丁 400mg，2~3 次/日静滴，雷尼替丁 100mg，2~3 次/日静滴，法莫替丁 20mg，2 次/日静滴，疗程 3~5 天，以持续静滴为宜。

（2）内镜止血夹和机械止血：可直接夹闭肉眼可见的出血性血管和病灶。

（3）手术治疗的指征：消化道大出血内科治疗无效；既往有反复出血史者；有幽门梗

阻者；可能有恶性病变者。

5. 静脉曲张上消化道出血的治疗

（1）药物止血

血管加压素（VP）或垂体后叶素：静脉滴注能选择性减少 60% ~ 70% 的内脏动脉血流，通常首剂以 0.4 ~ 0.8u 作为负荷剂量，然后减半维持 12 ~ 24 小时，血止后以 0.1 ~ 0.2U/分的速度静脉维持。也可通过腹腔动脉造影导管直接滴入。如不能止血可将剂量增至原剂量，使用过程中要注意副反应，必要时可与硝酸甘油合用。同类制剂甘氨酸加压素，为甘氨酰-赖氨酸的衍生物，注入体内后经酶分解，生成具有活性的 VP 并平稳释放，因此可加大剂量给药，且可避免单独使用垂体后叶素时所产生的副作用。

生长抑素：可抑制胃酸分泌、抑制胃泌素和胃蛋白酶的作用、减少内脏血流、降低门脉压力，又能协同前列腺素对胃黏膜起保护作用，因此对消化性溃疡、急性胃黏膜病变出血具有良好的止血作用。生长抑素类似物奥曲肽，首剂 100μg，静脉注射，随后以 25μg/小时静脉维持。生长抑素 14 肽（施他宁），首剂 250μg 静脉注射，后以 250μg/小时静脉维持 48 ~ 72 小时。

β 肾上腺素受体阻滞剂：常用普萘洛尔（心得安），可使心率减慢，心排出量减少；又可阻断 β 受体而使 α 受体兴奋。使内脏血管阻力增加，减少门脉的血流量和压力；不影响脑和肾的血流量。用量为 40 ~ 80mg，一天 2 次，心率下降至原心率的 75%，药量宜在 3 ~ 6 日渐增 34%。不仅在急性出血时用于止血，还可用于预防出血。需注意头痛、恶心、呼吸困难及心动过缓等不良反应。

（2）经内镜硬化剂注射及橡皮圈套扎：用于食管静脉-胃底静脉曲张出血，也可通过特殊的套扎器，用橡皮圈对曲张静脉进行套扎也能达到闭塞静脉动的目的。

（3）三腔二囊管：止血率为 50% ~ 80%。按常规操作，须强调的是：只要胃囊压迫得法，一般不必再压食管囊；胃囊充气不足、牵拉不力、重力不够，是导致压迫失败的常见原因。最长 12 小时放松牵引或放气一次。

（二）中医急救处理

1. 呕血　胃热壅盛者当治以清胃泻火，化瘀止血；肝火犯胃者当泻肝清胃，凉血止血；呕血气虚血溢者属虚证，治当健脾摄血；若出血过多，气随血脱，应急服独参汤益气固脱。

2. 急救中成药　云南白药、裸花紫珠片、一清胶囊常用于实证所致呕血，云南白药及归脾丸可用于气虚血溢之虚证所致呕血者，气随血脱时可选用生脉注射液、参附注射液。

3. 针灸治疗　主穴选用足三里、中脘、胃俞、内关，胃热炽盛则加肝俞、内庭、行间；脾不统血选关元、气海、隐白；气随血脱则取关元、命门、百会。

便　　血

（一）西医急救处理

1. 一般急救措施及补充血容量（同呕血）

2. 止血治疗

（1）凝血酶保留灌肠有时对左半结肠出血有效。

（2）内镜下止血：急诊结肠镜检查如果能发现出血病灶，可于内镜下止血。

（3）血管活性药物应用：血管加压素、生长抑素静脉滴注可能有一定作用。

（4）动脉栓塞治疗：对动脉造影后动脉输注血管加压素无效病例，可做超选择性插管，在出血灶注入栓塞剂。

（5）紧急手术治疗：经内科保守治疗仍出血不止危及生命，无论出血病变是否确诊，均是紧急手术的指征。

（二）中医急救处理

1. 便血肠道湿热者治疗上予以清热化湿，凉血止血；脾胃虚寒者治当温阳健脾，养血止血。

2. 急救中成药　人参归脾丸可用于脾虚不摄之便血，热毒清可用于热毒内结，三焦火盛之便血，大黄粉、田七粉或云南白药、紫地宁血散均可用于大量便血，而气虚血脱者，当用生脉注射液或参附注射液静滴，此外可用独参汤煎服。

3. 针灸治疗　便血属湿热者，可配合针刺曲池、大椎、三阴交，用泻法以清热泻火，凉血止血，便血属虚寒者可取足三里、太白、脾俞、肾俞等，针用补法或温针，或艾灸百会、气海、关元、命门等，以健脾补肾，益气摄血。

（黄小民）

第六章

危 急 重 症

第一节　心脏骤停与心肺复苏术

【培训目标】

1. 熟练掌握心跳呼吸骤停的早期识别方法及心肺脑复苏的适应证。

2. 能独立和团队合作实施高质量的心肺脑复苏术，熟练掌握常用的复苏药物及电除颤技术。

3. 掌握亚低温治疗在心肺脑复苏中的应用时机和基本方法；掌握心肺脑复苏的中医治疗。

4. 熟悉高压氧治疗在心肺脑复苏中的运用。

心脏骤停（cardiac arrest）是指患者的心脏在正常或无重大病变的情况下受到严重打击，如急性心肌缺血、电击、低血容量、低氧血症、严重水电解质平衡和代谢紊乱、低体温、中毒、心脏压塞、张力性气胸、冠状动脉栓塞、肺动脉栓塞等，致心脏突然停搏，心脏泵功能消失，引起全身严重的缺血、缺氧。及时采取正确有效的复苏措施，是恢复的关键。心肺复苏（Cardiopulmonary Resuscitation，CPR）是一系列提高心跳呼吸骤停后患者生存机会的抢救措施。随着技术的进步，患者恢复自主呼吸和循环的可能性有了很大的提高，但 CPR 后存活患者常常遗留不可逆的永久性脑损害，1984 年美国心脏学会提出复苏全过程应该为：心肺脑复苏（Cardiopulmonary Cerebral Resuscation，CPCR）。目前多数文献中 CPR 和 CPCR 是通用的。

心跳骤停属于中医学"卒死"范畴，是指各种内外因素导致心、肺、脑等重要脏器受损，阴阳之气突然离决，气机不能复返的危象。"卒死"之名始见于《灵枢·五色》："人不病卒死，何以知之？黄帝曰：大气入于脏腑者，不病而卒死矣。"晋·葛洪《肘后备急方》："卒死……皆天地及人身自然阴阳之气，忽有乖离否隔上下不通，偏竭所致。"

一、疾 病 特 征

（一）一般临床表现

早期可有诱发疾病的表现及非典型性先兆症状，如心慌、无力、精神改变等。心跳骤停可导致呼吸、循环、神经系统等改变，如点头或叹气样呼吸、面色苍白或发绀、心跳及大动脉搏动消失、呼之不应或伴有癫痫发作等。

（二）体征

1. 意识丧失　拍打或摇动患者，并大声呼唤患者没有反应。

2. 呼吸异常或停止　观察胸廓有无隆起，同时将耳面部靠近患者口鼻，感觉和倾听有无气息。若不能肯定，应视为呼吸不正常，立即采取复苏措施。

3. 心跳停止　食指和中指触摸到甲状软骨，向外侧滑到甲状旁沟即可触颈总动脉搏动，若未扪及可视为心跳停止。

二、诊 疗 常 规

（一）诊断

心跳呼吸骤停的判断越快越好，只需对有无应答反应、呼吸及心跳三方面进行判断。判断措施应在 10 秒内完成。

（二）影像学检查

1. 胸部 CT 或 X 线检查　可发现气胸、肺栓塞等。

2. 头颅 CT　可以发现颅内结构损伤、梗死、出血等病因。

（三）辅助检查

1. 心电图　可以明确心律失常、急性心肌梗死等疾病。

2. 血常规　如为感染性疾病可有白细胞、中性粒细胞升高；即使无感染存在，由于应激反应白细胞计数也可升高或出现核左移。

3. 血气分析　多呈严重代谢性酸中毒，可根据氧分压情况调节呼吸支持强度。

4. 电解质　可以发现高钾、低钾、低钙血症等电解质紊乱。

5. 心肌损伤标志物　常有肌钙蛋白、肌红蛋白升高。

6. 凝血全套　可有凝血时间延长或 D- 二聚体升高。

7. 血尿素氮和肌酐　随病情进展可有升高，提示肾损伤。

（四）治疗

心脏骤停后成功的复苏需要一整套协调的措施，即生存链，包括：立即识别心脏骤停和启动急救反应系统；早期 CPR；快速除颤；有效的高级生命支持；综合的心脏骤停后治疗（integrated post- cardiac arrest care）。加强生存链中各环节联系是成功复苏的主要原则。

心肺复苏程序分为三阶段：基本生命支持（basic life support，BLS）、高级生命支持（advanced life support，ALS）、复苏后处理（post- resuscitation care）。

1. 基本生命支持（basic life support，BLS）　指心脏骤停发生后就地进行的抢救，在尽可能短的时间里进行有效的人工循环、呼吸，为心脑提供最低限度的血流灌注和氧供。BLS 大多在没有任何设备的情况下进行，即徒手心肺复苏。BLS 包括胸外心脏按压、开放气道、人工呼吸三大措施，即 CAB（circulation，airway，breathing）三步曲。

（1）胸外心脏按压（circulation）：胸外按压通过心泵和胸泵机制原理产生血流。高质量的胸外按压要点如下：①仰卧于硬质平面；②按压部位：胸骨下半部分的中间，将手掌掌根置于胸部中央相当于双乳头连线水平；③一手掌根置于按压点，另一手掌重叠于其上，手指交叉并翘起；双肘关节与胸骨垂直，利用上身的重力快速下压胸壁，按压和放松时间相当，放松时让胸廓充分回弹，手掌不离开胸壁；④深度、频率：不少于 5cm，不低于 100 次/分；⑤按压/通气比为 30∶2，适于小儿和成人。应尽量减少中断按压时间和次数。如有多位施救者，每 2 分钟可轮换。

医院内复苏可使用心肺复苏机按压对于需长时间胸外按压者，器械按压可节约人力。胸外按压的并发症包括：肋骨骨折、心包积血、心脏压塞、气胸、血胸、肺挫伤等。

（2）开放气道（airway）：开放气道前须清除气道及口腔异物，取下义齿。方法包括：仰头抬颏法、托颌法。仰头抬颏法针对除外颈椎损伤的患者，施救者一手食指、中指抬起下颏，另一手放于患者前额部用力加压，使头后仰，下颌尖、耳垂连线垂直于地面。托颌法适用于怀疑存在颈椎损伤患者：施救者食指及其他手指置于下颌角后方，向前上用力托起，并用拇指轻轻向前推动颏部使口张开。

（3）人工呼吸（breathing）：应用气囊-面罩：单人施救时一手拇指和食指扣压面罩，中指及其他手指抬起下颌，另一只手捏气囊。通气量需使胸廓隆起，频率保持在 8 ~ 10 次/分，避免快速和过分用力加压通气。通常情况下有效胸外按压可以保证心跳骤停情况下足够的通气。院外心肺复苏过程中可采用口对口、口对鼻的人工呼吸或仅开放气道即可。

（4）心肺复苏有效的指标

1）动脉搏动：每次按压可摸到颈动脉搏动，若停止按压搏动消失则应继续心脏按压。若停止按压后脉搏仍有跳动，说明患者心跳恢复。有效按压期间，可测到血压 60/40mmHg 左右。

2）色泽：由发绀转为红润，如变为灰白，则无效。

3）神志：有眼球活动，睫毛反射与对光反射出现，甚至手脚开始抽动，肌张力增加。

4）自主呼吸：存在即有效，但呼吸微弱者应该继续人工呼吸或其他呼吸支持。

5）瞳孔：由大变小，对光反射出现。如由小变大、固定、角膜混浊，则无效。

（5）电除颤：针对可电击心律包括 VF 和无脉 VT，及早除颤可增加复苏成功率。除颤仪准备好前持续胸外按压，双相波（AED）用 120J，单相波初始及后续电击均采用 360J，不了解所用设备的有效能量范围时，首次电击 200J，其后选用相同或更大能量。若复发，采用先前成功除颤的能量再次电击；最常用电击部位是胸骨心尖位（sternal-apical position），电极分别置于胸骨右缘第 2 肋间和左第五肋间腋中线。对于院外心脏骤停患者，如果任何施救者目睹发生院外心脏骤停且现场有 AED，施救者应从胸外按压开始心肺复苏，并尽快使用 AED；如果院外心脏骤停的目击者不是急救人员，现场没有 AED，则急救人员到达后先进行 1.5 ~ 3 分钟的心肺复苏，然后再尝试除颤。而对于院内有心电监护的患者，从心室颤动到给予电击的时间不应超过 3 分钟，并且应在等待除颤器就绪的过程中进行心肺复苏。单次除颤后立即 CPR，完成 5 个 30∶2 周期（约 2 分钟）CPR 后，再检查是否恢复自主心律。

（6）BLS 的终止

1）院前：①恢复自主循环；②治疗交给高级抢救队伍接手；③抢救人员由于自身筋疲力尽不能继续复苏，在对自身产生危险的环境中或继续复苏将置其他人员于危险境地时；④确认为死亡；⑤发现有效的书面"不复苏遗嘱"。

2）院内：持续 CPR 30 分钟以上，仍无自主呼吸、循环，瞳孔散大，各导联心电图均为直线，并经两名医务人员确认，可终止复苏。

2. 高级生命支持（advanced life support，ALS） ALS 指由专业医务人员在心跳呼吸骤停现场，或在向医疗机构转送途中进行的抢救。

（1）通气和氧供：ALS 需继续维持气道的开放状态，无自主呼吸患者应及早进行气管插管，利用简易球囊、呼吸机进行机械通气，频率 10～12 次/分，保证氧分压正常范围，避免再灌注时氧供突然增加而引起大量氧自由基形成。气管插管时应尽量减少暂停胸外按压。气管插管患者，可用定量的 CO_2 波形图监测 CPR 质量、优化胸外按压和检测有无自主循环恢复（return of spontaneous circulation ROSC）。如果 $PETCO_2$ < 10mmHg，应提高 CPR 的质量。如果 $PETCO_2$ 突然升高到正常值（35～40mmHg），可以认为这是 ROSC 的标志。

（2）复苏药物治疗：应及早建立复苏用药通路，可选用外周和中心静脉，必要时考虑骨髓腔用药和气管内给药。

1）肾上腺素：是 CPR 首选药物，应用于电击无效 VF，无脉 VT，心脏停搏和无脉电活动。首剂静推 1mg，每 3～5 分钟重复 1 次。

2）多巴胺：用于低血压，特别是 ROSC 后，常用剂量为 5～20μg/（kg·min），与多巴酚丁胺合用为治疗复苏后低血压的有效组合。

3）多巴酚丁胺：一般剂量为 2～20μg/（kg·min），大剂量时可使心率增快超过 10%，加剧心肌缺血。

4）去甲肾上腺素：适用于严重低血压（收缩压 < 70mmHg）及周围血管阻力低的患者，容量不足为相对禁忌证。最初剂量为 0.5～1.0μg/min，根据反应调节剂量。

5）血管加压素：非肾上腺素能血管收缩药，与肾上腺素效应无明显差异，血管加压素 40U 可作为第一次或第二次替代肾上腺素治疗心搏骤停。

6）胺碘酮：用于治疗无反应的 VF/无脉 VT，初始剂量为 300mg，然后以 1mg/min 持续 6 小时，随后以 0.5mg/min 维持 18 小时。

7）利多卡因：顽固性 VF/VT 而无胺碘酮可用时，100mg（1～1.5mg/kg）。若 VF/VT 持续存在，每隔 5～10 分钟追加 0.5～0.75mg/kg，第 1 小时总剂量不超过 3mg/kg。

8）硫酸镁：用于：①电击无效的顽固性 VF、室性快速性心律失常伴有低镁血症；②尖端扭转型室性心动过速；③洋地黄中毒。初始剂量为 2g，1～2 分钟注射完毕，可 10～15 分钟后重复。

9）阿托品：用于①心室停顿；②节律 < 60 次/分的无脉搏电活动；③血流动力学不稳定的窦性、房性或交界性心动过缓。3mg 静脉注射一次。

10）钙剂：高钾、低钙血症时使用。

11）碳酸氢钠：pH < 7.1（BE -10mmol/L 以下）时可考虑应用。原本就有代谢性酸中毒、高钾血症、三环类抗抑郁药过量时使用可能有益。

12）参附注射液/生脉注射液：文献报道二者单用或者连用能更好地保护缺血后的心脏功能，维持良好的血液循环，保护心、脑、肾等重要器官功能，提高心肺复苏成功率。心肺复苏开始时 50～100ml 静推。

3. 复苏后处理（post-resuscitation care）　自主循环恢复后，应在 ICU 等场所实施以脑复苏为中心的全身支持治疗。由于心脏停搏等因素导致全身长时间的缺血，机体进入新的病理生理过程，如：脑损伤、心肌功能损伤、全身性缺血-再灌注损伤、原发病对相应器官的进行性损伤等。这种病理生理状态曾被称为复苏后综合征（post-resuscitation syndrome，PRS），近来称之为心脏停搏后综合征（post-cardiacarrest syndrome，PCAS）。

（1）复苏后监测：应进行血流动力学、脑电图、脑水肿、血气分析、电解质、凝血及其他各器官功能的动态监测，根据监测结果调整器官支持的强度。

（2）呼吸支持：无自主呼吸或恢复不完善者应机械通气。对脑功能障碍者，应气管插管以保障气道通畅及机械通气。有肺损伤者需小潮气量通气（4～7ml/kg）。目前有证据显示持续的高血氧分压对患者最终预后有害，主张在循环稳定后维持正常的动脉氧分压。

（3）循环支持：全脑缺血后可发生脑水肿，需更高的脑灌注压才能维持充分的脑血流，适当提高血压水平是合理的，至少不应低于患者平时的血压水平。需行有创动脉血压监测，有条件者，可在颅内压监测的导向下，维持平均动脉压为颅内压＋脑灌注压（60～90mmHg）的水平。如有心力衰竭可在血流动力学监测的引导下使用血管活性药物或机械性辅助装置增加心搏量以满足机体的需要。

（4）中枢神经系统支持：由于心脏骤停患者几乎皆有不同程度的中枢神经功能损害，且脑功能的损害程度决定患者的远期预后，故脑功能的监测和支持就显得尤为重要。

1）减轻脑水肿：较长时间的心跳停顿，必然会出现不同程度的脑水肿，治疗脑水肿的措施可一定程度地减轻脑细胞的继发损害。可用20%甘露醇0.25～0.75g/kg，静脉快速注射，2～4次/日，或10%氯化钠40～60ml静脉快速注射，1～2次/日。

2）亚低温治疗：在恢复自主循环（ROSC）后几分钟至几小时开始实施，要点：①适应证：ROSC后仍无意识的成人；②中心体温控制在32～34℃，降温越早越好，至少持续12～24小时；③降温方法：常用降温毯或降温头盔等进行，静脉输注冷液体降温可以更快地将中心体温精确控制在目标体温；④并发症：低温治疗可能增加感染发病率、心血管功能不稳定、凝血功能障碍、血糖升高及电解质紊乱，应做相应处理。低温过程中易发生寒战，可酌情使用镇静剂；⑤复温：每小时回升0.25～0.5℃为宜。复温过程中应避免出现高热。对于复跳后血流动力学稳定、自发出现的轻度低温（＞32℃），不必主动升温。但近年临床研究发现院外心跳骤停患者目标温度33℃组与目标温度36℃组患者神经功能障碍及病死率没有差异。

3）控制高热：心脏骤停后发热的病因学与炎症因子的启动有关，这和脓毒症类似。有研究显示较低的存活率和发热≥37.6℃相关。可使用退热药或使用主动降温技术将体温控制至正常。

4）癫痫/抽搐的控制：5～20%的心脏骤停昏迷存活者都会发生。一旦出现需立即控制。

5）神经营养剂：心脏骤停后导致神经退行性变，可选用依达拉奉、纳洛酮等抗氧自由基；1，6-二磷酸果糖、神经节苷脂等改善钙超载，减轻脑损伤。但目前临床试验的数据表明在心脏骤停后用神经保护药物并不能改善预后。

（5）急性冠脉综合征处理：ROSC后做12导联ECG检查是否有发生急性ST段抬高。当高度怀疑急性心肌梗死时，应立即启动针对急性心梗的治疗，恢复冠脉灌注。不应因患者昏迷或接受亚低温疗法而延缓介入治疗。

（6）镇静/镇痛管理：对需机械通气或抑制寒战的危重病患者，要考虑使用镇静及镇痛。

（7）血糖调整：心脏骤停后患者可发生代谢异常。对于ROSC者，适度控制血糖在8～10mmol/L范围，避免低血糖。

（8）高压氧治疗：成功心肺复苏患者往往因缺血缺氧性脑病成为植物状态。血流动力学稳定、器官功能恢复者可应用高压氧改善脑功能。

（9）其他：包括感染控制、营养支持、皮肤的保护等。

（10）中医治疗

1）治疗原则：复苏成功后以扶正祛邪，调理脏腑阴阳、气血，挽欲绝之脏气为法。针灸治疗可参照厥证、脱证、高热、痉病等。

2）辨证论治

①元阳暴脱：症见神志不清，面色苍白，四肢厥冷，舌质淡黯，脉微欲绝或伏而难寻，或六脉全无。

治法：回阳固脱。

选方：通脉四逆汤或破格救心汤加减。

中成药可静滴参附注射液。

②心气不足、心血亏损型：症见呼吸短促，唇淡面白，或汗出肢冷，口唇青紫，神志模糊或昏迷，脉细数，苔少或无。

治法：益气补血、温阳活血。

选方：柴牡四物汤加味。

③中焦阻滞型：症见腹部胀满或疼痛，或呕吐，甚或呕血黑便，舌淡苔白腻或黄腻，脉弦数。

治法：行气燥湿、益气通腑。

选方：四加减正气散加减。

④邪实正虚、肺气欲绝型：症见气促烦躁，点头伸颈，汗出如油，面色紫绀，脉数。

治法：温肾潜阳、纳气平喘。

选方：潜阳丹加味。

⑤肾阳不足、气化失司：症见尿少甚或点滴不出，或有水肿，舌质淡红，苔白或白腻，脉沉。

治法：温阳化气、行水通滞。

选方：济生肾气丸加味。

⑥元气离散、气不摄血：全身各个部位出血，或出血倾向。

治法；温肾固涩、大补元气。

选方：破格救心汤加味。

⑦痰瘀蒙窍：症见神志恍惚或昏不知人、气息粗涌，喉间痰鸣，或息微不调，面晦暗或面赤，口唇、爪甲黯红，舌质隐青，苔厚浊或白或黄，脉沉实，或沉伏。

治法：豁痰化瘀，开窍醒神。

选方：菖蒲郁金汤。

中成药可静脉滴注醒脑静注射液。

⑧气阴两脱：神昏不语，面白肢冷，大汗淋漓，尿少或无尿，舌质深红或淡，少苔，脉虚极，或微，或伏而不出。

治法：益气救阴。

选方：生脉散加减。

中成药可静脉滴注参麦注射液。

三、病案举例

1. 病例介绍　患者吕某，女，22 岁，2007 年 11 月 1 日上午 9 时患者被发现倒在其单位门口，呼之不应，不伴抽搐、口角流涎、怪叫等。急救人员到现场后发现患者双侧瞳孔散大固定，对光反射消失，呼吸心跳停止，大动脉搏动消失，血压 0/0mmHg，立即予心肺复苏术，置喉罩简易机械通气，升压药维持血压等处理后，患者呼吸心跳血压渐渐恢复，转送至 ICU。

既往体健。

2. 体格检查 T 36.2℃，HR 60 次/分，BP 50/30mmHg，SPO$_2$ 65%。昏迷，四肢瘫软，双瞳孔直径约 2mm:2mm，对光反射消失，双肺呼吸音清，未闻及干湿啰音，双下肢无水肿。病理征阴性。

3. 入院后检查 随机指尖血糖 10.8mmol/L，ECG 示交界性心律。血气分析示：pH 7.05，PaCO$_2$ 105mmHg，PaO$_2$ 85mmHg；颅脑 CT 无异常发现。余无特殊。

4. 中医四诊摘要 昏迷，四肢不温，皮肤花斑，尿少，舌质淡，脉细弱。

5. 治疗

（1）书面病危，气管插管，呼吸机持续机械通气，建立中心静脉通道及有创血流动力学监测。

（2）血管活性药物持续泵入维持血压，抗感染、降低颅内高压、控制血糖，并予亚低温治疗，及对症支持等治疗。

（3）2007 年 11 月 6 日下午 8 时突发心室颤动，血压急剧下降，四肢发冷，立即给予胸外心脏按压、电除颤，肾上腺素、去甲肾上腺素维持血压，利多卡因纠正心律失常，参附注射液回阳救逆等抢救。大约 4 小时后，血压维持在 100～110/60～70mmHg，心律转为窦性心动过速，患者四肢逐渐转温，给予胺碘酮 1mg/min 维持 6 小时，0.5mg/h 维持 18 小时持续泵入。在长达 4 小时的抢救中，电除颤 5 次，间断胸外按压时间累计达 1 小时，去甲肾上腺素用量高达 5.3μg/（kg·min），但是血压维持仍不稳定。此时中医证属元阳暴脱，治疗当温肾潜阳、益气固脱。急予中药破格救心汤，并予艾灸双侧涌泉穴温肾固脱。

制附子 15g$^{（先煎0.5小时）}$　干姜 15g　炙甘草 16g　红参 12g

生龙骨、牡蛎粉各 30g　山萸萸 15g　磁石 30g　麝香 0.5g$^{（冲服）}$

煎服方法：武火急煎 1 小时，100ml/次，3 小时一次，鼻饲。

（4）加强液体、气道和导管管理，监测和维持各个器官的功能，经治疗后患者病情逐渐趋于平稳，升压药物用量逐渐减少至停用，停用呼吸机，拔除气管插管，患者自主呼吸、心律、血压稳定，意识转清。11 月 20 日转出 ICU 至普通病房继续康复治疗。

（高培阳）

第二节 休 克

【培训目标】

1. 熟练掌握休克的临床表现及临床分型、诊断要点及分阶段治疗的具体内容。

2. 掌握休克的中医治疗原则和辨治要点。

3. 熟悉并正确解读血流动力学和氧代谢监测指标并指导治疗。

休克是指由多种强烈的致病因素作用于机体引起的急性循环功能衰竭，以生命器官缺血缺氧或组织氧及营养物质利用障碍、进行性发展的生理病理过程为特征，以微循环灌注不足和细胞功能代谢障碍为主要表现的临床综合征，是最常见的急重症。

休克常见的病因包括：①心脏疾患：如急性心肌梗死、心肌炎等；严重心律失常；急性心脏压塞等机械性梗阻；②大量失血、失液：由外伤、消化性溃疡、食管静脉曲张破裂出血，大咯血及产后出血等引起大量失血，因严重呕吐、腹泻、糖尿病酮症酸中毒、严重烧伤或创伤等导致的体液丢失；③严重感染性疾病：由病原微生物如细菌、真菌、病毒、立克次体等引起的脓毒症、败血症等；④其他：剧烈疼痛、麻醉意外等。

休克按其病因可分类为心源性休克、失血性休克、感染性休克、过敏性休克、神经源性休克等。按血流动力学可分类为低血容量性休克、分布性休克、心源性休克、梗阻性休克。

中医学对休克的记载溯于中医"脱证"的论述。"脱"之名源自《灵枢·血络论》篇，其后的很多文献都有相关论述，如气脱、血脱、阳脱、阴脱等。

一、疾病特征

（一）一般临床表现

1. 意识　烦躁不安或表情淡漠，甚至昏迷。这是大脑缺氧的不同程度的表现。

2. 皮肤和黏膜　早期苍白、潮湿，有时可发绀，末梢血管充盈不良。中晚期可见肢端发凉、皮肤花斑。

3. 血压变化　血压只能反映心输出压力和周围阻力，不能代表组织的灌流情况。血压变化有重要的参考价值但不能以血压下降作为诊断休克的唯一标准。在休克早期，由于代偿的原因周围血管阻力增加，血压能维持正常，甚至可能有短暂的血压升高。只有失代偿时，才出现血压下降。

4. 脉搏细弱而快　由于血容量不足，回心血量下降，心率代偿增快，以维持组织灌流，但每次心搏出量甚少。以后更由于心肌缺氧、收缩乏力，致脉搏无力细如线状，桡动脉、足背动脉等周边动脉摸不清。

5. 呼吸快而深　可以是血容量急性失代偿的表现，也可能是缺氧和酸中毒的代偿表现。早期尚可有呼吸性碱中毒。除胸部损伤或并发心、肺功能衰竭外，呼吸困难者少见。

6. 尿量减少　早期为肾前性，反映血容量不足、肾血液灌流不良；后期还可能是肾实质性损害。

7. 原发疾病的表现　根据原发疾病的不同，可以有所在系统的各自临床表现。

（二）临床分型

根据循环中主要影响血流动力学的阻力血管（动脉和小动脉）、毛细血管、容量血管、血容量和心脏五个方面，分为：

1. 低血容量性休克　是指各种原因引起的外源性和（或）内源性容量丢失而导致的有效循环血量减少、组织灌注不足、细胞代谢紊乱和功能受损的病理生理过程。临床主要表现为中心静脉压、肺动脉楔压降低，由于回心血量减少、心排血量下降所造成的低血压，以及通过神经体液调节引起外周血管收缩、血管阻力增加和心率加快以维持血压和保证组织灌注，血流动力学表现为"低排高阻"的低动力型循环。主要包括创伤、烧伤、出血、失液等原因引起的休克。

2. 分布性休克　是由于血管收缩舒张调节功能异常，容量血管扩张，循环血量相对不足导致的组织低灌注。主要包括感染性、神经源性、过敏性休克。其中感染性休克是临床最多见、发病机制最复杂、病情变化最凶险、死亡率最高的一类休克，是脓毒症进一步发展的结果。本型休克的血流动力学早期表现为"高排低阻"。随着休克的进一步进展，有效循环血量进行性减少，可表现为"低排高阻"。

3. 心源性休克　其基本机制为心泵功能衰竭，心排血量减少导致的组织低灌注。该型休克主要的直接原因为心肌损害，如心肌梗死、心力衰竭、严重心律失常、急性心肌炎、终末期心肌病等。此外，心脏前后负荷过重、心脏机械性障碍、心外原因等均可导致心源性休克。

4. 梗阻性休克　其基本机制为心脏内外流出道的梗阻而引起心排量减少。如腔静脉梗阻、心包缩窄或填塞、心瓣膜狭窄、肺动脉栓塞、张力性气胸及主动脉夹层动脉瘤等。根据梗阻部位的不同再将其分为心内梗阻和心外梗阻型休克。

临床研究表明分布性休克约占休克患者的66%，其中感染性休克约占62%，低血容量性休克和心源性休克均约占16%，而梗阻性休克约占2%。四种类型休克不是相互割裂的，低血容量性休克持续一定时间，由于炎性介质的激活可以合并分布性休克；感染性休克后期由于心脏负荷过重及心肌抑制因子等原因可以合并心源性休克；心源性休克合并严重感染时也可有分布性因素存在。

二、诊 疗 常 规

(一) 诊断

有典型临床表现时，休克的诊断并不难，关键在于能否早期识别并及时处理。应重视病史，凡遇到严重损伤、大量出血、重度感染、过敏患者和有心功能不全病史者，应警惕发生休克的可能。

凡符合下述①、②、③、④中两项及第⑤项中的一条异常即可确诊休克。

①具有休克的诱因；②意识障碍；③脉搏大于100次/分或不能触及；④四肢湿冷、胸骨皮肤指压试验阳性（压后再充盈时间 >2 秒），皮肤花斑、黏膜苍白或发绀，尿量少于 0.5ml/(kg·h) 或无尿；⑤收缩压小于90mmHg；脉压差小于30mmHg，原有高血压者收缩压较基础血压下降30%以上，乳酸增高或新出现的器官功能不全。

低血容量性休克：休克的诊断标准加上容量丢失病史及中心静脉压（CVP）<5mmHg或肺动脉楔压（PAWP）<8mmHg 等指标。

感染性休克：休克的诊断标准加上感染的证据及全身炎症反应综合征诊断标准。

全身炎症反应综合征（SIRS）：如出现两种或两种以上的下列表现，可以认为有这种综合征的存在：①体温 >38℃ 或 <36℃；②心率 >90 次/分；③呼吸频率 >20 次/分，或 $PaCO_2$ <32mmHg（4.3kPa）；④血白细胞 >12 × 10^9/L，或 <4 × 10^9/L，或幼稚杆状白细胞 >10%。

心源性休克：休克的诊断标准加上①急慢性心脏病、严重恶性心律失常、心肌毒性的药物中毒以及心脏手术等病史；②心脏指数（CI）<2.2L/(min·m^2)。

梗阻性休克：休克的诊断标准加上有梗阻性病因和相应的临床表现。

(二) 休克的监测

1. 一般监测　包括患者的意识状态、皮肤温度和色泽、心率、血压、尿量等。

2. 特殊监测

（1）血流动力学监测

1）中心静脉压（CVP）：中心静脉压代表右心房或胸段腔静脉内的压力变化，在反映全身血容量及心功能状态方面早于动脉压。CVP 的正常值为 5～10cmH$_2$O。CVP＜5cmH$_2$O 表示血容量不足；＞15cmH$_2$O 提示心功能不全、静脉血管床过度收缩或肺循环阻力增高；若 CVP 超过 20cmH$_2$O 时，则表示存在充血性心力衰竭。临床上强调对 CVP 进行连续测定，动态观察其变化趋势，较单次测定的价值大。

2）肺毛细血管楔压（PAWP）：经锁骨下静脉或颈内静脉将 Swan-Ganz 漂浮导管置入至肺动脉及其分支，可分别测得肺动脉压（PAP）和肺毛细血管楔压（PAWP）。与 CVP 相比，PAWP 所反映的左心房压更为确切，PAP 的正常值为 10～22mmHg。PAWP 的正常值为 6～15mmHg。若 PAWP 低于正常值则提示血容量不足；PAWP 增高则常见于左心负荷增高。

3）心排出量和心脏指数：心排出量（CO）是每搏排出量与心率的乘积，成人 CO 值为 4～6L/min，单位体表面积的心排出量称为心脏指数（CI），正常值为 2.5～3.5L/（min·m^2）。总外周血管阻力（SVR）正常值为 100～130kPa·s/L。

4）胸内总血容量/指数（ITBV/ITBVI）、全心舒张末期容积/指数（GEDV/GEDVI）：ITBV/ITBVI 是心脏四个腔室及肺血管内血液量的总和，ITBVI 的参考范围为 850～1000ml/m^2；GEDV/GEDVI 是心脏舒张末期心腔内血液的总量，GEDVI 的参考范围为 680～800ml/m^2。上述参数能较准确反映心脏的前负荷。

5）每搏输出量变异度（SVV）、脉压变异度（PVV）：SVV 反映呼吸时胸腔内压力变化影响回心血量所致的 SV 的变化（%）；PVV 代表脉压的变化情况，临床意义与 SVV 相似，两者的正常值均为≤10%，若大于正常值则提示血管内容量不足。

6）下腔静脉变异度：随着呼吸运动，胸腔压力的改变将引起回心血量的改变，下腔静脉的直径相应出现改变。下腔静脉直径伴随吸呼气的变化称为下腔静脉变异度。当血容量不足时，由于吸气引起的回心血量增加会引起下腔静脉直径明显缩小。研究证实，当患者机械通气、无明显自主呼吸努力时，下腔静脉变异度＞18% 定义为容量有反应；而当患者存在自主呼吸时，下腔静脉变异度＞50% 提示为容量有反应。

（2）氧代谢指标

1）氧输送和氧消耗：氧输送（DO$_2$）是指单位时间内机体组织所获得的氧量，氧消耗（VO$_2$）是指单位时间内组织所消耗的氧量。DO$_2$ 的正常值为 400～600ml/（min·m^2），VO$_2$ 的正常值为 150～200ml/（min·m^2）。氧输送和氧消耗在休克监测中的意义在于：当 VO$_2$ 随 DO$_2$ 而提高时，提示此时的 DO$_2$ 还不能满足机体代谢需要，应该努力提高 DO$_2$，直至 VO$_2$ 不再随 DO$_2$ 升高而增加为止。只要达到这种状态，即使此时 CO 值低于正常值，也表明 DO$_2$ 已满足机体代谢需要。

2）混合静脉氧饱和度（SVO$_2$）或中心静脉血氧饱和度（ScVO$_2$）：SVO$_2$ 反映全身组织的氧供需状态，参考范围为 65～75%，当氧输送减少或者氧需大于氧供并且超过机体的代偿能力时，SVO$_2$ 下降，反之，当氧输送增加或者氧耗小于氧供，SVO$_2$ 上升。ScVO$_2$ 是上腔静脉或下腔静脉的氧饱和度，反映的是上半身包括脑循环或腹部及下肢的氧平衡情况，而 SVO$_2$ 则评估的是全身，而因氧的需要不同，二者在量值上不能等同，但二者变化趋势具有相关性已得到证实。

3）动脉血乳酸及乳酸清除率：无氧代谢必然导致高乳酸血症的发生，监测其变化有助于估计休克程度及复苏趋势。正常为 $1 \sim 1.5mmol/L$，危重患者可能增至 $2mmol/L$。乳酸盐值越高，预后越差。若超过 $8mmol/L$，几乎无生存的可能。仅以血乳酸浓度尚不能充分反映组织的氧合状态，研究表明乳酸清除率计算法可以更好反映患者预后。复苏 6 小时内乳酸清除率 $\geqslant 10\%/h$ 的感染性休克患者，血管活性药用量明显低于清除率低的患者，且死亡率也明显降低。

（3）微循环监测

1）经皮氧分压（$PtcO_2$）和二氧化碳分压（$PtcCO_2$）：$PtcO_2$ 和 $PtcCO_2$ 可以反映休克患者的组织灌注和氧代谢。Tremper 等人发现在非休克状态下，$PtcO_2$ 随动脉氧分压和吸氧浓度的增加而增加；而在低血容量性休克时，$PtcO_2$ 与心输出量和氧输送的关系更为密切，与动脉氧分压和吸氧浓度的关系明显下降。$PtcCO_2$ 在循环正常时与动脉二氧化碳分压的改变一致，但在严重休克 CI $< 1.5L/(min \cdot m^2)$ 时，微循环灌注明显减少，使得组织局部产生的二氧化碳很难排出，导致 $PtcCO_2$ 升高，$PtcCO_2$ 与 CI 的改变呈负相关。CI 越低 $PtcCO_2$ 越高，一定程度上 $PtcCO_2$ 可以反映休克时的组织灌注。

2）动静脉血二氧化碳分压差：血流动力学稳定时，动、静脉血二氧化碳分压非常接近，动、静脉血二氧化碳分压差正常范围为 $2 \sim 5mmHg$，组织灌注越差，静脉血二氧化碳含量低，动、静脉血二氧化碳分压差越大。研究发现感染性休克患者动、静脉血二氧化碳分压差 $> 6mmHg$，病死率显著增加。

3. 实验室检查　血常规测定以了解血液稀释或浓缩情况，血浆电解质测定和血气分析，可以了解血液氧合、二氧化碳和酸碱变化情况。根据需要，可进行大小便常规、胃内容物隐血检查，肝、肾功能、心肌损伤标志物、C 反应蛋白（CRP）、降钙素原（PCT）、凝血功能、EKG、X 线、心脏彩超等检查。如拟诊为感染性休克，则需在应用抗生素前留取病原微生物培养的标本。

（三）休克的治疗

早期、足够的血流动力学支持对预防休克患者器官功能进一步损伤至关重要。容量复苏与寻找病因应同时进行。一旦休克病因明确，应立即快速纠正，如：控制继续出血，急性冠脉综合征患者尽早行经皮冠脉成形术（PCI），肺栓塞者予溶栓或外科手术取栓，尽早使用抗生素控制感染。

除了病情急剧变化之外，应尽早行有创动脉血压监测、留取标本、安置中心静脉导管进行液体复苏和使用血管活性药物。

除病因治疗外，休克的主要治疗不外包括三个部分：通气（氧气管理）、灌注（液体复苏）、泵（血管活性药物管理）。

1. 通气　氧疗可以为鼻导管、面罩吸氧到机械通气，如鼻导管和面罩吸氧不能满足病情需要，则应尽快给予机械通气。无创机械通气与有创机械通气相比较，因无创机械通气一旦出现技术故障，会导致患者呼吸、心脏骤停。严重呼吸困难、难治性低氧血症和持续酸中毒（pH < 7.30）的患者应尽早气管插管。有创机械通气额外的好处是通过增加胸腔内压力来降低呼吸肌氧耗及左心室后负荷。气管插管后动脉血压突然降低应考虑是因血容量不足、回心血量减少所致。

2. 灌注　液体复苏治疗因其能增加微循环血流量、提高心输出量而成为治疗各型休克的关键。即使是心源性休克患者也可从补液中获益，因急性水肿可导致有效循环血量的减少。

然而液体管理仍需精确调控，以避免过多液体带来水肿、组织器官缺氧等不必要的风险。

液体复苏的目标在临床治疗过程中难以界定，液体治疗的目的是提高心输出量，通过增加心脏前负荷以提高心输出量（如：达到 Frank-Starling 的第一折点），但临床中难以评估。液体复苏首选晶体液，如生理盐水、林格氏液。机械通气患者在液体治疗过程中对其反应性可以通过心输出量监测仪直接测定每搏输出量，也可以通过观察呼吸周期中脉压变异度而间接测得。液体复苏的目标可以定为随着液体的给予患者生命体征、神志、尿量、动脉血乳酸等恢复正常，或心输出量、脉压变异度不再改善，或出现急性心功能不全，氧合急剧恶化。

3. 泵功能　血管活性药物应用：对于容量复苏后仍有严重或持续性低血压患者，可考虑使用血管活性药物。在继续液体复苏同时，临时使用血管活性药物直至低血容量得以纠正为止。

（1）肾上腺受体激动剂：因其快速起效、高效能及半衰期短等优点而成为一线血管活性药物。去甲肾上腺素：首选药物，因其同时具有激动 α 及 β 受体激动作用，能升高平均动脉压，但对心率及心输出量影响很小。常用剂量为：$0.01 \sim 0.2\mu g/(kg \cdot min)$。

1）多巴胺：小剂量多巴胺激动 β 受体，较大剂量激动 α 受体。极小剂量多巴胺［<$3\mu g/(kg \cdot min)$］选择性扩张内脏血管。

2）肾上腺素：小剂量使用可激动 β 受体，较大剂量时激动 α 受体。因肾上腺素与增高心律失常发生、减少内脏血流、通过增加机体代谢升高血乳酸等相关，有研究显示感染性休克中肾上腺素并不优于去甲肾上腺素，因此肾上腺素为二线血管活性药物。

（2）正性肌力药物

1）多巴酚丁胺：不管是否使用去甲肾上腺素，多巴酚丁胺均可提高心输出量。因其能有显著兴奋 β 受体，故较异丙肾上腺素更少引起心律失常。往往小剂量使用能大幅提高心输出量，当剂量 >$20\mu g/(kg \cdot min)$ 患者不能获得额外的好处。

2）左西孟坦：主要通过与心肌蛋白 C 结合，增加心肌细胞对钙离子的敏感性。但因其半衰期长，而限制了其在急性休克状态中的使用。

（3）扩血管药物：如硝酸甘油和硝普钠，通过降低心脏后负荷来提高心输出量，不增加心肌氧耗。其主要局限性在于有降低血压的风险而影响组织灌注。然而对于某些患者，谨慎使用硝酸盐类及其他扩张血管药物可改善微循环灌注及细胞功能。

4. 机械支持　主动脉球囊反搏（IABP）能降低左室后负荷和增加冠脉血流。然而最近一项随机对照试验显示心源性休克患者并不能从 IABP 中获益，在心源性休克中不推荐使用 IABP。体外膜肺（ECMO）可作为可逆性心源性休克及心脏移植患者的一种挽救性措施。

5. 其他治疗　包括控制全身炎症反应、防治 DIC、肠黏膜保护、各脏器功能的监测支持治疗等。

休克的治疗见表6-1。

表6-1　休克的分阶段治疗

抢救	优化	稳定	降阶梯
维持合适的最低血压	提供充足的氧供	器官功能支持	停用血管活性药物
实施抢救措施	改善心输出量静脉血氧饱和度，乳酸	减少并发症	液体负平衡

6. 中医治疗

（1）治疗原则：本证以"气血耗伤，阴阳欲绝"为其基本病机，根据中医"急则固其本"的原则，应以救阴、回阳、固脱为先，随证审因而治或病因同治。

（2）辨证论治

1）阴血不足，阳气欲绝：见于呕吐、腹泻、呕血、便血、外伤出血等各种失血失液症，神志淡漠或烦躁甚或昏不知人、面色苍白、四肢厥冷、尿少、舌质淡乏津、脉细数。

治法：益气补阴，回阳固脱。

选方：参附汤合生脉饮加针对各种原发疾病的方剂，如呕血加理中汤，便血加黄土汤。

中成药用生脉或参麦注射液。

2）热毒炽盛，阳气欲绝：症见发热神昏，斑疹隐隐或紫黯，胸腹灼热，面赤汗出，烦渴躁妄，溲赤便秘，或四肢不温，舌燥，苔黄，脉洪大或沉细而数。

治法：清气透营，凉血止血。

选方：清瘟败毒饮。

中成药用清开灵、醒脑静注射液。

3）元阳不足，阴邪弥漫：见于厥脱证液体治疗后浮肿、四肢欠温，舌脉同阴血不足和热毒炽盛型。

治法：温肾潜阳，通调水道。

选方：潜阳丹加麻黄。

中成药用参附注射液。

4）心阳不振，阳气欲绝：症见喘促不止，咳嗽或咯血，胸痛胸闷，心悸，四肢不温，神昏，舌质淡，脉促或釜沸脉、鱼翔脉、虾游脉、屋漏脉、雀啄脉、解索脉、弹石脉。

治法：温通心阳，回阳固脱。

选方：真武汤合参附汤。

中成药用参附注射液，芪苈强心胶囊。

三、病案举例

1. 病例介绍　杨某，男，79岁。2013年7月16日，患者因受凉后出现寒战发热（最高达39℃），伴咳嗽、咯白色黏痰，呼吸困难。随后出现呼之不应、四肢皮温偏低伴花斑，小便量少，无呕血、便血，无强直抽搐，无大小便失禁等。呼叫120送至医院。

患者既往高血压病史多年，平日服用降压药物血压控制在140/80mmHg左右。否认糖尿病、冠心病史。

2. 体格检查　T 36.2℃，P 156 次/分，R 44 次/分，BP 74/42mmHg，SPO_2 65%。神志不清，双侧瞳孔等大等圆，直径约3mm，对光反射迟钝。双肺听诊呼吸音粗，可闻及广泛湿啰音及痰鸣音；HR 156 次/分，律齐，未闻及器质性杂音。腹软无肌紧张。四肢皮温偏低，可见花斑。病理征（−）。

3. 入院后检查　头颅胸部 CT 检查：头颅未见明显异常，右肺上叶及双肺下叶大片实变。血常规：白细胞：$3.23 \times 10^9/L$，中性粒细胞比率：85%，血红蛋白：102g/L，红细胞压积：30.9%，全血 C 反应蛋白：166mg/L；血气分析：pH 7.489，PCO_2 33.3mmHg，PO_2 56.5mmHg；Lac 9.1mmol/L。

4. 中医四诊摘要　神志淡漠，咳嗽、气促、无汗，四肢不温，皮肤花斑，尿少，舌质淡，脉细数。

5. 治疗

（1）书面病危，镇痛镇静，建立中心静脉通道及行有创血流动力学监测，气管插管有创机械通气，动态监测生命体征、血气及血乳酸变化。

（2）抗感染、液体复苏、应用血管活性药物维持血压及心输出量，参附注射液回阳救逆等。

（3）中医治疗：证属元阳不足，阴邪弥漫。治法：温肾潜阳，通调水道。方药：潜阳丹加麻黄。

制附子 15g ^{（先煎半小时）}　麻黄 10g　　干姜 15g　　龟板 20g

炙甘草 15g

4 剂，水煎温服，鼻饲 4 次／日，100ml／次，一日 2 剂。

（4）加强液体、气道和导管管理，关注各个器官的功能状况，逐渐撤除血管活性药物，预防呼吸机相关性肺炎及导管相关性感染。

（高培阳）

第三节　脓　毒　症

【培训目标】

1. 掌握脓毒症的诊断流程、诊断标准及中西医治疗。
2. 熟悉脓毒症的相关概念及疾病特点。

脓毒症（sepsis）是指由感染引起的损害性的全身炎症反应综合征（systemic inflammatory response syndrome，SIRS），严重时可导致器官功能障碍综合征和（或）循环衰竭。

脓毒症，中医文献中无此病名记载，但在中医的"伤寒""温病""喘病""关格""急黄""血证""脱证"等病证的发生发展过程中，呈现脓毒症的临床特征，可参照本节内容辨证论治。

一、疾病特征

（一）一般临床表现

脓毒症系一个临床综合征，临床表现多种多样，个体差异大，无特异的症状和体征。

症状要点：①寒战、发热、高热或低热；②心悸、呼吸急促或困难；③头痛、头晕、甚则意识模糊或烦躁；④恶心、呕吐、腹胀；⑤少尿或无尿；⑥面色苍白或潮红、出冷汗。

（二）体征

①体温 >38℃或 <36℃；②神志淡漠或烦躁、谵妄，甚则昏迷；③呼吸急促或困难，频率 >30 次／分；④心率 >90 次／分，脉搏细速、血压下降；⑤腹部叩诊高度鼓音，肠鸣音减少，肝脾肿大，严重者出现黄疸或皮下出血瘀斑等；⑥毛细血管再充盈时间延长 >2

秒或皮肤出现花斑。

二、诊疗常规

（一）诊断

1. 病原微生物检测　血液、尿液、脑脊液、支气管分泌物培养是脓毒症感染诊断最确定的方法。

2. 血清前降钙素原（PCT）和C反应蛋白（CRP）　CRP为感染的急性时相反应蛋白，PCT是脓毒症感染的重要标志物。

3. 血乳酸水平检测　危重患者造成血乳酸水平升高的原因是器官组织缺氧。

4. 其他生物学标志物　脓毒症的感染早期常表现为促炎症反应，主要的促炎介质有TNF-α、IL-2、IL-1β、IL-12、IFN-γ、IL-6等。随后抗炎介质分泌增加，主要的抗炎介质有IL-1ra、IL-4、IL-10、IL-13、可溶性TNF受体（sTN-FR）等。

5. 血气分析　低氧血症、酸中毒可以作为评估脓毒症患者预后的辅助指标。

（二）诊断标准

1. 感染指标　确诊或高度疑似的感染，应具备下列临床特征：①发热（深部体温>38.3℃）或低体温（深部体温<36.0℃）；②心率>90次/分或>不同年龄正常心率的2个标准差；③气促，呼吸频率>30次/分；④意识状态改变；⑤明显水肿；⑥高血糖症，血糖>7.7mmol/L且无糖尿病史。

2. 炎症反应的生化指标　①白细胞增多（>$12×10^9$/L）或白细胞减少（<$4×10^9$/L）；或白细胞正常但不成熟白细胞>10%，淋巴细胞计数减少；②C反应蛋白（CRP）>正常值2个标准差；③降钙素原（PCT）>正常值2个标准差；④血浆内毒素>正常值2个标准差。

3. 器官功能障碍指标　①低血压状态［收缩压<90mmHg，平均动脉压（MAP）<70mmHg，或成人收缩压下降值>40mmHg］；心排血指数（CI）>3.5L/（min·m²）或皮肤出现花斑；②低氧血症［氧合指数（PaO_2/FiO_2）<300］；或血清乳酸>3mmol/L；③急性少尿（尿量<0.5ml/（kg·h）持续2小时以上），明显水肿或液体正平衡>20ml/kg超过24小时；④血肌酐增加≥44.2μmol/L（0.5mg/dl）；⑤高胆红素血症：总胆红素>70mmol/L（4mg/L）；⑥血小板减少（<$100×10^9$/L），或凝血异常［活化部分凝血活酶时间（APTT）>60S或国际标准化比值（INR）>1.5］；⑦腹胀（肠鸣音减少）持续时间>24小时；⑧意识状态为格拉斯哥昏迷评分（GCS）<14分。

符合感染指标中的2项以上和炎症反应的生化指标中的1项以上即可诊断为脓毒症；在脓毒症基础上出现器官功能障碍指标中的任何1项即可诊断为严重脓毒症；出现低血压和（或）组织灌注障碍的为感染性休克；出现器官功能障碍指标中的任何2项以上诊断为多脏器功能障碍综合征（MODS），脓毒症诊断流程见图6-1：

（三）治疗

1. 抗感染治疗　脓毒症应积极抗感染治疗。抗菌药物使用具有以下几个原则：①用药时机：强调"及早发现、及时使用"，即一旦确诊后，应在1~4小时内立即给予抗菌药物治疗；②药物选择：强调"强力有效"，早期使用广谱抗菌药物，待细菌培养及药敏结果出来后，再针对性选择药物，即初始期的"广谱足量"和其后的"针对性选择性治疗"。应该积极找寻并去除感染灶，特别是脓肿或局部感染灶需切开引流，去除可能成为

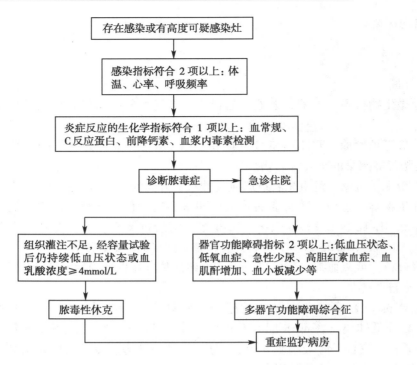

图 6-1　脓毒症诊断流程

微生物污染源的植入体内的器械或导管。

2. 液体复苏　对脓毒症导致组织灌注不足且怀疑有血容量不足的患者，应尽快进行积极的液体复苏，即早期目标指导性治疗（EGDT）。早期液体冲击疗法应至少按 30ml/kg 的剂量输注晶体液。复苏目标应在 6 小时内达到：①CVP 达到 8～12mmHg；②平均动脉压≥65mmHg；③尿量≥0.5ml/（kg·h）；④中心静脉或混合静脉血氧饱和度≥70%。

3. 血管活性药物　经过充分的液体复苏仍不能改善动脉血压和组织灌注，应使用血管活性药物，维持 MAP 在 60～65mmHg。首选去甲肾上腺素，初始剂量从 0.01μg/（kg·min）开始，最大可达 5μg/（kg·min）。不推荐小剂量多巴胺以保护肾功能为目的临床应用。

4. 糖皮质激素　经足够的容量复苏治疗后血流动力学仍然不稳定者，可静脉使用中小剂量糖皮质激素，推荐氢化可的松 200～300mg/d，分 3～4 次给药，疗程一般为 5～7 天。

5. 低潮气量通气　根据脓毒症所致急性呼吸窘迫综合征（ARDS）患者的预测体重，将潮气量定为 6mL/kg，选择适当的呼气末正压通气（PEEP），以防止呼气末肺泡萎陷。限制潮气量和平台压可能导致高碳酸血症，在此情况下，如果不存在高碳酸血症的禁忌证（如颅内压升高）且患者可以耐受，则允许其存在。对伴有严重的顽固性低氧血症的脓毒症患者可使用肺复张疗法。在遵守肺保护原则下，没有一种通气模式（压力控制，容量控制）绝对优于另一种通气模式。

6. 其他治疗

（1）一般治疗：高热患者给予物理和药物降温治疗。

（2）控制血糖：要将重症脓毒症患者的血糖维持在＜8.3mmol/L 水平。早期每 30～60 分钟监测血糖，血糖稳定后每 4 小时监测血糖一次。

（3）预防应激性溃疡：对所有严重脓毒症患者都应该给予预防应激性溃疡的治疗。建议使用质子泵抑制剂，而非 H_2 受体拮抗体（H_2RA）。

（4）预防深静脉血栓：对于使用肝素有禁忌的感染者（如血小板减少、严重的凝血机制障碍、活跃性出血、最近的颅内出血），推荐使用机械预防措施，如逐渐加压袜或间歇压迫装置（除非有外周血管疾病的禁忌）。非常高危的患者，如有重症脓毒症和深静脉血栓形成史，推荐联合使用药物和机械预防措施。

（5）血液净化：血液净化治疗能清除炎性介质，改善免疫细胞功能，调节水电解质酸碱平衡，维持内环境稳定，而对血流动力学无不良影响。近年来，高容量血液滤过技术受到广泛关注，有助于血流动力学稳定，清除部分炎性因子，并应用于脓毒症的治疗。但确切的疗效仍需大规模临床研究证实。

（6）碳酸氢盐的使用：严重的酸中毒（如 pH ＜ 7.15）往往使休克难以纠正并可导致器官损伤，故应予以纠正。对伴有严重代谢性酸中毒的患者，建议给予 5% 碳酸氢钠使血pH 值纠正至接近 7.35。在低灌注引起的 pH ≥ 7.15 的乳酸血症中，不推荐使用碳酸氢盐。

7. 中医治疗

（1）治疗原则：清热解毒，活血化瘀，益气养阴，扶正固脱。

（2）辨证论治

1）邪毒袭肺，气壅喘逆：发热，恶风，无汗，周身酸楚，气短乏力，喘促，口渴，咽干，小便黄赤，舌边尖红苔薄黄，脉数有力。

治法：清热宣肺平喘。

选方：麻杏石甘汤加减。

2）热盛腑实，气营两燔：高热，大汗出，大渴饮冷，咽痛，头痛，喘息气粗，小便短赤，大便秘结，舌质红苔黄燥，脉沉数或沉伏。

治法：清热凉血、泻火解毒。

选方：清瘟败毒饮合大承气汤加减。

3）毒陷心包，热甚风动：高热烦躁，神昏谵语，口渴唇焦，尿赤便秘，舌红绛苔黄燥，脉细数。

治法：清热凉血解毒，开窍醒神。

选方：清营汤加减。

中成药用安宫牛黄丸口服。

4）瘀毒内阻，脉络受损：高热或神昏，疼痛状如针刺刀割，痛处固定不移，常在夜间加重，舌质紫暗或有瘀斑，脉涩或沉迟或沉弦。

治法：活血化瘀。

选方：血府逐瘀汤加减。

中成药用血必净。

5）正虚毒陷，阳气暴脱：喘急，神昏，大汗淋漓，四肢厥冷，少尿，或神昏，或发热，舌淡苔白水滑，脉微欲绝。

治法：回阳救逆。

选方：参附汤。

中成药用参附注射液。

6）瘀毒损络，气阴两虚：身热骤降，烦躁不安，颧红，神疲气短，汗出，口干不欲饮，舌质红少苔，脉细数无力。

治法：生脉养阴，益气固脱。

选方：生脉散或独参汤。

中成药用生脉注射液。

三、病案举例

1. 病例介绍 马某，男，65 岁。主因发热 1 周，伴喘促 4 天，意识障碍半天就诊。2013 年 9 月 29 日患者受凉后出现发热，体温升高为 38～39.6℃，伴食欲下降，偶咳嗽、咯白痰，无咯血。就诊于当地医院，查血常规：WBC 6.3×10^9/L，输注"头孢西丁"，体温未见明显下降。4 天前患者出现喘促、胸闷、心悸，伴全身酸痛、乏力，腹胀，无恶心、呕吐。半天前患者体温 39.6℃，出现意识模糊、烦躁，谵妄，遂由当地医院转入我院。小便量少，色黄，大便 3 日未排。

既往否认高血压病、糖尿病及肺部疾病史，否认肝炎、结核等传染病史。吸烟史 30 余年。

2. 体格检查 T 38.7℃，P 140 次/分，R 36 次/分，BP 80/50mmHg。神志模糊，巩膜黄染，口唇紫绀。左上肺叩浊，双肺呼吸音粗，可闻及湿啰音。心音稍弱，HR 140 次/分，房颤律，各瓣膜听诊区未闻及杂音。腹部膨隆，腹软，上腹部压痛，无反跳痛及肌紧张，肝脾触诊不满意，移动性浊音阴性，肠鸣音减弱，约 2 次/分。双下肢无浮肿。双侧 Babinski 征阴性。

3. 入院后检查 头颅 CT：未见异常；胸片：左上肺大片状影；胸部 CT：左肺上叶大叶性肺炎，伴膨胀不全，右肺上叶小片影，考虑感染，双侧胸腔积液；腹平片、超声示肠管胀气明显。心电图：心房颤动，室性期前收缩。血常规：WBC 16.3×10^9/L，NEUT 92.1%，LYMPH 3.2%；尿常规：尿蛋白（+）；生化 ALT 46U/L，AST 97U/L，ALB 27.1g/L，总胆红素 25.6μmol/L，直接胆红素 20.7μmol/L，LDH 664U/L，BUN 9.6mmol/L，Cr 92μmol/L，Glu 8.09mmol/L，肌红蛋白＞500ng/ml，肌酸激酶同工酶 1.2ng/ml，Na^+ 133.9mmol/L，Ca^{2+} 1.89mmol/L，K^+、Cl^-、CO_2-CP 正常；血气分析：pH 7.53，$PaCO_2$ 22.4mmHg，PaO_2 58.9mmHg，SaO_2 96.7%，HCO^- 31.91mmol/L，BE -0.8mmol/L，血乳酸 3.7mmol/L；血淀粉酶 158U/L（正常 0～200U/L），尿淀粉酶 2073U/L（正常 0～900U/L），凝血功能：PT 14.6S，PTA 93%，FIB 8.27g/L，APTT 42.8S，D-Dimer2400ng/ml，FDP＞20μg/ml。C 反应蛋白 38.6mg/L，红细胞沉降率 68mm/h。

4. 中医四诊摘要 高热烦躁，喘促，神昏谵语，尿赤便秘，舌红绛、苔黄，脉细散。

5. 治疗

（1）告知病情，心电、血压、血氧饱和度监测，重症监护。

（2）抗感染治疗：亚胺培南-西司他丁钠（泰能）0.5g 每 6 小时静脉滴注。

（3）液体复苏：予以晶体液静点液体复苏。

（4）间断给予 BiPAP 呼吸机辅助呼吸。

（5）对症治疗：予以赖氨匹林退热，血必净静点清热活血解毒；予以奥美拉唑预防应激性溃疡；予脂肪乳、氨基酸静脉营养支持及补充白蛋白治疗；还原型谷胱甘肽钠保肝治疗。

（6）中医治疗：证属热入心包。治法：清热凉血解毒，开窍醒神。方药：清营汤合安

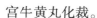

宫牛黄丸化裁。

水牛角粉 15g^(冲服)　　生地 15g　　　玄参 20g　　　竹叶 15g

麦冬 9g　　　　　　丹参 12g　　　黄连 15g　　　银花 15g

连翘 12g　　　　　　川贝 9g　　　　石膏 25g　　　知母 12g

4 剂，水煎温服，2 次/日，200ml/次，一日一剂。

1 天后患者神志转清，3 天后体温正常，咳嗽、咯痰减轻。查痰培养阴性，血培养阴性，支原体抗体及衣原体抗体阴性，入院后第 7 天停用泰能，继用阿奇霉素 0.5g 静点，每日 1 次，疗程 1 周。入院后给予胺碘酮静脉滴注后心律转为窦律。10 天后复查血气分析：PaO_2 90.5mmHg，低氧症状明显改善。血淀粉酶正常，尿淀粉酶正常 ALT 18U/L，AST 20U/L，ALB 36.1g/L，总胆红素 21.5μmol/L，直接胆红素 20.7μmol/L。2 周后，患者无明显咳嗽、咯痰，无胸闷，复查胸片示左上肺片状影较前明显吸收，血常规、尿常规正常，肾功能、电解质等指标基本正常，病情明显好转，于 2013 年 10 月 19 日出院。

（梅建强）

第四节　急性呼吸窘迫综合征

【培训目标】

1. 掌握急性呼吸窘迫综合征的诊断和治疗。

2. 了解急性呼吸窘迫综合征的疾病特征。

急性呼吸窘迫综合征（acute respiratory distress syndrome，ARDS）是指肺内、外严重疾病导致以肺毛细血管弥漫性损伤、通透性增强为基础，以肺水肿、透明膜形成和肺泡萎陷为主要病理变化，以进行性呼吸困难和顽固性低氧血症为临床特征的急性呼吸衰竭综合征。ARDS 是急性肺损伤（acute lung injury，ALI）的一个阶段，所有的 ARDS 都有 ALI，但并非所有的 ALI 都是 ARDS，ARDS 只是这一过程最严重结局，是全身炎症反应（systemic inflammatory response）在肺部的表现，是全身炎症反应导致的多系统器官功能不全（multiple organ dysfunction syndrome，MODS）的一个组成部分。

ARDS 属中医学"喘证""暴喘""喘脱"等范畴。

一、疾 病 特 征

（一）一般临床表现

1. 起病急剧而隐蔽，多于原发病起病后短时间内发生。

2. 除原发病的相应症状和体征外，最早出现的症状是呼吸加快，呼吸困难、发绀，可见"三凹征"，并呈进行性加重，常伴有烦躁、焦虑、出汗等。

3. 缺氧症状：不能用通常的吸氧疗法改善，亦不能用其他原发心肺疾病（如气胸、肺气肿、肺不张、肺炎、心力衰竭、胸腔积液、肺占位病变）解释。

4. 部分患者咳血痰或血水样痰。

5. 发热，多见于脓毒症及脂肪栓塞等疾病引起的 ARDS。

（二）体征

早期体征可无异常，或仅闻双肺少量细湿啰音，后期多可闻及水泡音。

二、诊疗常规

（一）临床表现

除原发病如外伤、感染、中毒等原发疾病的症状和体征外，主要表现为突发性、进行性的呼吸窘迫，常伴有烦躁、焦虑、出汗等，其呼吸窘迫不能用一般的吸氧疗法改善，亦不能用其他原发心肺疾病（如肺气肿、心力衰竭等）解释。

（二）辅助检查

1. 胸部 X 线　早期可无异常，或呈轻度间质改变，表现为边缘模糊的肺纹理增多。继之出现斑片状，以致融合成大片状浸润阴影。其演变过程符合肺水肿的特点，快速多变；后期可出现肺间质纤维化的改变。

2. 动脉血气分析　早期典型的改变为 PaO_2 降低，$PaCO_2$ 降低；中后期 PaO_2 严重降低，$PaCO_2$ 升高。氧合指数降低是 ARDS 诊断的必要条件，正常值为 400～500mmHg，急性肺损伤时 <300mmHg，ARDS 时 <200mmHg。

3. 床边肺功能监测　ARDS 时肺顺应性降低，死腔通气量比例（VD/VT）增加，但无呼气流速受限。顺应性的改变对疾病的严重性评价和疗效判断有一定的意义。

4. 血流动力学监测　通常仅用于与左心衰竭鉴别有困难时。通过置入肺动脉漂浮导管可测定肺毛细血管楔压（PCWP），这是反映左房压的较可靠的指标。PCWP 一般 <12mmHg，若 >18mmHg，则支持左心衰竭的诊断。

（三）诊断标准（根据 2012 年柏林新定义）

1. 时间　已知临床发病或呼吸症状新发或加重后 1 周内。

2. 胸腔影像学改变　X 线或 CT 扫描示双肺致密影，并且胸腔积液、肺叶/肺塌陷或结节，不能完全解释。

3. 肺水肿原因　无法用心力衰竭或体液超负荷完全解释的呼吸衰竭。如果不存在危险因素，则需要进行客观评估（例如超声心动图）以排除流体静力型水肿。

4. 氧合状态

（1）轻度：$PaO_2/FIO_2 = 201～300$mmHg，且呼气末正压（PEEP）或持续气道正压（CPAP）$\leqslant 5cmH_2O$。

（2）中度：$PaO_2/FIO_2 = 101～200$ mmHg，且 $PEEP \geqslant 5cm\ H_2O$。

（3）重度：$PaO_2/FIO_2 \leqslant 100$ mmHg，且 $PEEP \geqslant 10cm\ H_2O$。

如果海拔高于 1000 m，校正因子应计算为 $PaO_2/FIO_2 \times$（大气压力/760）。

上述 ARDS 的诊断标准并非特异性的，建立诊断时必须排除大片肺不张、自发性气胸、上气道阻塞、急性肺栓塞、胸腔积液、肺占位病变和心源性肺水肿等，通常能通过详细的病史、体检和 X 线胸片等做出鉴别。与心源性肺水肿鉴别时，应注意心源性肺水肿者卧位时呼吸困难加重，咳粉红色泡沫样痰，肺湿啰音多在肺底部，对强心、利尿剂等治疗效果较好；鉴别有困难时，可通过测定肺毛细血管楔压做出判断。

（四）治疗

ARDS 治疗的目标包括：改善肺氧合功能，纠正缺氧，生命支持，保护器官功能，防治并发症和基础病的治疗。常规的治疗包括：重症监护，氧疗，机械通气，应用呼气末气道内正压（PEEP）或持续气道正压（CPAP）以及合理的液体平衡等。

ARDS 一旦发生，虽有不少治疗措施，但疗效不佳，死亡率高，故应从"防"入手，积极治疗原发病，保证肺部充分通气是预防 ARDS 的基础。ARDS 是急性肺损伤引起的急性呼吸衰竭，因此，预防 ARDS 的关键是早期发现、早期治疗急性肺损伤。

在未获得血培养、痰培养等致病菌检测及药敏试验结果之前，应运用高效、广谱、安全、足量的抗生素，迅速控制感染，待查明致病菌并获得药敏试验结果后，再使用针对性较强的、窄谱抗生素足疗程治疗。同时可静脉滴注乌司他丁注射液及中药参麦注射液、参附注射液、血必净注射液、丹参注射液等具有益气养阴、回阳固脱、清热解毒、活血化瘀功效的现代中药急救制剂，以中和、降解、清除内毒素，调整、保护机体免疫功能，防止炎性介质的失控性释放，改善微循环，保护血管内皮细胞及器官细胞功能，保护肠屏障功能，防止肠道细菌移位。中西医有机结合，细菌、内毒素、炎性介质并治，多途径、多靶点、多环节防治感染性全身炎症反应，彻底清创等综合措施，能较好地限制过度炎症反应，是防治急性肺损伤的关键环节。

1. 西医治疗

（1）机械通气

纠正缺氧为刻不容缓的重要措施。一般需用高浓度给氧才能使 $PaO_2 > 60mmHg$ 或 $SaO_2 > 90\%$。轻症者可用面罩给氧，但多数患者需用机械通气给氧。机械通气时给氧浓度恒定，且可与 PEEP 或 CPAP 同时应用。

ARDS 的机械通气，强调预防性机械通气，能有效地防止肺泡萎陷，纠正通气不足。机械通气的应用应早期实施，作为预防措施，勿施之过迟，失去救治时机。

机械通气只是为治疗 ARDS 赢得时间，它并不能对 ARDS 本身有治疗作用。为了减少机械通气带来的肺损伤，应尽可能采用较低气道峰压（PIP）和 FiO_2，以达到 $SpO_2 > 85\% \sim 90\%$ 或 $PaO_2 \geqslant 50mmHg$（6.67kPa），$CI \geqslant 2.2L/(min \cdot m^2)$ 为合适氧合标准。呼气末正压通气（PEEP）和持续气道正压通气（CPAP）是治疗 ARDS 常规通气方式，还可采用同步间歇指令通气（SIMV）+ PEEP。

根据 ARDS 的病理生理特点，其机械通气宜采用小潮气量高频率通气，通气频率多设为 $15 \sim 25$ 次/分，潮气量选择 $5 \sim 7ml/kg$，FiO_2 和 PEEP 据纠正低氧血症情况及血流动力学指标而调整。关于最佳 PEEP，一般认为 $FiO_2 < 0.5$，$PaO_2 \geqslant 8kPa$（60mmHg），心输出量无明显下降时的 PEEP；或使静态肺顺应性（VT/吸气平台压-PEEP）开始下降前的 PEEP。PEEP 可先调在 $0.29 \sim 0.49kPa$（$3 \sim 5cmH_2O$），以后逐步增加至 $10 \sim 16cmH_2O$。当病情稳定之后可缓慢降低 PEEP 水平。吸气峰压（PIP）限制在 $40cmH_2O$（3.5kPa）以下，只要可能则少于 $30cmH_2O$（3kPa），同时"允许"$PaCO_2$ 增高，以 $PaCO_2$ 不超过 65mmHg 为宜。

（2）维持适当的液体平衡

有效血容量不足时，会加重低血压和休克，但过多的液体又会加重肺水肿。

在血压稳定的前提下，出入液体量宜轻度负平衡（每天负 500ml 左右）；可使用强效利尿剂促进水肿的消退。

关于胶体液补充的问题，由于毛细血管通透性增加时，胶体可渗至肺间质，所以在 ARDS 的早期，若有低蛋白血症，可静脉滴注人血白蛋白。

（3）防治肺水肿

ARDS 典型病理改变是局灶性出血、肺血管充血、肺间质水肿和肺泡水肿、透明膜形成。

糖皮质激素能减轻肺损伤，改善肺毛细血管通透性和肺水肿修复，主张早用、短期使用，当病情好转则在数天内迅速减量直到撤除。推荐使用甲基泼尼松龙 80～120mg/d，或地塞米松 10～30mg/d。适当使用利尿剂如呋塞米，以减轻肺间质水肿，促进肺顺应性和弥散功能恢复。

（4）维持水电解质及酸碱平衡，给予营养代谢支持。

ARDS 患者应实行重症监护，动态监测患者呼吸、循环、水电解质、酸碱平衡、器官功能及基础疾病病情，以便及时调整治疗方案。

ARDS 患者处于高代谢状态，能量消耗增加，故即使在恢复期亦要持续供应能量较长时间。对于急性患者，一般每日供应能量 20～40kcal/kg。

2. 中医治疗　中医认为，本病的发生可由多种原因引起。温热外邪侵袭，气分热盛，肺气受伤；或疔疮痈疡诸病，热毒炽盛，正不胜邪，疔毒内陷走黄；或严重跌仆，损及五脏六腑；或厥脱重症，脏腑真气受伤，"五络俱竭"，或其他如严重产褥伤、大面积烧伤、秽毒气体直接吸入肺、大手术后、大量输血、长期高浓度吸氧、胸部放射性治疗等，都可引肺络受损，肺气虚弱，血瘀水滞，水壅于肺，腑气不通，失其宣降之职，而发暴喘。

暴喘多因邪实壅肺，以"实者泻之""留者攻之"为治则。治当以益气活血通络，泻肺平喘为法或用通腑泻肺之法，急以血必净注射液静滴等，口服承气汤类汤剂，以达益气、活血、行水、泻肺、平喘之效。这些现代中药制剂对提高 ARDS 的救治成功率并改善预后有积极作用。

（1）气分热盛：多见于温热病致暴喘者。症见暴发喘促气急，甚则鼻翼煽动，摇身撷肚，身壮热，汗出，口渴，烦躁，或伴咳嗽，痰稠黄难咯，舌质红，苔薄黄而干，脉洪数。

治法：清气分热，宣肺平喘。

选方：白虎汤加减。

（2）阳明腑实：多见于温热病致暴喘者。症见暴发喘促气息，气高息粗，大便秘结，潮热，手足漐然汗出，腹胀，按之硬，或目中不了了，甚或谵语，循衣摸床，舌苔焦黄起刺或焦黑燥裂，脉沉实。

治法：通腑泄热，清肺平喘。

选方：大承气汤加减。

（3）热入营血：多见于疔毒内陷致喘者。症见暴发喘促气急，气粗息高；痈疡疔疽之肿势向周围扩散，红线向躯干伸延；高热不退，头痛，心烦急躁，呕恶，肢体拘急，继则喘促加重，神昏，谵语，抽搐，痉厥，皮肤发斑，舌质红绛，舌苔黄糙垢腻，脉洪数。

治法：清营解毒，凉血护心平喘。

选方：解毒清营汤（《赵炳南临床经验集》）送服梅花点舌丹（《外科证治全书》）。

（4）水饮射肺：多见于严重外伤，尤其是胸部撞击伤、挤压伤所致暴喘者。症见外伤之后，喘促气逆，胸高息粗，鼻翼煽动，咳嗽，咯白黏痰，胸闷，呕恶，舌苔白腻，脉弦滑。

治法：宣肺渗湿，活血化瘀。

选方：宣肺渗湿汤（验方），药用杏仁、桂枝、葶苈子、赤芍、桑白皮、丹参、当归、郁金、黄芪、血竭。

（5）瘀血犯肺：多见于外伤致暴喘者。症见外伤之后有外出血或内出血，随后喘促气逆，胸高息粗，鼻翼煽动，唇周、指甲及舌色青紫，脉涩。

治法：逐瘀通腑，益气救肺。

选方：桃核承气汤（《伤寒论》）合二味参苏饮。

有厥脱重症致喘者，先按厥脱进行救治。

三、病 案 举 例

1. 病例介绍　陈某，男，56岁。因喘促1天于2014年8月17日23时转入重症医学科。患者于2014年8月12日因重物撞击腰部2天收住骨科治疗，入院时症见腰部疼痛剧烈，活动受限，无喘促、咳嗽、心悸，二便正常，生命体征平稳，入院诊为右侧耻骨支、坐骨支骨折，骶椎骨折，右侧第11肋骨骨折，血胸，给予骨科常规治疗。8月16日午后出现喘促、不能平卧，心悸，唇甲紫绀，腹胀较甚，大便三日未行，尿少，给予吸氧治疗；8月17日晚22时呼吸35～45次/分，吸氧氧流量10L/min，血氧饱和度70%，23时转入重症医学科。

2. 体格检查　T 36.8℃，HR 130～150次/分，R 35～45/分，BP 156/96mmHg。神志清楚，呼吸急促，对答切题，唇甲紫绀；颈软，呼吸35～45/分，双肺呼吸音粗，可闻湿性啰音及哮鸣音，心率130～150次/分，律齐，未闻早搏，腹胀，肠鸣音弱。

3. 转入后检查　2014年8月17日胸部CT检查：胸部CT示双肺肺水肿；血气分析：pH 7.49，PaO_2 38mmHg，$PaCO_2$ 27mmHg；血清白蛋白22g/L。

4. 中医四诊摘要　喘促，外伤后起病，不能平卧，心悸，唇甲紫绀，腹胀较甚，大便三日未行，尿少，舌质红，苔黄，脉滑数。

5. 治疗

（1）告知病情，绝对卧床休息，维持生命体征稳定，保持大小便通畅，预防泌尿道和呼吸道感染，防治消化道应激性溃疡出血。

（2）低盐饮食。

（3）呼吸机辅助通气，PEEP 12cmH_2O。

（4）乌司他丁注射液10万单位静注，每日三次；甲基泼尼松龙120mg静滴，每日一次。

（5）10%人血白蛋白20g静滴，每日三次；托拉塞米20mg静注，每日三次。

（6）血必净注射液50ml静滴，每日两次。

（7）中医治疗：证属水饮射肺，瘀血犯肺，阳明腑实。治法：宣肺渗湿，活血化瘀，通腑泄热。方药：宣肺渗湿汤合大承气汤化裁。

甘遂3g	葶苈子30g	大黄15g	炒枳实15g
川芎15g	红花6g	苏木15g	虎杖15g
柴胡15g	黄芩15g	京半夏12g	木香10g[后下]
砂仁10g[后下]	芒硝10g[冲]	西洋参30g[炖服]	

4剂，水煎温服，2次/日，200ml/次，一日一剂。

（8）密切观察患者症状及体征变化，必要时复查胸部CT检查。

治疗3天后，撤除呼吸机，治疗13天后，复查患者胸部CT示：双肺纹理增粗。各项检查指标基本恢复正常，转出ICU。

（叶 勇　杨志旭）

第五节　多器官功能障碍综合征

【培训目标】

1. 掌握多器官功能衰竭综合征的诊断标准和中西医治疗方法。
2. 了解多器官功能衰竭综合征的疾病特征。

多器官功能衰竭综合征（MODS）指在严重感染、创伤、烧伤、休克及重症胰腺炎等疾病过程中，发病24小时以上，出现2个或2个以上的器官或系统序贯性的功能障碍。

全身炎症反应综合征（SIRS）是导致 MODS 的根本原因，因此，MODS 也可以理解为全身炎症反应综合征加器官功能障碍，而传统的多器官功能衰竭（MOF）就是 MODS 继续发展的终末期结果。本病可参照中医脏竭证辨证救治。

一、疾病特征

（一）一般临床表现

尽管 MODS 涉及面广，临床表现复杂，但仍具有以下特征（表6-2）：

表6-2　多器官功能障碍综合征的临床分期和特征

项目	第1阶段	第2阶段	第3阶段	第4阶段
一般情况	正常或轻度烦躁	急性病容，烦躁	一般情况差	濒死感
循环系统	容量需要增加	高动力状态，容量依赖	休克，心排出量下降，水肿	血管活性药物维持血压，水肿，SVO_2下降
呼吸系统	轻度呼碱	呼吸急促，呼碱、低氧血症	严重低氧血症，ARDS	高碳酸血症、气压伤
肾脏	少尿，利尿药反应差	肌酐清除率下降，轻度氮质血症	氮质血症，有血液透析指征	少尿，血透时循环不稳定
胃肠道	胃肠胀气	不能耐受食物	肠梗阻，应激性溃疡	腹泻，缺血性肠炎
肝脏	正常或轻度胆汁淤积	高胆红素血症，PT延长	临床黄疸	转氨酶升高，严重黄疸
代谢	高血糖，胰岛素需要量增加	高分解代谢	代谢性酸中毒，高血糖	骨骼肌萎缩，乳酸酸中毒
中枢神经系统	意识模糊	嗜睡	昏迷	昏迷
血液系统	正常或轻度异常	血小板降低，白细胞增多或减少	凝血功能异常	不能纠正的凝血障碍

（二）体征

MODS 的临床体征复杂、多样，临床常见体征有血压下降，心律失常，紫绀，呼吸困难，双肺可闻及干湿性啰音，黄疸，出血倾向，少尿，无尿，腹胀，肠鸣音减弱，意识障碍，水肿等。

二、诊疗常规

（一）诊断

MODS 的诊断标准仍不统一，任何一个 MODS 的诊断标准均难以反映器官功能紊乱的全部内容，临床可根据具体情况选择标准（表6-3）。

表6-3 多器官功能障碍综合征诊断标准

系统或器官	诊断标准
循环系统	收缩压低于90mmHg，并持续1小时以上，或需要药物支持才能使循环稳定
呼吸系统	急性起病，$PaO_2/FiO_2 \leq 200$（已用或未用 PEEP），X 线胸片见双肺浸润，$PCWP \leq 18mmHg$，或无左房压升高的证据
肾脏	血 Cr >177μmol/L 伴有少尿或多尿，或需要血液透析
肝脏	血清总胆红素 >34.2μmol/L，血清转氨酶在正常值上限的 2 倍以上或有肝昏迷
胃肠	上消化道出血，24 小时出血量超过 400ml，或胃肠蠕动消失不能耐受食物，或出现消化道坏死或穿孔
血液	血小板 $<50 \times 10^9/L$ 或降低 25%，或出现 DIC
代谢	不能为机体提供所需的能量，糖耐量降低，需要用胰岛素，或出现骨骼肌萎缩、无力等表现
中枢神经系统	格拉斯哥昏迷评分 <7 分

（二）影像学检查

1. 胸部 X 线检查有无肺部感染、肺结核；有无胸腔积液。

2. 头颅 CT 检查帮助诊断脑血管意外。

3. 腹部 X 线检查有无肠梗阻。

4. 腹部 CT 检查有无腹腔积液、胰腺病变。

5. 心脏彩超有无心衰、瓣膜病变。

6. 腹部 B 超有无肝脏损伤，腹腔积液。

7. 肺部 CT 检查有无肺水肿。

（三）辅助检查

MODS 表现为各系统器官功能进行性、序贯性障碍直至衰竭，表现为白细胞增高或降低，血红蛋白降低，血小板减少，血气分析异常，肌酐升高，尿素氮升高，血清总胆红素升高，糖耐量降低，血糖升高，电解质紊乱，酸碱失衡，凝血功能异常，呕吐物或大便潜血阳性，血浆白蛋白降低，转氨酶升高，血尿淀粉酶升高，心肌酶升高，肌钙蛋白阳性，BNP 阳性，降钙素原阳性，血流动力学检查异常等。

（四）治疗

MODS 是继发于多种高危疾患的一种连续发展的综合征，故强调对危重患者应严密监护，早期发现 MODS 先兆，在功能受损期即采取措施，截断其恶性病理生理链。

1. 治疗原发病

及早控制感染、清创排脓、隔离烧伤创面，早期骨折固定，积极有效地治疗原发病是治疗的关键。

2. 控制全身炎症反应综合征、全身炎症反应综合征/代偿性炎症反应综合征失衡、肠道毒素易位。

全身炎症反应综合征、全身炎症反应综合征/代偿性炎症反应综合征失衡、肠道毒素易位是引起 MODS 常见的始动病因，应采取有效的治疗措施。

（1）及时、彻底清除感染灶。

（2）应用针对性抗菌素。

（3）减少肠道毒素易位的发生。进行选择性消化道净化（SDD），即口服不被消化道吸收的抗生素，减少医院内感染。对有高危因素可致肠道内细菌及内毒素易位的患者，应用 SDD 可作为预防性治疗，如 MODS 已累及肠道，则不宜用 SDD，另可服用乳果糖以清洁肠道，减少肠道炎性介质的释放。

3. 衰竭器官的支持

（1）呼吸衰竭：临床上 MODS 最早受累的器官多为肺脏，表现为 ARDS，ARDS 作为 MODS 发生的启动器官，如能有效地控制和治愈 ARDS 是治疗 MODS 的关键。

（2）心脏及循环功能衰竭：如心功能不全应该根据心脏血流动力学情况给予利尿、扩血管、强心、扩容等治疗，对右心室后负荷增高者使用硝普钠或主动脉内气囊反搏术。休克者应恢复循环容量，保证器官的灌注，纠正代谢性酸中毒；在补充血容量、纠正酸中毒的基础上，若血压仍不回升需应用血管活性药物如多巴胺、多巴酚丁胺等。

（3）肾衰竭：积极治疗休克，保证有效循环血量；用血管扩张药增加肾血流量；维持水、电解质及酸碱平衡，防治水分过多和高血钾。

少尿者应用呋塞米（速尿）；可按实际情况采用腹膜透析或血液透析。避免过多使用蛋白制剂，也避免使用对肾脏有损害的药物。

（4）肝功能衰竭：维持适当的循环及营养支持，在限制蛋白质的同时增加葡萄糖和维生素等营养物质，在合并脑病患者使用支链氨基酸液可纠正氨基酸代谢的不平衡。口服乳果糖使肠内呈酸性，减少氨的形成和吸收，降低血氨。有条件可使用人工肝及血浆交换术等以清除 MODS 患者血中有害物质。

（5）胃肠功能衰竭：使用 H_2 受体阻滞剂或质子泵阻滞剂，出血不能控制或穿孔时需手术治疗。使用促动力药恢复胃肠运动功能，也可选用中药大黄。尽早实施胃肠营养，补充足够的谷氨酰胺。

（6）脑功能衰竭：防治脑水肿，可用 20% 甘露醇、20% 白蛋白、地塞米松以及利尿剂。有条件、有适应证者可使用高压氧治疗。早期可予头部局部降温。

（7）血液系统功能衰竭：早期及时给予抗凝、溶栓治疗，抗凝剂有肝素、阿司匹林等，溶栓剂有尿激酶、链激酶。纤溶期在肝素治疗基础上配合使用抗纤溶药物如氨基己酸、止血环酸等。根据病情输入冷冻新鲜血浆、浓缩血小板以及凝血因子。

4. 营养代谢支持

创伤后早期给予营养支持，可明显减少 MODS 发病率和死亡率。

而当发生 MODS 时，需要特殊的代谢支持，着重于支持各器官结构和功能的完整性。

总热量不要每日超过 25～35kcal/kg，随病情好转逐步增加热卡。一般患者非蛋白热量与氮质热量之比为 150～200：1。高代谢的 MODS 患者，非蛋白热量与氮质热量比例为 100：1。糖低于每日 5g/kg；脂肪低于每日 1.0g/kg；蛋白质每日 2～3g/kg。静脉给予氨基酸可发挥减少蛋白分解的效应。

在允许的情况下，应使用肠内营养，可辅加谷氨酰胺。在经口营养无法进行时方用静脉营养。

在补充营养时，还需注意补充主要电解质、维生素和微量元素。

5. 中医治疗

（1）脱证（休克）

1）阴脱证：大汗淋漓，烦躁不安，面色潮红，口渴咽干，尿少，舌红干，脉细数无力。

治法：养阴益气固脱。

选方：生脉散加减。

中成药：（参麦）生脉注射液静脉推注或滴注。

2）阳脱证：大汗淋漓，身凉肢冷，面色苍白，神情淡漠，气息微弱，口淡不渴，舌淡润，脉微欲绝。

治法：回阳固脱。

选方：参附汤。附子、人参、山萸肉等。

中成药：可选参附注射液静脉推注。

3）阳脱阴竭证：神志昏迷，目呆口张，瞳仁散大，身冷肤寒，汗出如油，气少息促，二便失禁，舌卷不展，脉微欲绝。

治法：阴阳两救。

选方：参附汤合生脉饮加减。

中成药：参附注射液联合（参麦）生脉注射液静脉推注或滴注。

（2）肺衰竭（急性肺损伤/急性呼吸窘迫综合征）

肺气衰竭，肺热传腑证：呼吸急促或微弱，痰涎壅盛，舌淡或青紫，脉微弱而数。

治法：益气养阴，泻肺通腑。

选方：生脉散合宣白承气汤加减。

中成药：（参麦）生脉注射液静脉推注或滴注。

（3）关格（急性肾功能障碍）

浊毒内盛证：小便量极少，色黄赤，倦怠乏力，不思饮食，恶心，时有呕吐，舌质淡暗，苔黄腻，脉细数或濡数。

治法：温阳泻下，化浊解毒。

选方：大黄附子汤加减。

中成药：脾肾阳虚者可选参附注射液静脉滴注。

（4）肠痹（急性胃肠功能障碍）

阳明腑实证：腹痛，或腹胀，或呕吐，大便数日不下；或热结旁流，气味恶臭；甚则神昏谵语、小便短黄，舌质红，苔黄厚，脉沉实有力。

治法：通腑泄热。

选方：大承气汤加减。

（5）心力衰竭（急性心脏及循环功能障碍）

阳虚水泛证：全身浮肿，心悸喘促，小便不利，畏寒肢冷，舌淡胖，苔白滑，脉无力而数。

治法：温阳利水。

选方：真武汤合五苓散加减。

中成药：心气虚者可选（参麦）生脉注射液静脉推注或滴注；心阳虚者可选参附注射液静脉推注或滴注等。

（6）神昏（急性脑功能障碍）

痰热蒙窍证：神志模糊，甚至昏睡不醒，呼之不应，不省人事，舌红苔黄腻，脉滑数。

治法：清热涤痰，醒神开窍。

选方：安宫牛黄丸。

中成药：醒脑静注射液，痰湿蒙窍者，可用苏合香丸或至宝丹。

（7）血证（急性凝血功能障碍）

1）瘀血内阻证：疼痛固定，势如针刺、口唇紫绀，皮肤见瘀点、瘀斑，舌质紫暗，脉细涩。

治法：活血化瘀。

选方：血府逐瘀汤加减。

中成药：可选血必净注射液、醒脑静、丹参注射液、丹红注射液等。

2）热迫溢血证：头痛胸痛，胸闷呃逆，心悸，发热，唇暗，舌质红，边有瘀斑或瘀点，脉涩或弦紧。

治法：凉血散血。

选方：犀角地黄汤加减。

3）气虚不摄证：便血色紫黯，面色萎黄，头晕目眩，体倦乏力，心悸，少寐，舌质淡，脉细。

治法：益气摄血。

选方：归脾汤加减。

中成药：气虚不摄（参麦）生脉注射液静脉点滴；阳虚不摄可选参附注射液静脉点滴。

三、病 案 举 例

1. 病例介绍　林某，男，93 岁，因高热、喘促二天伴冷汗淋漓、四肢厥冷、皮肤青紫、高度水肿、尿少、昏迷一天转 ICU。患者因高热一天伴痰黄稠量多于 2014 年 6 月 1 日入住内科治疗，6 月 2 日出现高热、喘促冷汗淋漓、四肢厥冷、皮肤青紫、昏迷、全身浮肿、昏迷、尿少。

2. 体格检查　T 39.8℃，R 35～40 次/分，P 135～145 次/分，BP 75/45mmHg；呼之不应，双上肢、腰背部、腹部、下肢大面积瘀斑，呼吸 35 次/分，双肺可闻及湿啰音，心率 138 次/分，节律整齐，四肢及腰以下高度凹陷性水肿。APACHE Ⅱ 评分：36 分，死亡风险系数：92%。

3. 转入 ICU 后检查

血液细胞分析：WBC 18×10^9/L，PLT 54×10^9/L；降钙素原 3.07ng/ml；超敏 C 反应蛋白 109.8mg/ml；血浆纤维蛋白原 0.79g/L，APTT 61.5 秒，D-二聚体 1.91μg/ml；BUN 21mmol/L，Cr 126μmol/L；总胆红素 57μmol/L，直接胆红素 35μmol/L，间接胆红素 22μmol/L，白蛋白 29.2g/L，谷草转氨酶 143U/L，谷丙转氨酶 85U/L；PaO_2 48mmHg，$PaCO_2$ 27mmHg，pH 7.51；血乳酸 5.3mmol/L。

4. 治疗

（1）菌、毒、炎并治：亚胺培南/西司他丁 0.5g，每 6 小时一次静脉滴注；痰热清 20ml，每天 1 次静脉滴注。

（2）扩容、益气温阳固脱：生脉针 20ml，每天 2 次静脉滴注；参附针 40ml，每天 2 次静脉滴注。

（3）白蛋白 20g，每天 1 次静脉滴注；乌司他丁 10 万 U，每天 2 次静脉滴注；呋塞米 20mg，每天 1 次静脉推注。

（4）摄血活血：血必净 50ml，每天 2 次静脉滴注。

（5）呼吸机辅助通气，12 小时后脱机。

（6）维持水、电解质平衡。

（7）申请输悬浮红细胞及血小板、冷沉淀凝血因子。

抢救 5 小时后，循环稳定，7 小时神志转清，12 小时撤出多巴胺，22 小时脱离呼吸机，48 小时后体温恢复正常。治疗 12 天，时有咳嗽、呼吸平稳，咳痰黄白，痰少易咯，皮肤青紫消退、全身浮肿明显减轻。查体：T 36.8℃，R 19 次/分，P 85 次/分，BP 110/55mmHg。神清，双上肢、腰背部、腹部、下肢大面积瘀斑已消，呼吸 19 次/分，双肺可闻及少许湿啰音，心率 85 次/分，节律整齐，四肢及腰以下高度凹陷性水肿明显减轻。实验室指标大部分恢复正常，转出 ICU。

（叶 勇 杨志旭）

第七章

呼吸系统急症

第一节　慢性阻塞性肺疾病急性加重

【培训目标】

1. 掌握慢性阻塞性肺疾病急性加重的中西医诊断要点和处理措施。
2. 熟悉慢性阻塞性肺疾病的临床特征。
3. 了解慢性阻塞性肺疾病急性加重的中西外治法。

　　慢性阻塞性肺疾病（chronic obstructive pulmonary disease，COPD）是一种以持续气流受限为特征的可以预防和治疗的疾病，其气流受限多呈进行性发展，与气道和肺组织对烟草、烟雾等有害气体或有害颗粒的慢性炎症反应增强有关。目前，我国40岁以上人群中慢性阻塞性肺疾病的患病率高达8.2%。慢性阻塞性肺疾病急性加重是一种急性事件，特征为患者的呼吸症状加重，超过日常的波动范围，且导致药物治疗的改变。

　　中医学中没有慢性阻塞性肺疾病这一病名，但根据其临床表现可归属于中医学的"咳嗽""喘病""肺胀"等范畴。

一、疾病特征

（一）一般临床表现

　　1. 起病缓慢，病程较长，有吸烟史、职业性或环境有害物质接触史，多于中年以后发病，症状好发于秋冬寒冷季节。

　　2. 咳嗽　初起咳嗽呈间歇性，早晨较重，以后早晚或整日均有咳嗽。

　　3. 咳痰　咳少量黏液性痰，部分患者在清晨较多；合并感染时痰量增多，常伴脓性痰。

　　4. 呼吸困难　早期在劳力时出现，后逐渐加重，以致在日常生活甚至休息时也感到气短。

　　5. 喘息和胸闷　部分患者特别是重度患者可出现喘息和胸闷。

　　6. 其他　晚期患者有体重下降、食欲减退、肌肉萎缩和功能障碍、精神抑郁和（或）

焦虑等。

（二）体征

早期体征可无异常，随疾病发展出现桶状胸、肺部过清音、心浊音界缩小、肺下界和肝浊音界下降、双肺呼吸音减弱、呼气延长，部分患者可闻及湿性啰音和（或）干性啰音。

二、诊 疗 常 规

（一）临床表现

1. 有慢性支气管炎、支气管哮喘、支气管扩张等慢性肺病史或有危险因素接触史，如吸烟史、环境职业污染史。

2. 咳嗽、咯痰、气急、呼吸困难、胸闷等症状较前加重，同时具有桶状胸、肺部叩诊过清音、听诊呼吸音低或啰音等体征。

（二）影像学检查

1. X线检查　肋骨平行、肋间隙增宽、胸廓呈桶状，横膈活动度减弱、位置低平、肺野透亮度增加、肺纹理紊乱、或夹有片状阴影，心影缩小，常呈垂直位，后期可见心影扩大。

2. 胸部CT　CT对辨别小叶中心型或全小叶型肺气肿及确定肺大疱的大小和数量，有很高的敏感性和特异性，对预计肺大疱切除或外科手术等的效果有一定价值。

（三）肺功能检查　第一秒用力呼气容积占用力肺活量百分比（$FEV_1/FVC\%$）是评价气流受限的一项敏感指标，$FEV_1/FVC < 70\%$ 提示为不能完全可逆的气流受限。第一秒用力呼气容积占预计值百分比（$FEV_1\%$ 预计值）常用于 COPD 病情严重程度的分级评估，还可见肺总量（TLC）、功能残气量（FRC）、残气量（RV）增高和肺活量（VC）减低。

（四）辅助检查

1. 血常规检查　合并细菌感染时白细胞可升高，中性粒细胞百分比增加，血红蛋白、红细胞计数和红细胞压积可增高。

2. 血气分析检查　可诊断低氧血症、高碳酸血症、酸碱平衡失调、呼吸衰竭及其类型。

3. 痰培养　患者合并感染时，痰涂片中可见大量中性粒细胞，痰培养可检出各种病原菌。

4. 心电图检查　一般正常或呈低电压，合并肺源性心脏病时可出现右心房、室肥大的改变，如电轴右偏、顺钟向转位、肺性 P 波等。

（五）治疗

1. 避免或防止吸入粉尘、烟雾及有害气体，确定急性加重的原因及病情严重程度。如为感染所致，应根据患者所在地常见病原菌类型及药物敏感情况积极选用抗生素治疗。

2. 氧疗　发生低氧血症者可鼻导管吸氧，或通过文丘里（Venturi）面罩吸氧。

3. 支气管舒张药　主要有 β_2 肾上腺素受体激动剂，如：沙丁胺醇气雾剂、特布他林气雾剂；抗胆碱能药，如：异丙托溴铵气雾剂、噻托溴铵；茶碱类，如：氨茶碱、多索茶碱。

4. 糖皮质激素　可考虑口服泼尼松龙，也可静脉注射甲泼尼龙、氢化可的松。

5. 磷酸二酯酶4（PDE-4）抑制剂　PDE-4 抑制剂的主要作用是通过抑制细胞内环腺

苷酸降解来减轻炎症，如：罗氟司特等。

6. 祛痰剂　患者的气道内可产生大量黏液分泌物，影响气道通畅，可予祛痰剂，如：氨溴索、乙酰半胱氨酸等、溴己新等。

7. 机械通气　根据病情需要，可选用无创或有创方式给予机械通气。

8. 中医治疗

（1）治疗原则：根据标本虚实，分别选用祛邪扶正之法。邪实当祛邪，如：祛邪宣肺（辛温、辛凉）、化痰（温化、清化）、温阳利水、开窍。本虚则扶正，如：补益肺、脾、肾，正气欲脱则扶正固脱、救阴回阳。

（2）辨证论治

1）初起阶段

①外寒内饮：头痛、身痛，发热畏寒，咳嗽，气急，喉中痰声漉漉，痰色白清稀，胸闷气憋，舌质淡，苔薄白，脉滑，脉浮紧或弦紧。

治法：解表散寒，温肺化饮。

选方：小青龙汤加减。

②风热犯肺：发热，恶风或恶热，头痛、肢体酸痛，咳嗽咽痛，气急，痰黄，舌质红，苔薄白或黄，脉滑或脉浮数。

治法：疏风散热，宣肺平喘。

选方：银翘散合麻杏石甘汤加减。

2）进展阶段

①痰浊壅肺：咳嗽喘息，咯唾痰涎，量多色灰白，胸胁膨满，气短，不得平卧，心胸憋闷，苔白腻，脉弦滑。

治法：通阳泄浊，豁痰开结。

选方：二陈汤合三子养亲汤加减。

②痰热壅肺：喘促气急，胸膈满闷，张口抬肩，不能平卧，咯黄黏痰，或发热，或痰中带血，大便秘结，口干欲饮，舌质红，舌苔黄，脉滑数。

治法：清热化痰平喘。

选方：定喘汤合清气化痰丸加减。

中成药可选用痰热清注射液。

③肺气郁闭：常因情志刺激而诱发，发作时突然呼吸短促，息粗气憋，胸闷，咽中如窒，但喉中痰鸣不甚，或无痰声，平素多忧思抑郁，失眠、心悸，苔薄，脉弦。

治法：开郁降气平喘。

选方：五磨饮子加减。

3）危重证阶段

①水气凌心：喘促气急，痰涎上涌，不得平卧，动则喘咳更甚，心悸气短，烦躁不安，尿少肢肿，形寒肢冷，颜面灰白，口唇青紫，舌体胖、边有齿痕，舌苔白，脉沉滑数。

治法：温阳利水。

选方：真武汤合五苓散加减。

中成药可选用参附注射液。

②痰热蒙窍：咳逆喘促，神志恍惚，躁烦不安，狂言躁动、撮空理线，表情淡漠，嗜

睡，昏迷，舌质暗红，苔白腻或黄腻，脉细滑数。

治法：清热涤痰开窍。

选方：涤痰汤加减。

中成药可选用安宫牛黄丸、清开灵或醒脑静注射液。

（3）中医外治

1）针灸：根据病情，可选用选定喘、天突、肺俞等穴。外邪束表者，配风池、列缺；痰浊壅盛者，配足三里、丰隆；痰蒙神窍者，选人中、涌泉、太冲；体虚者，配足三里、大包、血海、阴陵泉、腹哀。

2）穴位外敷：将白芥子、川椒、全蝎研末，用姜汁调拌后，掺入冰片适量，外敷双侧肺俞、天突、膻中等穴。

3）中药灌肠：根据病情，选用大黄、芒硝、枳实、厚朴等药物，水煎取液，保留灌肠。

4）中药雾化治疗：将具有清热解毒、化痰排脓等作用的中药注射液，如痰热清等，雾化吸入。

三、病案举例

1. 病例介绍 高某，男，68 岁，初诊：2013 年 11 月 9 日。主诉：反复咳嗽、咳痰、气急 20 余年，加重 5 天。5 天前受凉后出现咳嗽，咳痰，痰黄质黏，气急不能平卧，口唇紫绀，口干苦，头晕，胸闷，夜寐差，时汗出，纳差，大便干，小便尚可，下肢浮肿，无发热、咳血、咳粉红色泡沫痰，无胸痛，无恶心、呕吐，舌黯红，苔黄腻，脉滑。

患者既往有高血压病史 10 年，控制尚可；否认肝炎、结核病史，否认外伤、手术及药物过敏史，无输血史。

2. 体格检查 神志清，精神萎，半卧位，查体合作。气管居中，桶状胸，两肺呼吸运动均等，叩诊呈过清音，呼吸音粗，双肺可闻及散在干湿性啰音，未闻及胸膜摩擦音。心前区无隆起，心尖搏动及触诊不明显，未触及震颤，叩诊心浊音界左下扩大，心率 82 次/分，律齐，A2 > P2，各瓣膜听诊区区未闻及病理性杂音，未闻及心包摩擦音，腹平软，无压痛及反跳痛，双肾区无叩击痛，双下肢轻度浮肿，生理反射存在，病理征未引出。

3. 理化检查 2013 年 11 月 9 日，胸部正位片示：肺气肿征，双肺纹理增多、紊乱；心电图示：左心室高电压，肺型 P 波；血常规检查：中性粒细胞 73.2%；BNP 308.5ng/L；肝、肾功能，便、尿常规检查正常。

4. 中医四诊摘要 反复咳嗽、咳痰、气急 20 余年，加重 5 天，咳黄黏痰，气急不能平卧，口干苦，口唇紫绀，头晕，胸闷，夜寐差，时汗出，纳差，大便干，小便尚可，下肢浮肿，舌黯红，苔黄腻，脉滑。

5. 诊疗方案

（1）持续低流量吸氧，卧床休息；

（2）完善血气分析、心脏彩超等检查进一步协诊；

（3）静推氨溴索化痰，静滴氨茶碱，异丙托溴铵雾化吸入解痉平喘；

（4）完善 C 反应蛋白、降钙素原、痰涂片、痰培养等检查确定是否合并细菌感染，有指征者抗感染治疗；

（5）中医辨证论治：患者久病肺脾气虚，偶感外邪，痰浊内蕴，郁而化热，宣肃失司，治以清热化痰，降逆平喘，方用桑白皮汤加减。

桑白皮 15g	桑叶 9g	杏仁 9g	黄芩 12g
川贝母 3g	全瓜蒌 12g	法半夏 9g	紫苏 9g
野荞麦 12g	胡颓叶 12g	嫩射干 9g	葶苈子 9g
大枣 9g	炒谷麦芽^各 15g		

4 剂，水煎温服，2 次／日，200ml／次，一日一剂。

（方邦江　曹　敏）

第二节　重症哮喘

【培训目标】

1. 认识重症哮喘对机体致命性的危害。
2. 重症哮喘的临床特征和诊治要点。
3. 掌握重症哮喘的救治原则。

重症哮喘是指有频繁严重急性加重（或死亡）和（或）药物不良反应和（或）慢性并发症（包括肺功能受损或儿童肺发育迟缓）的危险，可分为未治疗的重症哮喘、治疗困难的重症哮喘和治疗抵抗的重症哮喘三组。危重哮喘，致死性哮喘（near-fatal asthma）或危及生命哮喘（life threatening asthma），是哮喘急性发作的最严重状态，气流受限持续或迅速进展以致通气衰竭，发生高碳酸血症或有其他危及生命的表现。治疗不当，也可产生气道不可逆性缩窄，因此，合理的防治至关重要。本病的发病率，在发达国家高于发展中国家，城市高于农村。

本病可参照中医哮病辨证救治。

一、疾病特征

（一）一般临床表现

1. 重度哮喘　患者在休息状态下也存在呼吸困难、端坐呼吸，语言受限，常有烦躁、焦虑、发绀、大汗淋漓症状。呼吸频率常大于 30 次／分，辅助呼吸肌参与呼吸运动。双肺满布响亮的哮鸣音，脉率 >110 次／分，常有奇脉。PEF 昼夜变异率 >30%。吸入空气的情况下，$PaCO_2$ >45mmHg，PaO_2 <50mmHg，SaO_2 <91% ~92%，pH 降低。

2. 危重型哮喘　除上述重度哮喘的表现外，患者常不能讲话，嗜睡或意识模糊，呼吸浅快，胸腹矛盾运动，三凹征，呼吸音减弱或消失（沉默肺），心动徐缓，动脉血气表现为严重低氧血症和呼吸性酸中毒，提示危险征兆，患者呼吸可能很快停止，于数分钟内死亡。原因可能为广泛痰栓阻塞气道，呼吸肌疲劳衰竭，或并发张力性气胸、纵隔气肿。根据其临床特点，危重哮喘可分为缓发持续型和突发急进型两种基本类型。

（1）缓发持续型：即致死性哮喘Ⅰ型，多见于女性，约占致死性哮喘的 80% ~85%。患者症状控制不理想，常反复发作，或长时间处于哮喘持续状态不能缓解，常规治疗效果

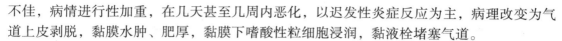

不佳，病情进行性加重，在几天甚至几周内恶化，以迟发性炎症反应为主，病理改变为气道上皮剥脱、黏膜水肿、肥厚，黏膜下嗜酸性粒细胞浸润，黏液栓堵塞气道。

（2）突发急进型：即致死性哮喘Ⅱ型，较少见，主要发生在青壮年，尤其是男性患者。病情突然发作或加重，若治疗不及时，可于短时间内（几小时甚至几分钟内）迅速死亡，故也称为急性窒息性哮喘。以速发性炎症反应为主，主要表现为严重气道痉挛，病理变化表现为气道黏膜下以中性粒细胞浸润为主，而气道内无黏液栓。若治疗及时，病情可迅速缓解。

（二）体征

1）哮喘急性发作时的典型体征为两肺闻及广泛的哮鸣音。

2）呼吸频率 >30 次/分，形成浅快呼吸。

3）辅助呼吸肌活动增强，过度收缩。

4）心率 >120 次/分，但是严重的低氧血症也可损害心肌，反使心率减慢。

5）哮喘严重发作时血压常升高，但当静脉回心血量明显减少、心肌收缩力减低时血压反会下降，因而血压降低是病情严重的指标。

6）心排血量吸气相降低现象放大，可出现奇脉。但需注意在哮喘患者衰竭时，不能产生显著的胸膜腔内压波动也会导致压差减少，因而不出现奇脉并不总是轻症发作。

7）不能平卧、出汗、感觉迟钝；不能讲话均提示患者处于严重状态。

二、诊　疗　常　规

（一）诊断

1. 反复发作的哮喘病史，以及存在有上述导致哮喘严重发作持续的因素。

2. 极度呼吸困难、烦躁、端坐呼吸、不能言语或言语不连续、大汗淋漓、胸腹矛盾呼吸、紫绀、嗜睡、意识模糊、心率 >120 次/分或心动过缓、出现肺性奇脉、血压下降、哮鸣音可减弱甚至消失。

3. $PaO_2 < 8$ kPa（60mmHg），$PaCO_2 > 6$kPa（45mmHg），$SaO_2\% < 90\%$，pH < 7.35。

4. 常规平喘治疗无效。

（二）影像学检查

胸部 X 线检查缓解期哮喘患者 X 线多无明显异常，哮喘发作时可见两肺透亮度增加，呈过度充气状态。如并发呼吸道感染，可见肺纹理增加及炎症性浸润阴影。同时要注意肺不张、气胸或纵隔气肿等并发症的存在。

（三）辅助检查

1. 肺功能检查　哮喘控制水平的患者其肺通气功能多数在正常范围。在哮喘发作时，由于呼气流速受限，表现为第一秒用力呼气量（FEV1）、第一秒率（FEV1/FVC%）、最大呼气中期流速（MMER）、呼出 50% 与 75% 肺活量时的最大呼气流量（MEF50% 与 MEF75%）以及呼气峰值流量（PEFR）均减少。可有用力肺活量减少、残气量增加、功能残气量和肺总量增加，残气占肺总量百分比增高。经过治疗后可逐渐恢复。肺功能检查对确诊哮喘非常有帮助，是评价疾病严重程度的重要指标，同时也是评价疗效的重要指标。哮喘患者应定期复查肺功能。日常监测 PEF 有助于评估哮喘控制程度。

2. 痰嗜酸性粒细胞或中性粒细胞计数　痰嗜酸性粒细胞或中性粒细胞计数可用来评估与哮喘相关的气道炎症。

3. 呼出气 NO 浓度　测定呼出气 NO（FeNO）也可作为哮喘时气道炎症的无创性标志物。痰液嗜酸性粒细胞和 FeNO 检查有助于选择最佳哮喘治疗方案。

4. 变应原检查　可通过变应原（即过敏原）皮试或血清特异性 IgE 测定证实哮喘患者的变态反应状态，以帮助了解导致个体哮喘发生和加重的危险因素，也可帮助确定特异性免疫治疗方案。

（四）治疗

气道炎症几乎是所有类型哮喘的共同特征，也是临床症状和气道高反应性的基础，气道炎症存在于哮喘的各个阶段。虽然哮喘目前尚不能根治，但以抑制炎症为主的规范治疗能够控制哮喘的临床症状。哮喘应采取综合性治疗手段，包括避免接触过敏原及其他哮喘触发因素、规范化的药物治疗、特异性免疫治疗及患者教育。

急性发作的处理

1. 控制哮喘

（1）给氧：给高浓度鼻导管吸氧，及时纠正缺氧，使 $PaO_2 > 60mmHg$。缺氧严重时应用面罩或鼻罩给氧。

（2）控制哮喘：急诊治疗急性哮喘主要是吸入 β_2 受体激动剂和抗胆碱能药物。气雾剂/雾化溶液最有效的颗粒大小为 $1 \sim 5\mu m$，更大的颗粒因沉积于口腔而无效，小于 $1\mu m$ 的颗粒则因太小而在气道中进行布朗运动，无法进入更小的气道。标准给药方法：①沙丁胺醇，成人口服 $2 \sim 4mg$/次，3 次/日；或喷雾剂吸入，成人 2 喷/次，$3 \sim 4$ 次/日；②对治疗无反应或反应差者，常应用 β_2 受体激动剂有较好效果，如特布他林或肾上腺素皮下注射。

2. 药物治疗

（1）糖皮质激素

1）局部糖皮质激素：如用丙酸倍氯米松气雾剂，每日可吸入 $8 \sim 16$ 揿（$400 \sim 800\mu g$），早晨应用 1 次。通过储雾罐吸入，或用碟式干粉吸入器。如用，则用 $200\mu g$ 的剂型，每日清晨 $2 \sim 4$ 药泡，吸入糖皮质激素气雾剂后，应用清水漱口。如全身应用糖皮质激素，则在停用全身激素后应用。

2）全身应用糖皮质激素：在开始时，应用泼尼松 1 周左右，每日剂量为 $1 \sim 1.5mg$/kg，早晨 1 次或分次服用。1 周后逐渐减量，直至停用口服制剂，以吸入糖皮质激素气雾剂。

（2）β_2 肾上腺素受体激动剂

1）吸入治疗。

2）硫酸沙丁胺醇控释片，每日 2 次，每 12 小时 1 次，每次 4mg。

（3）色甘酸钠气雾剂：色甘酸钠气雾剂每日 4 次，每次 2 揿，吸入方法同局部糖皮质激素。

（4）茶碱缓释片：每日 2 次，如用茶碱，可按上述剂量将茶碱 1 天总量平均分为 3 次给药。应用茶碱类药物，最好进行血药浓度监测，以使血浆茶碱浓度为 $5 \sim 15\mu g/ml$ 为宜。

（5）细胞膜稳定剂：如用酮替芬，每次用 $0.5 \sim 1mg$（3 岁以下用 0.5mg，3 岁以上用 1mg），每 12 小时用药 1 次。

3. 中医治疗

（1）治疗原则：发时以邪实为主，当攻邪治标，分别寒热，予以温化宣肺或清化肃肺。久病虚实夹杂者，又当兼顾。平时以正虚为主，当扶正治本，审察阴阳，分别脏器，采用补肺、健脾、益肾等法。

（2）辨证论治

1）寒哮证：症见呼吸急促，喉中哮鸣如水鸡声，呼吸急促，喘憋气逆，胸膈满闷如塞，咳不甚，痰少咯吐不爽，色白而多泡沫，口不渴或渴喜热饮，形寒怕冷，天冷或受寒易发，面色青晦，舌苔白滑，脉弦紧或浮紧。

治法：温肺散寒，化痰平喘。

选方：射干麻黄汤加减。

2）热哮证：症见喉中痰鸣如吼，喘而气粗息涌，胸高胁胀，咳呛阵作，咳痰色黄或白，黏浊稠厚，排吐不利，口苦，口渴喜饮，汗出，面赤，或有身热，甚至有好发于夏季者，舌苔黄腻，质红，脉滑数或弦滑。

治法：清热宣肺，化痰降逆。

选方：定喘汤加减。

3）喘脱危证：症见哮病反复久发，喘息鼻塞，张口抬肩，气短息促，烦躁，昏蒙，汗出如油，四肢厥冷，舌质青黯苔腻或滑，脉浮大无根。

治法：补肺纳肾，扶正固脱。

选方：回阳救急汤合生脉饮加减。

（3）中医外治

1）体针：取穴：①定喘、孔最、肾俞；②肺俞、大椎、足三里。每日取穴1组，交替使用。10~15天为一个疗程。对寒哮发作患者可即刻缓解支气管平滑肌痉挛，降低气道阻塞。

2）敷贴：白芥子、延胡索各21g，细辛、甘草各12g，每年三伏天进行穴位敷贴，3年为一个疗程。

三、病案举例

1. 病例介绍　患者男性，61岁。反复气喘25年，突然加重1小时伴呼吸困难，不能讲话，躁动不安。患者自1979年开始每当闻烟雾、油漆或受凉感冒出现咳嗽、气喘。春冬季好发，每年发作2~3次。近2年加重，每年发作4~5次。平时服用长效氨茶碱、特布他林、溴己新等治疗。缓解期无症状。1小时前因受凉喘息再次发作，并伴心悸、呼吸困难、给予抗炎、静注二羟丙茶碱注射液及地塞米松，稍好转。半小时前呼吸困难突然加重，不能讲话。

2. 体格检查　T 37.3℃，P 87次/分，R 28次/分，BP 108/68mmHg。神志恍惚，口唇发绀，双肺呼吸音粗，布满哮鸣音，心率87次/分，律齐。腹部（-），双下肢无浮肿。

3. 入院后检查　血常规：WBC 14.4×10^9/L，RBC 4.22×10^9/L，Hb 128/g，N 78.9%，L 14.4%，M 5.9%，E 0.7%，B 0.1%；动脉血气分析：pH 7.124，PaO_2 9.2kPa，$PaCO_2$ 11.5kPa，BE -0.5mmol/L。

4. 中医四诊摘要：平素形寒怕冷，面色青晦，突发呼吸急促，喘憋气逆，胸膈满闷如塞，舌苔白滑，脉弦紧。

5. 治疗

（1）立即给予面罩吸氧，氧流量3L/min。

（2）持续雾化吸入沙丁胺醇与异丙托溴铵气雾剂。

（3）甲泼尼龙40mg，一日两次，静脉注射。

（4）中医治疗：证属寒哮证，治法温肺散寒，化痰平喘。方选射干麻黄汤加减。

射干 15g	麻黄 10g	干姜 5g	细辛 2g
黄芩 5g	仙茅根 30g	紫菀 15g	防风 15g
地龙 15g	五味子 10g	焦三仙各 15g	款冬花 10g
制附子 10g(后下)	麦冬 10g	党参 10g	白术 10g

4剂，水煎温服，2次/日，150ml/次，一日一剂。

（5）密切观察患者症状及体征变化。

（梁 群）

第三节 支气管扩张咯血

【培训目标】

1. 掌握支气管扩张咳血的诊疗思路、急诊处理方法、中西医结合的治疗方法和救治原则。

2. 熟悉支气管扩张咳血的临床特征和诊治要点。

支气管扩张（bronchiectasis）是咳血的常见病因之一。表现为反复咳血。主要病因是支气管-肺组织感染和支气管阻塞，按其咳血量将其分为：少量咯血、中等量咯血和大咯血。通常大咯血是指：1次咯血量超过100ml，或24小时内咯血量超过600ml以上者。需要强调的是，对咯血患者病情严重程度的判断，不要过分拘泥于咯血量的多少，而应当结合患者的一般情况，包括营养状况、面色、脉搏、呼吸、血压以及有否发绀等，进行综合判断。

支气管扩张咳血属于中医学"血证 咳血"的范畴，血由肺及气管外溢，经口而咳出，表现为痰中带血，或痰血相兼，或者纯血鲜红，兼夹泡沫，均称为咳血，亦称为咯血。

一、疾 病 特 征

（一）一般临床表现

1. 患者幼年可有麻疹、百日咳、支气管肺炎、肺结核等病史，以后常有反复发作的呼吸道感染。

2. 咯血可长达数年或数十年，程度不等，从少量血痰到大量咯血不等，咯血量与病情严重程度有时不一致。有些患者平素无咳嗽、咳痰等呼吸道症状，以反复咯血为主要表现，称"干性支气管扩张"。

3. 反复发生感染可出现发热、胸痛、乏力、食欲减退、消瘦、贫血等。

（二）体征

早期或干性支气管扩张可无异常肺部体征。病变重或继发感染时常可闻及下胸部、背部固定而持久的局限性粗湿啰音，有时可闻及哮鸣音，咳嗽时可闻及干湿啰音。部分患者伴有杵状指（趾）、肺气肿征。

二、诊 疗 常 规

（一）诊断标准

1. 多在童年患肺炎、百日咳等肺部严重感染病史。

2. 慢性反复发作，病程长，主要症状是咳嗽、咳痰、咳血。

3. 反复肺部感染　特点为同一部位反复感染或迁延不愈。

4. 体征　病变局部可听到局限性粗、中湿啰音，咳嗽后可暂时减少或消失，部分患者有杵状指。

5. 胸部 X 线检查　胸部平片见肺纹理增粗，或粗乱肺纹理中见环装或条状透亮阴影，或呈卷发样阴影。支气管碘油造影可确诊，并能明确病变部位、范围、性质及严重程度。

6. 支气管造影、肺部 CT、纤维支气管镜检查　可出现相应改变。

（二）实验室及辅助检查

1. 痰液　痰液收集于玻璃瓶中静置后分 4 层，上层为泡沫，下层为脓性成分，中层为浑浊黏液，底层为坏死组织沉淀物。通过痰涂片和培养，查找一般致病菌、结核菌、真菌、寄生虫卵及肿瘤细胞等。

2. 胸部 X 线检查　轻症患者常无特殊发现，或仅有一侧或双侧下肺纹理局部增多增粗，排列紊乱现象。支气管柱状扩张典型的 X 线表现是轨道征，系增厚的支气管壁影；囊状扩张特征性改变为卷发样阴影，表现为粗乱肺纹理中有多个不规则的蜂窝状透亮阴影，感染时阴影内出现液平面。

3. CT 扫描　显示管壁增厚的柱状扩张或成串成簇的囊状改变，并能显示次级肺小叶为基本单位的肺内细微结构，目前已基本取代支气管造影。

4. 纤维支气管镜　可发现部分患者的出血部位或阻塞原因。可取灌洗液做细菌学和细胞学检查。

5. DSA　可对支气管动脉和周围血管进行选择性血管造影，有指征时可进行动脉栓塞介入止血。

（三）生命指征评估

1. 评估感染症状和体征，观察体温变化。

2. 评估咳血量。

3. 评估意识、窒息先兆症状。

4. 观察止血措施的效果和副作用。

（四）治疗

1. 一般处理

（1）绝对卧床：使身体与床成 40°～90°。大咳血时使患者侧卧位，保持健侧肺及气道通畅，维持氧供。

（2）高流量吸氧：用鼻导管 3～6L/min 吸氧。

（3）镇静：患者常有恐惧、精神紧张，对无严重呼吸障碍者可适当给予镇静剂，2～3 次/日。严重者可用苯巴比妥口服或肌内注射，0.1g/次，必要时可重复。

（4）镇咳：原则上不用镇咳剂，但剧烈咳嗽可引发再次出血，因此必要时可口服镇咳剂。

（5）输血：持续大出血出现血容量不足者，应及时输血补充血容量。

2. 大咳血急救

（1）药物止血：①可用垂体后叶素：可直接作用于血管平滑肌，具有强烈的血管收缩作用。具体用法：垂体后叶素 5～10U 加入 5% 葡萄糖液 20～40ml，缓慢静注（10～15 分钟注毕）；或垂体后叶素 10～20U 加入 5% 葡萄糖液 250～500ml，静滴。必要时 6～8 小时重复 1 次。用药过程中，若患者出现头痛、面色苍白、出汗、心悸、胸闷、腹痛、便意及血压升高等副反应，应注意减慢静注或静滴速度。对患有高血压、冠心病、动脉硬化、肺源性心脏病、心力衰竭以及妊娠患者，均应慎用或不用垂体后叶素；②抗纤溶药物（EACA、PAMBA）：均通过抑制纤维蛋白的溶解起到止血作用。具体用法：氨基己酸 6.0g 加入 5% 葡萄糖液 250ml，静滴，每日 2 次；或氨甲苯酸 0.1～0.2g 加入 5% 葡萄糖液 20～40ml 中，缓慢静注，每日 2 次，或氨甲苯酸 0.2g 加入 5% 葡萄糖液 250ml 中，静滴，每日 1～2 次；③其他：酚磺乙胺：具有增强血小板功能和黏合力、减少血管渗透的作用，从而达到止血效果。具体用法：酚磺乙胺 0.25g 加入 5% 葡萄糖液 40ml 中，静注，每日 1～2 次；或酚磺乙胺 0.75g 加入 5% 葡萄糖液 500ml 中，静滴，每日 1 次。此外，止血药还包括：血管扩张药：酚妥拉明、普鲁卡因，减少毛细血管渗漏的卡巴克络、参与凝血酶原合成的维生素 K、对抗肝素的鱼精蛋白以及中药云南白药、各种止血粉等。鉴于临床大咯血多是由于支气管或肺血管破裂所致，故上述药物一般只作为大咯血的辅助治疗药物。

（2）防治窒息：因咳血窒息是导致患者死亡的主要原因。重点是保持呼吸道通畅和纠正缺氧。如自主呼吸极弱或消失，行气管插管或机械通气。心脏骤停即行心肺复苏。

（3）介入治疗：用于药物不能控制、无手术指征的急性大咳血，如：①经纤维支气管镜局部止血；②DSA 支气管动脉栓塞止血。

3. 控制感染 选择有效的抗生素是急性感染期的主要治疗措施，可根据痰菌培养及药敏选择敏感抗菌药物，在结果未回时尽可能根据症状、体征、痰液形状选择。轻症患者一般可选择口服药物，如阿莫西林、三代头孢，喹诺酮类。感染严重者应考虑静脉用药，若痰培养出致病菌可根据药敏选择敏感抗菌药物。

4. 保持引流通畅 以祛痰药稀释痰液，支气管扩张药促进排痰、体位引流清除排痰。祛痰药可选用溴己新、氨溴索等。支气管舒张药可用 β_2 受体激动剂或异丙托溴铵喷雾吸入，或者氨茶碱口服。如体位引流痰液仍难排出，可经纤维支气管镜吸痰，以及用生理盐水冲洗稀释痰液。

5. 手术治疗 手术之前应对患者进行胸片、纤维支气管镜等检查，明确出血部位。同时应对患者的全身健康状况及心、肺功能有一个全面的评价。对无法接受心、肺功能测试的患者，应根据病史、体检等进行综合判断。

手术适应证

（1）24 小时咯血量超过 1500ml，或 24 小时内 1 次咯血量达 500ml，经内科治疗无止血趋势。

（2）反复大咯血，有引起窒息先兆时。

（3）支气管扩张一叶肺或一侧肺有明确的慢性不可逆性病变。

手术禁忌证

（1）两肺广泛的弥漫性病变（如两肺广泛支气管扩张、多发性支气管肺囊肿等）。

（2）全身情况差，心、肺功能代偿不全。

（3）非原发性肺部病变引起的咯血。

6. 中药治疗

（1）治疗原则：止血、宁血、补虚。

（2）辨证论治

①燥热犯肺：症见咳嗽痰血，鼻燥咽干，发热喉痒，咳痰不爽，舌质红，少津，苔薄黄，脉数。

治法：清热润肺、宁络止血。

选方：桑杏汤加减。

中成药可选择痰热清和云南白药。

②肝火犯肺：症见咳嗽阵作，痰中带血，胸胁牵痛，烦躁易怒，目赤口苦，便秘溲赤，舌质红，苔薄黄，脉弦数。

治法：清肝泻肺、凉血止血。

选方：黛蛤散合泻白散加减。

中成药可选择清开灵和云南白药。

③阴虚肺热：症见咯血少痰，痰中带血，经久不愈，血色鲜红，口干咽燥，两颧红赤，潮热盗汗，舌质红，苔少，脉细数。

治法：滋阴润肺、降火止血。

选方：百合固金汤加减。

中成药可选择生脉注射液和云南白药。

④气虚失摄：症见体虚气弱，神疲乏力久咳不已，痰中带血或鲜血，动则喘促汗出，头晕心慌，舌淡胖苔薄白，脉细弱无力。

治法：益气摄血，宁络止咳。

选方：益气止血汤加减。

中成药可选择生脉注射液和云南白药。

（3）针灸治疗

①本经穴：尺泽、合谷、太渊、鱼际，治疗咳嗽、咯血、咽喉肿痛等肺系实热证。

②其他穴位：太溪、足三里、膏肓等。

三、病案举例

1. 病例介绍　李某，女，65岁。8年前开始反复咳嗽，咳黄脓痰，伴有咳血，曾行胸部X线检查提示：右中下肺炎，支气管扩张。曾多次反复发作，经当地医院治疗后症状好转。但2013年10月9日因感冒诱发，咳嗽咯血量多，最多1天400ml以上，伴面部浮肿，午后低热，头晕目眩，胸闷气短，心烦躁，大便干，舌红少苔脉细数。患者既往无高血压病史。否认糖尿病、冠心病病史。

2. 查体　神志清，精神可，定向、定位正常，对答切题，查体配合。颈软，脑膜刺激征阴性，双侧视力正常，无视野缺损，眼球各项运动正常，无眼震。双肺胸廓对称平坦，呼吸稍促，双肺语颤正常，双中、下肺叩诊呈浊音，双肺呼吸音粗，无哮鸣音，双肺可闻及少量湿性啰音。

3. 辅助检查　查胸部X线片：两肺纹理增粗，双肺下叶见斑片状及蜂窝状改变，胸部CT检查提示双肺下叶柱状支气管扩张。血常规检查：Hb 102g/L，WBC 14.8×10^9/L，

N 90%，L 10%，血小板 $173 \times 10^9/L$。便常规、尿常规正常。查肝、肾功能，电解质及血糖均未见明显异常。

4. 中医四诊摘要　反复咳嗽、咯血、外感诱发，伴面部浮肿，午后低热，头晕目眩，胸闷气短，心烦躁，大便干，舌红少苔脉细数。

5. 治疗

（1）卧床休息，维持生命体征稳定，保持大小便通畅，防治消化道应激性溃疡出血。

（2）吸氧，侧卧位。

（3）立即止血：氯化钠注射液 10～20ml 加入止血芳酸 0.1～0.3g，最大用量 0.6g 静脉注射。

（4）抗感染治疗：氯化钠注射液 100m 加入头孢哌酮舒巴坦 2.0g，一日 2 次静点。

（5）中医治疗：本证属阴虚肺热，灼伤肺络而咳血。治法：滋阴润肺、降火止血。方药：百合固金汤加减。

生地 10g	麦冬 10g	百合 15g	玄参 10g
川贝 6g	当归 10g	赤芍 10g	沙参 15g
白及 6g	旱莲草 12g	黄芩 12g	甘草 9g

7 剂，水煎温服，2 次／日，200ml／次，一日一剂。

（6）密切观察患者症状及体征变化，必要时介入或手术治疗。

（梁　群）

第八章

心血管系统急症

第一节 急性冠脉综合征

【培训目标】

1. 掌握急性冠脉综合征的临床分类及其快速诊断要点、急诊处理要点。
2. 熟悉中西医结合治疗急性冠脉综合征的措施。

急性冠脉综合征（acute coronary syndrome，ACS）是指因急性心肌缺血所致的一组临床症候群。主要包括了 ST 段抬高的急性心肌梗死（STEMI）、非 ST 段抬高的急性心肌梗死（NSTEMI）和不稳定型心绞痛（UA）。这一组疾病共同的病理生理基础是冠状动脉粥样硬化斑块不稳定破裂及伴随的血小板聚集、血栓形成，从而导致急性或亚急性心肌缺血。多发生于 45 岁以上的中老年人，近年发病的年轻化趋势明显，我国每年有 70 万 ~ 100 万新发生的 ACS 患者。

本病属中医"胸痹""真心痛"的范围，其并发症属"心悸""喘证""厥脱"等范围。

一、疾 病 特 征

（一）临床表现

急性冠脉综合征（ACS）包括 UA、NSTEMI、STEMI，其临床表现各有特点。

1. 典型心绞痛　胸骨后或心前区突然发生的压榨性、闷胀性或窒息性疼痛或憋闷感；可放射到左肩、左臂前内侧到无名指、小指；可伴出汗；疼痛一般持续约 1 ~ 5 分钟；休息或舌下含服硝酸甘油可缓解。发作常见的诱因包括劳累、情绪激动、受寒、饱食、吸烟等。

2. 不稳定型心绞痛　指介于稳定型心绞痛和急性心肌梗死之间的临床状态，疼痛可较典型心绞痛为重。

3. 急性心肌梗死（包括 NSTEMI/ STEMI）　胸痛或胸闷的性质与心绞痛相似但更剧烈，持续时间较长，可达数小时，休息和含服硝酸甘油多不能缓解。少数患者可无疼痛，或疼痛性质、部位不典型，或表现为休克、急性心力衰竭。部分患者可出现发热、心律失常甚至心脏骤停。

（二）体征

急性冠脉综合征可无明显体征。急性心肌梗死时心率可增快，或出现心律失常。发生二尖瓣乳头肌功能失调者，心尖区可出现收缩期杂音；发生心室间隔穿孔者，胸骨左下缘出现响亮的收缩期杂音，常伴震颤。

二、诊 疗 常 规

（一）诊断： 患者有突发胸痛或胸闷的症状，或其他不典型的胸痛症状，有或无心血管疾病危险因素（高血压、糖尿病、血脂异常、吸烟、超重或肥胖、早发心血管疾病家族史等），或出现突发或加重的心律失常、心衰或休克均应考虑是否存在 ACS，需结合心电图、肌钙蛋白等明确诊断。

（二）实验室检查

传统的心肌酶学只有血清磷酸肌酸激酶的同工酶（CK-MB）还存在价值，其他如磷酸肌酸激酶（CK）、天门冬酸氨基转移酶（AST）、乳酸脱氢酶（LDH）、（羟丁酸脱氢酶）HBDH 因其特异差，临床不作为 ACS 的常规诊断检测项目，但在判断急性心肌梗死的发病时期仍有一定价值。

1. **肌钙蛋白**　是心肌损伤的特异性标志物，包括肌钙蛋白 T（cTnT）、肌钙蛋白 I（cTnI）及超敏肌钙蛋白I（hs-cTnI）。肌钙蛋白均在 2~4 小时后增高，其中 cTnT 持续5~14 天，cTnI 持续 5~10 天。

2. **其他**　为排除其他疾病，常规需检查的内容包括血常规、血型、血脂、肝功能、血糖、D-二聚体、出凝血时间、纤维蛋白原等。

（三）影像学检查

1. **心电图**　不同类型的 ACS 其心电图表现不同。

UA 时，新出现相邻导联 ST 段水平型或下斜型压低≥0.05mV，T 波平坦或倒置（变异型心绞痛者则有关导联 ST 段抬高），发作过后数分钟内逐渐恢复。

AMI 时，新出现相邻导联 ST 段抬高，在非 V_2~V_3 导联 ≥0.1mV，V_2~V_3 导联根据性别、年龄有所不同：在 ≥40 岁以上男性 ≥0.2mV，<40 岁男性 ≥0.25mV，女性≥0.15mV;ST 段压低和 T 波改变：在 R 波为主的导联上，新出现的 ST 段压低≥0.05mV,T 波倒置≥0.1mV。新出现的左束支传导阻滞（LBBB）是 AMI 的有力证据。

2. **心脏彩超**　新出现的室壁运动的减弱或消失是 ACS 的证据。少数重症患者甚至可出现乳头肌断裂、室间隔穿孔或左室游离壁破裂，以及室壁瘤的形成等。左室射血分数（LVEF）可下降。

3. **冠脉 CT**　是当前非侵入方法了解冠状动脉通畅情况的最快速诊断方法，其阴性预测值较高。

4. **冠脉造影**　可明确冠状动脉的狭窄程度，与血管内超声（IVUS）结合是当前诊断冠心病的金标准。

5. **心肌核素显像**　可显示出梗死的部位及梗死面积的大小，有助于判断心室功能、诊断梗死后造成的室壁动作失调和室壁瘤。

随着技术的进步，心脏核磁共振（MR）是未来早期快速诊断 ACS 的有力助手。

（四）治疗

所有 ACS 患者均应纳入绿色通道管理。从院前或院内首次接触患者（first medical contact，FMC）即应启动诊断和治疗程序。

1. 一般治疗

（1）监测：持续心电、血压和血氧饱和度监测，及时发现和处理心律失常、血流动力学异常和低氧血症。

（2）非药物治疗：卧床休息、氧疗、纠正水、电解质及酸碱平衡失调。

（3）止痛：可舌下含服硝酸甘油 0.5mg。如疼痛剧烈不能缓解时，可给予吗啡 3～10mg 皮下注射。

2. 再灌注治疗　"时间就是心肌，时间就是生命"，对于 STEMI 患者，应尽早给予再灌注治疗。STEMI 患者就诊于具有 PCI 条件的医院时，优先推荐直接 PCI，首次医疗接触到球囊扩张时间（FMC- to- device）应小于 90 分钟；若患者就诊于无 PCI 条件的医院时，若转运 PCI 能在 120 分钟内完成，则选择转运 PCI，若无法在 120 分钟内完成，则在当地行溶栓治疗，且溶栓治疗应在 30 分钟内开始。UA 和 NSTEMI 的患者不能溶栓，建议使用 TIMI、GRACE 等评分系统对患者进行危险分层，高危和极高危的 UA 和 NSTEMI 患者应早期行冠脉介入治疗。

（1）溶栓治疗：症状出现后越早进行溶栓治疗（就诊到开始溶栓时间＜30 分钟），降低病死率效果越明显。但对 6～12 小时仍有胸痛及 ST 段抬高的患者进行溶栓治疗仍可获益。

溶栓治疗的适应证：①两个或两个以上相邻导联 ST 段抬高（胸导联≥0.2mV，肢导联≥0.1mV），或提示 AMI 病史伴左束支传到阻滞（影响 ST 段分析），起病时间＜12 小时，年龄＜75 岁；②前壁心肌梗死、低血压（收缩压＜100mmHg）或心率增快（＞100 次/分）患者治疗意义更大；③ST 段抬高，年龄≥75 岁的患者，无论是否溶栓治疗，死亡的风险性均很大。因此，慎重权衡利弊后仍可考虑溶栓治疗；④ST 段抬高，发病时间 12～24 小时，溶栓治疗收益不大，但在有进行性缺血性胸痛和广泛 ST 段抬高的患者，仍可考虑溶栓治疗；⑤高危心肌梗死，就诊时收缩压＞180mmHg 和（或）舒张压＞110mmHg，应镇痛、将血压降至 150/90mmHg 时再行溶栓治疗。起病时间＞24 小时，缺血性胸痛已消失者或者仅有 ST 段压低者不主张溶栓治疗。

溶栓治疗的禁忌证：①既往发生过出血性脑卒中，6 个月内发生过缺血性脑卒中或脑血管事件；②中枢神经系统受损、颅内肿瘤或畸形；③近期（2～4 周）有活动性内脏出血；④未排除主动脉夹层；⑤入院时严重且未控制的高血压病（＞180/110mmHg）或慢性严重高血压病史；⑥目前正在使用治疗剂量的抗凝药或已知有出血倾向；⑦近期（2～4 周）创伤史，包括头部外伤、创伤性心肺复苏或较长时间（＞10 分钟）的心肺复苏；⑧近期（＜3 周）外科大手术；⑨近期（＜2 周）曾有在不能压迫部位的大血管行穿刺术。

溶栓治疗常用药物有尿激酶、链激酶或重组链激酶、重组组织型纤溶酶原激活剂。

溶栓再通的判断标准：根据冠状动脉造影观察血管再通情况直接判断（TIMI 分级达到 2、3 级者表明血管再通），或根据①心电图抬高的 ST 段于 2 小时内回降＞50%；②胸痛 2 小时内基本消失；③2 小时内出现再灌注心律失常；④血清 CK- MB 酶峰值提前出现（14 小时内）等间接判断血栓是否溶解。

（2）介入治疗：①直接 PCI：在可行的情况下为首选，在胸痛发生后 12 小时内进行：

ST 段抬高和新出现或怀疑新出现左束支传导阻滞的 ACS 患者，入院 90 分钟内进行球囊扩张；并发心源性休克患者，年龄 <75 岁，STEMI 发病在 36 小时内，并且血管重建术可在休克发生 18 小时内完成者，应首选直接 PCI 治疗；适宜再灌注心肌治疗而有溶栓禁忌证者，直接 PCI 可作为一种再灌注治疗手段；②补救性 PCI：对溶栓治疗未再通的患者使用 PCI 恢复前向血流，即为补救性 PCI；③溶栓治疗再通者 PCI 的选择：建议对溶栓治疗成功的患者，若无缺血复发，应在 7～10 天后进行择期冠状动脉造影，若病变适宜可行 PCI。

（3）冠状动脉旁路移植手术（CABG）：介入治疗失败或溶栓治疗无效有手术指征者，宜争取 6～8 小时内施行。

3. 药物治疗

（1）抗血小板治疗：一旦确诊，即给予双联抗血小板治疗，以阿司匹林为基础，同时联合用另一个吡啶类的药物包括氯吡格雷、替卡格雷、替格瑞洛。①抗氧化酶抑制剂：阿司匹林，初始剂量 300mg，3 天后除外过敏等其他禁忌证，主张长期小剂量 75～100mg/d 维持；②二磷酸腺苷受体拮抗剂：氯吡格雷，初始剂量 300mg，以后 75mg/d 维持；新型制剂普拉格雷和替卡格雷较氯吡格雷作用更强、起效更快、作用更持久；③血小板膜糖蛋白 Ⅱb/Ⅲa（GPⅡb/Ⅲa）受体拮抗剂：当冠脉造影发现梗死相关血管内血栓量较大时，在直接 PCI 前应常规使用 GPⅡb/Ⅲa 受体拮抗剂，并建议 PCI 术后继续使用 12～24 小时；④环核苷酸磷酸二酯酶抑制剂：西洛他唑，0.1g，一天两次，目前仅作为阿司匹林不耐受或氯吡格雷耐药的替代药物。

（2）抗凝治疗：凝血酶是使纤维蛋白原转变为纤维蛋白最终形成血栓的关键环节，因此抑制凝血酶至关重要。可使用普通肝素或低分子肝素，低分子量肝素具有应用方便、不需监测凝血时间、肝素诱导的血小板减少症发生率低等优点。①普通肝素：PCI 前在导管室静注 100U/kg（无维持剂量）；②低分子肝素：具有不监测凝血时间、出血并发症低的优点。5000IU，每日两次，皮下注射；③磺达肝癸钠：选择保守治疗且出血风险高的患者优选；④比伐卢定：主要用于 PCI 术前抗凝，出血并发症少，安全性更好。

（3）他汀治疗：除调脂作用外，他汀类药物还具有抗炎、改善内皮功能、抑制血小板聚集的多效性，所有无禁忌证的 ACS 患者入院后 24 小时内应尽早启动强化他汀类药物治疗。

（4）硝酸酯类药物：扩张冠状动脉改善血流，增加侧支血管开放，提高心内膜下与心外膜的血流比率，缓解缺血性胸痛。静脉应用硝酸甘油，适合持续胸痛或肺水肿患者，初始剂量为 10μg/min，最大剂量 ≤200μg/min，静脉滴注 24～48 小时，然后改用口服硝酸酯制剂如：硝酸异山梨酯和 5-单硝酸异山梨酯。下壁伴右室梗死时，因更易出现低血压，硝酸酯类药物应慎用。

（5）β 受体阻滞剂：通过降低交感神经张力以减少心肌耗氧量，缩小心肌梗死面积，减少室颤等恶性心律失常。在无该药禁忌证时，应在 24 小时内常规应用。目标心率静息状态 55～65 次/分，如美托洛尔 12.5mg～100mg，每天 2 次口服。前壁 STEMI 伴剧烈胸痛或高血压者，β 受体阻滞剂亦可静脉使用。

（6）血管紧张素转换酶抑制剂（ACEI）和血管紧张素 Ⅱ 受体拮抗剂（ARB）：通过影响心肌重塑、减轻心室过度扩张而减少充盈性心力衰竭的发生率和病死率。对于前壁心梗、心力衰竭、LVEF≤40% 的 AMI 患者，若无使用禁忌证，应在 24 小时内应用。如果患者不能耐受 ACEI，可考虑给予 ARB。最初 24 小时予口服卡托普利 6.25mg，每 8 小时一次，在血压能耐受的情况下逐渐加量。

4. 中医治疗

（1）治疗原则：危以救急，根据正虚或邪实情况分别采用急则治标或急固其本的治疗原则。祛邪以涤痰祛瘀为主，扶正以益气扶阳为主。

（2）辨证论治

1）寒凝心脉：症见胸痛彻背，胸闷气短，心悸不宁，神疲乏力，形寒肢冷，舌质淡黯，舌苔白腻，脉沉无力、迟缓或结代。

治法：温补心阳，散寒通脉。

选方：当归四逆汤加味。

中成药用麝香保心丸。

2）痰瘀痹阻：症见心胸翳痛，胸中憋闷或有窒息感，或有头昏重，或有咳嗽咯痰，腹胀纳呆，舌质黯淡，舌体胖嫩有齿痕，舌苔白腻，脉象弦滑。

治法：治宜化痰泄浊，宣痹通阳。

选方：瓜蒌薤白半夏汤合涤痰汤加减。

中成药用丹蒌片。

3）气虚血瘀：症见胸痛胸闷，痛有定处，甚则胸痛彻背，背痛彻心，或痛引肩背。动则加重，伴短气乏力，汗出心悸。舌质暗红，或紫暗，有瘀斑，舌下瘀筋，舌体胖大，边有齿痕，舌苔薄白，脉弦涩或结、代、促。

治法：益气活血，祛瘀止痛。

选方：补元汤合血府逐瘀汤。

中成药芪参益气滴丸、通心络胶囊。

4）阳脱阴竭：症见心胸剧痛，四肢厥逆，大汗淋漓，或汗出如油，虚烦不安，皮肤青灰，手足青至节，甚至神志淡漠或不清，口舌青紫，脉微欲绝。

治法：回阳救逆。

选方：四逆汤合人参汤加味。

中成药用生脉注射液合参附注射液静点。

（3）针灸治疗

1）寒凝心脉：针刺厥阴俞、膻中、郄门、心俞、巨阙、阴郄、至阳、大椎等穴，可采用温针灸法。

2）痰瘀痹阻：针刺厥阴俞、膻中、郄门、心俞、巨阙、阴郄、丰隆、足三里、脾俞、三阴交、公孙、太白等穴。

3）气虚血瘀：针刺心俞、巨阙、膈俞、阴郄、膻中、厥阴俞、血海、内关等穴。

4）阳脱阴竭：针刺厥阴俞、心俞、膻中、巨阙、神门、太溪，关元、命门采用补法加温针，或用艾条温和灸。

三、病案举例

1. 病例介绍 曾某，男，65岁。因"反复胸闷痛3年，加重1小时"2014年5月31日急诊，患者3年前开始反复心前区闷痛，每次发作持续约3分钟，自服救心丹后可缓解。1小时前饱餐后胸骨后疼痛，压榨样，动则尤甚，自汗出，气短。遂来急诊就诊，随机血糖9.7mmol/L；肌红蛋白：阳性；肌钙蛋白：阴性；急诊心电图：$V_1 \sim V_5$ 导联 ST 段抬高 0.2～0.3mV，Ⅱ、Ⅲ、aVF 导联 ST 段下移 0.1mV。

既往史：15 年前体检发现高血压，最高 210/110mmHg，服用降压药，血压基本达标。

2. 体格检查　T 37℃，P 82 次/分，R 22 次/分，BP 160/100mmHg。烦躁，心浊音界向左下扩大，心率 82 次/分，心尖区可闻及 2/6 级收缩期杂音。舌脉：舌淡黯，舌边瘀斑，苔白腻，脉沉细。

3. 急诊处理

（1）向家属交待病情，考虑为急性冠脉综合征，启动 ACS 绿色通道。

（2）卧床，心电、血压、血氧饱和度监测。

（3）药物：吗啡 10mg，皮下注射；阿司匹林 300mg，嚼服；氯吡格雷 300mg，嚼服；低分子肝素钠 6000u，皮下注射；阿托伐他汀 80mg，口服。

（4）冠脉造影及急诊 PCI：冠脉造影：前降支（LAD）自第一对角支（D）分出后完全闭塞，可见血栓影，右冠脉远端 80% 狭窄。术中给予替罗非班，先以 10μg/kg 的剂量大于 3 分钟静脉注射，随后以 0.15μg/（kg·min）的剂量维持静滴；于前降支置入支架一枚。术后前降支远端及分支血管显影，TIMI3 血流。术后转入 EICU。

4. 入院后主要时点检查回报

（1）cTnI：2 小时，2.35ng/L；4 小时，23.17ng/L；6 小时，22.78ng/L；8 小时，20.35ng/L；12 小时，18.35ng/L。

（2）心电图：PCI 术后，胸前导联抬高的 ST 段回落，出现小的 q 波。

（3）心脏彩超：术后当天，左室前壁室壁运动减弱。

5. 诊断要点分析　根据 2012 年发布的第 3 版心肌梗死全球统一定义，患者有典型的肌钙蛋白的升高这一核心指标，并且同时存在：①缺血性胸痛；②典型的缺血性心电图改变；③心脏彩超提示室壁运动异常；④冠脉造影证实。按照定义，符合其一即可确诊为急性冠脉综合征（广泛前壁心肌梗死，双支病变）。

6. 中医四诊摘要　反复胸痛 3 年，加重 1 小时，胸骨后疼痛，压榨样，动则尤甚，自汗出，气短，舌淡黯，舌边瘀斑，苔白腻，脉沉细。

7. 术后治疗

（1）替罗非班 0.15μg/（kg·min），维持滴注 36 小时后停药；

（2）低分子肝素钠：6000U 腹壁皮下注射，每 12 小时一次，连用 7 天；

（3）阿司匹林 100mg，每日一次；氯吡格雷 75mg，每日一次；

（4）卡托普利 12.5mg，每日三次，根据血压情况增加剂量；

（5）琥珀酸美托洛尔缓释片 47.5mg，每日一次；

（6）阿托伐他汀 40mg，每晚一次；

（7）单硝酸异山梨醇酯缓释片 40mg，每日一次；

（8）中成药：通心络胶囊，3 粒，每日三次。

（9）中医辨证治疗：证属气虚血瘀。治法：益气活血，祛瘀止痛。方药：补元汤合血府逐瘀汤化裁。

丹参 30g	当归 15g	赤芍 30g	红花 10g
桃仁 10g	枳壳 15g	炙黄芪 30g	茯神 30g
边条参 10g	川芎 15g	柴胡 10g	甘草 6g

4 剂，水煎温服，2 次/日，200ml/次，一日一剂。

（10）做好二级预防的健康教育，定期随访。

（张忠德）

第二节 恶性心律失常

【培训目标】

1. 掌握常见恶性心律失常的心电图特点；掌握电复律的方法及运用时机；掌握恶性心律失常处理原则。

2. 熟悉抗心律失常药物的种类及常用方法。

3. 了解 ICD、起搏器植入的适应证。

恶性心律失常是指在短时间内引起血流动力学障碍，导致患者短暂意识丧失或猝死的一类心律失常，是需要紧急处理的一类心律失常。

本病可参照中医"心悸"辨证论治。心悸是指患者自觉心中悸动不安，甚则不能自主。病情较轻者为"惊悸"，病情较重者为"怔忡"。

一、疾病特征

（一）一般临床表现

1. 自觉心脏跳动不适，如心悸、心慌、停搏感，时发时止；持续时间长短不一，短则几秒钟，长则几小时，甚至几天。

2. 可伴心前区疼痛、胸闷、头晕、乏力、黑蒙，严重者可出现晕厥、抽搐，甚至休克。

3. 多有心脏病（如冠心病、心肌炎、心包炎、心肌病、心力衰竭等）、内分泌疾病、贫血性疾病等病史。

4. 可有类似发作病史。

（二）体征

1. 血压 心率过快或过慢时，血压可能出现降低，因此需要密切监测患者血压的变化。

2. 心率、心律 心律失常发作时，患者心跳的节律及频率均会有所变化。

3. 杂音 如果心脏瓣膜有狭窄或关闭不全时，常可在相应瓣膜听诊区闻及病理性杂音。

4. 神志 重症恶性心律失常发作时，患者可出现嗜睡或意识模糊，甚至晕厥。

二、诊疗常规

（一）危险度评估

从血流动力学角度快速对心律失常的患者进行危险度评估。血流动力学不稳定时，患者可出现进行性低血压、休克的症状及体征、急性心力衰竭、进行性缺血性胸痛、意识障碍等，提示病情危重，预后不佳。此时应追求抢救治疗的效率，情况紧急时没有充足时间来详细询问病史和体检，应边询问边抢救。血流动力学相对稳定者，相对危险度较低。可根据心电图的特点、结合病史及体检进行诊断及鉴别诊断，选择相应治疗措施。

（二）辅助检查

1. 心电图检查　是诊断心律失常最常用、最重要的非侵入性检查，有助于心律失常的分类。动态心电图能提高心律失常诊断的阳性率，有助于检查患者症状的出现与心律失常有无关系。

2. 超声心动图　可观察心腔大小、室壁厚度、节段运动、瓣膜活动等，帮助确定有无器质性心脏病。

3. 理化检查　如甲状腺功能、心肌标志物、电解质等，有助于病因诊断。

（三）常见恶性心律失常的诊断

恶性心律失常分为快速性心律失常和缓慢性心律失常。快速性心律失常包括非持续性室性心动过速、持续性室性心动过速、尖端扭转型室速、加速性室性自主心律、室颤、房扑、房颤等；缓慢性心律失常包括室内传导阻滞、病态窦房结综合征、高度房室传导阻滞等。

1. 快速性心律失常

（1）心室扑动或心室颤动

1）临床表现：意识丧失，颜面苍白、青紫，抽搐，呼吸停止，甚至死亡。

2）体征：心音消失、脉搏触不到、血压测不出。

3）心电图特点：①QRS-T波完全消失，出现大小不等、形态不一的心电波形；②心室颤动频率为 150～500 次/分的颤动波（图 8-1），心室扑动频率为 150～300 次/分的扑动波。

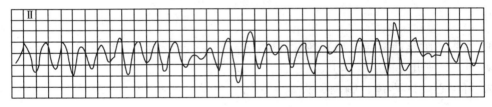

图 8-1　心室颤动

（2）室性心动过速

1）临床表现：心慌、气促、胸闷、心绞痛、晕厥、低血压，严重者休克、急性左心衰竭、心室颤动。

2）心电图特点：①3 个或以上室性期前收缩连续出现；②QRS 波群宽大畸形，时限 >0.12 秒，T 波与 QRS 波主波方向相反；③心室率 100～250 次/分，心律齐或不齐，见图 8-2。

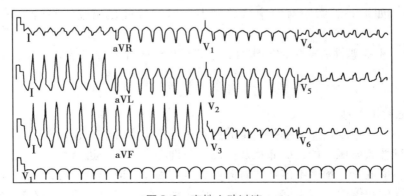

图 8-2　室性心动过速

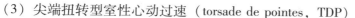

（3）尖端扭转型室性心动过速（torsade de pointes，TDP）

1）临床表现：意识丧失、晕厥、四肢抽搐。

2）心电图特点：①基础心率时 QT 间期延长、T 波宽大、U 波明显、TU 波可融合；②多于舒张早期的室早（R on T）诱发，发作时心室率多在 200 次/分；③一系列增宽变形的 QRS 波群，以每 3 ~ 10 个不等的 QRS 波群围绕基线不断扭转其主波的正负方向，每次发作持续时间数秒到数十秒不等，易进展为心室颤动，危险度高，见图 8-3。

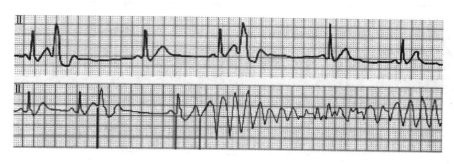

图 8-3　尖端扭转型室速

2. 缓慢性心律失常

（1）临床表现：头晕、乏力、胸闷、心悸、黑蒙，甚至心源性晕厥以及猝死。

（2）心电图特点

1）病态窦房结综合征：①严重而持续的心动过缓，可合并窦房传导阻滞，短暂窦性停搏，在 24 小时动态心电图心率可低于 35 次/分；②在心动过缓的基础上，可以出现逸搏或逸搏心律；③较长出现"慢快综合征"，心率快时可为心房扑动、心房颤动或室上性心动过速，而平时为窦性心动过缓，见图 8-4。

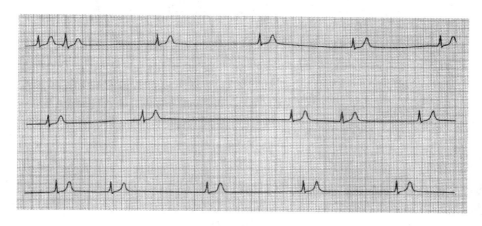

图 8-4　病态窦房结综合征

2）窦性停搏：也称窦性静止。因迷走神经张力增高或者窦房结功能障碍。①窦房结一过性停止激动；②心电图可见规则的 P-P 间距中突然出现 P 波的脱失，形成长 P-P 间距；③长 P-P 间距与正常的 P-P 间距无倍数关系，见图 8-5。

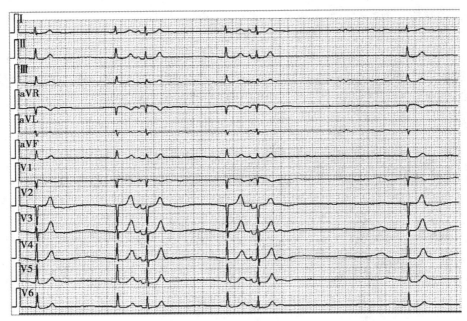

图 8-5　窦性停搏

3）Ⅲ度房室传导阻滞：①P 波与 QRS 波毫无关系（PR 间期不固定）；②心房率快于心室率；③可出现交界性逸搏（QRS 形态正常，频率一般为 40 ~ 60 次/分）或室性逸搏心率（QRS 形态宽大畸形，频率一般为 20 ~ 40 次/分），见图 8-6。

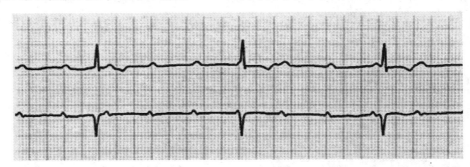

图 8-6　Ⅲ度房室传导阻滞

（四）治疗

恶性心律失常急性发作期处理方式的选择应以血流动力学状态为核心。急性期处理的原则是尽快终止致命性心律失常，改善血流动力学状态，治疗原发疾病和诱因，追求抗心律失常治疗的有效性，挽救生命。对非威胁生命的心律失常处理，需要更多地考虑治疗措施的安全性，过度治疗反而可导致新的风险。

1. 急救处理　如果判断患者出现心脏骤停，立即给予心肺复苏。

2. 快速性心律失常

（1）心室扑动或心室颤动：立即给予非同步电除颤复律术，单向波除颤能量为 360J，双相波除颤能量为 150 ~ 200J，除颤后立即给予 5 个循环的心肺复苏，观察除颤是否成功，如果除颤无效后，在心肺复苏的同时注射肾上腺素 1mg 后重复电除颤。一旦循环停止超过

4 分钟，电除颤的成功率极低。

（2）室性心动过速

1）血流动力学不稳定：需立即行同步直流电复律，单向波除颤能量为 360J，双相波除颤能量为 150～200J，除颤无效后，可应用胺碘酮 300mg 静脉推注后再重复除颤，电击能量同前。无脉性或多形性室速视同心室颤动。

2）血流动力学稳定：可选用药物复律。

利多卡因：1～1.5mg/kg 静脉注射，随后 1～4mg/min，每 5～10 分钟以 0.5～0.75mg/kg 弹丸式注射，最大剂量为 3mg/kg。禁用于严重心力衰竭、休克、高度房室传导阻滞及肝肾功能严重受损者。

胺碘酮：150mg 静脉注射 10 分钟以上，然后 1mg/min 持续 6 小时，随后 0.5mg/min 维持超过 18 小时；如果为复发性或难治性心律失常，可以每 10 分钟重复 150mg，24 小时最大剂量 1.2g，禁用于严重心动过缓、高度房室传导阻滞的患者。

3）植入埋藏式自动复律除颤器（implantable cardiovertor defibrillator ICD）：能明显减少恶性心律失常的猝死发生率。

（3）尖端扭转型室速（Torsade de Pointes，TDP）：可分为获得性和先天性，此处主要阐述获得性病因者的治疗：

1）静脉补钾、补镁：维持血钾水平 4.5～5.0mmol/L；无论血清镁的水平如何，给予硫酸镁 2～5g，用 5% 葡萄糖液 40ml 稀释后缓慢注射，然后以 8ml/min 静脉滴注。

2）当 TDP 持续发作时，需按心搏骤停处理，有室颤倾向者，及时电复律，同时停用引起心律失常的药物，纠正电解质紊乱。

3）缓慢型心律失常或长间期引起的 TDP，应给予临时起搏，以起搏频率 >70 次/分为宜。可用提高心率的药物异丙肾上腺素 1～10mg，加入 5% 葡萄糖溶液 500ml 中快速静脉滴注，有效后予以 2～10μg/min 维持，使心室率维持在 70～100 次/分。也可给予阿托品等药物。

3. 缓慢性心律失常　导致血流动力学紊乱时，需急救治疗，除给予提高心室率和促进传导的药物，必要时置入临时起搏器对症治疗。积极寻找病因，针对病因治疗，如控制感染性疾病，纠正电解质紊乱，治疗洋地黄类药物中毒等。如病因去除后心率仍不能恢复者，考虑永久性心脏起搏器植入术。

（1）应用提高心室率和促进传导的药物

1）异丙肾上腺素：心率较慢者给予异丙肾上腺素 5～10mg，每 4～6 小时舌下含服。预防或治疗房室传导阻滞引起的阿-斯综合征发作，宜用 0.5% 异丙肾上腺素溶液连续静脉滴注，1～2μg/min。维持心率在 60～70 次/分。异丙肾上腺素可增加异位心律，扩大梗死面积。对于心绞痛、急性心肌梗死患者慎用或禁用。

2）阿托品：每 4 小时口服 0.3mg，适用于房室束分支以上的阻滞，尤其是迷走神经张力增高者，必要时皮下注射 0.3～1.0mg，每 6～8 小时 1 次，或静脉滴注。

3）肾上腺皮质激素：可消除房室传导系统水肿，有利于改善某些病因所致的传导阻滞。地塞米松 5～10mg 静脉滴注，1～2 次/天，可连续应用 2～3 天。

（2）人工心脏起搏治疗：有起搏植入指征者给予安置人工心脏起搏器治疗。

4. 中医治疗

（1）根据急则治其标的原则，病情危重者首先消除症状、复脉。可给予益气回阳复脉之参附注射液或益气养阴复脉之参麦注射液（或生脉注射液），每次 40～60ml，稀释后静脉滴注。

（2）辨证论治：区分虚实证，虚证多予以益气、养血、滋阴、温阳；实证当以清火、化痰、行瘀。因本病多虚实错杂，治疗常常泻实补虚兼顾。

1）痰火扰心

证候：心悸时发时止，烦躁胸闷，失眠多梦，口干苦，大便秘结，小便短赤，舌红，苔黄腻，脉滑数。

治法：清热化痰，宁心安神。

选方：黄连温胆汤。

2）阴虚火旺

证候：心悸怔忡，惊悸不安，虚烦不寐，五心烦热，口干盗汗，伴耳鸣腰酸，头晕目眩，舌红少苔，脉细数。

治法：滋阴清火，养心安神。

选方：天王补心丹。

中成药可选用生脉注射液等。

3）气血亏虚

证候：心悸不宁，少气懒言，动则加剧，胸闷气短，神疲乏力，面色无华，头晕自汗，舌质淡，苔薄白，脉结代。

治法：补血养心，益气安神。

选方：归脾汤。

中成药可选用生脉注射液、黄芪注射液、当归补血口服液等。

4）心阳不振

证候：心悸怔忡，胸闷气短，劳则加重，体倦懒言，面色白，形寒肢冷，遇冷加重，舌淡苔白，脉沉迟、虚弱无力。

治法：温补心阳，安神定悸。

选方：桂枝甘草龙骨牡蛎汤合参附汤。

中成药可选用参附注射液、黄芪注射液、参仙升脉口服液等。

5）心脉瘀阻

证候：心悸怔忡，胸闷不舒，胸痛如绞，唇面晦暗，爪甲青紫，肤糙发枯，舌质紫黯或瘀斑，脉结代。

治法：活血化瘀，理气通络。

选方：血府逐瘀汤。

中成药可选用丹参注射液、血塞通注射液、参仙升脉口服液等。

6）心阳暴脱

证候：突然眩晕昏仆，面色苍白，四肢厥冷，汗出如珠，呼吸低微，舌淡，脉微欲绝。

治法：益气回阳救逆。

选方：独参汤。

中成药可选用参附注射液、生脉注射液等。

三、病案举例

1. 病例介绍　王某，女，45岁，反复头晕胸闷1年，突发晕厥1次入院。患者1年前反复出现头晕胸闷不适，持续时间几分钟后自行缓解，未予重视。此次入院前1小时在家中洗澡后再次出现头晕、恶心、胸闷不适，随即出现晕厥，意识丧失，持续约几分钟后自行苏醒。立即联系120送医院就诊，30分钟后到达医院，急诊心电图提示，窦性心律（90次/分），完全性右束支传导阻滞。

既往无特殊病史，月经史正常，无过敏史。

2. 体格检查　T：36.9℃，P：90次/分，R：22次/分，BP：112/80mmHg，神志清，精神差，全身皮肤潮湿，颈软，无颈静脉怒张，两肺呼吸音清，无啰音，心率90次/分，律齐，心音低，各瓣膜区未闻及病理性杂音，腹软无压痛反跳痛，肝脾未及，无移动性浊音。

3. 入院后检查　入院后急查心肌酶、电解质、血常规、血气分析，均未见明显异常。

4. 中医四诊摘要：　患者形体消瘦，平素常觉气短乏力，面色㿠白，语声低微，舌淡苔白脉弱。

5. 治疗

（1）安置心电监护。在监护过程中发现患者有间歇性Ⅲ度房室传导阻滞，伴室性逸搏心律（心室率在40次/分左右），持续几秒钟。立即下达书面病危通知书。入院1小时40分钟后，患者再次突发意识丧失，四肢抽搐，心电监护见有明显长间歇，最长间歇达到4.9秒。

（2）立即给予异丙肾上腺素1mg加入0.9%氯化钠注射液500ml中静脉滴注以提升心率。

（3）急诊至介入室行心脏临时起搏器植入术。术后卧床休息，持续监测血压、心率、呼吸，密切观察患者症状及体征变化，维持生命体征稳定。待患者病情平稳后行永久心脏起搏器植入术。

（4）中医治疗：证属气血亏虚。治法：补血养心，益气安神。代表方：归脾汤加减。

党参30g	炒白术12g	当归10g	黄芪40g
龙眼肉15g	生地黄20g	远志10g	大枣15g
伏神木12g	桂枝15g	木香10g	炙甘草15g

4剂，水煎温服，2次/日，200ml/次，一日一剂。

（白　雪）

第三节　急性心力衰竭

 【培训目标】

1. 熟练掌握急性左心衰竭的病因、诊断、鉴别诊断、评估、治疗流程和药物治疗；熟练掌握急性心衰竭的中医诊断、鉴别和治疗。

2. 掌握急性左心衰竭合并临床情况的处理。

3. 熟悉急性左心衰竭的非药物治疗；熟悉急性右心衰竭的诊断和治疗。

急性心衰指心衰症状和体征迅速发生和恶化,临床上按部位可分为左心衰竭、右心衰竭和全心衰竭,而急性左心衰竭最为常见,表现为急性肺水肿,重者伴心源性休克。急性右心衰竭较少见,可发生于急性右心室梗死,或由大面积肺梗死引起的急性肺源性心脏病。

中医学认为心衰是指心体受损,脏真受伤,心脉"气力衰竭",无力行气运血所致的常见危重急症。中医学有心衰病名,急性心力衰竭可见于中医心悸、怔忡、喘证、水肿、痰饮、积聚等病门下。

急性左心衰竭

急性左心衰竭是指急性发作或加重的左心功能异常所致的心肌收缩力明显降低,心脏负荷加重,造成急性心排血量骤降、肺循环压力突然升高、周围循环阻力增加,从而引起肺循环充血而出现急性肺淤血、肺水肿,以及伴组织器官灌注不足的心源性休克的一种临床综合征。

一、疾病特征

(一) 病因和诱因

1. 常见病因

(1) 慢性心衰急性加重;

(2) 急性心肌坏死和 (或) 损伤,如急性心肌梗死、重症心肌炎;

(3) 血流动力学障碍。

2. 常见诱发因素

(1) 可能导致心衰迅速恶化的诱因,如快速性心律失常或严重心动过缓,室间隔穿孔、二尖瓣腱索断裂,高血压危象,主动脉夹层,手术的围术期,围产期心肌病;

(2) 导致慢性心衰急性失代偿的诱因:感染,贫血,心律失常,肾功能不全 (心肾综合征),药物治疗和生活管理缺乏依从性,医源性因素如应用非甾体消炎药、皮质激素、抗肿瘤治疗、过多过快输液。

(二) 临床表现

急性心衰发作迅速,可以在几分钟到几小时 (如急性心肌梗死引起的急性心衰),或数天至数周内恶化。

1. 早期表现 原有心功能正常的患者出现原因不明的疲乏或运动耐力明显降低,心率增加,继续发展可出现劳力性呼吸困难、夜间阵发性呼吸困难、不能平卧等;检查可发现左心室增大、舒张早期或中期奔马律、P_2 亢进、两肺尤其肺底部湿啰音,还可有干啰音和哮鸣音。

2. 急性肺水肿 起病急骤,病情可迅速发展至危重状态。突发严重呼吸困难、端坐呼吸、喘息不止、烦躁不安,并有恐惧感,呼吸频率可达 30~50 次/分,频繁咳嗽并咯出大量粉红色泡沫样血痰,听诊心尖部可闻及奔马律,两肺满布湿啰音和哮鸣音。

3. 心源性休克 表现为持续性低血压,收缩压降至 90mmHg 以下,且持续 30 分钟以上,需要循环支持;血流动力学障碍,肺毛细血管楔压 ≥18mmHg,心脏指数 ≤2.2L/(min·m²) (有循环支持时) 或 1.8L/(min·m²) (无循环支持时);组织低灌注状态,可有皮肤湿冷、苍白和紫绀,尿量显著减少 (<30ml/h),甚至无尿;意识障碍;代谢性酸中毒。

二、诊疗常规

（一）实验室和辅助检查

1. 常规化验检查　有助于诊断心衰的病因和诱因。血常规、尿液分析、血生化（包括钠、钾、钙、尿素氮、肌酐、肝酶、胆红素、血糖）及甲状腺功能应列为常规，可有助于诊断贫血、感染、电解质紊乱、肝肾功能、甲状腺功能亢进和减退。

2. 心电图　可提供既往和新发心肌梗死、心室肥厚、心律失常等信息。

3. 生物学标志物

（1）血浆利钠肽：包括 B 型利钠肽（BNP）和 N 末端 B 型利钠肽原（NT-proBNP）。BNP < 100ng/L、NT-proBNP < 300ng/L 可排除急性心衰；BNP > 400ng/L 可诊断急性心衰，NT-proBNP 诊断截点应考虑年龄和肾功能，50 岁以下成人 NT-proBNP > 450ng/L、50 ~ 75 岁 NT-proBNP > 900ng/L、75 岁以上 NT-proBNP > 1800ng/L 可诊断急性心衰，肾功能不全患者截点数值应相应升高；血浆利钠肽数值介于诊断和排除之间，应结合临床情况具体分析。

（2）心肌坏死标志物：肌钙蛋白 T（cTnT）和肌钙蛋白 I（cTnI）可评价是否存在心肌损伤、坏死及严重程度，特异性和敏感性均较高，急性心肌梗死时可升高 3 ~ 5 倍，肌酸激酶同工酶（CK-MB）也可提供心肌损伤、坏死信息。

4. 二维超声及多普勒超声检查　为心衰诊断中最具有价值的单项检查，可诊断心肌、心包或瓣膜疾病，测量各腔室内径、室壁厚度、室壁运动情况，测量左心室射血分数（LVEF），对诊断和预后均有指导意义。

5. X 线胸片　可提供心脏增大、肺淤血、肺水肿和原有肺部疾病的信息。

（二）诊断及鉴别诊断

根据典型的症状和体征，一般诊断并不困难。

1. 重度支气管哮喘　重度支气管哮喘常有以往反复发作史，出汗和发绀不明显，胸廓过度扩张，叩诊呈过清音，呼吸时辅助呼吸肌的使用特别明显。

2. 合并心源性休克时应与其他原因的休克相鉴别，心源性休克多与肺淤血、肺水肿并存是主要特征，如无肺循环和体循环瘀血征，则心源性休克可能性极少。

3. 心包积液、心包填塞。

4. 肺栓塞。

（三）急性心衰的临床评估及监测

1. 评估时应尽快明确　①容量状态；②循环灌注是否不足；③是否存在急性心衰的诱因和（或）合并症。

2. 无创性监测　每个患者均需应用床边监护仪，持续测量心率、呼吸频率、血压、血氧饱和度等。监测体温、血气分析、心电图等。

3. 血流动力学监测　适用于血流动力学状态不稳定，病情严重且治疗效果不理想的患者，如伴肺水肿和（或）心源性休克患者。主要方法有右心导管、肺动脉插管、脉搏指示连续心输出量监测（PICCO）、连续多普勒无创血流动力学监测（USCOM）等。

（四）治疗

1. 临床评估和处理流程（图 8-7）

（1）临床评估：对患者应根据上述检查方法以及病情变化做出临床评估，包括基础心血管疾病、诱因、病情严重程度并估计预后、治疗效果。评估应多次和动态进行，以调整治疗方案，强调个体化治疗。

（2）治疗目标：改善急性心衰症状，稳定血流动力学状态，维护重要脏器功能，避免复发，改善远期预后。

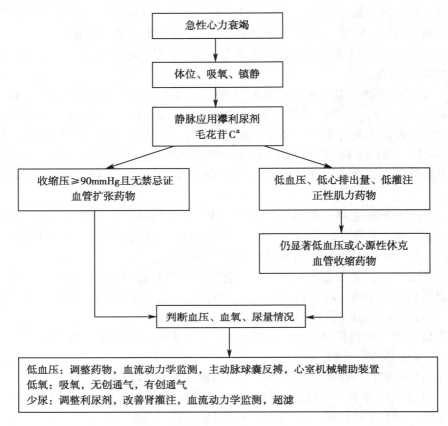

注：ª适用于房颤患者伴快速心室率者、严重收缩功能不全者

图8-7 急性左心衰竭临床评估和处理流程

2. 一般处理

（1）体位：静息时明显呼吸困难者应半卧位或端坐位，双腿下垂以减少回心血量，降低心脏前负荷。

（2）吸氧：适用于低氧血症和呼吸困难明显者，无低氧血症的患者不应常规应用。使患者 $SaO_2 \geq 95\%$（伴 COPD 者 $SaO_2 > 90\%$）。必要时还可采用无创性或气管插管呼吸机辅助通气治疗。

（3）出入量管理：肺淤血、体循环瘀血及水肿明显者应严格限制饮水量和静脉输液速度。无明显低血容量（大出血、严重脱水、大汗淋漓等）者每天摄入液体量一般在1500ml 以内，不超过 2000ml。保持每天出入负平衡 500ml，严重肺水肿者水负平衡为1000～2000ml/d，以较少水钠潴留，缓解症状。3～5 天后，如肺淤血、水肿明显消退，应减少水负平衡，逐渐过渡到出入量大体平衡。同时限制钠摄入 <2g/d。应注意防止发生低血容量、低血钾和低血钠等。

3. 药物治疗

（1）镇静：吗啡是治疗急性肺水肿的有效药物，可减少交感兴奋，降低前后负荷，应用时应密切观察疗效和呼吸抑制的不良反应，伴明显低血压、休克、意识障碍、COPD 等患者禁用，老年患者慎用或减量应用，一般 3~5mg 静脉注射，必要时每隔 15 分钟重复 1 次，共 2~3 次，或 5~10mg 皮下或肌内注射。

（2）利尿：袢利尿剂为首选，适用于急性心衰伴肺循环和（或）体循环明显瘀血以及容量负荷过重的患者，常用呋塞米，宜先静脉注射 20~40mg，继以静脉滴注 5~40mg/h，总剂量在起初 6 小时不超过 80mg，起初 24 小时不超过 160mg；亦可用托拉塞米 10~20mg 静脉注射。如平时使用襻利尿剂抵抗的患者可增加利尿剂量或 2 种以上利尿剂联合使用；联合使用适合短期应用，并严密监测避免低血容量、肾功能不全和低钾血症；肾灌注不足者应用增加肾血流的药物如小剂量多巴胺或萘西利肽。

（3）血管扩张药：可降低心脏充盈压和全身血管阻力，降低心脏前后负荷。适用于急性心衰早期，收缩压水平是评估此类药是否适宜的重要指标。收缩压 >110mmHg 的患者通常可安全使用；收缩压在 90~110mmHg，应谨慎使用；收缩压 <90mmHg，禁忌使用。常用药物：①硝酸酯类，硝酸甘油静脉滴注，起始剂量 5~10μg/min，5~10 分钟递增 5~10μg/min，最大剂量 200μg/min，亦可用硝酸异山梨酯 5~10mg/h，硝酸酯类药物长期应用均可发生耐药；②硝普钠，临床应用宜从小剂量 0.3μg/（kg·min）开始，可酌情逐渐增加剂量至 5μg/（kg·min），通常疗程不超过 72h，停药应逐渐减量，并加用口服血管扩张药，以避免反跳；③萘西利肽（重组人 BNP），可扩张动静脉，包括冠状动脉，此外该药还具有一定的排钠、利尿、抑制 RAAS 和交感神经系统的作用，使用时先给予负荷剂量 1.5~2μg/kg 静脉缓慢推注，继以 0.01μg/（kg·min）静脉滴注，也可不用负荷剂量，疗程一般 3 天；④其他，如 α 受体阻滞剂、血管紧张素转换酶抑制剂。

（4）正性肌力药物：适用于低心排血量综合征，如伴症状性低血压（≤85mmHg）或心输出量降低伴循环瘀血患者。常用药物有：①多巴胺，小剂量［3μg/（kg·min）］应用扩张肾动脉，促进利尿和血管收缩，大剂量［>5μg/（kg·min）］应用有正性肌力作用和血管收缩作用，一般从小剂量起始，逐渐增加剂量，短期应用；②多巴酚丁胺，短期应用可增加心输出量，改善外周灌注，缓解症状，用法为 2~20μg/（kg·min）静脉滴注；正在应用 β 受体阻滞剂的患者不建议应用多巴酚丁胺和多巴胺；③强心苷，洋地黄类能增加心输出量、降低左心室充盈压，适用于伴快速心室率的房颤患者，常用毛花苷 C 0.2~0.4mg 缓慢静脉注射，2~4 小时可再用 0.2mg；④磷酸二酯酶抑制剂，主要应用米力农，首剂 25~75μg/kg 静脉注射（>10 分钟），继以 0.375~0.750μg/（kg·min）静脉滴注，常见不良反应有低血压和心律失常；⑤左西孟旦，为钙增敏剂，可使用于正接受 β 受体阻滞剂的患者，用法为首剂 12μg/kg 静脉注射（>10 分钟），继以 0.1μg/（kg·min）静脉滴注，可酌情减半或加倍，不良反应有低血压和心律失常。

（5）血管收缩药物：对外周动脉有显著缩血管作用的药物，如去甲肾上腺素、肾上腺素等，多用于尽管应用了正性肌力药物仍出现心源性休克，或合并显著低血压状态时。这些药物可以使血液重新分配至重要脏器，收缩外周血管并提高血压，但以增加左心室后负荷为代价。

（6）其他：氨茶碱可解除支气管痉挛，减轻呼吸困难，用法为 0.25g 以葡萄糖水稀释后缓慢静推，10 分钟推完，可也应用二羟丙茶碱；糖皮质激素可解除支气管痉挛和降低外周血管阻力；抗凝治疗（如低分子肝素）用于深静脉血栓和肺栓塞发生风险较高，且无抗凝治疗禁忌的患者。

4. 非药物治疗

（1）主动脉内球囊反搏（IABP），可有效改善心肌灌注，又降低心肌耗氧量和增加心输出量，适用于心源性休克不能由药物纠正的患者、血流动力学障碍的严重冠心病（如急性心肌梗死伴机械并发症）、心肌缺血或急性重症心肌炎伴顽固性肺水肿以及作为左心辅助装置或心脏移植前的过渡治疗。

（2）机械通气：有两种方式。①无创呼吸机辅助通气，用于经常规吸氧和药物治疗不能纠正的肺水肿合并呼吸衰竭，呼吸频率 > 20 次/分，能配合呼吸机通气的患者，低血压（收缩压 < 85mmHg）患者慎用；②气管插管和人工机械通气，适用于心肺复苏、严重呼吸衰竭经常规治疗不能改善，尤其是出现明显呼吸性和代谢性酸中毒并影响到意识状态的患者。

（3）血液净化治疗：高容量负荷如肺水肿或严重的外周组织水肿，且对利尿剂抵抗、低钠血症（血钠 < 110mmol/L）且有相应的临床症状如神志障碍、肌张力减退、腱反射减弱或消失、呕吐以及肺水肿等应采用超滤治疗；肾功能进行性减退，血肌酐 > 500μmol/L 或符合急性血液透析指征的其他情况可行血液透析治疗。

（4）心室辅助装置：急性心衰经常规药物治疗无明显改善时，有条件可应用该技术，包括体外膜肺氧合（ECMO）、心室辅助泵（如可置入式电动左心辅助泵、全人工心脏），可短期辅助心脏功能，也可作为心脏移植或心肺移植的过渡。

（5）心脏移植：可作为终末期心衰的一种治疗方式，主要适用于严重心功能损害或依赖静脉正性肌力药物，而无其他可选择治疗方法的重度心衰患者。

5. 心衰合并临床情况的处理

（1）心律失常：首先要治疗基础疾病，改善心功能，同时积极纠正伴随或诱发因素，如感染、电解质紊乱（低血钾、低血镁、高血钾）、心肌缺血、高血压、甲状腺功能亢进或减退等。室上性心律失常以房颤最多见，室性心律失常包括频发室性早搏、非持续性及持续性心动过速及室颤。合并房颤患者，如无禁忌证，应充分抗凝（普通肝素或低分子肝素）以降低动脉栓塞和卒中风险，房颤使血流动力学不稳定而紧急恢复窦性心律应使用电复律，非紧急需要恢复窦性心律的患者如房颤首次发作、持续时间 < 48 小时或经食管超声心动图未发现左心房血栓，可应用药物复律或电复律；急性心衰中慢性房颤治疗以控制心室率为主，首选地高辛或毛花苷 C 静脉注射，如心室率控制不满意，可静脉缓慢注射胺碘酮，10 ~ 20 分钟内给予 150 ~ 300mg，一般不选用 β 受体阻滞剂减慢心室率。急性心衰合并快速性室性心律失常，对血流动力学不稳定的持续性室速或室颤患者，应首选电复律或电除颤，复律或除颤后可加用静脉胺碘酮预防复发；胺碘酮静脉注射负荷率 150mg（10 分钟），然后静脉滴注 1mg/min × 6 小时，继以 0.5mg/min × 18 小时，还可加用 β 受体阻滞剂。症状性心动过缓及房室传导阻滞患者可应用异丙肾上腺素、肾上腺素、阿托品、氨茶碱治疗，符合起搏治疗指征时行心脏起搏治疗。

（2）心脏瓣膜病：由于心脏瓣膜本身器质性损伤，任何内科治疗或药物均不能使其消除或缓解，当符合手术指征时应及时手术治疗。常见有二尖瓣狭窄、二尖瓣脱垂、二尖瓣关闭不全、主动脉瓣狭窄、主动脉瓣关闭不全。

（3）冠心病：ST 段抬高型急性心肌梗死若有溶栓和紧急经皮冠状动脉介入（直接

PCI）术指征，可行静脉溶栓或急诊 PCI，在 IABP 支持下更安全；非 ST 段抬高型急性冠脉综合征可早期行血运重建治疗（PCI 或 CABG）；心肌梗死后机械并发症如左室游离壁破裂、室间隔穿孔、乳头肌断裂宜尽早手术治疗。

（4）高血压：应把握适当降压速度，快速降压会加重脏器缺血。如病情较轻，可在 24～48 小时内逐渐降压；病情重伴肺水肿的患者应在 1 小时内将平均动脉压较治疗前降低 ≤25%，2～6 小时降至 160/100～110mmHg，24～48 小时内使血压逐渐降至正常。可静脉给予硝酸甘油或硝普钠，静脉给予襻利尿剂可辅助降压。

（5）其他：急性重症心肌炎、先天性心脏病、肾功能不全、肺部疾病、甲状腺疾病的诊断和治疗见相关章节。

6. 中医诊疗

（1）治疗原则：心衰患者多为虚实错杂，需详加分辨。治疗注重补气血，调阴阳。

（2）辨证论治

1）痰瘀内阻：症见心悸气短，动则尤甚，肢体浮肿，按之没指，双下肢为甚，面色晦暗，口唇、爪甲青紫，胁下块，咳嗽痰多，甚则咯血，颈静脉怒张，舌紫黯，体大有齿痕，苔腻，脉沉涩或结代。

治法：化瘀利水。

选方：血府逐瘀汤合苓桂术甘汤。

中成药可选用丹参滴丸、六神丸、速效救心丸、麝香保心丹或复方丹参注射液等。

2）痰水凌心：症见心悸气短，咳吐痰涎，胸脘痞满，口干渴，不欲饮，尿少浮肿，颜面虚浮，舌质暗淡，舌体大，有齿痕，苔白滑或厚，脉滑数。

治法：豁痰利水。

选方：葶苈大枣泻肺汤合皂荚丸。

中成药用灯盏细辛注射液等。

3）心肾阳虚，水湿内停：症见心悸喘促，不能平卧，全身浮肿，尿少，脘腹胀满，肢冷畏寒，腰膝酸软，食少恶心，舌淡体大，有齿痕，苔白润，脉沉无力，或数疾、结、促。

治法：温阳利水。

选方：真武汤加葶苈子、黄芪。

中成药可选用参附注射液或参麦注射液等。

4）气阴不足，水湿内停：症见胸闷喘促，不能平卧，全身浮肿，尿少，脘腹胀满，口渴，舌质红，脉沉细无力，或细数疾。

治法：益气养阴，利水。

选方：生脉散合葶苈大枣泻肺汤。

中成药可选用参麦注射液等。

（3）针灸治疗

1）实证：取列缺、内关，毫针刺法，用泻法。

2）虚证：大艾炷灸神阙、关元，针刺足三里、三阴交。

（4）诊疗权变：心悸不止，喘促，烦躁不安，大汗出，四肢厥冷，尿少浮肿，脉沉微疾者，为气脱阳微，急予大剂量参附注射液静脉滴注，灌服参附龙牡汤加山萸肉。必要时予强心、利尿、血管活性药物治疗。喘促突出，张口抬肩，可用氨茶碱 1ml（2mg）定喘、喘息穴穴位注射。神昏不语，予醒脑静 20ml，加入 5% 葡萄糖注射液 250ml 静点。

（5）并病：由于急性心衰患者常合并多种疾患，使急性心衰的患者的症状及证型出现复杂性，中西医结合治疗急性心衰时，中医可根据中医优势和医师的经验选择切入点，优势互补，不必面面俱到：如常出现痰热壅肺之咳嗽、吐黄痰、痰黏难咳，可清热化痰，方选用清热化痰方如黄连温胆汤类；湿阻中焦，中焦气机不畅，恶心，纳呆、腹胀，可行气宽中，化湿降逆，方选用半夏泻心汤或小柴胡汤类；脾胃虚弱，纳差，腹胀，可补益脾胃，行气消滞，方选用香砂六君子，建中汤类等。

（五）需要急救技术

监护技术、氧疗技术、有创、无创机械通气技术、主动脉内球囊反搏技术、血液净化治疗技术、气管插管技术。

三、病案举例

1. 病例介绍　患者赵某，女，63 岁。济南某地农民。发作性胸闷、憋喘 10 年，加重 3 天。2013 年 11 月 7 日首诊。反复发作憋喘，时夜间不能平卧，近日因劳累诸症状加重，乏力，动则加重。在当地医院给予纠正心衰等治疗三天，症状未见好转，憋喘加重不能平卧，腹胀，纳差。

既往有风心病史 10 余年，否认肝炎、结核等传染病史。已婚，育有二子，健康，已绝经十余年。否认过敏史。

2. 体格检查　T 36.7℃，P 100～135 次/分，R 30 次/分，BP 150/95mmHg。神志清，精神差，憋喘貌，口唇紫绀，双肺可闻及干湿啰音，心音强弱不一，心律绝对不齐，100～150 次/分。心尖部二尖瓣听诊区可闻及三级收缩期杂音，腹部膨隆，叩诊鼓音，肝脾触诊不理想，双下肢浮肿，舌质红、少苔，脉沉细结代。

3. 入院后检查　急查血常规、血生化、电解质、血糖，均未见明显异常，心肌酶在正常范围。NT-proBNP1800ng/L；心电图示多导联 ST 段下移，T 波倒置，快速型心房纤颤。

4. 中医四诊摘要　患者老年女性，以往有风心病史 10 余年，胸闷、憋喘，精神差，乏力，动则加重，口唇紫绀，双下肢浮肿，舌质红、少苔，脉沉细结代。

5. 治疗

（1）告知家属病情危重，持续心电监护，鼻导管氧疗（5L/min），记录出入量。

（2）监测血常规、血糖、血电解质、肝肾功能、心肌酶，血浆利钠肽，凝血功能，动脉血气，心电图，心脏 B 超。

（3）半卧位或端坐位，立即开通静脉通道可给予极化液；利尿：呋塞米，静脉注射 20mg；茶碱类：二羟丙茶碱 0.25g 以葡萄糖水稀释后缓慢静推，10 分钟推完；正性肌力药：毛花苷 C 0.2mg 缓慢静脉注射；血管活性药：硝酸甘油静脉滴注，起始剂量 5～10μg/min，5～10 分钟递增 5～10μg/min。中药静滴参麦注射液、生脉注射液。

（4）中医治疗：证属气阴两虚，水气凌心。治则：益气养阴，泻肺平喘。方选：生脉散合葶苈大枣泻肺汤加减。

红参 30g	麦冬 60g	五味子 9g	石斛 20g
茯苓 30g	车前子 15g[包]	大腹皮 30g	葶苈子 30g
当归 15g	黄芪 30g	焦三仙[各] 15g	砂仁 9g

大枣三枚

4剂，水煎温服，2次/日，200ml/次，一日一剂。

11月9日二诊病史同上，病情平稳，憋喘减轻，尿量增加，浮肿减轻，饮食有所增加，大便干，舌质淡红，舌苔增加，脉沉细结代。上方加栝楼30g，宽胸理气，润肠通便。

急性右心衰竭

急性右心衰竭是指任何原因引起急性发作或加重的右心室收缩力和（或）舒张功能障碍，不足以提供机体所需要的心输出量时所出现的临床综合征。各种心血管疾病引起的左心衰竭均可发生右心衰竭，左心衰竭基础上发生右心衰竭表明预后不良。

一、急性右心衰竭的诊断

诊断标准如下：

1. 存在可能导致右心衰竭的病因，最常见的是存在左心衰竭、肺动脉高压（包括COPD所致）、右室心肌病变（右心室梗死、限制性病变和致心律失常性右室心肌病等）、右侧瓣膜病变，以及某些先天性心脏病；

2. 存在急性发作或加重的右心衰竭的症状和体征，主要有活动耐量下降、乏力以及呼吸困难，体征主要包括颈静脉压增高的征象、肝脏增大、中心性水肿（如胸腔积液、腹水、心包积液）和外周水肿，以及这些体征的组合；

3. 存在右心结构和（或）功能异常和心腔压力增高的客观证据，主要来自影像学检查，包括超声心动图、核素、磁共振等。右心导管可提供心腔压力增高和功能异常的证据。

二、急性右心衰竭的治疗

首先应考虑积极治疗导致右心衰竭的原发疾病，减轻右心的前后负荷及增强心肌收缩力，维持窦性节律、房室正常顺序和间期，以及左、右心室收缩同步。

1. 一般治疗　去除诱发因素，常见诱因有感染、发热、劳累、情绪激动、妊娠或分娩、长时间乘飞机或高原旅行等；氧疗可改善全身重要脏器的缺氧，降低肺动脉阻力，减轻心脏负荷，血氧饱和度低于90%的患者建议常规氧疗。

2. 左心衰竭合并右心衰竭　基本治疗原则可遵循左心衰，但需要更加重视容量平衡管理，保持恰当的前负荷是必要的。一旦发生右心衰，单独的左心辅助可能加重右心的负荷，此时建议使用双心室辅助来挽救患者的生命。

3. 肺动脉高压伴发右心衰竭的治疗　对利尿剂效果不佳的患者可以考虑短期应用正性肌力药物如多巴酚丁胺，或磷酸二酯酶抑制剂米力农；避免应用非选择性血管扩张药如硝普钠、硝酸酯类、酚妥拉明、肼苯哒嗪；可应用选择性肺血管扩张药，如波生坦、西地那非。

4. 急性肺血栓栓塞症　出现低氧血症者应予持续吸氧；心源性休克和（或）持续低血压的高危患者首选溶栓治疗，伴有急性右心衰的中危患者首选抗凝治疗，具体治疗见相关章节。

5. 肺部疾病　各种类型的肺部疾病随着病情进展均可导致右心衰竭，治疗包括原发病治疗、谨慎使用利尿剂、小剂量应用强心苷，此外可采用合理抗凝治疗。

6. 急性右心室梗死　典型的临床表现为低血压、颈静脉显著充盈、双肺呼吸音清晰的三联征。治疗原则包括积极血运重建；避免使用利尿剂、血管扩张药、吗啡；优化右心室前后负荷；没有左心衰竭和肺水肿首先扩容治疗，快速补液直至右心房压力升高而心输出量不增加，或 PCWP≥18mmHg；扩容后仍有低血压者，使用正性肌力药物；对顽固性低血压者，IABP 可增加右冠状动脉灌注和改善右心室收缩功能。

7. 其他　右心瓣膜疾病、心肌病等诊治见相关章节。

8. 中医治疗　可参照急性左心衰竭。

急性心力衰竭应根据患者的原发病情况、病情轻重、合并症选择合理的治疗方案，个体化治疗；重症心力衰竭强调多学科协作，治疗中应与介入中心、重症医学科、透析室、心胸外科等科室密切联系，及时参与共同救治；急性心力衰竭缓解后应注意后期的药物治疗、运动训练、心理疏导、营养指导，应建立随访制度，加强患者及家庭成员的教育，提高患者的生存率，改善生活质量。

（孔　立）

第九章

消化系统急症

第一节　急性胰腺炎

【培训目标】

1. 熟练掌握急性胰腺炎的临床表现、体征及诊疗常规。
2. 熟悉急性胰腺炎的中医治疗原则及辨证论治。

急性胰腺炎（acute pancreatitis，AP）为胰酶消化自身胰腺及其周围组织引起的化学性炎症，是急诊临床较常见的胰腺疾病，也是消化系统常见的急腹症之一。其临床表现为急性起病，上腹疼痛，可有呕吐、发热、心率加快、白细胞上升，血、尿和腹水淀粉酶升高以及不同程度的腹膜炎体征。根据临床表现与累及的脏器分为轻症急性胰腺炎（mild acute pancreatitis，MAP）与重症急性胰腺炎（severe acute pancreatitis，SAP），临床上 AP 总体病死率约为 5%～10%，其中 SAP 约占急性胰腺炎病例的 10%～20%，病情危重，并发症多，预后不良，死亡率高达 40%。

根据本病的病因、发病部位及临床特点，急性胰腺炎应属于中医学"腹痛"范畴，其基本病机为"不通则痛"。

一、疾病特征

（一）一般临床表现

1. 腹痛　腹痛性质为持续性刀割样；腹痛以上腹为多，其次为右或左上腹，脐周和下腹部极少见，50% 患者的腹痛可向左背部放射，呈"一"字样分布；疼痛时蜷曲体位和前倾体位可使疼痛缓解。腹痛通常可持续 48 小时，偶可超过一周。腹痛的机制主要为：①胰腺的急性水肿、炎症刺激和牵拉其包膜上的神经末梢；②胰腺的炎性渗出液刺激毗邻的腹膜和腹膜后组织，产生局限性腹膜炎；③胰腺炎症累及肠道，引起肠充气和麻痹性肠梗阻；④胰管阻塞或伴胆囊炎、胆石症引起疼痛。极少数 AP 患者可以没有腹痛，而仅表现为明显腹胀。

2. 发热　多为中度发热，少数为高热，一般持续 3～5 天。如发热不退或逐日升高，尤其持续 2~3 周以上者，要警惕胰腺囊肿可能。发热是由胆道感染或胰腺炎症、坏死组织的吸收等引起的。

3. 恶心、呕吐及腹胀　多在起病后出现，有时颇频繁，呕吐物为胃内容物和胆汁，且呕吐后腹痛并不减轻，伴腹胀，甚至出现麻痹性肠梗阻。

4. 黄疸　病情比较轻的 AP 可无黄疸，若有黄疸，其原因可能为：①胆道感染、胆石症引起胆总管梗阻；②AP 时，肿大的胰头压迫胆总管；③AP 合并胰腺脓肿或胰腺假囊肿压迫胆总管；④合并肝损害等情况。

5. 低血压或休克　SAP 常发生，患者烦躁不安、皮肤苍白、湿冷等，有极少数休克可突然发生，甚至发生猝死。

（二）体征

1. 压痛　MAP 患者有腹部的深压痛，但与患者自觉症状不成比例；SAP 可出现肌紧张、压痛、反跳痛等腹膜刺激征。

2. 腹部包块　10%~20% 的患者可在其上腹部扪及块状物。块状物常为急性胰腺假囊肿或胰腺脓肿，一般见于起病后 4 周或 4 周后。

3. 假性肠梗阻　大多数患者有持续 24~96 小时的假性肠梗阻。

4. 皮下瘀斑　出现在 SAP 患者两胁部者，称为 Grey-Tuner 征；出现在脐部者，称为 Cullen 征。发生率约占 SAP 患者的 3%。

二、诊疗常规

（一）诊断标准

①急性发作的上腹痛伴有上腹部压痛或加上腹膜刺激征；②血、尿和（或）腹水、胸水中淀粉酶升高达到实验室标准；③影像学（超声、CT 等）或手术发现胰腺炎症、坏死等改变。具备上述第 1 项在内的 2 项以上标准，并排除其他急腹症后诊断即可成立。

（二）实验室检查

1. 淀粉酶测定　其对 AP 的诊断敏感性达 94%，特异性达 95%。血清淀粉酶超过正常值 3 倍可确诊为本病。血清淀粉酶在起病后 6~12 小时开始升高，48 小时开始下降，持续 3~5 天。血清淀粉酶持续增高要注意病情反复、并发假性囊肿或脓肿、疑有结石或肿瘤、肾功能不全、巨淀粉酶血症等。

2. 血清脂肪酶活性测定　常在起病后 24~72 小时开始升高，持续 7~10 天。血清脂肪酶活性测定具有重要临床意义，尤其当其活性开始下降至正常，或其他原因引起血清淀粉酶活性增高，血清脂肪酶活性测定有互补作用。

3. 血、尿胰蛋白酶原测定　AP 时，血清胰蛋白酶较正常值高 10~40 倍，且在 AP 发病 30 分钟即开始升高，持续 5~7 天，待病情好转时胰蛋白酶下降缓慢。因此，胰蛋白酶对 AP 的早期诊断、延期诊断及血清淀粉酶不增高的 AP 患者的诊断均有裨益。

4. 血清标志物　①C 反应蛋白（CRP）：CRP 是组织损伤和炎症的非特异性标志物，有助于评估与监测 AP 的严重性。发病 72 小时后 CRP >150mg/L 提示胰腺组织坏死；②动态测定血清白细胞介素-6 水平升高提示预后不良。

5. 生化检查　①一过性血糖升高常见，可能与胰岛素释放减少和胰高血糖素释放增加有关。持续的空腹血糖 >10mmol/L 提示胰腺坏死，预后不良；②暂时性低钙血症（<2mmol/L）常见于 SAP，低血钙程度与临床严重程度平行，若血钙 <1.5mmol/L 提

示预后不良。

（三）影像学检查

1. 超声检查 在 MAP 时，B 超扫描可显示出胰腺呈弥漫性、均匀地增大，外形饱满，界限模糊，内部回声减弱，但比较均匀，也可表现为胰腺局部肿大。SAP 时，胰腺实质肿胀，失去正常的形态，内部回声不规则，可表现为回声减弱或增强，或出现无回声区，回声的改变取决于胰腺坏死或内出血情况。

2. 腹部 CT 增强 CT 扫描能确切地显示胰腺的解剖结构，可明确急性胰腺炎是否存在及其严重程度以及有无局部并发症，鉴别囊性或实性病变，判断有无出血坏死，评价炎症浸润的范围。有助于 MAP 和 SAP 的鉴别及预后判断。

3. 胸腹部 X 线检查 SAP 常有上腹部密度增加，横膈升高、胃扩张，十二指肠液平面和扩张，局限性肠胀气，甚至显示麻痹性肠梗阻之影像。

（四）治疗

1. MAP 以内科治疗为主

（1）抑制胰腺分泌

1）禁食及胃肠减压：可减少胰腺分泌，在经过 4～7 天，当疼痛减轻、体温正常、血象和血、尿淀粉酶降至正常后，即可先给予少量无脂流食，并据病情逐渐增加低脂低蛋白饮食。

2）抑制胃酸分泌：以保护胃黏膜及减少胰腺分泌。

3）生长抑素及类似物：在 AP 早期应用，能迅速控制病情、缓解临床症状，使血淀粉酶快速下降并减少并发症，缩短住院时间，提高治愈率。

（2）抑制胰酶活性，减少胰酶合成

1）抑肽酶：抑制肠肽酶，应早用，剂量宜大，疗程一般为 1～2 周。

2）加贝酯：为非肽类蛋白分解酶抑制剂，对胰蛋白酶、血管舒缓素、磷脂酶 A_2 等均有较强的抑制作用。

3）乌司他丁：为蛋白酶抑制剂，可以抑制胰蛋白酶等各种胰酶，并有稳定溶酶体膜、抑制溶酶体酶的释放、抑制心肌抑制因子产生和炎性介质的释放。

（3）镇痛：急性重症胰腺炎患者常有明显疼痛，甚至可因疼痛而引起休克，常用药物有 654-2、哌替啶等。

（4）抗生素的应用：对于非胆源性 MAP 不推荐常规使用抗生素，对于胆源性 MAP 或 SAP 应常规使用抗生素。胰腺感染的致病菌主要为革兰氏阴性菌和厌氧菌等肠道常驻菌。抗生素的使用应遵循以下三大原则：抗菌谱为革兰氏阴性菌和厌氧菌为主，脂溶性强，有效通过血胰屏障。

（5）静脉补液：积极补足血容量，维持水电解质和酸碱平衡。

2. SAP SAP 必须采取综合救治措施，在上述 MAP 治疗的基础上还应：

（1）监护：SAP 应入 ICU 监护治疗，目的是纠正水、电解质紊乱，支持治疗，防止局部及全身并发症。

（2）抗休克：应给予白蛋白、血浆及其代用品，维持水电解质和酸碱平衡。

（3）营养支持：早期一般采用全胃肠外营养，如无梗阻，应尽早进行空肠插管，过渡到肠内营养。

（4）应用广谱高效抗生素：抗生素应尽早应用，并至少维持 14 天。

（5）生长激素和生长抑素联合疗法：外源性生长激素可以通过促进肠上皮的增生、维持肠黏膜屏障的完整性而防止肠道内细菌移位的发生。

（6）预防和治疗肠道衰竭：对于 SAP 患者，应密切观察其腹部体征及排便情况，监测肠鸣音的变化，并及早给予促进肠道动力药物等预防肠道衰竭。

（7）手术治疗：坏死胰腺组织继发感染者在严密观察下考虑外科手术。对于重症病例，在重症监护和强化保守治疗的基础上，经过 72 小时，患者的病情仍未稳定或进一步恶化是进行手术治疗或腹腔冲洗的指征。

（8）内镜治疗：对疑有胆源性胰腺炎的患者实行早期（发病后 24～72 小时）ERCP 检查及治疗，其首选治疗是内镜下行 Oddi 括约肌切开或放置鼻胆管引流，条件许可时行胆管结石清除，使胆管引流通畅，减少胆汁反流。

3. 中医治疗

（1）治疗原则：急性胰腺炎以疏肝理气、清热利湿、通里攻下、活血化瘀解毒、扶正祛邪为基本治则。并需注意在中重度患者禁食阶段，中药汤剂内服也应慎重选择。

（2）辨证论治（此阶段缺少中成药选择，如血必净注射液、丹参注射液、清开灵注射液等；并需指出在禁食阶段，中药内服也不适宜）

1）气机郁滞：症见脘腹疼痛，胀满不适，痛引两胁，时聚时散，攻窜不定，舌淡红，苔薄白，脉弦。

治法：疏肝理气，通腑止痛。

选方：柴胡疏肝散加减。

中成药可选用金佛止痛丸。

2）湿热积滞：症见腹部胀痛，痞满拒按，胸闷不舒，烦渴喜冷饮，大便秘结，或溏滞不爽，身热自汗，小便短赤，舌质红，苔黄燥或黄腻，脉滑数。

治法：通腑泄热，行气导滞。

选方：大承气汤加减。

中成药可选用清开灵注射液、三黄片、一清胶囊等。

3）腑实热结：症见腹痛剧烈，甚至从心下至少腹痛满不可近，胃脘痞满，恶心呕吐，日晡潮热，口干口渴，小便短赤，舌质红，苔黄厚或黄腻，脉洪大或滑数。

治法：清热通腑，攻下止痛。

选方：大柴胡汤合大承气汤加减。

中成药可选用清开灵注射液。

4）瘀热（毒）互结：症见腹部刺痛拒按，痛处不移，或可扪及包块，或皮肤青紫有瘀斑，发热夜甚，口干不渴，小便短赤，大便燥结，舌质红或有瘀斑，脉弦数或涩。

治法：清热泻火，祛瘀通腑。

选方：泻心汤或大黄牡丹汤合膈下逐瘀汤加减。

中成药可选用血必净注射液。

5）内闭外脱：脐周剧痛，呼吸急促，面色苍白，肢冷搐搦，恶心呕吐，身热烦渴多汗，神志不清，大便不通，小便量少甚或无尿，舌质干绛，苔灰黑而燥，脉沉细而弱。

治法：通腑逐瘀，回阳救逆。

选方：小承气汤合四逆汤加减。

中成药可选用参附注射液。

（3）中药灌肠：依据中医辨证论治原则拟定中药灌肠方，每日两次灌肠。可有效防止肠功能衰竭及细菌移位，提高临床疗效，减少并发症。

（4）针灸治疗：常用穴：足三里、下巨虚、内关、胆俞、脾俞、胃俞、中脘等，一般采用强刺激，也可采用电刺激。临床尚可酌情选取公孙、神阙、天枢、合谷、章门、气海、内庭、阳陵泉、期门、膈俞、血海、太冲、膻中等穴，以增强疗效。

（5）中药外敷：运用芒硝、金黄散等于腹部外敷，每日两次，必要时可增加次数，以保护胰腺、减少渗出。

三、病案举例

1. 病例介绍　王某，女，54岁，2013年10月28日入院。患者于入院前3天无明显诱因出现腹痛，呈持续性，伴背部疼痛，无腹胀、无胸闷心慌、无发热，未予重视。入院前1天腹痛加重，伴恶心呕吐，遂至我院急诊科。急诊查血常规：WBC 7.97×10^9/L、LYMPH# 0.45×10^9/L、NEUT% 92.6%、LYMPH% 5.6%、血清淀粉酶 2318U/L、脂肪酶 4730U/L；腹部平片检查未见明显异常，诊断为急性胰腺炎，为求系统诊治，收住我科病房。入院症见：神志清，精神差，急性面容，中上腹持续剧烈疼痛，伴背部疼痛，恶心，呕吐频繁，呕吐物为胃内容物，无腹胀、腹泻，无发热，自发病以来纳食欠佳，小便黄赤，大便稍干结。

患者既往胆结石病史1年，胃溃疡病史4月余。否认高血压、糖尿病、冠心病等病史；否认肝炎、结核等传染病史；否认外伤史、手术史；否认食物药物过敏史。

2. 体格检查　神清，精神差，急性病容，体态中等，皮肤黏膜干燥，未见皮疹、黄染和出血点。双侧瞳孔等大等圆，直径2.5mm，对光反射灵敏。双肺呼吸音清，未闻及明显干、湿性啰音。心音低，HR 83次/分，律齐，各瓣膜听诊区未闻及病理性杂音。腹平软，中上腹压痛明显，无反跳痛，肝区叩击痛（-），墨菲征（-），肝脾肋下未触及，肠鸣音弱。脊柱四肢无畸形，双下肢无水肿。

3. 辅助检查　血常规：WBC 7.97×10^9/L，NEUT% 92.6%，LYMPH% 5.6%；血清淀粉酶 2318U/L，脂肪酶 4730U/L；腹部平片检查未见明显异常；胃镜示：食管炎、胆汁反流性胃炎、十二指肠球部溃疡。

4. 四诊情况　神清，精神差，急性面容，体态中等，虚里搏动可，腹软，中上腹压痛明显。舌质红，苔黄腻，边有齿痕，脉弦数。

5. 治疗

（1）告知病情：患者病史明确，胰酶存在明显升高，诊断明确，病情危重，其有病情进展至出血坏死性胰腺炎，甚至出现休克、感染加重、肝肾多脏器功能衰竭等可能；

（2）暂禁食水；

（3）中医治疗给予中药灌肠、中药热奄包治疗以促毒素代谢及改善肠道功能；具体组方如下：

桃仁 15g	芒硝 30g	杏仁 30g	滑石 30g
大黄 18g	栀子 12g	丹皮 12g	赤芍 12g
木通 9g	枳实 12g		

4剂，水煎温服，2次/日，200ml/次，一日一剂。

（4）西医治疗以抑酸、抑酶、保护胃黏膜、抗炎性反应、保肝肾、抗感染、营养支持、维持水电解质平衡为主，药物可选用生长抑素、乌司他丁、泮托拉唑、血必净、头孢哌酮舒巴坦钠等。

（5）密切关注病情变化，必要时行 CRRT 治疗。

（崔应麟）

第二节　急性上消化道出血

【培训目标】

1. 熟练掌握急性上消化道出血的概念及临床特征；熟练掌握常见出血原因的鉴别要点及失血量判断；

2. 掌握常用止血药物临床应用及抗休克治疗的要点；掌握急性上消化道出血的中医治疗方法。

上消化道出血（upper gastrointestinal hemorrhage）是指屈氏韧带以上的消化道包括食管、胃、十二指肠、胆道及胰管的出血，也包括胃空肠吻合术后的空肠病变引起的出血。如果短期内失血量大于 1000ml 或超过循环血量的 20%，称为上消化道大出血。大出血病情变化急骤，尽管新的止血方法在临床上不断得到应用，但病死率仍高达 10% 左右。

急性上消化道出血属于中医学"血证"之"呕血"或"便血"的范畴。血由胃来，经呕吐而出，血色红或紫黯，常夹有食物残渣，称为呕血或吐血。凡血从肛门排出体外，无论在大便前，或大便后下血，或单纯下血，或与粪便混杂而下，均称为便血。

一、疾 病 特 征

（一）一般临床表现

1. 呕血和黑便　是上消化道出血的特征性表现。上消化道大量出血后均有黑便。出血部位在幽门以上常常伴有呕血；若出血量少、速度慢亦可无呕血；而幽门以下出血如出血量大、速度快，也可因血反流入胃腔而引起恶心、呕吐而表现为呕血。

呕血多棕褐色呈咖啡渣样，如出血量大，未经胃酸充分混合即呕出，则为鲜红或有血块。黑便呈柏油样，黏稠而发亮，当出血量大，血液在肠内推进较快，粪便可呈暗红甚至鲜红色。

2. 失血性周围循环变化　血容量的减少可以导致周围循环的变化。一般表现为头昏、心慌、乏力，忽然起立发生晕厥、肢体冷感、心率加快、血压降低等，严重者呈休克状态。根据失血量的多少可以分为大量出血（出血量在数小时内达 1000ml 并伴有急性周围循环衰竭）、显性出血［呕血和（或）解柏油样黑便，不伴急性周围循环衰竭］和隐性出血（大便隐血试验阳性）。

3. 贫血和血象变化　急性大量出血后均有失血性贫血，但在出血的早期，血红蛋白浓度、红细胞计数与血细胞比容可无明显变化。在出血后，组织液渗入血管内，使血液稀释，一般须经 3～4 小时以上才出现贫血，出血后 24～72 小时血液稀释到最大限度。大量出血2~5小时，白细胞计数轻至中度升高，血止后2~3天才恢复正常。但在肝硬化患者，如同时有脾功能亢进，则白细胞计数可不增高。

4. 发热 多数患者在出血后24小时内出现低热，持续3~5天后降至正常。

5. 氮质血症 在上消化道大量出血后，由于大量血液蛋白质的消化产物在肠道被吸收，血中尿素氮浓度可暂时增高，成为肠源性氮质血症。一般于一次出血后数小时血尿素氮开始上升，约24~48小时可达高峰，大多不超过14.3mmol/L（40mg/dl），3~4日后降至正常。

（二）体征

1. 出血量的估计及活动性出血的判断

成人每日消化道出血>5~10ml，大便隐血试验出现阳性，每日出血量50~100ml可出现黑便。胃内积血超过250ml可引起呕血。一次出血量不超过400ml时，一般不引起全身症状。出血量超过400~500ml，可出现全身症状，如头昏、心悸、乏力等。短期内出血超过1000ml，可出现周围循环衰竭表现。如患者由平卧位改为坐位时出现血压下降（下降幅度>5~20mmHg）、心率加快（增加幅度>10次/分），已提示血容量明显不足，是紧急输血的指征。如收缩压<80mmHg，心率>120次/分，即已进入休克状态，属严重大量出血，需积极抢救。

2. 临床上出现下列情况应考虑继续出血或再出血

反复呕血，或黑粪次数增多。粪质稀薄，甚至呕血转为鲜红色、黑便变成暗红色，伴有肠鸣音亢进；周围循环衰竭的表现经补液输血而未见明显改善，或虽暂时好转而又恶化，经快速补液输血中心静脉压仍有波动，稍稳定又再下降；血红蛋白浓度、红细胞计数与血细胞比容继续下降，网织红细胞计数持续增高；在补液与尿量足够的情况下，血尿素氮持续或再次增高。

一般来说，一次出血后48小时以上未再出血，再出血的可能性小。而过去有多次大出血史、本次出血量大、24小时内反复大量出血、出血原因为食管胃底静脉曲张出血者，再出血的可能性较大。患者症状好转、脉搏及血压稳定、尿量足（>30ml/h），提示出血停止。由于肠道内积血需经数日（一般约3日）才能排尽，故不能以黑便作为继续出血的指标。

二、诊疗常规

（一）诊断

出现呕血或血便，呕吐咖啡色胃内容物或黑便者，隐血试验阳性，结合以下鉴别诊断后诊断并不困难，必要时可结合胃镜等辅助检查进一步明确出血部位。

1. 呕血与咯血的鉴别 呕血呕出物常为鲜红色或暗红色，或混有血凝块；若血液量少或在胃内停留时间长，呕吐物可呈咖啡渣样棕褐色，多伴有黑便。咯血常有相应肺部疾患，咯血前有喉痒、胸闷、咳嗽等不适，咯出物呈鲜红色，可混杂痰液或泡沫，此后有数日血痰，一般不伴有黑便。

2. 排除口、鼻、咽喉部出血 询问病史和局部检查有助诊断。

3. 排除食物引起的粪便变黑和隐血试验阳性 进食炭粉、含铁剂和铋剂的药物会加深粪便的颜色，但不至于呈柏油样，且粪便隐血试验阴性。进食红色肉类、动物肝脏或血制品饮食会导致隐血试验阳性，询问病史并在素餐三天后复查隐血试验可资鉴别。

4. 出血部位及病因的判断

（1）上、下消化道出血的区分：呕血和鼻胃管引流出血性液体提示存在上消化道出血。但鼻胃管未引流出血性液体，哪怕引流出胆汁，也不能排除幽门以下的上消化道出血。黑便只表明血液在胃肠道内滞留至少 14 小时，上消化道和小肠出血都可表现为黑便。

（2）出血病因的判断：病史及体征是病因诊断的基础。慢性周期性发作伴有上腹部节律性疼痛提示消化性溃疡；有肝病史伴有周围血管体征者应考虑门脉高压、食管-胃底静脉曲张；机体应激后数小时即发生胃黏膜损伤，并出现较广泛的病变引起呕血或便血应考虑急性胃黏膜病变；剧烈呕吐、干呕和腹内压或胃内压骤然增高，造成贲门-食管远端的黏膜和黏膜下层撕裂而引起大量出血，可诊断为食管-贲门黏膜撕裂症；慢性消耗性体征伴有的持续大便隐血试验阳性，可能为消化道恶性肿瘤；各种消化系统血管瘤、动-静脉畸形及胃黏膜下恒径动脉破裂出血，主要表现为突然发生的呕血和柏油样大便，病势凶猛，而且常因病灶极小而隐匿，内镜下不易发现；如有黄疸及上腹部疼痛可能性为胆道或胰腺疾病造成的上消化道出血。

（二）特殊辅助检查

1. 胃镜　多主张检查在出血后 24～48 小时内进行，称急诊内镜检查，可同时进行内镜止血治疗。在急诊胃镜检查前需先纠正休克、补充血容量、改善贫血。如有大量活动性出血，可先插胃管抽吸胃内积血，并用生理盐水灌洗，以免积血影响观察。诊断正确率高达 80%～94%，并可根据出血表现区分活动性出血或近期出血。前者指病灶有喷血或渗血（Forrest I 型）；后者观察到病灶基底呈褐色、粘连血块、血痂、或有隆起小血管（Forrest Ⅱ 型）。

2. X 线钡餐检查　钡餐检查可以发现十二指肠降部以下肠段的病变如溃疡、憩室、息肉、肿瘤等，主要适用于患者有胃镜检查禁忌证或不愿进行胃镜检查者，对经胃镜检查出血原因未明，疑病变在十二指肠降段以下小肠段，则有特殊诊断价值。应在出血停止和病情基本稳定数天后进行。

3. 选择性动脉造影　适用于急诊内镜检查未能发现病变者，选择腹腔动脉、肠系膜动脉或门静脉造影，可显示出血的部位，需于活动性出血时进行，且每分钟动脉出血量在 0.5ml 以上者才能显示造影剂自血管溢出，从而确定出血部位，并可酌情进行介入治疗。

（三）治疗

上消化道出血的治疗包括维持正常的血流动力学循环和止血。止血的方法有药物治疗、内镜治疗和外科手术。

1. 一般急救处理

（1）大出血应予卧床、禁食，保持呼吸道通畅、吸氧、避免窒息；建立通畅的静脉通道。

（2）加强监护，严密观察心率、脉搏、血压等生命体征；评估出血量及病情严重程度。

（3）简明扼要采集病史和查体，并作血常规检查，查血型、必要时配血；查肝肾及凝血功能，年长者查心电图。对出血量、出血部位、出血严重性及可能的病因做出判断，以采取相应的急救措施。

2. 积极补液、恢复血容量　根据失血量在短时间表内补入足量液体，以纠正循环血量的不足。常用液体包括生理盐水、等渗葡萄糖盐水、平衡液、血浆、红细胞或其他血浆代用品，急诊大量出血应注意补钙。

输血指征：收缩压<90mmHg，或较基础收缩压降低幅度>30mmHg；血红蛋白<70g/L，血细胞比容<30%；心率>120次/分。在补足血容量的基础上，血压仍不稳定，可选用多巴胺等血管活性药物。

3. 药物止血

（1）抑酸止血：在酸性 pH 环境时凝血酶原时间和部分凝血酶原激酶时间进行性延长，血小板聚集功能受到抑制。在酸性环境下凝血块一旦形成，胃蛋白酶的蛋白溶解作用就会将其消化。临床常用 PPI 和 H_2 受体拮抗剂抑制胃酸分泌，提高胃内的 pH 值。

PPI：埃索美拉唑 80mg 静脉推注后，以 8mg/h 的速度持续静脉泵入（滴注），或奥美拉唑 80mg 静脉推注后，以 8mg/h 输注持续 72h，或泮托拉唑 40mg/次，1~2 次/天，静脉滴注。

H_2 受体拮抗剂：注射用法莫替丁 20mg + 生理盐水 20ml 静脉推注，2 次/天；雷尼替丁 50mg/次，稀释后缓慢静脉推注（超过 10 分钟），每 6~8 小时给药 1 次。H_2 受体拮抗剂不能完全抑制胃酸分泌，特别不能控制餐后胃酸分泌，难以达到理想的胃内 pH 环境。

（2）减少胃肠道血流：通过减少内脏血流、降低门脉压力，直接减少胃肠道的血流，可对静脉曲张性上消化道出血起到止血作用。

血管加压素（VP）或垂体后叶素：静脉滴注能选择性减少 60%~70% 的内脏动脉血流，通常首剂以 0.4~0.8U 作为负荷剂量，然后减半维持 12~24 小时，血止后以 0.1~0.2U/分的速度静脉维持。也可通过腹腔动脉造影导管直接滴入。如再次出血可将剂量增至原剂量，使用过程中要注意副反应，必要时可与硝酸甘油合用。同类制剂甘氨酸加压素，为甘氨酰-赖氨酸的衍生物，注入体内后经酶分解，生成具有活性的 VP 并平稳释放，因此可加大剂量给药，且可避免单独使用垂体后叶素时所产生的副作用。

生长抑素：可抑制胃酸分泌、抑制胃泌素和胃蛋白酶的作用、减少内脏血流、降低门脉压力，又能协同前列腺素对胃黏膜起保护作用，因此对消化性溃疡、急性胃黏膜病变出血具有良好的止血作用。生长抑素类似物-奥曲肽，首剂 100μg，静脉注射，随后以 25~50μg/小时静脉维持。生长抑素 14 肽（施他宁），首剂 250μg 静脉注射，后以 250μg/小时静脉维持 48~72 小时。

4. 内镜治疗

（1）内镜下金属钛夹止血：是较为广泛应用的止血手段之一，具有迅速、准确、创伤小、并发症少等优点，选择合适的病例，由有经验的内镜医师与护士熟练操作，可以充分发挥其特点。

（2）局部注射法：于出血病灶中及周边黏膜下注射 1：10000 肾上腺素，通过局部压迫、收缩血管及促使血小板凝聚集等而止血。也可用无水酒精或乙氧硬化醇注射。用于溃疡病出血、肿瘤出血、血管病变和食管-贲门黏膜撕裂症。

（3）电凝、激光、微波止血：均需特殊的设备，用于一般内科治疗无效的患者。

（4）硬化剂注射及橡皮圈套扎：在内镜直视下对曲张的食管静脉内或静脉旁注入硬化剂，使局部血栓形成，静脉管壁增厚、管腔闭塞、静脉周围黏膜凝固坏死形成纤维化，从而达到止血目的。也可通过特殊的套扎器，对曲张静脉进行橡皮圈套扎也可达到闭塞曲张静脉的目的。

（四）中医治疗

1. 治疗原则　治火、治气、治血为"血证"的三大基本治疗原则。一曰治火，实火当清热泻火，虚火当滋阴降火；二曰治气，实证当清气降气，虚证当补气益气；三曰治血，如《血证论·吐血》说："则存得一分血，便保得一分命"。

2. 辨证论治

（1）胃热炽盛证：症见脘腹胀闷，甚则作痛，吐血色红或紫黯，常夹有食物残渣，口臭，便秘，大便色黑，舌质红，苔黄腻，脉滑数。

治法：清热泻火止血。

选方：三黄泻心汤加减。

中成药可选用云南白药、裸花紫珠片、一清胶囊。

（2）脾不统血证：症见食少，体倦，面色萎黄，吐血缠绵不止，时轻时重，血色暗淡，神疲乏力，心悸气短，面色苍白，舌质淡，脉细弱。

治法：健脾益气止血。

选方：归脾汤加减。

中成药可选用云南白药、归脾丸。

（3）气随血脱证：症见呼吸微弱而不规则，或昏迷或昏仆，汗出不止，面色苍白，口开目合，手撒身软，二便失禁，舌淡白，苔白润，脉微欲绝。

治法：益气止血固脱。

选方：甘草人参汤。

中成药可选用云南白药，中药注射剂可选用生脉注射液、参附注射液。

3. 针灸治疗

（1）主穴：足三里、中脘、胃俞、内关

胃热炽盛：肝俞、内庭、行间；

脾不统血：关元、气海、隐白；

气随血脱：关元、命门、百会。

（2）穴位敷贴

气随血脱证：神阙、涌泉。

（五）其他治疗

1. 气囊压迫止血　三腔二囊管仅用于肝硬化食管胃底静脉破裂出血，止血率为50%～80%。操作详见下篇第五章，需强调的是：只要胃囊压迫得法，一般不必再压食管囊；胃囊充气不足、牵拉不力、重力不够，是导致压迫失败的常见原因。最长12小时放松牵引或放气一次。

2. 经颈静脉肝内门体分流（TIPSS）　肝硬化门脉高压反复大出血，如其他止血措施效果不好，在病情稳定的前提下，可考虑紧急TIPSS操作。

3. 手术止血　经积极治疗后，出血仍无法控制，无手术禁忌证者，可考虑外科手术止血。

三、病案举例

1. 病例介绍　林某，男性，45岁，就诊日期：2013年5月10日。主诉：间断上腹痛10余年，加重2天，呕血、黑便6小时。

10余年前开始无明显诱因间断上腹胀痛，餐后半小时明显，持续2~3小时，可自行缓解。2天前食用竹笋后上腹胀痛较前加重，时有反酸，服中药后无效。6小时前突觉上腹胀、恶心、头晕，先后两次解柏油样便，共约700g，并呕吐咖啡样液1次，约200ml，此后心悸、头晕、出冷汗，发病来无目黄、尿黄和发热，无咳嗽咯痰等。

既往体质尚可，否认高血压、糖尿病史，否认外伤及手术史，否认有肝炎、结核等传染病史，否认输血、中毒等病史，否认有药物、食物等过敏史。

2. 体格检查　T 36.7℃，P 108次／分，R 22次／分，BP 90/70mmHg。神清，面色稍苍白，四肢湿冷，无出血点和蜘蛛痣，全身浅表淋巴结不大，巩膜无黄染，心肺无异常。腹平软，未见腹壁静脉曲张，上腹中轻压痛，无肌紧张和反跳痛，全腹未触及包块，肝脾未及，腹水征（-），肠鸣音10次／分，双下肢不肿。舌质淡，苔白，脉细弱。

3. 辅助检查　血常规：Hb 82g/L，WBC 5.5×10^9/L，N 69%，L 28%，PLT 300×10^9/L。大便潜血强阳性。生化：血糖、血钙、电解质、肝功能、心肌酶谱未见异常，尿素氮14mmol/L，肌酐正常。心电图：未见明显异常。腹部B超：未见明显异常。胃镜：胃角溃疡（A1）。

4. 中医四诊摘要　上腹胀痛间歇发作十余年，餐后易作。二日前饮食不节，旧疾再发，突发便如柏油伴有呕血，面色无华，神疲乏力，脘腹胀痛。舌质淡，苔白，脉细弱。

5. 治疗

（1）告知病情，卧床休息，保持大小便通畅，预防泌尿道和呼吸道感染。

（2）暂禁食，开通2路静脉输液，维持生命体征稳定。立即查血型和配血，尽快补充血容量。在配血过程中，可先予输注平衡液或葡萄糖盐水。

（3）奥美拉唑首剂80mg静脉推注，随后以8mg/h剂量静脉维持。

（4）中医治疗　证属血证便血脾气虚弱证（脾不统血/气不摄血），治法：益气摄血，方药：甘草人参汤合归脾汤加减。

甘草6g	人参15g	地黄12g	白术10g
附子9g	阿胶12g	黄芩9g	当归12g
茯苓15g	生姜12g	大枣9g	

4剂，水煎温服，2次／日，200ml／次，一日一剂。

（5）密切观察患者症状及体征变化，再次出血可行急诊内镜下止血。

（黄小民）

第三节　急性肠梗阻

【培训目标】

1. 熟练掌握急性肠梗阻的针对性治疗。

2. 掌握急性肠梗阻的概念、临床表现、诊断要点、病因鉴别、急救处理原则、中西医急救方法及常见中医证型、治法、选方。

肠梗阻（intestinal obstruction）是指肠内容物不能正常顺利通过肠道，是外科常见急腹症之一，主要临床表现为腹痛、腹胀、恶心呕吐及排便障碍等一系列症状，严重者可导致肠壁血供障碍，继而发生肠坏死，如不积极治疗，可导致死亡。

肠梗阻按发生的基本原因可以分机械性肠梗阻、动力性肠梗阻、血运性肠梗阻，又可按肠壁有无血运障碍，分为单纯性和绞窄性两类。

本病属中医学的"腹痛""腹胀""积滞""便闭""肠结"等范畴。

一、疾病特征

（一）一般临床表现

痛、呕、胀、闭是各类肠梗阻共同的四大症状。

1. 腹痛　单纯性机械性肠梗阻一般呈阵发性剧烈腹痛，这是由于梗阻以上部位的肠管强烈蠕动所致。可见肠型或肠蠕动波型，患者自觉似有包块移动；腹痛时可听到肠鸣音亢进。随着病情发展，阵发性腹痛间隔时间缩短，出现持续性腹痛并加剧，应警惕绞窄性肠梗阻可能。麻痹性肠梗阻多呈持续性胀痛。

2. 呕吐　在肠梗阻早期即可出现反射性呕吐。高位肠梗阻呕吐出现早而频，呕吐物为食物、胃液、胆汁等；低位肠梗阻时呕吐出现晚而少，呕出为带臭味的粪性液体；如为绞窄性肠梗阻，呕吐物呈棕色或血性；麻痹性肠梗阻时，呕吐多呈溢出性。

3. 腹胀　其程度与梗阻部位有关。高位肠梗阻腹胀不明显；低位肠梗阻及麻痹性肠梗阻则全腹膨胀。因肠扭转或腹内疝等引起闭襻性梗阻时，腹胀常不对称。

4. 停止排气排便　完全性梗阻发生后，排气排便即停止。部分患者可以有梗阻远端肠道内的残存积气和积便排出，不能因此而排除肠梗阻的诊断。不完全性肠梗阻可有少量的排气排便，但梗阻症状不能缓解。结肠癌梗阻或某些绞窄性肠梗阻如肠套叠、肠系膜血管栓塞等可有黏液血便。

（二）体征

1. 全身情况　单纯性肠梗阻的早期一般无明显变化。梗阻晚期有脱水表现，出现唇干舌燥、眼窝内陷、皮肤弹性消失、尿少。严重脱水或绞窄性肠梗阻可出现休克征象。

2. 腹部体征

（1）望诊：腹部膨胀，麻痹性肠梗阻多呈全腹均匀膨胀，闭襻性肠梗阻可出现不对称膨胀。机械性肠梗阻多可见肠型及肠蠕动波。同时应常规检查腹股沟部有无肿物，排除腹外疝引起的肠梗阻。

（2）触诊：单纯性肠梗阻可有不定位的轻压痛；绞窄性肠梗阻则出现压痛、反跳痛、肌紧张等腹膜刺激征。如为肠道肿瘤、肠套叠和蛔虫团梗阻，有时可触及腊肠样或条索状肿物；肠扭转或腹外疝嵌顿引起梗阻时可触及痛性包块。

（3）叩诊：肠胀气时一般呈鼓音，绞窄性肠梗阻时因腹腔有渗液，可出现移动性浊音。

（4）听诊：肠鸣音亢进，呈高调金属音或气过水声；麻痹性肠梗阻时则肠鸣音减弱或消失。

二、诊疗常规

（一）诊断

典型的肠梗阻具有痛、呕、胀、闭四大症状，腹部可见肠型及肠蠕动波、肠鸣音亢进、全身脱水等体征，结合腹部 X 线检查，明确诊断并不困难。但有时并不完全具有这些典型表现，如某些绞窄性肠梗阻的早期，易与急性坏死性胰腺炎、输尿管结石、卵巢囊肿蒂扭转等疾病混淆，临床上应予以注意。临床常见的肠梗阻包括粘连性肠梗阻、肠扭转、肠套叠。

（二）影像学检查

腹部立位 X 线透视或平片检查是肠梗阻常用的检查方法，肠管的气液平面是肠梗阻特有的 X 线检查表现。一般在肠梗阻发生 4～6 小时后 X 线检查可见气液平。小肠梗阻者一般显示小肠扩张积气，并有大小不等的阶梯状液平面；小肠高位梗阻者，空肠黏膜环状皱襞常呈"鱼骨刺"样；结肠梗阻者，盲肠、升结肠膨胀显著。麻痹性肠梗阻时，大肠、小肠皆广泛扩张；当怀疑肠套叠、乙状结肠扭转或结肠肿瘤时，应做钡剂灌肠，可见到钡剂通过受阻，呈杯口形、鸟嘴形、狭窄等不同特征。CT、MRI 也有助于肠梗阻的诊断及肠系膜血管栓塞的发现。

（三）实验室检查

1. 血液　严重失水、血液浓缩时，血红蛋白及血细胞比容升高；肠绞窄伴腹膜炎时，白细胞总数及中性粒细胞比例升高。血气分析及血钾、钠、氯离子等测定能判断电解质、酸碱平衡紊乱情况。

2. 尿液　脱水时尿量减少，尿比重升高。

3. 呕吐物及粪便检查　如有大量红细胞或隐血试验阳性，应考虑肠管有血运障碍可能。

（四）治疗

肠梗阻的治疗原则是纠正因梗阻所引起的全身生理紊乱和解除梗阻。不论采用非手术治疗还是手术治疗，纠正水、电解质和酸碱平衡的紊乱，积极防治感染和有效的胃肠减压，是治疗肠梗阻的基础疗法。

1. 非手术治疗

（1）适应证

1）单纯性粘连性肠梗阻。

2）动力性肠梗阻。

3）蛔虫团、粪便或食物团堵塞所致的肠梗阻。

4）肠结核等炎症引起的不完全性肠梗阻、肠套叠早期。

在治疗期间须严密观察，如症状、体征不见好转或反有加重，应立即进行手术治疗。

（2）方法

1）胃肠减压：是治疗肠梗阻的重要方法之一。通过禁食及胃肠减压，吸出梗阻近端的气体和液体，降低肠腔内压力，减轻腹胀，改善肠壁血液循环，减少细菌移位和毒素吸收。胃肠减压一般采用单腔胃管，也可采用较长的双腔 M-A 管，其前端带有可注气的薄膜囊，借肠蠕动推动气囊，将导管带到梗阻处，然后放开气囊，直接在梗阻部位减压。

2）纠正水、电解质和酸碱平衡紊乱：肠梗阻患者均有不同程度的脱水和电解质丧失，因此不论手术与否均应纠正水、电解质和酸碱平衡紊乱，通常采用5%葡萄糖盐水或等渗盐水。依据心率、血压、尿量、血细胞比容、中心静脉压、血气分析等调节液体量和酸碱平衡。呕吐频繁者须注意补钾，代谢性酸中毒者可适当用碳酸氢钠或乳酸钠溶液。绞窄性肠梗阻因丢失了大量血浆和血液，应予输血或补充血浆。

3）防治感染和脓毒症：应用抗生素对于防治细菌感染、减少毒素的产生有一定作用，尤其对绞窄性肠梗阻更为重要。

4）灌肠疗法：能加强通里攻下的作用，常用温肥皂水 500ml 灌肠。肠套叠者可用空气或钡剂灌肠，既可用于明确诊断，又是有效的复位方法。

5）其他：根据不同病因采用低压空气或钡灌肠，经乙状结肠镜插管。

2. 手术治疗

（1）适应证

1）绞窄性肠梗阻。

2）有弥漫性腹膜炎征象的各型肠梗阻。

3）非手术治疗无效，或腹痛、腹胀加重，肠鸣音减弱或消失，脉搏加快，血压下降，或出现腹膜刺激征者。

4）肿瘤及先天性肠道畸形等不可逆转的器质性病变引起的肠梗阻。

（2）方法

1）解除梗阻病因：如粘连松解术、肠套叠和肠扭转复位术等。

2）肠切除、肠吻合术：对坏死肠管、肠道肿瘤或判断已无生机的肠管予以切除并进行肠吻合术。

3）短路手术：如不能切除病变的肠管，则可将梗阻近、远两侧肠襻做侧侧吻合术。

4）肠造口术或肠外置术：对一般情况极差或病变不能切除的患者可行梗阻近端肠造口术，以解除梗阻。待以后二期手术再解决肠道病变，以避免行一期肠吻合发生愈合不良而致肠瘘，主要适用于低位肠梗阻如急性结肠梗阻。对部分结肠肿瘤致梗阻者，也可在结肠镜下植入支架，待梗阻缓解后行一期手术。

3. 中医辨证论治

（1）治疗原则：治疗以通里攻下、行气止痛为主，审症求因，辨证施治，辅以理气开郁及活血化瘀等法。凡因饮食不节，内虚外寒，阳明热结，脾湿积滞，气滞瘀阻，饮停肠间，虫疾内扰，均可发为"腹痛"，出现痛、呕、胀、闭等症状，根据不同病机而采取相应治法，才能善用"通"法，达到"通则不痛"。

（2）辨证论治

1）寒邪内阻证：腹痛拘急，遇寒痛甚，得温痛减，口淡不渴，形寒肢冷，小便清长，大便清稀或秘结，舌质淡，苔白腻，脉沉紧。

治法：散寒温里，理气止痛。

选方：良附丸合正气天香散加减。

2）湿热壅滞证：腹痛拒按，烦渴引饮，大便秘结，或溏滞不爽，潮热汗出，小便短黄，舌质红，苔黄燥或黄腻，脉滑数。

治法：泄热通腑，行气导滞。

选方：大承气汤加减。

3）饮食积滞证：脘腹胀满，疼痛拒按，嗳腐吞酸，恶食呕恶，痛而欲泻，泻后痛减，或大便秘结，舌苔厚腻，脉滑。

治法：消食导滞，理气止痛。

选方：枳实导滞丸加减。

4）肝郁气滞证：腹痛胀闷，痛无定处，痛引少腹，或兼痛窜两胁，时作时止，得嗳气或矢气则舒，遇忧思恼怒则剧，舌质红，苔薄白，脉弦。

治法：疏肝解郁，理气止痛。

选方：柴胡疏肝散加减。

5）瘀血内停证：腹痛较剧，痛如针刺，痛处固定，经久不愈，舌质紫黯，脉细涩。

治法：活血化瘀，和络止痛。

选方：少腹逐瘀汤加减。

6）中虚脏寒证：腹痛绵绵，时作时止，喜温喜按，形寒肢冷，神疲乏力，气短懒言，胃纳不佳，面色无华，大便溏薄，舌质淡，苔薄白，脉沉细。

治法：温中补虚，缓急止痛。

选方：小建中汤加减。

（3）中医外治

1）针灸疗法：麻痹性肠梗阻常用：主穴：合谷、天枢、足三里。配穴：大肠俞、大横。如呕吐较重者，可加上脘、下脘、曲池等穴位。

2）中药复方外敷脐部：大黄、芒硝、麝香、吴茱萸等。

3）其他：嵌顿疝的手法复位回纳、腹部推拿按摩等。

三、病 案 举 例

1. 病例介绍　患者孙某，男性，55 岁，急诊以"腹痛、腹胀、呕吐，停止排便、排气 2 天"入院。患者于入院 2 天前无明显诱因出现阵发性腹部胀痛，以右下腹为重，停止肛门排便、排气，恶心，呕吐，呕吐物初为胃液及部分胆汁，以后呕吐物有粪臭味。每日呕吐数次，呕吐物量约 1000 ~ 2000ml，尿量每日约 500ml，于当地输液，对症治疗未见明显好转。既往二便正常，3 年前曾做阑尾切除术。

2. 体格检查　T 37.4℃，P 115 次/分，R 23 次/分，BP 135/85mmHg。急性病容，烦躁，双眼凹陷，全身皮肤未见黄染，皮肤黏膜干燥，弹性差，心肺未见异常，腹膨隆，右下腹有手术瘢痕，可见肠型及蠕动波，全腹柔软，轻压痛，无反跳痛，未触及明确肿块，肝脾肋下未触及，肠鸣音高亢。肛门指诊：腔内空虚，未触及明确肿物，指套无血迹。

3. 理化检查

（1）血常规及电解质：Hb 155g/L，WBC 12.2×10^9g/L，K^+ 3.1mmol/L，Na^+ 137mol/L，Cl^- 108mmol/L。

（2）X 线腹部平片检查发现有多个气液平面。

4. 中医四诊摘要　平素体健，现烦躁，胸胁胀闷，腹胀痛，时时欲呕，舌紫暗，苔黄，脉涩。

5. 治疗

（1）胃肠减压：禁食水，胃肠减压。

（2）纠正水、电解质和酸碱平衡紊乱。

（3）抗感染治疗：防治感染和脓毒症。

（4）手术治疗。

（5）中药治疗：证属气滞血瘀。治法：活血化瘀，行气止痛。方药：少腹逐瘀汤化裁。

| 小茴香 12g | 枳实 9g | 延胡索 12g | 没药 12g |

当归 12g	川芎 12g	赤芍 12g	厚朴 12g
蒲黄 9g	五灵脂 6g	香附 12	大黄 9g

4剂，水煎温服，2次/日，200ml/次，一日一剂。

（6）针灸治疗：主穴：合谷、天枢、足三里。配穴：大肠俞、大横，同时加上脘、下脘、曲池等穴位。

（7）观察患者症状及体征变化。

（吴秋成）

第十章

内分泌与代谢急症

第一节　糖尿病酮症酸中毒

【培训目标】

1. 熟练掌握糖尿病酮症酸中毒的一般临床表现及其血糖、血酮体和动脉血气检查特点；熟练掌握糖尿病酮症酸中毒的小剂量胰岛素治疗方案。

2. 掌握糖尿病酮症酸中毒的液体治疗方法和中医治疗。

糖尿病酮症酸中毒（diabetic ketoacidosis，DKA）是由于体内胰岛素缺乏和（或）升糖激素不适当升高引起机体糖、脂肪和蛋白质代谢紊乱，以高血糖、高酮血症和代谢性酸中毒为主要改变的临床综合征。1型糖尿病患者有发生 DKA 的倾向，2型糖尿病患者在某些诱因下也可发生 DKA。

本病属中医学"消渴病"的重症范畴。

一、疾病特征

（一）一般临床表现

1. 发病常有诱因，如感染（呼吸系统、泌尿系统、消化系统、皮肤软组织等）、急性心肌梗死、急性脑血管意外、自行停用胰岛素或降糖药物、创伤或手术、精神刺激等。患者可有各种诱因的相应临床表现。

2. DKA 早期常出现多尿、烦渴多饮、乏力等原有糖尿病症状的加重，随着病情严重，出现纳差、恶心、呕吐、头痛、烦躁、嗜睡，进一步发展可出现严重脱水、休克和昏迷。

3. 腹痛可能是部分 DKA 患者来诊的主诉，有时易被误诊为急腹症。

4. 患者出现深快呼吸（Kussmaul 大呼吸），且呼出气有烂苹果味（丙酮味），常为 DKA 特征性表现。

5. 合并感染时体温升高，若体温降低提示循环衰竭或严重脓毒症。

（二）体征

1. 轻者神志清楚，重者神志模糊甚至昏迷。神经系统各种反射迟钝甚至消失。

2. 呼吸深快（Kussmaul 大呼吸），呼气有酮味如烂苹果。

3. 明显的脱水症状，皮肤黏膜干燥、缺乏弹性，舌干，眼球凹陷，脉搏细数。严重者血压下降，四肢厥冷，甚至发生休克。

4. 体温低于正常，合并感染者可升高。

5. 腹部可有压痛，可伴腹肌紧张，易误诊为急腹症。

6. 其他诱因的体征。

二、诊 疗 常 规

（一）诊断

结合病史、临床表现，如果血糖超过 13.9mmol/L，尿酮体阳性，血酮体超过 4.8mmol/L 可诊断为糖尿病酮症；若同时 pH < 7.35 且血 HCO_3^- 降低，可诊断为 DKA。

（二）影像学检查

1. 胸部 X 线检查有无肺部感染或肺结核。

2. 头颅 CT 检查帮助诊断脑血管意外。

（三）辅助检查

1. 血糖 血糖增高，常超过 13.9mmol/L。

2. 血酮体 血酮体超过 4.8mmol/L 有诊断意义。DKA 患者都应进行血酮体检查，每 12 小时检查一次。

3. 血分析 即使无感染存在，白细胞计数也可升高或出现核左移。严重脱水时，红细胞比容和血红蛋白浓度升高。

4. 尿酮、尿糖升高。

5. 血气分析 治疗前和治疗过程中应进行动脉血气分析。典型 DKA 常表现为 AG 增高性酸中毒和高氯性酸中毒，血 pH 常 < 7.2。

6. 心电图检查 应常规进行，特别是老年患者，以除外无痛性急性心肌梗死。

7. 血钠 DKA 患者体内钠大量丢失，常表现为低钠血症。部分患者由于脱水，血钠也可正常或升高。高血糖和高甘油三酯血症可引起假性血钠降低，如血糖每升高 5.56mmol/L，血钠降低 1.5 ~ 2mmol/L。

8. 血钾 DKA 患者体内缺钾，但血钾常升高，可能与脱水、肾功能不全和酸中毒有关。若 DKA 患者血钾正常或降低，则提示体内严重缺钾。治疗过程中，特别是代谢性酸中毒纠正后常可发生致命性低钾血症，应严密监测血钾并及时补钾。

9. 血尿素氮和肌酐 常轻至中度升高，如在治疗后下降，属肾前性。如升高程度严重，治疗后下降不明显或继续升高，提示肾脏本身有病变。

10. 血清淀粉酶、谷丙转氨酶等均可一过性增高，不一定合并胰腺炎，一般在治疗后 2 ~ 3 天可恢复正常。血脂升高，血清可呈乳糜状。

（四）治疗

1. 非药物治疗昏迷患者要保证气道通畅，给予氧疗（4 ~ 6L/min）；建立至少两条通畅的静脉通路，其中一条专用于胰岛素治疗；定时反复检测血糖、血酮、电解质、动脉血气和肾功能；记录出入量；不能自行排尿者可留置尿管。

2. 胰岛素治疗

目前推荐小剂量（普通）胰岛素静脉滴注法，采用两阶段疗法。

第一阶段治疗：在0.9% NaCl注射液内加入普通胰岛素（RI），开始按0.1U/（kg·h）（成人5~7U/h）滴速静脉滴注或静脉泵入。每1~2小时复查血糖，根据血糖下降情况调整胰岛素用量。

血糖下降幅度超过胰岛素滴注前水平的30%，或平均每小时下降3.9~6.1mmol/L，可继续按原速度滴注。若血糖下降幅度小于滴注前水平30%，则说明可能伴有抗胰岛素因素，此时可将RI滴注速度加倍。

第二阶段治疗：当血糖下降至<13.9mmol/L时转入第二阶段治疗。胰岛素剂量减为0.05~0.1U/（kg·h），最初24小时维持血糖浓度在11.1~13.9mmol/L，一直到尿酮体转阴后血糖维持在11.1mmol/L以下时可以过渡到平日治疗。在停止静滴胰岛素前1小时，皮下注射短效胰岛素一次，或在餐前胰岛素注射后1~2小时再停止静脉给药。

3. 液体治疗　纠正低血容量是治疗DKA的关键，因为低血容量刺激升糖激素释放，因此DKA治疗时纠正液体和电解质失常应先于胰岛素治疗。补液总量一般按患者发病前体重的10%估算，补液的速度按先快后慢的原则。

如无心力衰竭，则治疗开始的第1~2小时先予补充生理盐水1000~2000ml。然后根据患者的血压、心率、尿量、末梢循环等评估其血流动力学，并结合患者血钠结果进行补液。若患者仅存在轻度低血压且有高钠血症（血钠>150mmol/L），可按4~14ml/（kg·h）速度输注0.45% NaCl溶液；若患者存在低钠血症或血钠正常，则可继续按4~14ml/（kg·h）速度补充生理盐水。从第2~6小时需要再补液约1~2L，以后根据病情逐渐减少至每8小时1L。

开始补液时血糖很高，不能输注葡萄糖液，当血糖降低到<13.9mmol/L时，则可将原输液的0.9% NaCl注射液改为5%葡萄糖氯化钠注射液或5%葡萄糖注射液，胰岛素用量则按葡萄糖与胰岛素的比例加入输液瓶内，一般每3~4g葡萄糖给1U的RI维持静脉滴注，如5%葡萄糖注射液500ml内加入6~12U的RI。以后根据患者的血压、心率、尿量及末梢循环状况决定输液量及输液速度。

若治疗前已有低血压和休克，快速输液不能有效的升高血压时，可考虑输入胶体溶液，并采取其他抗休克措施。老年患者、充血性心衰或肾功能不全患者需酌情调整补液速度和液体种类。

4. 纠正电解质紊乱　通过输注生理盐水，低钠、低氯血症一般可获纠正。DKA时机体严重缺钾，但开始检测时血清钾浓度可高低不一，经胰岛素治疗和纠正酸中毒后可加重钾缺乏，并出现低钾血症。除非患者已有肾功能不全、无尿或高血钾（>6mmol/L），可暂缓补钾。一般在开始静脉胰岛素治疗前和患者有尿后即行静脉补钾，每小时不超过20mmol/L（相当氯化钾1.5g），24小时氯化钾总量6~10g。若治疗前已明确有低血钾且尿量≥40ml/h，应立即补钾，当血钾升至>3.5mmol/L后再开始胰岛素治疗，以避免发生心律失常甚至心跳骤停。严重低血钾血症需快速补钾者，应缩短血钾测定间隔并给予心电监护。患者恢复进食后仍需继续口服补钾一周。

5. 纠正酸中毒　大多数DKA患者在胰岛素治疗和补充液体后，酸中毒可随着代谢紊乱的纠正而恢复，而补碱不当反可引起血钾低，钠高以及反应性碱中毒和影响氧合血红蛋白的解离，因此大多数糖尿病酮症酸中毒患者不需额外补碱。目前一般认为，轻、中度酸中毒者不宜使用碱性药。有以下指标时可给予碳酸氢钠治疗：①血pH<7.0或HCO_3^-<5mmol/L者；②严重呼吸抑制者；③经补液和胰岛素治疗2~3小时后血pH仍<7.1者；

④补液无效的休克；⑤合并严重的高钾血症者。一般用5%碳酸氢钠84ml稀释于400ml生理盐水中，以200ml/h的速度静脉滴注。此后，以30分钟~2小时的间隔时间监测血pH，上升至7.0以上时即停止补碱。

6. 消除诱因和防治并发症

（1）感染：尤其是呼吸道、泌尿道和皮肤软组织感染是DKA的常见诱因和并发症，应积极寻找感染灶，留取必要的标本并给予处理。

（2）休克、心力衰竭：如休克严重且经输液仍持续存在，需要注意出血、急性心肌梗死、感染性休克或隐性肾上腺皮质功能减退，应仔细查找，给予相应处理。年老或合并冠状动脉疾病（尤其是急性心肌梗死）、输液过多过快等可导致心力衰竭，应注意预防，一旦出现，应予相应治疗。

（3）低血糖：DKA最初24小时应该维持血糖不低于11.1mmol/L，以避免脑水肿。当血糖<13.9mmol/L时，应静脉输注5%葡萄糖溶液或5%葡萄糖氯化钠注射液。定时严密监测血糖，预防低血糖的发生。

（4）肾衰竭：DKA时失水、休克，或原有肾脏病变，以及延误治疗等，均可导致急性肾衰竭。强调预防，一旦发生，及时处理。

7. 中医治疗

（1）治疗原则：早发现，早治疗，祛邪与扶正并举为基本治疗原则。

（2）辨证论治

1）气阴两虚：症见咽干口燥，多饮多尿，气短懒言，神疲乏力，食欲减退，舌红少苔，脉细数。

治法：益气养阴，清热生津。

选方：生脉散合增液汤。

中成药可选用醒脑静注射液或安宫牛黄丸等。

2）热毒熏蒸：症见口苦口臭，烦渴多饮，尿频量多，色黄赤浊，头晕目眩，四肢麻木，恶心呕吐，大便干结或热结旁流，舌黯红苔黄，脉滑数。

治法：清热养阴，解毒降浊。

选方：清瘟败毒饮加减。

中成药用安宫牛黄丸或醒脑静注射液等。

3）内闭外脱：症见神志昏乱，躁动不安，呼吸气粗，四肢抽搐，汗出面白，遗尿，舌淡红苔薄黄，脉弦数或虚数无力。

治法：清热养阴，开闭固脱。

选方：清宫汤合独参汤。

中成药可选用醒脑静注射液或安宫牛黄丸等。

4）阴竭阳脱：症见昏迷不醒，面白唇干，眼眶深陷，气短息微，汗出肢冷，舌质干淡，脉虚数无根。

治法：益气敛阴，回阳固脱。

选方：生脉散或参附龙牡汤加减。

中成药可选用参附注射液或生脉注射液等。

（3）针灸治疗

1）闭证：针刺人中、涌泉、百会、足三里、十宣等穴。

2）脱证：灸百会、神厥、足三里等穴。

<h2 style="text-align:center">三、病案举例</h2>

1. 病例介绍　黄某，女，37岁。患者2年前即发现血糖增高，最高达26mmol/L，平素有多饮多尿，体型消瘦，一直未予系统诊治。1周前出现发热伴鼻塞流涕、咳嗽，全身乏力，后出现呕吐纳差，右耳流脓伴耳鸣、听力下降，未予诊治。3天前，患者逐渐出现烦躁、头晕、头痛，反复呕吐胃内容物，仍未就诊。至2014年7月3日，患者出现意识模糊，家人方送来我院急诊。接诊时见：嗜睡状态，皮肤黏膜干燥，呼吸深快，右耳见脓性分泌物流出。

患者家属否认高血压、冠心病史，否认肝炎、结核等传染病史。诉既往有"右耳化脓性中耳炎"病史，具体不详。已婚未育，月经史不详。否认过敏史。

2. 体格检查　T 36.4℃，P 123次/分，R 34次/分，BP 100/60mmHg。嗜睡状态，查体、对答不配合。呼气如烂苹果味。皮肤黏膜干燥，未见皮疹、黄染和出血点。双侧瞳孔等大等圆，直径2.5mm，对光反射存在。右侧外耳道可见淡红色脓性分泌物流出，左侧外耳道未见异常分泌物。颈软，脑膜刺激征阴性。双肺呼吸音清，未闻及干、湿性啰音。心音清晰，HR 123次/分，律齐，各瓣膜听诊区未闻及病理性杂音。全腹平软，未触及包块，肝、脾肋下未触及。

3. 入院后检查　2014年7月3日我院动脉血气：pH 6.869，PCO_2 9.2mmHg，TCO_2 1.7mmol/L；血糖23.9mmol/L，血酮（β-羟基丁酸）8.65mmol/L，血钾3.22mmol/L，血钠122.2mmol/L，血肌酐68μmol/L，血尿素氮6.7mmol/L，CK-MB 40U/L。床旁心电图：窦性心动过速。

4. 中医四诊摘要　平素多饮多尿，体形消瘦，确诊为"消渴病"2年，近1周逐渐出现纳差、乏力、恶心、呕吐，并加重至神昏伴呼吸气粗，时有躁动不安，面白肤冷。舌质淡红，苔薄黄，脉虚数。

5. 治疗

（1）告知家属病情危重，持续心电监护，鼻导管氧疗（5L/min），留置尿管并记录出入量，留置胃管注水注药。

（2）完善胸部X线检查，监测血糖、血电解质、动脉血气，行血、尿和右外耳道脓性分泌物细菌培养加药物敏感试验。

（3）立即开通3条静脉通道。

第一阶段治疗

第一条通道：林格氏液500ml×2，快速静脉滴注，1小时内滴完；

第二条通道：0.9% NaCl溶液500ml+10%氯化钾注射液15ml，静脉滴注（40滴/分）；

第三条通道：0.9% NaCl溶液250ml+醒脑静注射液20ml，qd，静脉滴注；

胃管内：氯化钾口服液20ml+温开水50ml，胃管内注入，q8h。

至复查血钾>3.5mmol/L后，开始第二阶段治疗。

第一条通道：林格氏液500ml×3，快速静脉滴注，4小时内滴完；血糖<13.9mmol/L后改为5%葡萄糖注射液500ml+普通胰岛素6U，q8h，静脉滴注；

第二条通道：0.9% NaCl溶液50ml+普通胰岛素（RI）50U，静脉泵入（6U/h）；血

糖 < 13.9mmol/L 后改为 3U/L 速度泵入；

第三条通道：0.9% NaCl 溶液 400ml + 5% 碳酸氢钠注射液 84ml，静脉滴注（200ml/h）；0.9% NaCl 溶液 100ml + 头孢曲松钠 2g，皮试阴性后，qd，静脉滴注；

胃管内：氯化钾口服液 20ml + 温开水 50ml，胃管内注入，q8h。

（4）中医治疗：证属内闭外脱。治法：清热养阴，开闭固脱。方药：清宫汤合独参汤化裁。同时配合醒脑静注射液 20ml 静脉滴注，每日 1 次。

水牛角 30g	玄参 15g	莲子心 10g	麦冬 15g
竹叶 10g	连翘 15g	郁金 15g	菖蒲 15g
高丽参 30g	生甘草 10g		

4 剂，水煎温服，2 次/日，200ml/次，一日一剂，鼻饲。

（5）请耳鼻喉科会诊指导右耳疾病的诊疗。

（刘　南）

第二节　高渗性高血糖状态

【培训目标】

1. 掌握高渗性高血糖状态的诊断和一般临床表现。
2. 熟悉高渗性高血糖状态的补液治疗方法和中医治疗。

高渗性高血糖状态（hyperosmolar hyperglycemic state，HHS）是以严重高血糖、高血浆渗透压、严重脱水为特点的一类糖尿病急性并发症，患者常无明显酮症酸中毒，伴有不同程度的意识障碍。HHS 与既往所称的"高渗性非酮症糖尿病昏迷"（hyperosmolar nonketotic diabetic coma，HNDC）、高渗性昏迷（hyperosmolar coma）略有不同，因为部分患者并未昏迷，部分患者可伴有酮症。本病好发于 2 型糖尿病患者和老年患者，好发年龄为 50～70 岁，但各年龄组均可发病。约 2/3 的 HHS 发病前否认糖尿病史，30% 患者有心脏病史，90% 有肾功能下降病史。几乎所有的 HHS 发病均有明显的诱发因素，例如感染、外伤、急性脑卒中、急性心肌梗死、摄水不足或失水过多等。

本病属中医学"消渴"病的重症范畴。

一、疾病特征

（一）一般临床表现

HHS 多有诱因，根据不同诱因如感染、急性心肌梗死、急性脑血管意外、外伤等可有不同临床表现。本病起病隐匿，易被诱发疾病的症状掩盖而致误诊漏诊。常有 1～2 周的前驱期，表现为糖尿病症状如口渴、多尿、乏力等症状的加重，反应迟钝，表情淡漠。病情继续发展进入典型期，主要表现为严重的脱水和神经系统症状。由于严重脱水，血液浓缩，易于并发血栓形成，尤其是脑血栓形成。

（二）体征

1. 早期神志清楚，后逐渐出现反应迟钝，表情淡漠，继续加重则出现意识模糊、嗜睡甚至昏迷。

2. 部分患者可有定向力障碍、幻觉、癫痫样发作、偏瘫、偏盲、失语、视觉障碍、病理征阳性等，易被误诊为脑血管意外。

3. 严重脱水造成皮肤黏膜干燥和弹性减退，眼球凹陷、唇舌干裂，脉搏细速，严重者血压下降，四肢厥冷，甚至休克。

二、诊 疗 常 规

（一）诊断

①中老年患者，血糖升高≥33.3mmol/L；②血浆渗透压>350mOsm/L 或有效渗透压>320mOsm/L；③动脉血气分析 pH≥7.30 或血 HCO_3^- >15mmol/L；④尿糖强阳性，血酮体阴性或弱阳性。应注意，诊断标准中以高血糖和高血浆渗透压为关键，部分 HHS 患者可合并糖尿病酮症酸中毒，故而明显酸中毒或酮体升高并不能作为否定 HHS 诊断的依据。

（二）影像学检查

X 线胸片、头颅 CT 等检查有助于查找诱因和防治并发症。

（三）辅助检查

1. 血常规　脱水导致血液浓缩，血红蛋白增高，白细胞计数>10×10^9/L。

2. 血糖　常≥33.3mmol/L，甚至高达 138.8mmol/L。

3. 血酮体　多正常，部分合并糖尿病酮症酸中毒者酮体也可升高。

4. 血浆渗透压　显著增高，多超过 350mOsm/L，有效渗透压超过 320mOsm/L。

5. 血尿素氮（BUN）和肌酐（Cr）　常升高，以 BUN 升高更为明显，可高达 21～36mmo/L，反映了机体的严重脱水和肾功能不全。

6. 电解质　HHS 患者体内的钠、钾、氯总体均丢失，但来诊时由于受丢失量、细胞内外分布情况和血液浓缩程度等影响，血钠、血钾和血氯浓度可表现为增高、正常或降低。

7. 酸碱平衡　约半数患者有轻、中度代谢性酸中毒，pH 多>7.3，HCO_3^- >15mmol/L。

8. 尿糖呈强阳性，尿酮体阴性或弱阳性。

9. 心电图可帮助诊断急性心肌梗死。

（四）治疗

1. 非药物治疗　保持气道通畅，给予氧疗（5～6L/min）；留置尿管并记录出入量；留置胃管便于胃内给药给水；定时反复检测血糖、血浆渗透压、电解质、血尿素氮和肌酐、动脉血气等。

2. 补液　严重失水、高渗状态是本病的特点，迅速补液扩容、纠正高渗是抢救的关键。即使不用胰岛素，补液本身即能使血糖以每小时 0.83～1.06mmol/L 的速度下降。一般可按患者体重的 10%～12% 估算其失水量作为补液量，一般为 6～18L，平均 9L。也可根据公式计算：补液量=病前体重（kg）×0.6×0.25×1000。为了及时纠正低血容量性休克，液体总量的 1/3 应于入院后 4 小时内输入，其余 2/3 可在余下的 20 小时内补充。

使用胃管进行胃肠道补液，可加大补液量且安全，减少静脉补液量，从而减轻大量补液引起心衰的危险。

补液过程中，需要反复观察患者尿量、血压、心率、末梢灌注等情况，评估患者的血流动力学状态，有条件者可在中心静脉压等有创监测下指导补液。

关于补液种类，目前多主张在开始时用等渗生理盐水（0.9% NaCl 溶液），因大量输入等渗液不会引起溶血，有利于恢复血容量纠正休克，改善肾血流量。如无休克或经输液休克已纠正，而血浆渗透压仍 >350mOsm/L，血钠 >155mmol/L 时，可考虑输入适量低渗液如 0.45% NaCl。治疗过程中，当血糖下降至 <16.7mmol/L 时，应使用 5% 葡萄糖注射液或 5% 葡萄糖氯化钠注射液，按比例加入胰岛素。5% 葡萄糖注射液（渗透压 278mmol/L）虽为等渗，但其糖浓度约为血糖的 50 倍，5% 葡萄糖氯化钠注射液（渗透压 586mml/L）的渗透压则约为血浆渗透压正常值的 2 倍。因此，治疗早期二者均不应使用，以免加剧高血糖、高血钠及高渗状态。

治疗中血浆渗透压的下降速度不应超过每小时 3mmol/L，以免由于血浆渗透压下降过快而发生脑水肿。

3. 胰岛素治疗　使用原则和方法与糖尿病酮症酸中毒基本相同，即小剂量（普通）胰岛素静脉滴注法。HHS 患者一般对胰岛素比酮症酸中毒患者敏感，在治疗过程中所需胰岛素的剂量也比酮症酸中毒小，可以每小时 0.05 ~ 0.1U/kg 的速度滴注。需要注意，高血糖是维持患者血容量的重要因素，如血糖下降过快而液体补充又不足，有可能导致血容量进一步下降而促使病情恶化，因此，血糖下降速度控制在每小时 2.75 ~ 3.9mmol/L 为宜。在高渗状态未纠正之前，务必使血糖维持于 13.9 ~ 16.7mmol/L，直到血浆渗透压达到 315mOsm/L 以下、患者神志清醒为止，否则易发生脑水肿。

4. 纠正电解质紊乱　与糖尿病酮症酸中毒基本相同。HHS 患者的钠丢失可通过补充含 NaCl 的液体而得到纠正，故纠正其电解质紊乱的主要任务为补钾。补钾开始时机的选择十分重要，最初有高血钾者，应在补液及胰岛素治疗开始后 2 ~ 4 小时再补钾；最初血钾正常或降低者，则应在治疗开始时即补钾。尿量是补钾的另一个指标，尿量过少时静脉补钾有导致高钾血症危险，只有当尿量多于 50ml/h，至少多于 30ml/h 时，方可静脉补钾。病情允许者在静脉补钾的同时，应尽量同时口服钾盐，以减少静脉补钾量。多数患者在昏迷纠正后还应继续口服补钾一周。有人主张对 HHS 患者应常规补充硫酸镁及葡萄糖酸钙，以防低血镁及低血钙引起的抽搐。如患者血磷偏低，可静脉输入或口服磷酸钾缓冲液，补磷时应注意观察血磷及血钙的变化，警惕低血钙的发生。

5. 消除诱因和防治并发症　感染、急性心肌梗死、急性脑卒中等是 HHS 患者常见的诱因和并发症，应积极查找处理。

6. 中医治疗

（1）治疗原则：早发现，早治疗，祛邪与扶正并举为基本治疗原则。

（2）辨证论治

1）肺燥津枯：症见烦渴多饮，渴欲冷饮，口干咽燥，皮肤干燥，小便频数量多，大便干，舌质红，苔薄黄，脉细数。

治法：益气养阴，生津止渴。

选方：白虎汤合消渴方加减。

中成药可选用醒脑静注射液或安宫牛黄丸等。

2）痰浊中阻：症见倦怠嗜睡，恶心呕吐，脘痞纳呆，舌红苔黄，脉滑数。

治法：芳香化浊，和胃降逆。

选方：温胆汤合藿香正气散加减。

中成药用安宫牛黄丸或醒脑静注射液等。

3）热入心包：症见神志昏蒙，或有谵语，甚则昏迷，舌红绛少苔，脉细数。

治法：清热凉营，芳香开窍。

选方：清营汤加减。

中成药可选用醒脑静注射液或安宫牛黄丸等。

4）阴虚动风：症见头晕目眩，手足蠕动，强痉抽搐，或口噤不开，躁动不安，便秘，舌红苔黄，脉弦细数。

治法：清热滋阴，凉肝息风。

选方：羚角钩藤汤合黄连阿胶汤加减。

中成药可选用生脉注射液等。

5）阴脱阳亡：症见面色苍白，目闭口开，大汗不止，手撒肢冷，甚至二便自遗，脉微欲绝。

治法：益气养阴，回阳固脱。

选方：参附汤合生脉饮加减。

中成药可选用参附注射液、参麦注射液等。

（3）针灸治疗：昏迷抽搐者针刺人中、涌泉、内关等穴，强刺激，不留针，同时用艾卷熏灸百会穴。

三、病案举例

1. 病例介绍　患者唐某，女性，71岁，2008年10月20日因"纳差乏力1周，神志不清1日"来诊。1周前"感冒"后开始出现疲乏无力，头晕，食欲下降，当时神志清楚，生活能自理，无恶心呕吐，无头痛，未就诊。近日上述症状逐渐加重，出现烦躁、精神恍惚、反应迟钝，昨日开始表情淡漠，神志不清，尿量减少。来诊时见：昏睡状态，眼窝凹陷，皮肤黏膜干燥、缺乏弹性。

既往3年糖尿病史，长期口服二甲双胍控制血糖。否认高血压、冠心病病史，否认过敏史。

2. 体格检查　T 37℃，P 108次/分，R 20次/分，BP 100/60mmHg。昏睡状态，全身皮肤黏膜干燥，无黄染和出血点。双侧瞳孔等大等圆，直径约2.5mm，对光反射存在。双肺呼吸音粗，无明显干湿啰音。HR 108次/分，律齐，未闻及明显瓣膜杂音。全腹平软，无压痛反跳痛。肝脾肋下未及。双下肢无水肿，肌力检查不配合，四肢肌张力降低，生理反射存在，病理反射未引出。

3. 入院后检查　血常规：白细胞$15.8×10^9/L$，中性粒细胞百分比81%，红细胞压积0.50，血红蛋白144g/L，血小板$133×10^9/L$；静脉血糖60.4mmol/L；电解质：血钠170.3mmol/L，血钾3.85mmol/L，血氯129mmol/L，CO_2结合力正常；血浆酮体（β-羟基丁酸）0.11mmol/L。头颅CT未见明显异常。

4. 中医四诊摘要　老年女性，确诊为"消渴病"3年。逐渐起病，神疲，乏力，纳差，后神志昏蒙，言语难出，面红唇干，舌红绛少苔，脉细数。

5. 治疗

（1）告知家属病情危重，持续心电监护，鼻导管氧疗（5L/min），留置尿管并记录出入量，留置胃管。完善心电图、X线胸片等检查。定时复查血糖、血钠、血钾、血氯。

（2）补液：林格氏液 500ml×3，快速静脉滴注；0.9% NaCl 溶液 500ml×2，快速静脉滴注；待血糖降低至 15mmol/L 时，改为 5% 葡萄糖注射液 500ml 加普通胰岛素（RI）8U，静脉滴注。

（3）胰岛素治疗：0.9% NaCl 溶液 50ml + 普通胰岛素（RI）50U，静脉泵入（4U/h）；血糖 <15mmol/L 后改为 2U/L 速度泵入，维持血糖于 13.9~16mmol/L 之间。

（4）胃管内注水注药：枸橼酸钾颗粒 2 包，温开水 100ml 溶解后胃管注入，q6h。

（5）中医治疗：证属热入心包。治法：清热凉营，芳香开窍。方药：清营汤加减。同时配合醒脑静注射液 20ml 静脉滴注，每日 1 次。

生地 15g	金银花 15g	水牛角 30g	丹参 15g
麦冬 15g	连翘 15g	郁金 15g	菖蒲 15g
玄参 10g	黄连 10g	竹叶心 10g	

4 剂，水煎温服，2 次/日，200ml/次，一日一剂，鼻饲。

（刘　南）

第十一章

弥散性血管内凝血

【培训目标】

1. 熟练掌握可能引起 DIC 的病因。
2. 掌握 DIC 的一般临床表现、诊断标准和中西医治疗内容。

弥散性血管内凝血（disseminated intravascular coagulation，DIC）是一种继发于原发病基础上凝血因子和血小板被激活，大量可溶性促凝物质入血，从而引起一个以凝血功能失常为主要特征的临床综合征。目前认为其病理基础一方面是凝血机制被异常激活后抗凝血机制失衡，促发微小血管内广泛血栓形成，造成微循环障碍；另一方面凝血物质被大量消耗，继发广泛严重出血。其常见的原发病包括严重感染、恶性肿瘤、病理产科、严重创伤、药物中毒等。

本病可参照中医"紫斑""瘀血""出血"等病症辨证救治。

一、疾病特征

（一）一般临床表现

1. 出血　广泛自发性出血是 DIC 最突出的表现。出血部位可以遍布全身，例如消化道和泌尿道出血，女性患者还可出现月经过多。当发生不能解释的多部位或多脏器出血时需警惕此病，其中颅内出血最为严重，也多为 DIC 致死因素。

2. 微血栓形成　其表现为多发于皮肤黏膜的局部组织坏死，但往往隐匿不易发现，临床上可见于循环末端如指、趾、鼻和外生殖器等，常为疾病早期表现。内脏则可能发生肺动脉栓塞、脑栓塞、肾栓塞及胃肠道栓塞。

3. 休克　主要表现为血压下降及脏器灌注减低，常并发于感染所引起的 DIC，与其他类型休克并无明显区别，易被基础病所掩盖，常规抗休克治疗效果不佳。

4. 多脏器功能障碍　多因微血栓形成以及休克所致的脏器循环灌注不足所致，肺功能障碍主要表现为呼吸急促、低氧血症，肾功能障碍则会出现少尿、无尿、肌酐水平上升，心脏功能障碍为心率增快、血压减低、心肌酶水平上升，肝功能障碍时多出现黄疸，脑组织受累时多表现为神志模糊、嗜睡乃至昏迷等。

（二）体征

临床常见皮肤黏膜以及穿刺部位自发瘀斑或出血，肢端发绀，如出现栓塞，可引起相应器官有关体征，甚至出现低血压、昏迷、呼吸衰竭、循环衰竭、肾衰竭等。

二、诊疗常规

（一）诊断

目前尚没有合适的化验检查可独立诊断 DIC，需通过原发病、临床症状、检验结果以及治疗效果进行全面评估，并应反复行相关化验检查以观察病情的动态发展，也应警惕原发病对于化验检查可能造成的影响。常见病因有感染性疾病、恶性肿瘤、病理产科、外伤、急性胰腺炎、重症肝病等。

现行一般诊断：存在易致 DIC 的基础疾病，并出现以下中的两条：严重或多发性出血倾向；不能用原发病解释的微循环障碍或休克；广泛性皮肤、黏膜栓塞、灶性缺血性坏死、脱落及溃疡形成，或不明原因的肺、肾、脑等脏器功能障碍；经抗凝治疗上述症状明显缓解。同时需满足下述实验室检查中三项以上化验检查异常。

（二）实验室检查

1. 血小板计数 $< 100 \times 10^9/L$ 或呈进行性下降（白血病、肝病 $< 50 \times 10^9/L$），或下列两项以上血小板活化分子标志物血浆水平增高：β-TG，PF_4，TXB_2，GMP-140。

2. 血浆纤维蛋白原含量 $< 1.5g/L$（肝病 $< 1.0g/L$，白血病 $< 1.8g/L$）或 $> 4.0g/L$ 并呈进行性下降。

3. 3P 试验阳性，或血浆 FDP $> 20mg/L$（肝病 $> 60mg/L$）或血浆 D-二聚体水平增高（阳性）。

4. PT 延长或缩短 3 秒以上（肝病 > 5 秒）。

5. AT-Ⅲ活血 $< 60\%$（不适用与肝病）或 PC 活性降低。

6. 血浆 PLG $< 200mg/L$。

7. 因子Ⅷ：C $< 50\%$（肝病必备）。

8. 血浆 ET-1 含量 $> 80mg/L$ 或 TM 增高 2 倍以上。

（三）影像学检查

1. 腹部、盆腔 B 超检查有助于寻找患者的原发疾病并及时发现内脏出血。

2. 颅脑 CT 有助于寻找颅内出血灶。

（四）治疗

1. 积极治疗原发病以及对症支持治疗　明确原发病因　积极治疗原发病是截断 DIC 病理过程的关键。感染时需明确感染灶，积极控制感染，早期及时合理应用广谱抗生素，根据药敏回报选择敏感杀菌药物；积极抢救休克，改善微循环，应用晶体、胶体液以补充容量，合理应用血管活性药物，纠正酸碱平衡，应用相关措施以维持脏器功能。对于其他病因所致 DIC 也应进行病因治疗。

2. 血小板及凝血因子补充　根据病情适量补充血小板及新鲜血浆可以减缓因凝血物质消耗所引起的出血症状。

3. 抗凝治疗　应用适量肝素或低分子肝素以及其他抗凝药物在理论上可以截断部分消耗性凝血，从而延缓病情进展，目前建议每日以 10～15U/（kg·h）持续静脉滴注，通常无需进行凝血功能监测。

4. 其他治疗 根据原发病及病情可适量选用 AT-Ⅲ以及糖皮质激素进行干预。

5. 中医治疗

（1）治疗原则：本病治疗以活血化瘀为治疗总则，结合原发病调整脏腑虚实及气血盛衰为基本原则。

（2）辨证论治

1）热盛血瘀：症见壮热口渴，心烦不宁，肌肤大片瘀斑，甚或吐血、衄血、便血、尿血，或见神昏嗜睡，便干尿黄，舌质绛，苔黄而干，脉数。

治法：清热解毒、活血化瘀。

选方：犀角地黄汤或清瘟败毒饮加减。

2）血虚血瘀：症见面色苍白，心悸气短，皮肤瘀斑，或伴吐血、衄血，精神萎靡，四肢不温，舌质淡，有瘀点，脉细无力。

治法：补血养血、活血化瘀。

选方：圣愈汤加减。

3）阴虚血瘀：症见低热盗汗，五心烦热，头晕心悸，或见神昏，两目干涩，皮肤瘀斑，鼻衄齿衄，舌有瘀斑，脉细数。

治法：滋阴养血、活血化瘀。

选方：一贯煎加减。

4）阳虚血瘀：症见四肢厥冷，面色苍白，口唇青紫，汗出不止，倦怠乏力，两目无神，皮肤瘀斑，可见衄血、便血，舌质淡暗，脉细数。

治法：温阳益气、活血化瘀。

选方：参附汤或四逆汤加减。

三、病 案 举 例

1. 病例介绍 苏某，女，68 岁。患者 4 天前因食用不洁食物后突发腹部阵发绞痛、腹泻不止，并伴有低热症状，自服头孢类抗生素后症状未见缓解，仍有持续腹痛，大便由稀水便逐渐变为黏液便，体温逐渐升高，并出现嗜睡症状，为求进一步结合诊治收入我院ICU。入院时见：意识模糊，高热，腹痛，腹泻，小便量减少。舌淡紫而胖大，苔白而干，脉细数。

既往冠心病、脑梗死后遗症病史，长期规律口服药物治疗，脑梗死未遗留明显后遗症状。

2. 体格检查 T 38.6℃，HR 120 次/分，BP 80/55mmHg，R 30 次/分。SPO_2：88%，神志欠清，精神差，查体欠配合；双侧瞳孔等大等圆，左：右＝3mm：3mm，对光反射存在，巩膜未见明显黄染。呼吸急促，两肺听诊呼吸音粗，双肺底可闻及散在细小湿性啰音；心率 120 次/分，律不齐，心脏各瓣膜听诊区未闻及病理性杂音，全腹软，弥漫性压痛（＋），腹壁散在瘀斑；双下肢轻度水肿，四肢末端皮肤苍白、紫绀，左下肢背侧可见少量出血坏死点，左侧巴氏征可疑阳性，脑膜刺激征阴性。

3. 入院后检查 血常规：白细胞计数：19.2×10^9/L，中性百分比：85%，血小板计数：42×10^9/L；血气分析：pH：7.29，氧分压：68mmHg；便常规：红细胞：40 以上/HP，白细胞：40 以上/HP，潜血（＋＋）；便球杆比例显示：革兰氏阳性杆菌5%，革兰氏阴性杆菌85%，革兰氏阳性球菌10%，查到大量肠杆菌；凝血功能：PT 32s，APTT

63.6s，INR 1.64，Fib 1.75/L，D-dimer 7500ng/ml。

4. 西医诊断　细菌性肠炎，脓毒症，DIC。

5. 中医四诊摘要　意识模糊，面色㿠白，双目无神，口唇色淡，周身炽热，腹部皮肤散在瘀斑，色淡紫暗，腹痛腹泻，便血，乏力，气短欲脱，四肢厥冷，语言低微；舌淡紫黯，苔白而干，脉细数。

6. 治疗

（1）书面告知病危，卧床，持续吸氧，保持气道通畅，心电血氧血压监护，禁食水（药物除外），并行胃肠减压，监测出入量变化。

（2）根据化验结果应用碳青霉烯类抗生素抗感染，补液并应用血管活性药物维持血压，应用质子泵抑制剂以治疗消化道出血。

（3）根据化验结果补充血小板及血浆制剂，应用肝素［10U/（kg·h）］进行抗凝治疗，并定时复查血小板及凝血功能，以调整肝素用量。

（4）中医治疗：患者神志不清、口唇色淡、气短乏力、四肢厥冷、小便难均为阳虚欲脱之象，虽有高热、腹痛之实相，亦当先以救逆为主，加之周身可见瘀斑、便血，故证属阳虚血瘀。治法：温阳益气，活血化瘀，方选四逆汤加减。方以四逆汤为底，合用大剂量黄芪，旨在回阳救逆益气固脱，加用桃红四物汤，意在活血补血缓急，三七、蒲黄亦有止血止痛之效。

党参 15g	附子 15g^{（先煎）}	干姜 10g	黄芪 45g
桃仁 10g	红花 10g	当归 10g	赤芍 10g
生地黄 15g	三七 10g	蒲黄 10g^{（包煎）}	炙甘草 10g

4 剂，水煎温服，2 次/日，200ml/次，一日一剂。

（5）密切关注患者生命体征及病情变化，定期复查相关实验室检查，必要时行颅脑CT 等辅助检查以排除其他病因。

（刘新桥）

第十二章

肾与泌尿系统急症

第一节 肾 绞 痛

【培训目标】

1. 掌握肾绞痛的疾病特征、诊断要点和治疗原则。
2. 熟悉中西医结合治疗肾绞痛的措施。

肾绞痛（renal colic）又称肾、输尿管绞痛，是由各种病因引起肾盂、输尿管急性梗阻，继发阻塞部位以上急性积水，肾盂内压力急剧增高，从而诱发肾盂、输尿管痉挛，引起极其剧烈的疼痛，是泌尿外科急症中的常见症状。急性肾绞痛大都是由结石所致，而且大部分发生于输尿管结石，因此，所谓的"肾绞痛"其实大都是输尿管绞痛。我国泌尿系结石发病率为 1% ~ 5%，南方高达 5% ~ 10%；新发病率约为 150 ~ 200/10 万人，其中 25% 的患者需住院治疗。肾绞痛属于中医学"石淋"范畴。

一、疾 病 特 征

（一）病因和病史

肾绞痛最常见的病因是肾、输尿管结石，其他还包括肾、肾盂和输尿管的外伤、炎症、结核、肿瘤及发育异常等。部分患者可有既往发病史。

（二）临床症状和体征

1. 发病突然，常无任何前驱症状，表现为突发的一侧腰部或上腹部剧烈疼痛，如刀割样，绞痛同时沿输尿管走行放射至下腹部、大腿内侧和会阴部。疼痛持续时间长短不一，可伴有频繁恶心、呕吐及排尿、排便感。

2. 肾区和同侧腹部常有明显肌紧张，有压痛，但无反跳痛，腹部触诊偶可触及肿大的肾脏，肾区叩击痛明显。

二、诊 疗 常 规

（一）诊断

突然发作一侧腰部或上腹部剧烈疼痛，典型者疼痛从患侧腰部开始沿输尿管向下腹部、腹股沟、大腿内侧、睾丸或阴唇放射，可持续几分钟或数十分钟，甚至数小时不等。发作时常伴有恶心呕吐、大汗淋漓、面色苍白、辗转不安等症状，严重者可导致休克。体检肾区和同侧腹部肌紧张，压痛，无反跳痛，肾区叩击痛阳性。或有既往发病史及相关疾病。结合尿液分析、泌尿系 B 超等相关理化检查以明确诊断。

（二）影像学检查

1．B 超　超声可作为泌尿系结石的常规检查方法，尤其是在肾绞痛时作为首选方法。超声波检查可以发现 2mm 以上 X 线阳性及阴性结石。此外，超声波检查还可以了解结石以上尿路的扩张程度，间接了解肾实质和集合系统的情况。但是，由于受肠道内容物的影响，超声波检查诊断输尿管中下段结石的敏感性较低。

2．尿路平片（KUB 平片）　尿路平片可以发现 90% 左右 X 线阳性结石，能够大致确定结石的位置、形态、大小和数量，并且初步提示结石的化学性质。因此，可以作为结石检查的常规方法。

3．静脉尿路造影（IVU）　静脉尿路造影应该在尿路平片的基础上进行，其价值在于了解尿路的解剖，确定结石在尿路的位置，发现尿路平片上不能显示的 X 线阴性结石，鉴别平片上可疑的钙化灶。肾绞痛发作时，由于急性尿路梗阻往往会导致尿路不显影或显影不良，因此对结石的诊断会带来困难。

4．CT 扫描　泌尿系结石的诊断通常不需要做 CT 检查。但是，由于 CT 扫描不受结石成分、肾功能和呼吸运动的影响，而且螺旋 CT 还能够同时对所获取的图像进行二维及三维重建，因此，能够检出其他常规影像学检查中容易遗漏的小结石。

5．逆行或经皮肾穿刺造影　属于创伤的检查方法，不作为常规检查手段，仅在静脉尿路造影不显影或显影不良以及怀疑是 X 线阴性结石、需要作进一步的鉴别诊断时应用。

（三）其他辅助检查

1．尿液分析　对于怀疑肾绞痛的患者，尿液分析是非常重要的检查。尿常规可见红细胞显著增加，伴有炎症时可见白细胞。约 85% 的病例出现肉眼或镜下血尿，但缺少镜下血尿者并不能排除肾绞痛的可能。

2．血常规　肾绞痛的发作常伴随血白细胞计数增高。

3．为排除是否合并梗阻性肾病或使用造影剂前，必须完善肝肾功能检查。如合并感染发热者，需视病情及时完善中段尿培养、血培养等检查。

（四）治疗

治疗原则为首先对症治疗，其次病因治疗。

1．一般治疗

（1）大量饮水：维持日尿量在 2～3L，应在饭后、运动后、气候炎热、多汗、睡前多饮水为主，防止尿液浓缩。

（2）体位排石疗法：下盏结石可采用头低位排石，马蹄肾合并结石可采用俯卧位排石。

（3）饮食调节：根据结石成分，合理调整饮食。

（4）防石药物：如镁剂、枸橼酸钾等。

（5）防治感染：根据细菌培养及药物敏感试验，合理选用抗菌药物。

2．对症镇痛治疗　肾绞痛疗效确切的常用镇痛药目前公认有非甾体消炎药和麻醉性镇痛药。

（1）非甾体消炎药：其镇痛机制是减少肾脏内前列腺素等疼痛递质的生物合成；减轻局部水肿和炎症，并抑制因输尿管平滑肌兴奋引起的蠕动增加，降低输尿管内压。常用治疗肾绞痛的非甾体消炎药主要有以下三种：

1）双氯酚酸钠：是 2005 年欧洲泌尿外科学会尿石症指南中首推的镇痛药，常用量是栓剂或片剂 50mg，每天两次，当预计有结石自排可能时，可连用 3～10 天，不仅可预防绞痛发生，而且还可减轻输尿管水肿，有利于排石。

2）酮咯酸（ketorolac）：国际上用循证医学方法已证明酮咯酸为治疗肾绞痛的有效药物。酮咯酸是一种异丁芬酸类 NSAIDs，常用量为 30～60mg/次，最大量 120mg/d，连续使用不超过 2 天。

3）消炎痛：是国内常用的一种治疗肾绞痛的非甾体消炎药，用药方法有口服：开始时每次服 25mg，1 日 2～3 次，饭时或饭后立即服（可减少胃肠道不良反应）。亦采用胶丸或栓剂，使胃肠道副反应发生率降低，栓剂具有维持药效时间较长的特点，吲哚美辛肛栓 100mg，每天 1 次。一般连用 10 日为一个疗程。

（2）麻醉性镇痛药：常用阿片类镇痛药，作用于中枢神经系统的阿片受体，能缓解疼痛感，具有较强的镇痛和镇静作用，常用药物有二氢吗啡酮、哌替啶、布桂嗪和曲马多等。阿片类药物长期应用易出现药物依赖性。

（3）解痉药

1）M 型胆碱受体阻断剂：常用药物有硫酸阿托品和山莨菪碱，可以松弛输尿管平滑肌，缓解痉挛。

2）黄体酮：可以抑制平滑肌的收缩而缓解痉挛，对止痛和排石有一定的疗效。

3）钙离子阻滞剂：硝苯地平对缓解肾绞痛有一定的作用；合并高血压者可使用。

4）α 受体阻滞剂（坦索罗辛）：近期国内外的一些临床报道显示，α 受体阻滞剂在缓解输尿管平滑肌痉挛、治疗肾绞痛中具有一定的效果。

3. 病因治疗　在肾绞痛症状缓解后，进一步完善检查，明确病因，针对病因进行治疗，是解除肾绞痛的根本措施。病因治疗多需请泌尿外科医师会诊协助处理，或继续泌尿外科门诊诊治。

4. 中医治疗

（1）中医药排石治疗：按中医辨证与西医辨病相结合，分为四型论治，实证者以清热利湿、排石通淋为主，虚实夹杂者在补虚基础上也需佐以排石通淋，各型均可适当配合行气活血之品，旨在加速排石，控制感染，改善症状，保护肾功能。

1）湿热下注：症见腰腹绞痛，小便涩痛，尿中带血或排尿中断，解时刺痛难忍，或伴恶寒发热，大便干结，舌红苔黄腻，脉弦或数。

治法：清热利湿，通淋排石。

选方：八正散加减。

中成药可选用复方金钱草颗粒、五淋化石丸、肾石通颗粒等。

2）气滞血瘀：症见腰痛发胀，少腹刺痛，尿中夹血块或尿色黯红，解时不畅，舌质紫黯或有瘀斑，脉细涩或弦紧。

治法：行气化瘀，通淋排石。

选方：石韦散加减。

中成药可选用五淋化石丸、肾石通颗粒等。

3）肾阳虚：症见腰腹隐痛，排尿无力，尿频涩痛或小便不利，夜尿多，伴腰腿酸重，精神不振，甚则颜面虚浮，畏寒肢冷，四肢欠温或下半身常有冷感，舌质淡胖苔白，脉沉细弱。

治法：温通肾阳，通淋排石。

选方：肾气丸加减。

中成药可选用金匮肾气丸、参附注射液等。

4）肾阴虚：腰部隐痛，小便淋漓或涩痛，伴头昏耳鸣，腰酸腿痛等。舌质红或少苔，脉细数。

治法：滋阴补肾，通淋排石。

选方：六味地黄丸加味。

中成药可选用六味地黄丸等。

（2）针刺止痛法：肾绞痛时针灸穴位为肾俞、委中、夹脊、三阴交、阿是穴。或用电针，连续波，较强刺激，留针 20 分钟。

三、病案举例

1. 病例介绍　蒙某，男，44 岁。2013 年 7 月 23 日因左腰部疼痛 2 天来诊，患者反复发作左侧腰部绞痛，发作时辗转不安，不能直立，伴呕恶。疼痛缓解时如常人，活动自如。小便顺畅，尿黄，无尿道疼痛。来院就诊时症见：左侧腰痛明显，疼痛放射至左侧腹部，全身汗出，恶心欲呕，口干口苦，可见肉眼血尿，大便两日未解，舌质红，苔黄稍腻，脉弦。患者既往曾有结石病史，具体位置不详，未曾系统治疗。否认高血压、冠心病、糖尿病病史。

2. 体格检查　T 36.6℃，P 89 次/分，R 18 次/分，BP 123/88mmHg。神清，痛苦面容，腹部平软，墨菲征阴性，麦氏征阴性，左输尿管中段行程压痛，左肾区叩痛阳性，右肾区无叩痛，肠鸣音正常。余无异常。

3. 入院后检查　7 月 23 日血常规：白细胞计数：13.13×10^9/L，中性粒细胞：10.62×10^9/L，中性粒细胞百分比：80.8%；尿常规：尿白细胞（＋），尿潜血（3＋）；肝功能、凝血功能、血脂正常；泌尿系 B 超：左侧输尿管上段结石并扩张，结石大小约 13mm×7mm。7 月 24 日双肾＋肾上腺螺旋 CT 平扫：左侧输尿管上段结石，大小约 6mm×5mm，其上输尿管轻度扩张。腹部平片＋静脉泌尿系造影示：左输尿管上段结石，大小约 9mm×4mm，并左输尿管上段及左肾中部积液，左肾排泄功能受损。右肾盂肾盏、右输尿管及膀胱未见异常。

4. 中医四诊摘要　左侧腰痛，疼痛放射至左侧腹部，恶心欲呕，口干口苦，肉眼血尿，大便两日未解，舌质红，苔黄稍腻，脉弦。

5. 治疗

（1）嘱患者大量饮水　维持日尿量在 2～3L，防止尿液浓缩。

（2）疼痛明显时给针灸肾俞、委中、夹脊、三阴交，并予山莨菪碱 10mg 肌内注射，酮咯酸 30mg 肌内注射。

（3）抗感染治疗：注射用头孢呋辛 1.5g 静脉滴注，一日两次。

（4）中医治疗：证属湿热下注。治法：清热利湿，通淋排石。

车前子 15g	瞿麦 15g	萹蓄 15g	滑石 20g
山栀子 15g	炙甘草 5g	通草 15g	灯心草 10 扎
泽泻 15g	海金沙 15g	石韦 20g	金钱草 20g

4 剂，水煎温服，2 次／日，200ml／次，一日一剂。

（5）患者腰痛缓解后于 7 月 25 日行输尿管体外冲击波碎石术，术后患者解出少许带砂石尿液，复查腹部平片提示结石较前体积缩小，病情好转后出院。

（张忠德）

第二节　急性肾损伤

【培训目标】

1. 掌握急性肾损伤的疾病特征、诊断要点和治疗原则；
2. 熟悉中西医结合治疗急性肾损伤的措施。

急性肾损伤（acute kidney injure，AKI）：是指多种原因引起突然发生的肾脏功能减退，溶质清除能力及肾小球滤过率急剧地持续下降，导致水电解质和酸碱平衡紊乱及氮质代谢产物在血液蓄积的一组临床综合征。急性肾损伤的患病率约为 1%（社区）～7.1%（医院），人群发病率 486～630pmp/y（per million people/year，每年每百万人），AKI 需要肾脏替代治疗（renal replacement therapy，RRT）发病率：22～203pmp/y。大量临床研究表明，肾功能轻度损伤即可导致 AKI 发病率及病死率的增加，故早期诊治尤为重要。

急性肾损伤属于中医学"癃闭""关格""水肿"等疾病范畴，症状不典型者常以导致急性肾损伤的原发病为中医诊断。

一、疾病特征

急性肾损伤的疾病特征在不同患者之间有很大差异，典型患者以尿量减少为主要疾病特征，其余临床表现无特异性，常与原发疾病的临床表现混合存在，容易漏诊，临床需特别注意。

（一）尿量减少

典型急性肾损伤分为少尿期、多尿期及恢复期，初起表现为尿量骤减或逐渐减少，24 小时尿量少于 400ml 者称少尿，少于 100ml 者称无尿。由于致病原因不同，病情轻重不一，少尿持续时间不一致，一般为 7～14 天。对少尿期延长者应注意水潴留、充血性心力衰竭、高钾血症、高血压以及各种并发症的发生。也有部分患者在进行性氮质血症期内每日尿量维持在 400ml 以上，甚至 1000～2000ml，称为非少尿型急性肾损伤。

（二）血肌酐进行性升高

血肌酐 48 小时内升高绝对值 >26.5μmol/L，如每日上升 44.2～88.4μmol/L 以上称为急性肾衰竭；在高分解状态（如广泛组织创伤、败血症等）患者，血肌酐每日升高可达 176.8μmol/L 以上。

（三）水、电解质紊乱和酸碱平衡失调

因水分摄入过多可表现为稀释性低钠血症、肢体水肿、体重增加、高血压、急性心力衰竭、肺水肿和脑水肿。电解质紊乱和酸碱平衡失调以高钾血症及代谢性酸中毒最常见，高分解代谢者表现更为突出，可出现乏力、恶心、呕吐、四肢麻木等，或出现呼吸急促、心率减慢。严重者出现神经系统症状，如烦躁、意识淡漠，直到后期出现窦室或房室传导阻滞、窦性静止、室内传导阻滞甚至心室颤动、心脏骤停，是少尿期患者常见的死因之一。

（四）各系统表现

由于代谢产物的蓄积，可出现心血管、消化、神经、血液、内分泌等各系统表现，常见疲倦、纳差、恶心、呕吐、腹胀、贫血等，严重者可出现心律失常、急性肺水肿、消化道出血、黄疸、意识不清甚至昏迷等。

二、诊　疗　常　规

（一）诊断

出现肾功能突然减退（48小时内），血肌酐升高绝对值 > 26.5μmol/L（0.3mg/dl）；或血肌酐较前升高 > 50%；或尿量减少（尿量小于0.5ml/（kg·h），时间超过6小时）。除明确急性肾损伤诊断外，尚需进一步明确病因诊断。

1. 肾前性　常见病因有循环血量减少（见于大出血、大面积烧伤、严重吐泻、腹腔内炎症、糖尿病酮症酸中毒、利尿过度等）；或有效循环血量减少（见于心源性休克等导致的心输出量减少、感染性休克等导致的全身血管扩张、肾病综合征等导致的体液在第三间隙急性潴留）。

2. 肾性　根据肾实质病变部位及性质不同可分为急性肾小管坏死、急性肾小球肾炎或血管炎、急性间质性肾炎、急性肾实质坏死及肾血管病变等。其中，急性肾小管坏死占肾性AKI的75%以上，常因肾缺血或肾中毒所致，以脓毒症及药物性肾损害为最多见。

3. 肾后性　见于各种原因导致的急性尿路梗阻，如膀胱排出道受阻、尿道梗阻、输尿管梗阻或受压（双侧或单侧功能肾）。以结石梗阻者最常见，其他可见于前列腺增生、神经源性膀胱、肿瘤压迫等。

（二）实验室检查

除病史询问外，实验室检查是确定诊断及鉴别诊断的重要依据。

1. 尿液检查　诊断AKI后应马上留取尿液送检。尿液分析简单易行，尿比重大于1.018者常为肾前性AKI的诊断线索，尿比重低于1.015者提示肾小管或肾间质功能受损；尿蛋白＋＋以上提示肾实质病变，尤其需考虑肾小球肾炎；尿中出现较多红白细胞者则需首先排除肾后性梗阻或合并尿路感染。另可检查尿钠及尿渗透压，血容量不足者尿钠排出减少，尿钠大于40mmol/L提示急性肾小管坏死。

2. 血生化检查　密切观察电解质、二氧化碳结合力、血肌酐、尿素氮、血气分析的动态变化，为诊断及病情评估提供依据。病程较长者还需注意血钙、磷及内分泌检查的变化。

3. 血常规检查　AKI患者贫血多不明显或较轻，如出现中度以上贫血应考虑慢性肾衰竭可能性。

（三）辅助检查

1. B 超检查　可提供是否存在肾后性梗阻的直接证据，另需注意双肾大小及肾皮质厚度，如双肾萎缩者为慢性肾衰竭。

2. X 线检查　协助了解心功能，评估体液潴留情况（是否存在肺淤血）。

3. 腹部 CT　螺旋 CT 能够检出其他常规影像学检查中容易遗漏的小结石，并为泌尿系器官与周围组织的关系（如肿瘤压迫情况）提供准确资料。注意 AKI 阶段应尽量避免造影剂的使用，防止进一步损伤肾功能。

4. 肾穿刺活检　不作为急性肾损伤的常规检查，但如肾功能急剧进展，考虑为肾实质性 AKI 如急进性肾炎、急性间质性肾炎者，需及时请肾病专科会诊，必要时行肾穿刺活检明确病理诊断。

（四）治疗

1. 治疗原则

（1）积极治疗原发病，去除病因；

（2）一般治疗：卧床休息、充分补充热量、营养饮食疗法；

（3）维持水、电解质及酸碱平衡；

（4）防控感染；

（5）慎用肾毒性药物。

2. 肾替代治疗

肾替代治疗（RRT）包括了所有间断性或连续性地清除溶质、对脏器功能起支持作用的各种血液净化技术，是目前 ARF 的主要治疗手段。其中，连续性肾替代治疗（CRRT）包括所有连续性地清除溶质、对脏器功能起支持作用的各种血液净化技术。

肾替代治疗的时机：重症患者，如出现对其他治疗效果不满意的代谢性酸中毒、容量超负荷及严重电解质紊乱，均为肾替代治疗的绝对适应证及开始治疗的时机。有的教材以下列具体指标作为肾替代治疗的时机。

（1）紧急透析指征：①急性肺水肿，或充血性心力衰竭；②严重高钾血症，血钾在 6.5mmol/L 以上；③严重代谢性酸中毒（二氧化碳结合率在 10mmol/L 以下），补碱难以纠正。

（2）一般透析指征：①少尿或无尿 2 日以上；②已出现尿毒症症状如呕吐、神志淡漠、烦躁或嗜睡；③高分解代谢状态；④出现体液潴留现象；⑤血 pH 在 7.25 以下，实际碳酸氢盐在 15mmol/L 以下或 TCO_2 在 10mmol/L 以下。

3. 非替代治疗

（1）少尿期的治疗

1）严格控制水、钠摄入量：每日输入量为前一日的尿量加上显性失水量和非显性失水量（约 400ml）。发热者，体温每增加 1℃ 应增加入液量 100ml。

2）利尿剂与脱水剂

呋塞米：袢利尿剂，并具有轻度血管扩张作用，是 ARF 治疗中最常用的利尿剂。主要作用：降低髓袢升支粗段的代谢；冲刷肾小管；降低肾小管中血红蛋白、肌红蛋白的浓度；促进少尿型 ARF 转变为多尿型 ARF。初始剂量为 20mg，1 小时后无效，可静脉推注呋塞米 40mg。若尿量仍无增加，可改为呋塞米持续静脉泵入，剂量为 2~4mg/分，可持续 2~3 天，一般每日总剂量 <1g。

甘露醇：不仅具有渗透性利尿作用，还具有清除细胞外氧自由基的作用。在挤压综合征引起的 ARF 中，早期应用甘露醇有治疗作用。其他病因引起的 ARF 中，甘露醇无治疗作用，甚至加重病情。因此，甘露醇在 ARF 的救治中不应常规应用。

3）心房利钠肽：作用：扩张入球小动脉、收缩出球小动脉，使肾小球滤过率增加；抑制肾小管对钠的重吸收以增加尿量。使用方法：$0.2\mu g/(kg \cdot min)$ 持续泵入，至少连续使用 24 小时，并根据疗效进行调整。

4）营养支持：每日最少摄取碳水化合物 100g，可喂食或静脉补充，以减少糖异生和饥饿性酸中毒。每日给予蛋白质 0.5g/kg 体重，选用优质蛋白。

5）电解质和酸碱平衡的管理：容量过负荷、肺水肿、脑水肿及高钾血症是少尿期死亡的主要原因，所以在此期应积极控制容量负荷，并防止电解质和酸碱平衡失调。

6）防治消化道出血：可选择 H_2 受体拮抗剂或质子泵抑制剂，预防严重急性肾衰患者的胃肠道出血。

（2）多尿期的治疗：多尿期开始，威胁生命的并发症依然存在。治疗重点仍为维持水、电解质和酸碱平衡，控制氮质血症，治疗原发病和防止各种并发症。部分急性肾小管坏死病例多尿期持续较长，每日尿量多在 4L 以上，补充液体量应逐渐减少（为出量的 1/2～2/3），并尽可能经胃肠道补充，以缩短多尿期。

4. 中医治疗

（1）治疗原则：急则治标，缓者治本。少尿期以邪实为主，多采用清热解毒、利水消肿、活血祛瘀的治法，进入多尿期后逐渐加强益气养阴、健脾补肾，兼清解余邪。

（2）辨证论治

1）湿热壅盛：症见尿量急骤减少，甚至闭塞不通，或发热不退，头痛身痛，烦躁不安，或神昏嗜睡，恶心呕吐，口干欲饮，舌质绛红，舌苔厚腻，脉濡滑或细滑。

治法：清热祛湿，解毒泄浊。

选方：黄连解毒汤加减。

中成药可选用醒脑静注射液、紫雪丹、安宫牛黄丸等。

2）热毒瘀滞：症见尿点滴而出，或尿闭、尿血，或高热，神昏，谵语，吐血，衄血，斑疹紫黑或鲜红，舌质绛紫黯，苔黄焦或芒刺遍起，脉细数。

治法：清热解毒，活血化瘀。

选方：清瘟败毒饮加减。

中成药可选用血必净注射液、丹参注射液等。

3）瘀毒内阻：症见严重外伤及挤压伤之后出现血尿，尿少，尿闭，瘀斑累累，全身疼痛，恶心呕吐，舌质瘀紫，苔腻，脉涩。

治法：活血祛瘀，通腑泄毒。

选方：失笑散加减。

中成药可选用云南白药、三七制剂等。

4）阳气欲脱：症见大汗大泻，大失血后，血压下降，尿少或无尿，气微欲绝，或喘咳急促，唇黑甲青，进一步出现汗出肢冷，舌淡或淡白，脉微细欲绝。

治法：益气回阳，养阴固脱。

选方：参附汤合生脉饮加减。

中成药可选用参附注射液、参麦注射液等。

5）气阴两虚：症见全身疲乏，咽干思饮，尿多清长，腰膝酸软，舌淡红或嫩红，脉细。

治法：益气养阴。

选方：参芪地黄汤加减。

中成药可选用参麦注射液、生脉注射液、金水宝胶囊等。

（3）中药结肠透析

1）邪实为主者，以生大黄 15～20g、枳实 20g、芒硝 20g、厚朴 20g、蒲公英 30g，加水 500ml 浓煎成 150ml，调至适温，高位保留灌肠，保留至少 30 分钟，每日 2 次。

2）阳虚邪实者，以熟附子 20g、生大黄 15～20g、枳实 20g、芒硝 20g、厚朴 20g，加水 500ml 浓煎成 150ml，调至适温，高位保留灌肠，保留至少 30 分钟，每日 1 次。

三、病案举例

1. 病例介绍 何某，女性，80 岁，因"纳差、乏力 10 余天，加重伴呕吐 1 天"2012 年 12 月 26 日急诊。

患者长期居住老人院，10 余天前开始出现呕吐，非喷射状，伴纳差、乏力，腹泻（次数及粪便性状不详），无腹痛，在老人院给予庆大霉素抗感染及支持治疗，患者呕吐腹泻缓解，但纳差乏力未见好转，每日进食不足一碗粥，未予重视。今日患者再次出现呕吐、大便稀烂，尿量尚可，遂由家属送至我院急诊，查血气分析：pH 7.391，PO_2 103mmHg，PCO_2 24.7mmHg，BE－9.3mmol/L；血常规：WBC 9.3×10^9/L，NEUT% 89.3%，HGB 125g/L，PLT 426×10^9/L；生化：Urea 30.73mmol/L，Cr 789μmol/L，TCO_2 17.3mmol/L，GLU 4.68mmol/L，K^+ 2.62mmol/L，Na^+ 144mmol/L，Cl^- 95.7mmol/L；心肌酶：CK 205U/L，LDH 535U/L；血酮体 3.43mmol/L；肝功未见异常。胸片：①主动脉硬化，主动脉型心脏；②双肺未见病变。给予补钾、护胃、补液支持、消酮等治疗后，复查 K^+ 3.77mmol/L，但腹泻、纳差、乏力等症状未见明显好转，收入 ICU 监护病房治疗。

既往高血压病史多年，收缩压最高 198mmHg，服用拜新同，血压控制不详。

2. 体格检查 T 36.6℃，P 72 次/分，R 13 次/分，BP 161/81mmHg。神志清醒，精神烦躁，发育正常，营养欠佳，形体消瘦，脱水貌。腹平软，全腹无压痛及反跳痛，肝脾肋下未及，双肾区无叩痛，肠鸣音活跃。

3. 入院后检查 BNP 249.8pg/ml；CRP 11.5mg/L；PCT 0.14ng/ml；酮体 0.17mmol/L；PTH 6.6pg/ml；肌钙蛋白、乳酸未见异常。24 小时尿蛋白＋排泄率：尿蛋白浓度 224mg/L，24h 尿蛋白总量 342mg；尿常规：白细胞＋，潜血＋，白细胞计数 106 个/μl，红细胞计数 12 个/μl；尿钠浓度 46mmol/L，尿渗透压 203mosm/kgH₂O。B 超：肝胆脾胰、双肾未见异常。心脏彩超：EF 52%，左室节段性室壁运动异常，考虑冠心病。

4. 中医四诊摘要 神清，烦躁，皮肤枯槁，时有呕吐，纳差，乏力，口干，小便量可，大便稀烂色黄，舌质淡黯，苔白稍腻，脉弦细滑。

5. 治疗

（1）书面病重，卧床休息，记录 24 小时出入量；

（2）考虑为急性肾小管坏死（药源性），避免肾毒性药物的使用；

（3）补液，补碱，能量支持，维持水电解质及酸碱平衡；

（4）奥美拉唑抑酸护胃；

（5）中医治疗：证属气阴两虚，湿浊内阻。治法：益气养阴、祛湿化浊、和胃止呕。方药：香砂六君汤合参苓白术散加减。

木香 10g（后下）	春砂仁 10g（后下）	太子参 15g	茯苓 15g
山药 15g	石斛 15g	玉竹 15g	莲子 15g
竹茹 15g	苏夏 15g	葛根 15g	甘草 5g

4 剂，水煎温服，2 次／日，200ml／次，一日一剂。

（6）密切观察患者尿量、肾功能变化，必要时肾脏替代治疗。

（张忠德）

第十三章

神经系统急症

第一节 急性脑血管病

【培训目标】

1. 熟练掌握急性脑血管病的相关概念及疾病特点。
2. 掌握脑梗死的诊断流程及诊断标准；掌握脑出血的急救处理原则。

急性脑血管病包括急性出血性脑血管病和急性缺血性脑血管病，前者包括脑出血、蛛网膜下腔出血，后者包括短暂性脑缺血发作、脑梗死（脑血栓形成、脑栓塞、腔隙性脑梗死）。本章主要介绍脑梗死、脑出血。

西医学的急性脑血管病，无论是急性出血性脑血管病还是急性缺血性脑血管病，均属中医的"中风"范畴。

脑 梗 死

脑梗死又称缺血性卒中，系指各种原因所致脑部血流供应障碍，导致局部脑组织缺血、缺氧性坏死，而出现相应神经功能缺损的一类临床综合征。脑梗死是卒中最常见类型，约占70%～80%。

本病属于中医"中风"范畴，表现轻重不一，辨证分为"中经络"或"中脏腑"。

一、疾 病 特 征

（一）一般临床表现

1. 多在安静或睡眠中发病，主要为中老年人。

2. 部分病例有 TIA 前驱症状如肢体麻木、无力等，局灶性体征多在发病后 10 余小时或 1～2 日达到高峰，临床表现取决于梗死灶的大小和部位。

3. 一般意识清楚，当发生基底动脉血栓或大面积脑梗死时，可出现意识障碍，甚至危及生命。

（二）不同脑血管闭塞的临床特点

1. 大脑前动脉闭塞 多出现对侧下肢为主的偏身瘫痪和感觉缺失，因损害反射性排尿抑制引起急迫性排尿。

2. 大脑中动脉闭塞　大脑中动脉病变最多见，大脑中动脉主干闭塞，导致三偏症状，即病灶对侧偏瘫（包括中枢性面舌瘫和肢体瘫痪）、偏身感觉障碍及偏盲（三偏），伴头、眼向病灶侧凝视，优势半球受累出现完全性失语症，非优势半球受累出现体像障碍，患者可以出现意识障碍；大脑中动脉上侧皮质支损害时，出现以对侧面部、手和手臂为主的偏瘫及相应的偏身感觉缺失，但不伴有同向偏盲；单独大脑中动脉下侧皮质支病变少见，导致对侧同向偏盲，对侧肢体的图形、实体和空间感觉的障碍，可有疾病否认、肢体失认、穿着失用、结构失用等显著的皮质感觉的损害特征；深穿支闭塞最常见是纹状体内囊梗死，表现为对侧中枢性均等性轻偏瘫、对侧偏身感觉障碍，可伴对侧同向性偏盲。

3. 颈内动脉闭塞　严重程度差异较大，主要取决于侧支循环的状况，慢性血管闭塞可无症状。症状性闭塞可出现单眼一过性黑蒙。远端大脑中动脉血液供应不良，可出现对侧偏瘫、偏身感觉障碍及偏盲。

4. 大脑后动脉闭塞　通常病变发生在基底动脉的尖端，可以阻塞一侧或双侧大脑后动脉。临床表现为对侧视野的同向偏盲，而黄斑视力保存（黄斑视力的枕叶皮质由大脑中动脉和大脑后动脉双重供血）。可以出现眼球运动障碍，包括垂直性凝视麻痹、动眼神经麻痹、核间性眼肌麻痹和眼球垂直分离性斜视。如损害优势侧半球（多数是左侧）枕叶则出现特征性视觉失认。双侧大脑后动脉闭塞可引起皮质盲和记忆障碍。

5. 基底动脉闭塞　基底动脉病变往往累及多组分支动脉，临床表现不一致。基底动脉近端病变，影响脑桥背侧部分，出现单侧或双侧滑车神经麻痹、水平性眼球运动异常、并可有垂直性眼震和眼球沉浮，瞳孔缩小而光反射存在（下降的交感神经传导束损害），偏瘫或四肢瘫和昏迷少见。如损害脑桥腹侧部（不影响脑桥背侧），临床则出现四肢瘫痪，而意识完好，患者仅仅利用眼睛闭合和垂直眼球运动来示意，通常称为闭锁综合征。基底动脉或双侧椎动脉闭塞是危及生命的严重脑血管事件，引起脑干梗死，出现眩晕、呕吐、四肢瘫痪、昏迷、高热等。脑桥病变出现针尖样瞳孔。

6. 大面积脑梗死　通常由颈内动脉主干、大脑中动脉主干闭塞或皮质支完全性卒中所致，表现为病灶对侧完全性偏瘫、偏身感觉障碍及向病灶对侧凝视麻痹。病程呈进行性加重，易出现明显的脑水肿和颅内压增高征象，甚至发生脑疝死亡。

二、诊疗常规

（一）诊断

中年以上，有高血压及动脉硬化者，突然起病，在数小时、数日内达到高峰的脑局灶性损害症状患者；并且这些症状又符合脑部某一动脉血管供血区的功能缺损，无脑膜刺激征，临床上应考虑脑梗死可能。头 CT 或 MRI 可确诊。

（二）影像学检查

头颅 CT 检查有助于鉴别出血性脑卒中和脑梗死，发病 24 小时内常无明显梗死病灶可见，超过 24 小时以上的头颅 CT 可见到相应病灶区的低密度灶。头颅 MRI 敏感性较高，特别是弥散 MRI 技术使临床能在超早期发现脑内缺血性损害，6 小时内弥散 MRI 阳性达100%，同时能够区分新旧病灶。

（三）辅助检查

周围血淋巴细胞在急性期可有轻度升高。血清总胆固醇、甘油三酯等半数患者有不同程度异常。不少患者伴血糖升高。脑电图、诱发电位等辅助检查无助于诊断和治疗。颈动脉 B 超常可见到颈动脉内膜增厚，斑块形成。经颅超声检查和栓子监测可能测到栓子脱落信号。

（四）治疗

1. 一般治疗

（1）头位适当抬高，保持气道通畅，昏迷患者应将头歪向一侧，以利于口腔分泌物及呕吐物流出，并可防止舌根后坠阻塞呼吸道。

（2）吸氧：有意识障碍、血氧饱和度下降或有缺氧现象（$PO_2 < 60mmHg$ 或 $PCO_2 > 50mmHg$）的患者应给予吸氧，氧饱和度应保持 >95%。

（3）鼻饲：昏迷或有吞咽困难者在发病第 2~3 天即应鼻饲。

（4）血糖：控制发病 24 小时内，原则上不用糖水静滴，凡用含糖液体补液时，应注意加用胰岛素中和。血糖控制在 <7.8mmol/L 水平。

（5）血压控制：多数患者不用任何特殊的药物治疗，在发病后数天内血压也会自然下降。一般主张收缩压 >200mmHg，舒张压 >110mmHg 时，应予降压治疗，但降压速度应慢。常用药物为贝那普利、卡托普利等，应避免使用速效药和钙离子拮抗剂。血压过低者应升压治疗，以保持脑灌注压。

（6）颅内压增高的处理：大脑中动脉主干、颈内动脉梗死者由大面积脑水肿而产生急性颅内压增高，并以发病后 2~5 天为最明显。常用的脱水制剂有：甘露醇：20% 甘露醇、甘油果糖、20% 人血白蛋白等。

2. 特殊治疗

（1）溶栓治疗：适用于发病后 6 小时内，有明显神经功能缺失，无明显意识障碍的患者。具有下列标准者可以考虑溶栓治疗：①起病时间在 6 小时内；②头颅 CT，未见脑出血和明确脑梗死病灶者；③年龄在 18 岁以上，75 岁以下者；④近 3 个月来未做过大手术者，无消化道及其他出血性疾病史；⑤血压在 180/110mmHg 以下，血糖正常；⑥血小板计数 10 万以上；⑦无明显肝、肾功能损害；⑧患者本人及（或）家属理解与合作。常用的制剂为组织型纤维蛋白溶酶原激活剂（tPA）、尿激酶。

（2）抗血小板聚集药物：常用药物为阿司匹林和氯吡格雷。未行溶栓的急性脑梗死患者应在 24 小时尽早服用，2 周后按 2 级预防方案选测抗栓治疗药物和剂量。

（3）抗凝治疗：常用的抗凝制剂有肝素、低分子肝素和华法林。凡具下列条件者可选择肝素治疗：①深静脉血栓形成、肺动脉栓塞；②高凝综合征患者；③伴动脉狭窄的脑梗死患者；④频发或连续发作的 TIA。华法林：适用于瓣膜性心脏病、心房颤动患者发生的脑梗死患者。溶栓治疗后 24 小时内不宜应用抗凝治疗。

（4）扩容：适用于低血容量、分水岭性脑梗死患者。常用的制剂为低分子右旋糖酐。

（5）神经保护剂：至今尚无肯定的神经保护制剂应用于临床。目前被认为有神经保护作用的药物有胞磷胆碱、吡拉西坦和依达拉奉等。

（6）外科治疗：大脑中动脉或颈动脉完全梗死者，可做外科手术治疗。大骨瓣减压为常用手术方法，但死亡率仍很高。

3. 中医治疗

（1）治疗原则：镇肝息风、活血化瘀、通腑泻热、化痰通络、豁痰开窍为基本治疗原则。

（2）辨证论治

1）中经络

①痰阻经络：猝然半身不遂，口舌歪斜，舌强言謇或不语，偏身麻木，头晕目眩，舌质暗淡，舌苔薄白或白腻，脉弦滑。

治法：活血化瘀，化痰通络。

选方：化痰通络汤加减。

中成药可选用丹参注射液、丹红注射液等。

②风火上扰：平素眩晕头痛，面红目赤，口苦咽干，心烦易怒，尿赤便干，易情绪激动，突发半身不遂，偏身麻木，舌强言謇或不语，或口舌歪斜，平舌质红或红绛，脉弦有力。

治法：平肝息风，养阴清热。

选方：天麻钩藤饮或羚角钩藤汤加减。

中成药可选用丹参注射液、丹红注射液等。

③痰热腑实：半身不遂，口舌歪斜，言语謇涩或不语，偏身麻木，腹胀便干便秘，头晕目眩，咯痰或痰多，舌质黯红或暗淡，苔黄或黄腻，脉弦滑或偏瘫侧脉弦滑而大。

治法：通腑泻热，化痰通络。

选方：星蒌承气汤或大承气汤加味。

中成药可选用丹参注射液、丹红注射液等。

④肝阳暴亢：症见半身不遂，口舌歪斜，舌强言謇或不语，偏身麻木，烦躁失眠，眩晕耳鸣，手足心热，舌质红绛或黯红，少苔或无苔，脉细弦或细弦数。

治法：滋养肝肾，潜阳息风。

选方：镇肝熄风汤加减。

中成药可选用丹参注射液、丹红注射液等。

2）中脏腑

①痰热内闭清窍：症见起病骤急，神昏或昏愦，半身不遂，鼻鼾痰鸣，肢体强痉拘急，项背身热，躁扰不宁，甚则手足厥冷，频繁抽搐，偶见呕血，舌质红绛，舌苔黄腻或干腻，脉弦滑数。

治法：清热化痰，醒神开窍。

选方：羚角钩藤汤加减。

中成药选用安宫牛黄丸、醒脑静注射液等。

②痰湿蒙塞心神：症见素体阳虚，突发神昏，半身不遂，肢体松懈，瘫软不温，甚则四肢逆冷，面白唇黯，痰涎壅盛，舌质暗淡，舌苔白腻，脉沉滑或沉缓。

治法：温阳化痰，醒神开窍。

选方：涤痰汤加减。

中成药可用苏合香丸鼻饲。

③元气败脱，神明散乱：突然神昏或昏愦，肢体瘫软，手撒肢冷汗多，重则周身湿冷，二便失禁，舌痿，舌质紫黯，苔白腻，脉沉缓、沉微。

治法：益气回阳固脱。

选方：参附汤加减。

中成药可选用参附注射液、生脉注射液。

（3）针灸治疗

①中经络

主穴：内关、水沟、三阴交、极泉、尺泽、委中。

配穴：肝阳上亢加太冲、太溪；风痰阻络加丰隆、合谷；口角歪斜加颊车、地仓；上肢不遂加手三里、合谷；下肢不遂加环跳、阳陵泉、悬钟、太冲；头晕加风池、完骨、天柱；便秘加水道、归来、丰隆、支沟；尿失禁、尿潴留加中极、曲骨、关元。

②中脏腑

主穴：内关、水沟。

配穴：闭证加十二井穴、太冲、合谷；脱证加关元、气海、神阙。

三、病案举例

1. 病例介绍　张某，女，60岁，农民。以"右侧肢体活动不利1天"于2011年4月23日23：00入院。6年前体检时发现血压150/90mmHg，未予治疗。平素头晕，遇阴雨天，觉胸闷气短，此次睡眠中发病，入院时嗜睡、言语不利，吐字不清，鼻鼾痰鸣，四肢不温，右侧肢体瘫痪，舌质暗淡，舌苔白腻，脉沉滑。

2. 体格检查　T 36.5℃，P 74次/分，R 20次/分，BP 168/114mmHg。嗜睡，体型偏胖，右鼻唇沟变浅，伸舌右偏，双侧瞳孔等大等圆，直径约为3mm，对光反射灵敏，颈软，心、肺、腹（－），神经系统：左侧肢体肌力、肌张力正常，右侧肢体肌张力增高，上肢肌力1级，下肢肌力2级，右巴宾斯基征阳性。

3. 入院后检查　血常规：WBC 6.65×10^9/L，RBC 3.96×10^{12}/L，NEUT 72%，LYM 20。生化：AST 45U/L，LDH 546U/L；凝血：APTT 50sec；GLU 5.8mmol/L；床旁心电图未见明显异常；头CT：左侧基底节区低密度灶。

4. 中医四诊摘要　平素头晕，昏蒙不爽，体型较胖，遇阴雨天，觉胸闷气短，现神志不清，鼻鼾痰鸣，四肢不温，右侧肢体偏瘫，舌质暗淡，舌苔白腻，脉沉滑。

5. 治疗

（1）病情告知，吸氧，注意吸痰，保持呼吸道通畅，心电、血压、呼吸持续监测。

（2）口服阿司匹林肠溶片100mg/片，一日一次；阿托伐他汀钙片20mg/片，每日一次。静脉输注20%甘露醇及依达拉奉。

（3）中医治疗：证属痰湿蒙塞心神。治法：豁痰开窍。方药：涤痰汤化裁，鼻饲苏合香丸。

法半夏10g	陈皮15g	茯苓6g	胆南星30g
竹茹30g	石菖蒲15g	丹参20g	天麻30g
钩藤15g	甘草6g		

4剂，水煎温服，2次/日，200ml/次，一日一剂。

苏合香丸1丸，一日二次，鼻饲。

（4）密切观察患者症状及体征变化，必要时复查头CT检查了解病情变化。

脑 出 血

原发性脑出血又称自发性脑出血，是指非外伤性脑实质内出血。多发生于50岁以上的中老年人，近年发病有年轻化趋势。在我国，脑出血占急性脑血管病的20%～30%，急性期病死率约为30% ~40%。大脑半球出血约占80%，出血多发生于基底节区，脑干和小脑出血约占20%。

脑出血属于中医"中风"范畴，多数患者就诊时的临床证候偏于"中脏腑"，病情危急。

一、疾 病 特 征

（一）一般临床表现

1. 急性起病，出现局灶性神经功能缺损，症状数小时达到高峰。头痛、呕吐、肢体活动障碍是最常见临床症状。

2. 除小量出血患者外，大部分患者伴有不同程度的意识障碍。

3. 多在情绪激动或活动中突然发病，发病后多有血压明显增高。

4. 部分患者可有症状性癫痫发作，多为局限性发作和继发性全身发作。

5. 不同血肿部位可产生不同的局灶症状和体征。

（二）局灶症状和体征

1. 基底节出血 为高血压性脑出血最常见类型，多为豆纹动脉破裂所致，可表现为小量出血和大量出血。

（1）小量出血：出血量<30ml，且靠外侧，患者可无头部不适，少数患者可有头痛、恶心呕吐、对侧轻偏瘫，一般无意识障碍。

（2）大量出血：出血量>30ml，常向内囊压迫，出现对侧偏瘫、偏身感觉障碍、偏盲等典型的"三偏"综合征，双眼向病灶侧凝视，血液可穿破脑组织进入侧脑室，位于优势半球可出现失语、而位于非优势半球可出现失用和失认、结构性失用和视野缺损。

2. 丘脑出血 典型的症状是偏身感觉障碍，若出血体积较大，按血肿扩展的方向而出现不同的临床综合征：向外压迫内囊出现"三偏"综合征，向内破入脑室出现意识障碍或意识障碍加重、颈项强直。

3. 尾状核出血 多见于尾状核头部，极易破入侧脑室，临床多表现为急性头痛、呕吐、颈项强直等，有意识障碍、短暂性记忆力障碍，临床上与蛛网膜下腔出血相似。并可出现对侧轻偏瘫、眼球向病灶侧凝视和短暂性偏身感觉丧失，偶尔可见 Horner 综合征。

4. 脑叶出血 又称皮质下出血。脑叶出血的神经功能缺损因出血部位不同而表现各异。

（1）额叶出血：可出现前额头痛，以血肿侧为重，对侧偏瘫，双眼向血肿侧凝视，二便失禁，意识障碍及癫痫。

（2）顶叶出血：对侧偏身感觉缺失和对侧视野缺损，对侧同向偏盲或象限盲，轻微的偏瘫和疾病感缺失。

（3）颞叶出血：可造成对侧1/4象限的视野缺失、精神症状、优势半球可导致 Wernicke 失语、非优势半球出血可有意识模糊和认知障碍。

（4）枕叶出血：血肿同侧眼眶部疼痛和对侧同向偏盲，可有短暂黑蒙和视物变形，有时出现感觉缺失、书写障碍。

5. 脑桥出血 是脑干出血最高发的部位，是基底动脉旁正中支破裂所致。脑桥出血的症状和体征依据血肿的大小、部位，破入脑室与否以及有无脑积水而变异很大，可分为3种临床类型：

（1）重症出血型：出血量 >5ml，常累及双侧脑桥，症状于数秒钟内达到高峰，临床表现为深度昏迷、呼吸异常，高热，四肢瘫痪，瞳孔缩小，可有凝视麻痹，双侧锥体束征，去大脑强直。因出血量大常波及邻近结构，特别是中脑和脑室系统，预后不良，常导致死亡。

（2）半侧脑桥综合征：出血累及单侧脑桥基底部和顶盖部，表现为轻偏瘫、眼球向病灶对侧凝视，单侧角膜反射消失，构音障碍，周围面神经麻痹、对侧肢体和同侧面部感觉减退，预后较好。

（3）背外侧顶盖综合征：表现为凝视麻痹和同侧展神经麻痹，眼球偏斜，单侧角膜反射消失，单侧面神经麻痹，对侧肢体和同侧面部感觉减退，构音障碍，偶有步态或共济失调，预后可。

6. 小脑出血 小脑出血最多发生在齿状核，临床表现与定位、血肿大小、血肿扩延、脑干受累、出血是否破入第四脑室、有无脑积水等多种因素有关。

7. 脑室出血 原发性脑室出血可表现为突然头痛、呕吐、迅速进入昏迷，双侧瞳孔缩小，双侧病理反射阳性，可出现去大脑强直等。

二、诊疗常规

（一）诊断 中老年患者，活动中或情绪激动时急性发病，迅速出现局灶性神经功能缺失症状以及头痛、呕吐等颅高压症状应考虑脑出血的可能，结合头颅 CT 检查，可迅速明确诊断。

（二）影像学检查

1. 头颅 CT 是诊断脑出血首选方法，可清楚显示出血部位、出血量大小、血肿形态、是否破入脑室以及血肿周围有无低密度水肿带和占位效应等。病灶多呈圆形或卵圆形均匀高密度区，边界清楚。脑室大量积血时多呈高密度铸型，脑室扩大。

2. 头颅 MRI 和 MRA 对发现结构异常，明确脑出血病因很有帮助。MRI 对检出脑干和小脑的出血灶和监测脑出血的演进过程优于 CT，对急性脑出血诊断不及 CT。

（三）辅助检查

包括血常规、血液生化、凝血功能、心电图和胸部 X 线等。

（四）治疗

1. 一般处理 发病后应卧床休息 2 ~ 4 周，保持安静，维持生命体征稳定以及水、电解质平衡，保持大、小便通畅，预防和治疗褥疮、泌尿道和呼吸道感染。

2. 降低颅内压 脑水肿可使颅内压增高，并致脑疝形成，是影响脑出血死亡率及功能恢复的主要原因。积极控制脑水肿、降低颅内压是脑出血急性期治疗的重要环节。脑水肿多于出血后 3 ~ 4 天达到高峰，治疗颅内压增高常用药物如 20% 甘露醇、甘油果糖或呋塞米。应用这些药物时，注意血钾及心、肾功能。不建议应用激素治疗减轻脑水肿。

3. 调整血压 一般认为脑出血患者血压升高是机体针对颅内高压，为保证脑组织血供的血管自动调节反应，随着颅内高压的下降血压也会下降，因此降低血压应首先以进行脱水降颅压治疗为基础。但如果血压过高，又会增加再出血的风险，因此需要控制血压。调控血压时应考虑患者的年龄、有无高血压史、有无颅内高压、出血原因及发病时间等因素。

一般来说，当收缩压 >200mmHg 或平均动脉压 >150mmHg 时，要用持续静脉降压药物积极降低血压;当收缩压 > 180mmHg 或平均动脉压 > 130mmHg 时,如果同时有疑似颅内压增高的证据,要考虑监测颅内压,可用间断或持续静脉降压药物来降低血压,但要保证脑灌注压 60 ~ 80mmHg;如果没有颅内压增高的证据,降压目标则为 160/90mmHg 或平均动脉压 110mmHg。降血压不能过快,要加强监测,防止因血压下降过快引起脑低灌注。脑出血恢复期应积极控制高血压,尽量将血压控制在正常范围内。

4. **止血治疗** 止血药物如 6- 氨基己酸、氨甲苯酸、巴曲酶等对高血压动脉硬化性出血的作用不大。如果有凝血功能障碍,可针对性给予止血药物治疗,例如肝素治疗并发的脑出血可用鱼精蛋白中和,华法林治疗并发的脑出血可用维生素 K_1 拮抗。

5. **亚低温治疗** 是脑出血的辅助治疗方法,可能有一定效果,可在临床当中试用。

6. **手术治疗** 严重脑出血危及患者生命时内科治疗通常无效,外科手术治疗有可能挽救生命。主要手术方式有:去骨瓣减压术、小骨窗开颅血肿清除术、钻孔血肿抽吸术和脑室穿刺引流术等。

(1)适应证:目前对手术适应证、方法等尚无一致意见,一般认为手术宜在早期(发病后 6 ~ 24 小时内)进行,大脑半球出血量 > 30ml,小脑出血量 > 10ml,年龄小于 70 岁,格拉斯昏迷量表(GCS)评分大于 7 分。

(2)禁忌证:症状较轻、病情稳定者,出血量小或 GCS 评分小于 4 分者;重度意识障碍并很快出现脑干症状者;脑干出血;病前有心、肺、肾等严重系统疾病者;年龄超过 70 岁;发病血压未控制者。

7. **中医治疗**

(1)治疗原则:镇肝息风、活血化瘀、通腑泻热、豁痰开窍为基本治疗原则。

(2)辨证论治

1)中经络

①肝阳暴亢:半身不遂,偏身麻木,舌强言謇或不语,或口舌歪斜,眩晕头痛,面红目赤,口苦咽干,心烦易怒,尿赤便干,舌质红或红绛,脉弦有力。

治法:平肝息风,育阴潜阳。

选方:天麻钩藤饮或羚角钩藤汤加减。

中成药可选用安宫牛黄丸或醒脑静注射液等。

②痰热腑实,风痰上扰:半身不遂,口舌歪斜,言语謇涩或不语,偏身麻木,腹胀便秘,头晕目眩,咯痰或痰多,舌质黯红,苔黄或黄腻,脉弦滑。

治法:通腑泻热,化痰通络。

选方:星蒌承气汤加减。

中成药可选用安宫牛黄丸或醒脑静注射液等,亦可大承气汤灌肠。

2)中脏腑

①闭证:突然昏仆,不省人事,半身不遂,鼻鼾痰鸣,面红目赤,肢体强痉拘急,躁扰不宁,两手握固,舌质红绛,舌苔黄腻或干腻,脉弦数或滑数有力。

治法:清热化痰,醒神开窍。

选方:羚羊角汤加减。

中成药可分别选用安宫牛黄丸、至宝丹、苏合香丸鼻饲,醒脑静注射液等。

②脱证:突然神昏或昏愦,肢体瘫软,手撒肢冷汗多,重则周身湿冷,气息微弱,面色苍白,瞳神散大,二便失禁,舌痿,舌质淡紫,或舌体卷缩,苔白腻,脉微欲绝。

治法：益气回阳、扶正固脱。

选方：参附汤加减。

中成药可分别选用生脉注射液、参附注射液等。

针灸治疗

①热证：针刺人中、百会、涌泉、十宣等穴。

②亡阴：针刺人中、内关、复溜，灸神阙等穴。

③亡阳：灸人中、百会、涌泉、足三里等穴。

三、病案举例

1. 病例介绍　李某，男，62岁。近年来反复头晕耳鸣，2013年6月9日，患者情绪激动后感头痛伴反应迟钝，随后出现口角右偏、流涎，右侧肢体活动不利，无视物旋转、胸闷心悸，无恶心呕吐，无肢体麻木、疼痛，无二便失禁等。因病情持续不缓解，遂送至医院急诊科就诊，测血压200/110mmHg，头颅CT检查见左基底节区可见肾型高密度灶，为1.6cm×3.5cm，周围可见环形低密度影，侧脑室未见推移或变形，中线结构居中，提示为左基底节脑出血。查肝功、肾功能、电解质及糖未见明显异常，为求进一步治疗收入院。

患者既往高血压病史多年，不规律服用降压药。否认糖尿病、冠心病病史。

2. 体格检查　神志清楚，轻度构音障碍，对答切题，查体配合。颈软，脑膜刺激征阴性，双侧瞳孔等大同圆，直接光反射及间接光反射正常，眼球各项运动正常，无眼震。右侧中枢性面、舌瘫，右上肢、下肢肌力Ⅲ级，肌张力略高，右巴氏征阳性。舌质红，苔薄黄，脉弦滑数。

3. 入院后检查　6月10日血常规检查：WBC $7.65×10^9/L$，RBC $3.68×10^{12}/L$，NEUT 67%，LYM 22.5%；血生化：ALT 32U/L，AST 23U/L，CK-MB 18U/L，CRE 67μmol/L，BUN 3.67μmol/L，CHO 3.69mmol/L，TG 1.64mmol/L，K^+ 3.55mmol/L，Na^+ 137mmol/L，Cl^- 101mmol/L；尿常规、粪便检查：正常。心电图：窦性心动过速。

4. 中医四诊摘要　平素头晕头痛，耳鸣目眩，突发头痛，语言不利，口舌歪斜，右侧肢体瘫痪，舌质红，苔薄黄，脉弦滑数。

5. 治疗

（1）病情告知，保持安静，卧床休息。保持呼吸道通畅，松解衣领，去掉假牙，尽可能侧卧位，吸氧。持续心电血压监测，严密观察意识、生命体征、瞳孔变化。注意保持大小便通畅，必要时可使用缓泻剂及导尿。注意预防泌尿道和呼吸道感染及消化道应激性溃疡出血。

（2）降低颅内压，20%甘露醇125ml，q6h，静脉加压滴注。

（3）调整血压，加用降压药物控制血压。

（4）中医治疗：证属肝阳暴亢，肝风挟痰。治法：育阴息风，清热化痰。方药：羚角钩藤汤化裁。

羚羊角0.3g^(冲服)	桑叶15g	川贝母6g	生地黄30g
钩藤30g^(后下)	菊花15g	全瓜蒌18g	胆南星10g
白芍15g	茯神15g	竹茹9g	甘草6g

4剂，水煎温服，2次/日，200ml/次，一日一剂。

（5）密切观察患者症状及体征变化，必要时随访头 CT 检查以确定是否再出血。

（刘祖发）

第二节　癫痫持续状态

【培训目标】

1. 熟练掌握癫痫持续状态的急救处理原则。
2. 掌握癫痫持续状态的疾病特点、诊断流程及诊断标准。

癫痫持续状态或称癫痫状态，传统定义认为癫痫持续状态指"癫痫连续发作之间意识尚未完全恢复又频繁再发，或癫痫发作持续 30 分钟以上未自行停止"。目前观点认为，如果患者出现全面强直阵挛性发作持续 5 分钟以上即有可能发生神经元损伤，对于全面强直阵挛性发作的患者若发作持续时间超过 5 分钟就该考虑癫痫持续状态的诊断，并须用抗癫痫药物紧急处理。非癫痫持续状态的单个惊厥性抽搐的发作时间一般不会超过 2 分钟，持续 10 分钟的行为和电抽搐活动要考虑为癫痫持续状态，这也是要求开始静脉给药的时间点。

癫痫持续状态是内科常见急症，若不及时治疗可因高热、循环衰竭、电解质紊乱或神经元兴奋毒性损伤导致永久性脑损害，致残率和死亡率均很高。任何类型的癫痫均可出现癫痫持续状态，其中全面强直-阵挛性发作最常见，危害性也最大。本病属于中医"痫病"范畴。

<h2 align="center">一、疾 病 特 征</h2>

癫痫的临床表现丰富多样，可根据发作起始局限累及一侧大脑半球某个部分、或是双侧大脑半球同时受累分为全面性发作持续状态和部分性发作持续状态。

（一）全面性发作持续状态

1. 全面性强直-阵挛性发作持续状态　是临床最常见、最危险的癫痫状态，表现强直-阵挛发作反复发生，意识障碍伴高热、代谢性酸中毒、低血糖、休克、电解质紊乱（低血钾、低血钙）和肌红蛋白尿等，可发生脑、心、肝、肺等多脏器功能衰竭，自主神经和生命体征改变。

2. 强直性发作持续状态　多见于 Lennox-Gastaut 综合征患儿，表现不同程度意识障碍（昏迷较少），间有强直性发作或其他类型发作，如肌阵挛、不典型失神、失张力发作等，脑电图（EEG）出现持续性较慢的棘-慢或尖-慢波放电。

3. 阵挛性发作持续状态　阵挛性发作持续状态时间较长时可出现意识模糊甚至昏迷。

4. 肌阵挛发作持续状态　特发性肌阵挛发作患者很少出现癫痫状态，严重器质性脑病晚期如亚急性硬化性全脑炎、家族性进行性肌阵挛癫痫等较常见。特发性患者 EEG 显示和肌阵挛紧密联系的多棘波，预后较好；继发性的 EEG 通常显示非节律性反复的棘波，预后较差。

5. 失神发作持续状态　主要表现为意识水平降低，甚至只表现反应性下降、学习成绩下降；EEG 可见持续性棘-慢波放电，频率较慢（<3Hz）。多由治疗不当或停药诱发。

（二）部分性发作持续状态

1. 单纯部分性发作持续状态　临床表现以反复的局部颜面或躯体持续抽搐为特征，或持续的躯体局部感觉异常为特点，发作时意识清楚，EEG 上有相应脑区局限性放电。病情演变取决于病变性质，部分隐源性患者治愈后可能不再发。某些非进行性器质性病变后期可伴有同侧肌阵挛。Rasmussen 综合征（部分性连续癫痫）早期出现肌阵挛及其他形式发作，伴进行性弥漫性神经系统损害表现。

2. 边缘叶性癫痫持续状态　常表现为意识障碍和神经症状，又称神经运动性癫痫状态，常见于颞叶癫痫，须注意与其他原因导致的精神异常鉴别。

3. 偏侧抽搐状态伴偏侧轻瘫　多发于幼儿，表现一侧抽搐，伴发作后一过性或永久性同侧肢体瘫痪。

另外，目前也倾向于可根据是否存在惊厥性发作将癫痫持续状态分为惊厥性持续状态与非惊厥性持续状态。

二、诊疗常规

（一）诊断

有各型癫痫持续发作临床表现；有脑电图的检查，脑电图是最重要检查方法，有助于明确癫痫的诊断及分型。

（二）治疗

1. 一般措施　保持呼吸道通畅，吸氧，必要时做气管插管或切开，尽可能对患者进行心电、血压、呼吸、脑电的监测，定时进行血气分析、生化全项检查；查找诱发癫痫状态的原因并治疗；有牙关紧闭者应放置牙套。

建立静脉通道，静脉注射生理盐水维持，值得注意的是葡萄糖溶液能使某些抗癫痫药沉淀，尤其是苯妥英钠。

2. 控制癫痫发作　癫痫持续状态是急症，预后不仅与病因有关，还与成功治疗的时间有关。如发作超过 1 小时，体内环境的稳定性被破坏，将引发中枢神经系统许多不可逆损害，治疗的首要任务就是迅速终止发作。可选用下列药物：

（1）地西泮：首先用地西泮 10～20mg 静脉注射，每分钟不超过 2mg，如有效，再将 60～100mg 地西泮溶于 5% 葡萄糖生理盐水中，于 12 小时内缓慢静脉滴注。儿童首次剂量为 0.25～0.5mg/kg，一般不超过 10mg。地西泮偶尔会抑制呼吸，需停止注射，必要时加用呼吸兴奋剂。

（2）咪达唑仑：由于其起效快，1～5 分钟出现药理学效应，5～15 分钟出现抗癫痫作用，使用方便，对血压和呼吸的抑制作用比传统药物小。常用剂量为首剂静注 0.15～0.2mg/kg，然后按 0.06～0.6mg/（kg·h）静滴维持。新生儿可按 0.1～0.4mg/（kg·h）持续静脉滴注。

（3）丙泊酚：是一种非巴比妥类的短效静脉用麻醉剂，能明显增强 GABA 能神经递质的释放，可在几秒钟内终止癫痫发作和脑电图上的痫性放电，平均起效时间 2.6 分钟。建议计量 1～2mg/kg 静注，继之以 2～10mg/（kg·h）持续静滴维持。控制发作所需的血药浓度为 2.5μg/ml，突然停用可使发作加重，逐渐减量则不出现癫痫发作的反跳。丙泊酚可能的不良反应包括诱导癫痫发作，但并不常见，且在低于推荐剂量时出现，还可出现其他中枢神经系统的兴奋症状，如肌强直、角弓反张、舞蹈手足徐动症。儿童静注推荐剂量超过 24 小时，可能出现横纹肌溶解、难治性低氯血症、酸中毒、心衰等不良反应。

3. 积极防治并发症　如出现脑水肿可用 20% 甘露醇 125～250ml 快速静滴；预防性应用抗生素，控制感染；高热可给予物理降温；纠正代谢紊乱如低血糖、低血钠、低血钙、高渗状态及肝性脑病等，纠正酸中毒，并给予营养支持治疗。

4. 中医治疗

（1）治疗原则：清泻肝火，豁痰息风，开窍定痫为基本治疗原则。

（2）辨证论治

1）肝风痰浊：突然跌倒，神志不清，抽搐吐涎，或伴见尖叫与二便失禁，发病前常有眩晕、头昏、胸闷、乏力、痰多，心情不悦。舌质淡红，苔白腻，脉多弦滑有力。

治法：涤痰息风，开窍定痫。

选方：定痫丸加减。中成药可选用苏合香丸等。

2）肝火痰热：昏仆抽搐，面红唇赤，吐涎，或有吼叫，平时急躁易怒，心烦失眠，咳痰不爽，口苦咽干，便秘溲黄，舌红，苔黄腻，脉弦滑而数。

治法：清热泻火，化痰开窍。

选方：龙胆泻肝汤合涤痰汤加减。

中成药可配合灌服牛黄清心丸或安宫牛黄丸、静脉醒脑静滴入以开窍醒神。

（3）针灸治疗

主穴：百会、水沟、后溪、涌泉、合谷、太冲、丰隆。

三、病案举例

1. 病例介绍　方某，男，32 岁。持续抽搐半小时来诊。近期工作较忙，1 小时前在电脑前突发抽搐，不省人事，口吐白沫，小便失禁，同事按压人中，但患者仍未停止抽搐，遂由急救车送诊。刻下症见：神志不清，双目上视，面红唇赤，口吐白沫，四肢抽搐，小便失禁。

患者既往曾发生车祸，入住神经外科，出院后诊断继发性癫痫，平素服用卡马西平。近半年未规律用药。

2. 体格检查　BP 149/88mmHg，T 38.4℃，HR 107bpm，R 30 次/分。呼之不应，双侧瞳孔等大同圆，直径约为 2mm，光反射迟钝，面红唇赤，四肢抽搐。舌红，苔黄腻，脉弦滑而数。

3. 入院后检查　血常规检查：WBC 12.65×10^9/L，RBC 3.68×10^{12}/L，NEUT 97%，LYM 2.5%；血生化：ALT 42U/L，AST 53U/L，CK 580U/L，CK-MB 28U/L，CRE 77μmol/L，BUN 4.67μmol/L，CHO 4.69mmol/L，TG 1.60mmol/L，K^+ 4.55mmol/L，Na^+ 147mmol/L，Cl^- 101mmol/L；尿常规、粪便检查：正常。心电图：窦性心动过速。

4. 中医四诊摘要　神志不清，双目上视，面红唇赤，口吐白沫，四肢抽搐，小便失禁。舌红，苔黄腻，脉弦滑而数。

5. 治疗

（1）告病危，持续心电、血压、呼吸等的监测。

（2）保持呼吸道通畅，立即气管插管，呼吸及辅助通气。

（3）控制癫痫发作，咪达唑仑静注 0.2mg/kg，然后按 0.6mg/（kg·h）静滴维持。

（4）中医治疗：证属肝火痰热。治法：清泻肝火，豁痰定痫。方药：选龙胆泻肝汤合涤痰汤加减。

龙胆草 10g	栀子 15g	黄芩 10g	生地 30g
当归 10g	胆南星 20g	竹茹 30g	法夏 10g
茯苓 30g	全蝎 6g	地龙 30g	僵蚕 10g
甘草 3g			

4 剂，水煎温服，2 次／日，200ml／次，一日一剂。

（5）静脉点滴醒脑静。

（6）密切观察患者症状及体征变化。

（刘祖发）

第十四章

创 伤 急 症

第一节 复 合 伤

【培训目标】

1. 掌握复合伤的概念、临床特征及治疗。
2. 熟悉复合伤的中医治疗。

复合伤（combined injuries）是指两种或两种以上致伤因素同时或相继作用于人体所造成的损伤。复合伤所造成的人体功能紊乱比多发伤更为严重而复杂，也是引起死亡率较高的重要原因。临床常见的有：创伤与烧伤的复合伤，创伤与电击伤的复合伤，烧伤与冲击伤的复合伤，火器伤、烧伤与冲击伤的复合伤，放射损伤与非放射损伤的放射复合伤等。

复合伤属于中医学"骨折""筋伤""血证"等范畴。

一、疾 病 特 征

（一）复合伤的基本特点

有两种以上致伤因素，其中一种主要致伤因素在伤害发生过程中起着主导作用。在机体遭受两种或两种以上致伤因素的作用后，创伤不是单处伤的简单相加，而是相互影响，使伤情变得更为严重复杂。

主要致死原因：休克（要害部位大出血所造成失血性休克、感染性休克、创伤性休克和烧伤引起的休克）；有害气体急性中毒或窒息；急性肺水肿、肺出血；急性心力衰竭；多器官功能障碍等。

（二）临床特征

1. 致伤因素　有两种以上致伤因素受伤史，如机械因素、中毒因素、复合冲击因素或辐射损伤因素及烧伤因素等。

2. 创面或伤口　能间接地推测可能发生的伤情，如烧伤创面、火器伤的出入口及创伤所致的破损等。但有些损伤可无明显征象，如冲击伤常有外轻内重，体表外观轻伤或无异常，但内里或内脏损伤较重。

3. 症状和体征　临床根据损伤的部位、体征、相应症状来分析判断伤情，如烧伤可见相应的创面。冲击伤可造成相应的内脏或耳部损伤，可出现内脏损伤症状或耳鸣、耳聋等。胸部冲击伤可造成肺脏损伤，常伴有胸闷、咳嗽或呼吸困难等。若合并其他暴力创伤则出现相应部位的症状和体征。

4. 全身性反应 复合伤发生后全身会出现不同程度的创伤反应，如各种原因的休克，严重低氧血症，全身免疫功能低下、严重感染。放射复合伤可出现严重贫血、凝血功能障碍、伤口愈合延迟等。

5. 实验室检查及影像学检查 根据病情需要选择各项相应化验、X线、超声、CT及MRI等检查，有助于确诊和治疗。

（1）穿刺：简单、快速、安全，准确率达90%，可反复进行。穿刺为胸、腹腔创伤的首选方法，但临床上有时出现假阳性或假阴性，应分析鉴别。

（2）腹腔灌洗：用于腹部创伤，简便，可在床边进行，根据病情可反复进行，但有假阳性。

（3）X线：简便、无创，为骨、关节损伤的首选方法，也常用于其他部位损伤。

（4）B超：简便、无创，可在床边进行。对腹腔内脏器实质性损伤和积血能做出明确的诊断。

（5）CT：对颅脑、胸腹腔、脊柱、骨盆及四肢关节创伤可做出定性和诊断。

（6）MRI：对颅脑、脊柱、脊髓及软组织损伤和血肿可做出定性和诊断。

（7）血管造影：能判断血管损伤及血管内栓塞的情况，可同时进行诊断和治疗。

（8）内镜技术：用于胸腹腔创伤，可同时进行诊断和治疗

二、诊疗常规

1. 一般治疗

（1）伤员应迅速安全地离开现场，避免再度受伤或继发性损伤。

（2）保持呼吸道通畅：颅脑损伤后昏迷，舌根可后坠阻塞咽喉入口；颈部、面颊部损伤后血凝块或移位肿胀的软组织可压迫或阻塞气道；咽喉或气管的软骨骨折可造成气道狭窄；痰、呕吐物、泥土、义齿可阻塞气道。上述情况均可导致窒息，如不及时解除，会立即致死。因此，急救时应迅速除去堵塞气道的各种因素，保持气道通畅。昏迷患者放置口咽通气管，紧急情况下先行环甲膜穿刺术，然后行气管切开插管以控制气道、防止误吸，保证供氧并便于给药。

（3）心跳呼吸骤停者，立即行心肺复苏。

（4）各个部位的损伤应进一步对症处理。

1）颅脑伤的处理：对于颅脑损伤，首先要防止颅内高压导致脑疝。如果患者全身情况允许，应尽早行颅脑CT检查，以了解颅内病情。昏迷患者应保持气道通畅，防止呼吸道误吸。根据患者意识变化、生命体征、瞳孔反应、眼球活动、肢体运动反应及颅脑CT检查情况，判断是否有颅底骨折、颅内出血、脑挫裂伤及脑组织受压情况。如脑组织受压明显，应即刻行开颅血肿清除和（或）减压术。如同时合并胸腹部损伤需手术治疗者，只要病情稳定能耐受手术，可同时进行手术治疗。

2）胸部伤的处理：胸部多发伤合并腹部损伤时，先处理胸部损伤，再处理腹部损伤和四肢开放性损伤。可根据胸腔引流血量的多少和速度再决定是否行开胸探查。多发肋骨骨折有反常呼吸伴有心脏大血管损伤时应争分夺秒地进行手术抢救或止血。

3）腹部伤的处理：对于昏迷患者或腹部体征不明显者，容易漏诊。腹部诊断性穿刺及床旁超声检查有助于动态观察及临床诊断。若有剖腹探查指征，应争取时间越早越好。

4）四肢骨盆、脊柱伤的处理：对于四肢开放性损伤、血管神经损伤、脊柱骨折、脊髓损伤，应在患者生命体征稳定后早期进行手术处理。生命体征平稳，最好于24小时内进行手术固定。

（5）根据病情可给予止痛、镇静剂，但有颅脑损伤或呼吸抑制者，禁用吗啡、哌替啶。

2. 局部治疗 经抢救病情稳定后，应根据伤势对局部给予相应的处理：①应尽早处理创面或伤口，创口用生理盐水反复冲洗，对于难以冲洗的创口，可采用清创术来消除污染并酌情缝合或延迟缝合；②放射性沾染创面清创时，应注意将伤口覆盖，以防止带有放射性物质的洗液进入伤口。

烧伤创面和伤口，可按烧伤或深度烧伤的处理原则和方法进行。

3. 全身治疗措施

（1）针对主要病症救治 根据伤情发展不同阶段的主要病症原因进行分析，并在伤后不同时期的救治应有所侧重。复合伤导致的休克和脑疝是患者早期死亡的主要原因，因此抗休克和纠正脑疝是急救能否成功的关键，ARDS和MOF是复合伤患者后期的主要原因，因而要及时的防治。

（2）根据休克的原因及时纠正：①迅速建立两条以上静脉通路，可行深静脉穿刺置管，以便输血、输液和监测；②立即用乳酸林格液或5%葡萄糖生理盐水1000～2000ml在15～20分钟内输入；③小剂量高渗液（7.5%氯化钠200ml）能迅速扩张血容量，直接扩张血管，改善心血管功能；④快速输入有效全血以补充血容量和提供红细胞、白细胞、白蛋白及其他血浆蛋白和抗体。其他胶体液如血浆、白蛋白、右旋糖酐等均可使用；⑤当血容量基本补足后可使用血管扩张药，扩张小动、静脉，降低外周阻力，可用小剂量多巴胺［＜10μg/（kg·min）］或酚妥拉明等；⑥如休克时间较长，可使用小剂量碱性药物（5% NaHCO$_3$）。晶体：胶体比例一般为2:1，严重大出血时可为1:1。

（3）及时处理脑挫裂伤及脑疝情况。20%甘露醇快速静脉滴注及利尿剂的使用可达到早期降低颅压及纠正脑疝的目的。

（4）有沾染放射性创面者，应尽早给予抗放射性药物，如胱胺、巯乙胺、雌激素、S-Z-氨基丙基磷酸，同时应用促进造血再生药物。

（5）复合伤患者伤情危重复杂，多需紧急手术治疗，手术治疗应遵循一定的实施顺序，首先要对威胁生命最大的创伤进行有效的控制，再决定手术先后顺序。通常遵照紧急手术（心脏损伤、大血管破裂）、急症手术（开放骨折、腹膜外血肿、腹内脏器破裂等）与择期手术（四肢闭合骨折等）的顺序来进行。

（6）积极防治感染：复合伤感染的渠道是多方面的，大多来源于开放的伤口，也可来源于肠道的细菌或院内感染，或长期使用光谱抗生素发生的二重感染。感染可激发全身炎症反应综合征（SIRS）、多器官功能障碍综合征（MODS）、多器官功能衰竭（MOF），是创伤后期死亡的最主要原因。因此，感染的防治是降低复合伤死亡率的一个重要环节。

1）彻底清创：对于开放性创口，关键在于早期彻底清创，清创对预防感染减少并发症非常重要，清创的过程既是治疗也是对创面各种组织损伤程度的了解过程。清创应彻底去除异物及坏死组织，逐层缝合，消灭死腔，较深的创口应留置引流管。清创后即刻肌内注射破伤风抗毒素。

2）预防院内感染：多发伤患者留置的导管比较多，如导尿管、引流管、深静脉置管、气管插管等，应无菌操作并定期更换或消毒，完善消毒隔离制度。对于开放性多发伤患者，可先选用广谱强效抗生素，然后再根据细菌培养及药敏结果选择针对性的抗生素。

（7）保护内脏功能 注意积极预防治疗全身炎症反应综合征（SIRS）、急性呼吸窘迫综合征（ARDS）、弥散性血管内凝血（DIC）、多器官功能障碍综合征（MODS）、多器官功能衰竭（MOF）等。

（8）全身的代谢营养支持治疗。创伤后机体处于高代谢状态，能量消耗增大，大量蛋白质分解，负氮平衡，患者易发生免疫功能低下、营养不良、感染和多器官功能衰竭。若消化道功能正常者，以进食为主；昏迷或不能进食的患者，可用鼻饲供给；不能从消化道进食者，可采用短期肠外营养。

4. 中医治疗

（1）治疗原则：实证则行气导滞，活血化瘀；虚证则益气固脱，回阳救逆。

1）实证：症见疼痛剧烈，或固定不移，或走窜疼痛，活动受限，或辗转不安，或屈曲而卧，动则痛甚，或恶心、呕吐，或喘促气逆，张口抬肩，舌质红，苔薄黄，脉弦紧。

治法：行气导滞，活血化瘀。

选方：复元活血汤加减，三七粉口服。

2）虚证：症见面色苍白，声弱气微，或冷汗眩冒，精神萎靡，烦躁不安，或目光无神，胸闷气短，少气懒言，或唇甲紫绀，四肢厥冷，舌淡，苔薄，脉芤或脉微欲绝。

治法：益气固脱，回阳救逆。

选方：参附汤加减，参附注射液、黄芪注射液、生脉注射液等。

（2）针灸治疗

1）实证：针刺人中、百会、涌泉、十宣等穴。

2）亡阴：针刺素髎、水沟、内关、太溪、涌泉等穴。

3）亡阳：针刺关元、神阙、百会、水沟、内关等穴。

三、病案举例

1. 病例介绍 王某，男，54岁。因骑摩托车与货车相撞并甩在马路边石阶上，致左下肢自踝至髋部严重软组织挫裂伤及多发骨折，左前臂及右腕部肿胀2小时，于2012年9月10日下午6时15分被送急诊室。

2. 体格检查 意识恍惚，面色苍白，烦躁不安，P 108次/分，R 29次/分，BP 70/40mmHg，双侧瞳孔等大等圆，对光反应迟钝，头面、颈部无异常发现，前胸部有皮肤擦伤，腹部无明显压痛，脊柱检查无异常。左下肢自踝关节至膝关节皮肤严重挫伤，肌肉、血管外露，足背动脉及胫后动脉未触及搏动，左大腿、小腿有明显的异常活动，左前臂明显肿胀压痛，右腕部肿胀压痛。

3. 入院后检查 X线检查：左胫腓骨多段粉碎性骨折、左股骨干骨折，血型：A型，Rh（+）。

4. 中医四诊摘要 患者猝受外力，骨断筋伤，气滞血瘀，经络阻塞，津液亏损，瘀血邪毒由表入里，导致气随血脱，脏腑不和，进而出现体内气血、营卫、脏腑等一系列的功能紊乱。舌质红，苔薄黄，脉弦数。

5. 治疗

（1）告知家属病情危重，持续心电监护，鼻导管氧气吸入（5L/min）。

（2）抗休克治疗，迅速建立两条以上静脉通路，第一条通道：立即乳酸林格液500ml×2，在15～20分钟内输入。第二条通道，静脉输入 0.9% 氯化钠注射液 100ml + 地塞米松 5mg，全血 800ml，同时予参附注射液 100ml 静脉滴注，以益气固脱、回阳救逆。

经容量复苏后，测血压为 90/60mmHg，给予 0.9% 氯化钠注射液 30ml + 多巴胺100mg，按 6μg/（kg·min）速度泵入，继续监测血压变化。

（3）完善相关检查，血常规、血生化、输血前系列、凝血酶系列，监测血糖、血电解质。

（4）生命体征稳定后，请骨外科会诊手术治疗。

（董建文）

第二节　多　发　伤

【培训目标】

1. 掌握多发伤的概念及诊断要点和急救原则。
2. 熟悉多发伤的进一步处理和中医治疗。

多发伤（multiple trauma）是指在同一机械性致伤因素（直接、间接，混合性暴力）作用下机体同时或相继遭受两种以上解剖部位或器官的严重损伤。多发伤的死亡率较高，对患者生命构成严重威胁，需及时有效地处理。

多发伤属于中医学"骨折""筋伤""血证"等范畴，临床处理中需"急则治其标，缓则治其本"。明代薛已在《正体类要》中指出："肢体损于外，则气血伤于内，营卫有所不贯，脏腑由之不和。"

一、疾　病　特　征

（一）凡遭受两个以上解剖部位的损伤，并符合下列伤情一条以上者可诊断为多发伤。

1. 头颅损伤　颅骨骨折伴有颅内血肿、脑挫裂伤、脑干损伤或颌面部骨折。

2. 颈部损伤　颈部外伤伴有椎骨骨折、脱位并截瘫，颈动静脉、气管及食道损伤。

3. 胸部损伤　多发肋骨骨折伴血、气胸，肺、纵隔、心脏挫伤，血管或气管破裂。

4. 腹部损伤　腹内脏器破裂、腹内出血、腹膜后大血肿。

5. 泌尿生殖系统损伤　肾、膀胱、子宫、阴道破裂，尿道断裂。

6. 骨盆骨折　多处骨折伴失血性休克，阴道、膀胱、尿道断裂。

7. 脊椎骨折　多发脊椎骨折伴椎体脱位、脊髓或马尾神经损伤。

8. 四肢骨折　多发骨折伴关节脱位、肢体离断。

9. 皮肤损伤　广泛皮肤撕脱伤、肢体脱套伤，伴神经、血管、肌肉、肌腱挫灭伤。

（二）多发伤的特点

1. 多发伤损伤机制复杂，伤情严重，病情变化快，短时期内致生理、代谢失衡，微循环及脏器功能紊乱，随时危及生命。

2. 诊断困难、容易漏诊 多发伤患者损伤部位多、病情复杂、伤情重、病史收集困难，易造成漏诊或误诊。伤者同时有开放性损伤或伴有闭合性伤、明显损伤和隐匿创伤等；这些伤情可互相掩盖及专科医生会诊时专业的局限性，缺乏整体分析；治疗中往往注意到显而易见的伤情，而容易忽略深在隐蔽部位的病情；病情危重时，难以进行相关的辅助检查等，均是常见的漏诊原因。

3. 并发症 多发伤由于组织器官受到广泛损伤或破坏，病情严重，失血量大，全身生理代谢严重紊乱，机体免疫、防御系统功能急剧下降，容易导致全身或局部严重感染等各种并发症。

二、诊疗常规

（一）诊治

要求以简便的诊断方法，在最短的时间内做出明确的诊断，并迅速、准确、有效的抢救。

1. 简要询问脑、胸、腹腔的关键病史及伤情。

2. 监测生命体征，判断分析有无大出血及脏器致命伤。

3. 按照"CRASH PLAN"（C-心脏、R-呼吸、A-腹部、S-脊柱、H-头部、P-骨盆、L-四肢、A-动脉、N-神经）顺序检查，以免漏诊。

（二）辅助检查

根据病情状况，针对不同部分采用穿刺、腹腔灌洗、X线、B超、CT、MRI、血管造影、内镜技术等检查。

（三）治疗

1. 生命支持 在急诊抢救时首先对伤员进行生命支持。

（1）呼吸道管理：应保持呼吸道通畅，可根据病情需要时行环甲膜穿刺、气管插管或气管切开术。

（2）心肺复苏：心肺复苏参见相关章节。

（3）抗休克治疗：多发伤患者大多伴有剧烈疼痛和低血容量性休克。应根据患者的血压、脉搏、皮温、面色判断休克程度，并迅速建立两条以上的静脉通道来完成扩容、输血，补液、止痛、氧气吸入等抗休克治疗。

2. 急救 多发伤诊断与治疗应同时进行，分秒必争，不可等待诊断明确才开始治疗。多发伤严重威胁患者生命的主要原因是失血，脏器、颅脑损伤。

（1）颅脑损伤为主的患者首先应输入甘露醇溶液降低颅内压，然后再进行各项检查或处理。

（2）失血为主的患者，如实质性脏器破裂、血管损伤、骨盆或长骨骨折等，要立即快速补液，同时对症处理。

（3）创伤的各部位应视为一个整体，根据伤情的需要从整体的观点制定抢救措施，手术的顺序及器官功能的监测与支持，切不可将各部位的损伤孤立地分开处理。

3. 进一步处理 多发伤患者得到初步的复苏和生命支持后，生命体征相对稳定时，可行专科进一步的检查，并根据检查结果对颅脑、胸部、腹部、四肢骨盆、脊柱等部位进行相应的处理。

4. 多发伤的手术处理顺序及一期手术治疗　多发伤抢救手术的原则是在充分复苏的前提下，用最简单的手术方式，最快的速度修补损伤的脏器并降低手术危险性，挽救伤员生命。

（1）颅脑伴有脏器损伤：根据各脏器挫伤轻重程度，按照先重后轻的原则进行处理。

（2）胸腹联合伤：可同台分组行开胸及剖腹探查术。多数情况下可先处理胸部损伤或做胸腔闭式引流，再行剖腹探查术。

（3）腹部伤伴有脏器伤：腹腔内脏器实质性损伤及大血管损伤，在抗休克的同时积极进行剖腹手术，病情平稳后再依次处理其他部位损伤。

（4）四肢骨折：开放性损伤或骨折可急诊手术，闭合性骨折可择期处理。

（5）多发性骨折：应争取时间尽早施行骨折复位及内固定术，预防感染或软组织挫伤，同时便于护理。

5. 营养支持　若消化道功能正常者，以进食为主；昏迷或不能进食的患者，可用鼻饲供给；不能从消化道进食者，可采用短期肠外营养。

6. 预防感染　及早妥善处理创面，加强全身抗感染治疗。防治感染激发的 SIRS、MODS、MOF 等，降低多发伤死亡率。主要包括彻底清创、预防院内感染。

7. 中医治疗

（1）治疗原则：实证则行气导滞，活血化瘀；虚证则益气固脱，回阳救逆。

（2）辨证论治

1）实证：症见疼痛剧烈，或固定不移，或走窜疼痛，活动受限，或辗转不安，或屈曲而卧，动则痛甚，或恶心、呕吐，或喘促气逆，张口抬肩，舌质红，苔薄黄，脉弦紧。

治法：行气导滞，活血化瘀。

选方：复元活血汤加减，三七粉口服。

2）虚证：症见面色苍白，声弱气微，或冷汗眩冒，精神萎靡，烦躁不安，或目光无神，胸闷气短，少气懒言，或唇甲紫绀，四肢厥冷，舌淡，苔薄，脉芤或脉微欲绝。

治法：益气固脱，回阳救逆。

选方：参附汤加减，参附注射液、黄芪注射液、生脉注射液等。

（3）针灸治疗：

1）实证：针刺人中、百会、涌泉、十宣等穴。

2）亡阴：针刺素髎、水沟、内关、太溪、涌泉等穴。

3）亡阳：针刺关元、神阙、百会、水沟、内关等穴。

三、病案举例

1. 病例介绍　张某，男，50 岁。因车祸方向盘挤压胸腹部致昏迷约 15 分钟，于 2013 年 5 月 1 日下午 3 时 05 分急诊入院。

2. 体格检查　患者被动体位，神志意识障碍，面色苍白，血压 60/40mmHg，脉搏 102 次/分，呼吸 29 次/分，双侧瞳孔等大等圆，对光反射迟钝，头颈部无异常发现，前胸部有半圆型皮下瘀血、呼吸困难并有胸痛，触诊前胸压痛剧烈及骨擦音，腹部明显膨隆，有压痛及反跳痛，叩为实音，脊柱、四肢检查无异常。

3. 入院后检查　胸部拍片：胸腔少量积液，胸廓两侧均有肋骨骨折；心电图：窦性心动过速；腹部彩超示：腹腔大量积液，肠管漂浮其中，肝脏轮廓清晰，胰腺及脾脏显示不清，腹腔右下侧穿刺抽出不凝血液。血型：A型，Rh（+）。

4. 中医四诊摘要　患者猝受外力，骨断筋伤，脏器受损，气滞血瘀，活动受限，局部疼痛，伴有出血，气随血脱，气血两伤，舌质红，苔薄白，脉沉数。

5. 治疗

（1）告知家属病情危重，持续心电监护，鼻导管氧气吸入（5L/min）。

（2）抗休克治疗，迅速建立两条以上静脉通路，第一条通道：立即乳酸林格液500ml×2，在15～20分钟内输入。第二条通道，静脉输入0.9%氯化钠注射液100ml＋地塞米松5mg，全血800ml，同时予参附注射液100ml静脉滴注，以益气固脱、回阳救逆。

经容量复苏后，测血压为90/60mmHg，给予0.9%氯化钠注射液30ml＋多巴胺80mg，按6μg/（kg·min）速度泵入，继续监测血压变化。

（3）完善相关检查，血常规、血生化、输血前系列、凝血酶系列，监测血糖、血电解质。

（4）急诊手术行剖腹探查术。

（董建文）

第十五章

妇产科急症

第一节 异位妊娠

【培训目标】

1. 熟练掌握异位妊娠的临床表现、妇科检查阳性体征及其期待治疗、药物治疗的适应证；熟练掌握失血性休克的抢救治疗；熟练掌握阴道后穹隆穿刺的方法。

2. 掌握异位妊娠的中医治疗。

3. 熟悉几种特殊类型的异位妊娠。

异位妊娠（ectopic pregnancy）是指受精卵在子宫体腔以外着床，以往习称宫外孕（extrauterine pregnancy），两者含义稍有差别。异位妊娠包括输卵管妊娠、卵巢妊娠、腹腔妊娠、阔韧带妊娠、宫颈妊娠和子宫残角妊娠。宫外孕则指子宫以外的妊娠，不包括宫颈妊娠和子宫残角妊娠。异位妊娠发病率约为1%，其中输卵管妊娠最多，占95%。异位妊娠是妇产科常见急腹症，近年来其发病率呈明显上升趋势。此外，由于国内剖宫产率居高不下，剖宫产瘢痕部位妊娠也明显增多，这种特殊类型的异位妊娠，越来越受到重视。

中医学古籍中未见有异位妊娠的病名记载，属于中医学"妊娠腹痛""少腹血瘀""癥瘕"的范畴。1997年"异位妊娠"被正式编入《中医妇科学》规划教材。随着高敏度妊娠试验的问世及高分辨率B超检查的普及，提高了异位妊娠的早期诊断率，使非手术治疗成为可能，为中医药治疗异位妊娠提供了空间。

一、疾 病 特 征

（一）一般临床表现

典型症状为停经后腹痛与阴道流血。

1. 停经　多有6~8周停经史，但输卵管间质部妊娠停经时间较长。还有20%~30%患者无停经史，把不规则阴道出血误认为月经，或月经过期仅数日而不认为是停经。

2. 腹痛　是输卵管妊娠患者的主要症状，占95%。输卵管妊娠破裂或流产之前，常表现为一侧下腹隐痛或胀痛。当输卵管妊娠破裂或流产时，可突感患侧下腹撕裂样痛，常伴恶心、呕吐，肛门坠胀感。腹腔内出血量多时，可刺激横膈，出现肩胛放射痛。

3. 不规则阴道流血　可表现为少量阴道流血，淋漓不净，部分出血量较多，如同月经量。

4. 晕厥和休克　由于腹腔内出血及剧烈腹痛，轻者出现晕厥，严重者出现失血性休克，与阴道出血量不成正比。

（二）体征

1. 一般情况　腹腔出血不多时，血压可正常；腹腔出血量较多时，可出现面色苍白、脉搏快而细弱、心率增快和血压下降等休克表现。

2. 腹部检查　下腹有明显压痛及反跳痛，尤以患侧为甚。腹腔内出血量多时，腹部叩诊移动性浊音阳性。有些患者下腹可触及包块，若反复出血并积聚，包块可不断增大变硬。

3. 盆腔检查　妇科检查可见阴道少量血液，后穹隆饱满、触痛；宫颈举痛或摇摆痛明显，有血液自宫口流出；子宫略增大、变软，内出血量多时子宫有漂浮感；子宫后方或患侧附件区扪及压痛性包块，边界多不清楚，其大小、质地、形状随病变差异而不同。包块过大时可将子宫推向对侧，如包块形成过久，机化变硬，边界可逐渐清楚。

二、诊 疗 常 规

（一）诊断

结合病史、临床表现、妇科检查，若妊娠试验阳性，B超检查宫腔内未见妊娠囊、宫旁低回声区、腹腔内存在无回声暗区或直肠子宫陷凹处积液暗区像，可诊断为异位妊娠。

（二）实验室及其他检查

1. HCG测定　尿或血HCG测定为早期诊断异位妊娠的常用手段。胚胎存活或滋养细胞尚有活力时HCG呈阳性，但异位妊娠时往往低于正常宫内妊娠。动态监测血β-HCG是异位妊娠保守治疗的重要评价指标。

2. 孕酮测定　输卵管妊娠血清孕酮水平偏低，多数在10～25ng/ml之间。如果>25ng/ml，异位妊娠几率<1.5%；如果孕酮<5ng/ml，应考虑宫内妊娠流产或异位妊娠。

3. B超检查　B超诊断异位妊娠准确性高，还有助于明确异位妊娠部位和包块大小。异位妊娠声像特点：宫腔内无妊娠囊，宫旁出现低回声区，若能查出胚芽及原始心管搏动，即可确诊；异位妊娠时在宫内可以出现由蜕膜管型与血液形成的假妊娠囊，需与停经5～6周时宫内妊娠显示的妊娠囊相鉴别；输卵管妊娠流产或破裂后，则宫旁回声区缺乏输卵管妊娠的声像特征，若腹腔内存在无回声暗区或直肠子宫陷凹处积液暗区像，则对诊断异位妊娠有价值。

4. 阴道后穹隆穿刺　是一种简单可靠的诊断方法，适用于有腹腔内出血的患者。经后穹隆穿刺抽出暗红色不凝血，说明有血腹征存在。陈旧性宫外孕时，可抽出小块或不凝固的陈旧血液。如无内出血、内出血量很少、血肿位置高或子宫直肠陷凹有慢性炎症粘连时，可能抽不出血液，但不能排除异位妊娠存在。

5. 腹腔镜检查　诊断异位妊娠的金标准，并同时可行镜下手术治疗。

6. 诊断性刮宫　目前很少用。仅用于阴道流血较多的患者，刮出物送病理检查，排除宫内妊娠流产。

（三）治疗

1. 急诊处理 异位妊娠一旦破裂，造成患者短时间内大量腹腔内出血，出现休克症状，故应紧急处理如下：

（1）患者平卧位，立即测血压、脉搏、呼吸、体温及观察患者神志。

（2）急查血常规、血型及交叉配血。

（3）快速建立静脉通道、快速补液输血、吸氧等抗休克治疗，纠正休克的同时尽快手术抢救。

2. 期待疗法 少数输卵管妊娠可发生自然流产和被吸收，症状轻而无需药物和手术治疗，仅动态监测血 β-HCG 水平，降到正常值为止。适应证：①无临床症状或症状轻微；②异位妊娠包块直径 <3cm；③血 β-HCG <1000IU/L，并持续下降；④腹腔内无游离液体或 <100ml。

3. 药物治疗 适应证：①无药物治疗的禁忌证；②输卵管妊娠未发生破裂；③妊娠囊直径 ≤4cm；④血 β-HCG < 2000IU/L；⑤无明显腹腔内出血。药物包括甲氨蝶呤（MTX）、米非司酮。MTX 为最常用、最有效的药物。多采用单次肌内注射方法，剂量为 MTX $50mg/m^2$。

4. 手术治疗 手术入径有经腹和经腹腔镜。

（1）保守手术：适用于有生育要求的年轻妇女。输卵管保守性手术包括输卵管切开取胚术、输卵管病变段切除断端吻合术及输卵管伞端妊娠物挤出术。

（2）根治手术：适用于腹腔大量出血，伴有休克的急症患者或无生育要求的输卵管妊娠患者。一般行患侧输卵管切除。输卵管间质部妊娠时可行子宫角切除及患侧输卵管切除，必要时切除子宫。

5. 中医治疗 异位妊娠的早期诊断，为中药治疗提供了空间。中药以活血化瘀，消癥杀胚为主，根据疾病发展阶段和临床类型辨证论治。

（1）治疗原则：以活血化瘀，杀胚消癥为主，已破损期配合西医方法。

（2）辨证论治：

1）未破损期：有停经史，可有早孕反应，或有阴道淋漓出血，一侧下腹隐痛；妊娠试验阳性或弱阳性，B超检查附件有囊性块物，或宫内无妊娠囊、宫外有妊娠囊，舌暗红或正常，苔薄白，脉弦滑。

治法：活血化瘀，杀胚消癥。

选方：宫外孕Ⅱ号方加减，宫外孕Ⅱ号方药物组成：丹参、赤芍、桃仁、三棱、莪术。

2）已破损期：

①休克型：有停经史，或阴道不规则出血，出现突发性下腹撕裂样剧痛，拒按，面色苍白，四肢厥冷，冷汗淋漓、恶心呕吐，烦躁不安，甚或昏厥；血压下降或不稳定；脉微欲绝或细数无力；妊娠试验阳性或弱阳性；盆腔检查后穹隆饱满，有触痛或子宫颈抬举痛，子宫正常大小或稍大，宫旁可触及包块，触痛明显，后穹隆穿刺抽出暗红色不凝血。

治法：益气固脱，回阳救逆。

选方：生脉散合宫外孕Ⅰ号方，宫外孕Ⅰ号方组成：丹参、赤芍、桃仁。

休克型患者应以中西医结合抢救为主，立即吸氧、输液、输血，纠正休克的同时立即手术治疗。

②不稳定型：停经后下腹一侧疼痛拒按，但逐渐减轻，或有少量阴道出血，血压较平稳，盆腔检查可触及到子宫一侧有界限不清的包块；妊娠试验阳性。

治法：活血化瘀，佐以益气。

选方：宫外孕Ⅰ号方加减。

③包块型：输卵管破裂时间已久，盆腔内形成血肿，腹痛减轻或逐渐消失，可有下腹坠胀，或便意感，阴道出血逐渐停止；盆腔检查可触及不规则包块，与周围组织粘连；舌质黯，苔薄白，脉弦细或涩。

治法：活血祛瘀，消癥。

选方：宫外孕Ⅱ号方加减。

（3）外治疗法

1）敷贴法：①消癥散（经验方）：千年健20g、续断40g、追地风20g、花椒20g、五加皮40g、白芷20g、桑寄生40g、赤芍40g、归尾40g、血竭20g、乳香20g、没药20g、艾叶200g、羌独活40g、透骨草200g。上药共为末，用纱布包裹蒸30分钟，趁热外敷患侧，每日2次，10天为一个疗程。适用于未破损型或包块型。②双柏散（广州中医药大学第一临床医学院经验方）：侧柏叶60g、大黄60g、黄柏30g、薄荷30g、泽兰30g。治法、用法同消癥散。

2）中药保留灌肠：桃仁、丹参、赤芍、三棱、莪术、蒲公英、透骨草。上药浓煎100ml，保留灌肠，每晚1次。适用于血β-HCG＜100mIU/ml，内出血停止，病情稳定的包块型患者。

三、其他类型的异位妊娠

（一）卵巢妊娠（ovarian pregnancy）

指受精卵在卵巢组织内着床和生长发育。诊断标准为双侧输卵管正常，并与卵巢分开；胚泡位于卵巢组织内；卵巢与胚泡以卵巢固有韧带与子宫相连；胚泡壁上有卵巢组织。临床表现与输卵管妊娠相似，治疗方法为手术治疗，可行卵巢楔形切除、卵巢部分切除或附件切除。

（二）腹腔妊娠（abdominal pregnancy）

指胚胎或胎儿位于输卵管、卵巢及阔韧带以外的腹腔内，分为原发性和继发性。原发性腹腔妊娠较少见，继发性腹腔妊娠多见于输卵管妊娠流产或破裂后，或继发于卵巢妊娠时囊胚落入腹腔。

患者有停经及早孕反应，且病史中多有输卵管妊娠流产或破裂症状；B超检查发现宫腔内空虚，胎儿与子宫分离，子宫外可见胎盘组织。腹腔妊娠胎儿往往不能存活，可被大网膜及腹腔脏器包裹，日久后可干尸化或成石胎。

确诊后，应立即剖腹取出胎儿，胎盘附着于子宫、输卵管及阔韧带，可将胎盘及其附着器官一并切除；若胎儿死亡，胎盘循环停止已久，可试行胎盘剥除；若胎盘附着于重要器官而不宜切除或无法剥除者，可留置胎盘于腹腔内，术后可逐渐吸收，定期检查B超及血HCG了解胎盘退化吸收程度。

（三）宫颈妊娠（cervical pregnancy）

指受精卵在宫颈管内着床和发育。临床表现有停经、早孕反应、阴道流血或有血性分泌物，可突然阴道大量流血，不伴腹痛是其特点。妇科检查发现宫颈显著膨大呈桶状，变软变蓝，宫颈外口扩张边缘很薄，内口紧闭，子宫体积大小正常或稍大。诊断标准：①妇科检查发现在膨大的宫颈上方为正常大小的子宫；②妊娠物完全在宫颈管内；③分段刮宫，宫腔内未发现任何妊娠产物。

确诊后可先采用 MTX 治疗，MTX 每日肌注 20mg，共 5 日，或单次肌注 50mg/m²，或将 MTX 50mg 直接注入妊娠囊内。待血 β-HCG 值明显下降后再行刮宫术。术前应做好输血准备，术后用纱布填塞宫颈管创面，或应用小水囊压迫止血，若流血不止，可行双侧髂内动脉结扎，必要时切除子宫，以挽救生命。

（四）剖宫产瘢痕部位妊娠（cesarean scar pregnancy，CSP）

指有剖宫产史的患者，胚胎着床于子宫下段剖宫产切口瘢痕处，是一种特殊部位的异位妊娠，为剖宫产远期并发症之一。临床表现为停经后阴道不规则出血。经阴道 B 超检查是诊断 CSP 的主要手段，图像为：①宫腔内无妊娠囊；②宫颈管内无妊娠囊；③妊娠囊位于子宫峡部前壁，超声下可见心管搏动或仅见混合性回声包块；④膀胱壁和妊娠囊之间缺少正常肌层。

早期妊娠患者，无腹痛阴道少量出血，妊娠包块未破裂者，可选用 MTX 全身或局部用药；或子宫动脉栓塞，待 HCG 明显下降及妊娠包块周围血供明显减少后，在 B 超引导下行清宫术。也可直接经阴道或腹腔镜下手术切除妊娠部位并给予修补。中期妊娠患者如无并发症，可密切观察下继续妊娠；如需终止妊娠，可行剖宫取胎并局部病灶切除。必要时切除子宫挽救生命。

四、病案举例

1. 病例介绍　李某，女，26 岁。因"停经 45 天，阴道少量出血伴右下腹坠痛 3 天，加重 1 天"为主诉收入院。3 天前无明显诱因出现下腹轻微坠痛，伴少量阴道出血，昨日 11 时出现持续腹部胀痛，阴道出血量较前稍增多。发病后，患者精神差，睡眠、食欲欠佳、大小便正常。末次月经 4 月 1 日，平素月经规律，周期为 28～30 天，4～6 天干净，量可，色红，无痛经，少量血块。已婚，G0P0。遂前往医院就诊。否认高血压、糖尿病、冠心病病史。

2. 体格检查　神志清，精神差，一般情况可，T 36.4℃，P 82 次/分，R 20 次/分，BP 101/70mmHg。腹软，右下腹部压痛、反跳痛，移动性浊音阴性，肠鸣音正常，神经系统无异常发现。

3. 妇科检查　外阴：已婚未产式；阴道：畅，少量暗红色血液；宫颈：肥大，举痛（-）；宫体：前位，增大如孕 40 天大小，质软，压痛（+）；附件：右侧附件区压痛（+），双侧均未触及明显包块。

4. 入院后检查　血红蛋白：110g/L，红细胞：3.55×10^{12}/L，白细胞：10.6×10^9/L，中性粒细胞：73%，血小板：233×10^9/L；血 β-HCG：1980IU/L；肝肾功能正常。经阴道 B 超检查示：子宫前位，大小约 68cm×56cm×48cm，子宫内膜厚 10mm，右附件区可见约 30cm×25cm×20cm 混合回声，盆腔少量积液。

5. 中医四诊摘要　平时月经规律，本月推迟 15 天，下腹部疼痛伴阴道少量出血 3 天，加重 1 天，舌质淡，苔薄白，脉弦滑。

6. 治疗

（1）告知病情，要求患者慎起居。

（2）甲氨蝶呤 $50mg/m^2$ 肌注，1 周后复查血 β - HCG，直到将至正常。

（3）中医治疗：证属异位妊娠未破损型。治法：活血化瘀，杀胚消癥。方药：宫外孕 Ⅱ 号方加减。

丹参 15g	赤芍 15g	桃仁 9g	三棱 9g
莪术 9g	天花粉 10g	紫草 20g	蜈蚣 3 条

4 剂，水煎温服，2 次/日，200ml/次，一日一剂。

（4）密切观察患者症状及体征变化，复查血 β - HCG，B 超动态观察，若包块继续增大，杀胚治疗无效者，考虑手术治疗。

附：阴道后穹隆穿刺术

一、操作步骤

1. 操作前准备　患者排尿或导尿后，取膀胱截石位，外阴、阴道常规消毒，覆以无菌洞巾。物品准备：穿刺针、注射器。

2. 操作

（1）用阴道窥器暴露宫颈及阴道穹隆，再次消毒。

（2）用宫颈钳夹持宫颈后唇向前牵引，充分暴露阴道后穹隆。

（3）用 18 号腰穿针接 10ml 注射器，于宫颈后唇与阴道后壁之间（后穹隆中央部），取子宫颈平行而稍向后的方向刺入 2～3cm，然后抽吸。若为肿块，则于最突出或囊感最显著部位穿刺。

（4）吸取完毕，拔针。若有渗血，可用无菌干纱布填塞，压迫片刻，待止血后取出阴道窥器。

二、注意事项

1. 适应证　若疑为异位妊娠或卵泡破裂等引起的内出血，盆腔炎性积液或积脓，穿刺用于鉴别直肠子宫陷凹积液或贴接该部位的液体性质及病因。若贴近阴道后穹疑为肿瘤，性质不明，只可用此法采取标本行细胞学或组织学检查判定。

2. 禁忌证

（1）有严重心脏疾患，凝血功能障碍者。

（2）临床高度怀疑恶性肿瘤者。

3. 操作中　经阴道后穹穿刺最常用于内出血及炎症，故肉眼观察更为重要。若抽出鲜血，可放置 4～5 分钟，血凝者为血管内血液，应改变穿刺部位、方向和深度；若抽出不凝血（放置 6 分钟以上确定），则为内出血，可结合病史及体征确定诊断。若抽出为淡红色、稀薄、微浑浊，多为盆腔炎渗出液。若为脓液，则一目了然。抽取液一般有 5～10ml 供诊断用。应注意进针方向、深度，避免伤及子宫或直肠。

（陈　萍）

第二节 子痫前期——子痫

 【培训目标】

1. 熟练掌握子痫前期、子痫的一般临床表现及治疗方案；熟练掌握使用硫酸镁的注意事项。

2. 掌握终止妊娠的时机；掌握子痫前期、子痫的中医治疗。

妊娠期高血压疾病（hypertensive disorders complicating pregnancy）是妊娠与血压升高并存的一组疾病，发生率约为 5%～12%。该组疾病严重威胁母婴健康，是导致孕产妇和围生儿发病和死亡的重要原因之一，包括妊娠期高血压（gestational hypertension）、子痫前期（preeclampsia）、子痫（eclampsia）、以及慢性高血压并发子痫前期和慢性高血压合并妊娠（chronic hypertension complicating pregnancy）。其中，妊娠期高血压、子痫前期、子痫即为过去所称的"妊娠高血压综合征"。

本病根据其主要临床表现，分属中医"子肿""子晕""子痫"范畴，"子痫"又称"子冒""妊娠痫证"。

一、疾 病 特 征

一般临床表现

1. 轻度子痫前期 妊娠 20 周后出现高血压，收缩压 ≥140mmHg，和（或）舒张压 ≥90mmHg，伴尿蛋白 ≥0.3g/24h，或随机尿蛋白（+）。可伴有上腹部不适、头痛等症状。

2. 重度子痫前期 血压和尿蛋白持续升高，发生母体脏器功能不全或胎儿并发症。子痫前期患者符合下述任一种情况可诊断为重度子痫前期：①血压持续升高：收缩压 ≥160mmHg 和（或）舒张压 ≥110mmHg；②蛋白尿 ≥5.0g/24h 或随机尿蛋白 ≥（+++）；③中枢神经系统异常：持续性头痛或视觉障碍或其他脑神经症状；④上腹部不适或持续右上腹疼痛，肝包膜下血肿或肝破裂症状；⑤肝脏功能异常：血清转氨酶水平升高；⑥肾脏功能异常：少尿（24 小时尿量 <400ml 或每小时尿量 <17ml）或血肌酐 >1.2mg/dl；⑦低蛋白血症伴胸腔积液或腹腔积液；⑧心力衰竭、肺水肿；⑨脑血管意外；⑩血液系统异常：血小板持续下降并低于 100×10^9/L；血管内溶血、贫血、黄疸或乳酸脱氢酶升高；胎儿生长受限或羊水过少。

3. 子痫 在子痫前期的基础上进而发生不能用其他原因解释的抽搐，或伴有昏迷，称为子痫。子痫的典型发作过程首先表现为眼球固定，瞳孔散大，头偏向一侧，牙关紧闭；继而口角及面肌颤动，数秒后发展为全身及四肢肌肉强直，双手紧握，双臂屈曲，迅速发生强烈抽动。抽搐时呼吸暂停，面色青紫。持续一分钟左右，抽搐强度减弱，全身肌肉松弛，随即深长吸气，发出鼾声而恢复呼吸，但患者仍昏迷，最后意识恢复，但困惑、易激惹、烦躁。抽搐发作前及抽搐期间无呼吸动作。在抽搐过程中易发生各种创伤，如唇舌咬伤，摔伤甚至骨折，昏迷中呕吐可造成窒息或吸入性肺炎。子痫发生在妊娠晚期或临产前，称产前子痫，多见；发生于分娩过程中，称产时子痫，较少见；发生于产后称产后子痫，大部分在产后 48 小时以内，个别甚至在产后 10 日发生。

二、诊 疗 常 规

（一）诊断

妊娠 20 周后出现高血压、蛋白尿。轻者可无症状或轻度头晕，血压轻度升高，伴水肿或轻微蛋白尿；重者出现头痛、眼花、恶心、呕吐、持续性右上腹疼痛等，血压明显升高，尿蛋白增多，水肿明显，甚至昏迷、抽搐。

（二）辅助检查

1. 血液检查　包括全血细胞计数、血红蛋白含量、血小板计数、血细胞比容、血黏度、凝血功能。

2. 肝、肾功能测定　肝细胞功能受伤可致 ALT、AST 升高。肾功能受损时，血清肌酐、尿素氮、尿酸升高。重度子痫前期与子痫应测定电解质与二氧化碳结合力，以便及早发现并纠正酸中毒。

3. 尿液检查　包括尿常规、尿比重。尿比重 ≥1.030 提示尿液浓缩，尿蛋白阳性时尿蛋白含量 ≥0.3g/24h，尿蛋白在病情严重时应每 2 日检查一次或每日检查。

4. 眼底检查　通过眼底检查可直接观察到视网膜小动脉的痉挛程度，是子痫前期、子痫严重程度的重要参考指标。子痫前期患者可见视网膜动静脉比值 1:2 以上，视乳头水肿、絮状渗出或出血，严重时可发生视网膜剥离，患者可出现视力模糊或视盲。

5. 损伤性血流动力学监测　当子痫前期-子痫患者伴有严重心脏病、肾脏疾病、难以控制的高血压、肺水肿以及不能解释的少尿时，可以监测孕妇的中心静脉压或肺毛细血管楔压。

6. 其他　心电图、超声心动图可了解心功能，疑有脑出血可行头颅 CT 或 MRI 检查。同时常规检查胎盘功能、胎儿宫内安危状况及胎儿成熟度。

（三）治疗

1. 一般治疗　子痫前期及子痫患者应住院治疗。

（1）应保证充足睡眠，取左侧卧位。

（2）严密监护母儿状态，每日测体重及血压，每日或隔日复查尿蛋白。

（3）保证摄入充足的蛋白质和热量，不建议限盐。

（4）间断吸氧，增加血氧含量，改善全身主要脏器和胎盘供氧。

（5）对于精神紧张、焦虑、睡眠欠佳者可给予镇静治疗，睡前口服地西泮（安定）2.5mg~5mg，或 10mg 肌内注射或缓慢静推（>2 分钟）。

2. 解痉治疗　治疗子痫前期和子痫的主要方法。硫酸镁是治疗本病的一线药物，也是预防子痫发作的预防用药。

（1）用药方案：静脉给药结合肌内注射：①静脉给药：首次负荷剂量 25% 硫酸镁 20ml 加入 10% 葡萄糖液 20ml，缓慢静脉注入，15~20 分钟推完；继之 25% 硫酸镁 60ml 加入 10% 葡萄糖液 500ml 静脉滴注，滴速为 1~2g/h；②根据血压情况决定是否加用肌内注射，用法为 25% 硫酸镁 20ml 加入 2% 利多卡因 2ml，臀肌深部注射，每日 1~2 次，每日总量 25~30g。用药过程中监测血清镁离子浓度。

（2）使用硫酸镁必备条件：①膝腱反射存在；②呼吸 ≥16 次/分；③尿量 ≥17ml/h 或

≥400ml/24h；④备有 10% 葡萄糖酸钙。镁离子中毒时停用硫酸镁并静脉缓慢推注（5～10分钟）10% 葡萄糖酸钙 10ml。如患者同时合并肾功能不全、心肌病、重症肌无力等，则硫酸镁应慎用或减量使用。

3. 降压治疗　目的为预防子痫、心脑血管意外和胎盘早剥等严重母胎并发症，延长孕周，改变围生期结局。

（1）对于收缩压 ≥160mmHg 和（或）舒张压 ≥110mmHg 或平均动脉压 ≥140mmHg 者必须应用降压药；收缩压 ≥140mmHg 和（或）舒张压 ≥90mmHg 的患者可以使用降压药。

（2）目标血压：孕妇无并发脏器功能损伤，收缩压应控制在 130～155mmHg，舒张压应控制在 80～105mmHg；孕妇并发脏器功能损伤，则收缩压应控制在 130～139mmHg，舒张压应控制在 80～89mmHg；血压不可低于 130/80mmHg。

（3）常用降压药物：拉贝洛尔、硝苯地平短效或缓释片、肼屈嗪。如口服药物血压控制不理想，可使用静脉用药，常用有：拉贝洛尔、尼卡地平、酚妥拉明、肼屈嗪。孕期一般不使用利尿剂降压，以防血液浓缩、有效循环血量减少和高凝倾向，也不推荐使用阿替洛尔和哌唑嗪。禁止使用血管紧张素转换酶抑制剂（ACEI）和血管紧张素 Ⅱ 受体拮抗剂（ARB）。硫酸镁不可作为降压药使用。

应用降压药的选择原则：对胎儿无毒副作用，不影响心每搏输出量、肾血流量及子宫胎盘灌注，不致血压急剧下降或下降过低。

4. 利尿　利尿剂仅适用于急性心力衰竭、肺水肿、脑水肿、全身水肿和血容量过高者。

（1）呋塞米（速尿）：20～40mg 肌内注射或溶于 5% 葡萄糖液 20～40ml，静脉注射（5 分钟以上），用药同时监测电解质，必要时同时补钾。

（2）甘露醇：仅适用于脑水肿患者，心衰患者禁用。20% 甘露醇 250ml 静脉滴注，30分钟内滴完，4～6 小时可以重复使用。

5. 扩容　一般不主张应用扩容剂，仅用于严重的低蛋白血症、贫血。可选用人血白蛋白、血浆和全血。

6. 适时终止妊娠

（1）终止妊娠时机

1）轻度子痫前期患者可期待至足月。

2）重度子痫前期患者：①妊娠 <26 周，经治疗病情不稳定者建议终止妊娠；②妊娠26～28 周，根据母胎情况以及当地母儿诊治能力决定是否期待治疗；③妊娠 28～34 周，如病情不稳定，经积极治疗 24～48 小时仍无明显好转者，促胎肺成熟（地塞米松 5mg，肌内注射，每 12 小时 1 次，连续 2 天）后终止妊娠；病情稳定者，可考虑期待治疗；④重度子痫前期患者孕周已超过 34 周，胎儿成熟可考虑终止妊娠。

3）子痫控制后 2 小时可考虑终止妊娠。

（2）终止妊娠方法：①引产：适用于病情控制后，宫颈条件成熟者。产程中应加强母儿安危状况及血压监测，一旦出现头晕、眼花、恶心呕吐等症状，应立即剖宫产结束分娩；②剖宫产：适用于有产科指征，宫颈条件不成熟，不能在短时间内经阴道分娩，引产失败，胎盘功能明显减退，或已有胎儿窘迫征象者。

7. 子痫的处理　处理原则为控制抽搐，纠正缺氧和酸中毒，控制血压，抽搐控制后终止妊娠。

（1）一般急诊处理：避免声光刺激，保持安静；防止受伤，放置压舌板，以防咬伤唇舌，防止跌落；保持气道通畅，防窒息；密切观察生命体征、尿量（留置导尿管）。

（2）控制抽搐：硫酸镁是治疗子痫及预防复发的首选药物。

用药方案：①25%硫酸镁10ml加入25%葡萄糖液20ml静脉推注（>5分钟），继之以2g/h静脉滴注，维持血药浓度，同时应用有效镇静药物如地西泮10mg静脉缓慢推入（>2分钟）、苯妥英钠0.1g肌内注射，或冬眠合剂（哌替啶100mg、氯丙嗪50mg、异丙嗪50mg）1/3或1/2肌内注射，控制抽搐；②20%甘露醇250ml快速静脉滴注，降低颅内压。

（3）血压过高时使用降压药。

（4）纠正缺氧和酸中毒：面罩给氧，根据二氧化碳结合力及尿素氮值，给予适量的4%碳酸氢钠纠正酸中毒。

（5）终止妊娠：抽搐控制2小时后，可考虑终止妊娠。

（6）密切观察病情，及早发现心力衰竭、脑出血、肺水肿、HELLP综合征、肾衰竭、DIC等并发症，并积极处理。

8. 中医治疗 中医治疗的重点是子痫前期，以滋阴养血，平肝潜阳为法，防止子痫的发生。子痫一旦发生，治疗以清肝息风、安神定痉为主，因病情危急，需中西医结合、西医为主抢救治疗。

（1）治疗原则：治病与安胎并举。子肿以利水化湿为治疗大法；子晕以平肝潜阳为治疗大法；子痫以清肝息风、安神定痉为主。

（2）辨证论治

1）脾肾两虚证：妊娠中晚期，面目及下肢浮肿，或遍及全身，按之凹陷不起，面色㿠白无华，神疲气短懒言，口淡而腻，食欲不振，小便短少，大便溏薄，舌淡体胖边有齿痕，苔白润或腻，脉沉滑无力。

治法：健脾温肾，行水消肿。

选方：白术散合或健脾利水汤。

2）阴虚肝旺证：妊娠中晚期，头晕目眩，头痛耳鸣，视物模糊，颜面潮红，心烦失眠，口干咽燥；舌红或绛，少苔，脉弦细滑数。

治法：滋阴养血，平肝潜阳。

选方：杞菊地黄丸加减。

3）气滞湿阻证：妊娠中晚期，肢体肿胀，始于两足，渐延于腿，皮色不变，随按随起，胸闷胁胀，头晕胀痛，或脘胀，纳少，苔薄腻，脉弦滑。

治法：理气行滞，除湿消肿。

选方：天仙藤散或正气天香散。

4）脾虚肝旺证：妊娠中晚期，面部浮肿逐渐加重，头昏头重如弦冒状，胸闷心烦，呕逆泛恶，神疲肢软，纳少嗜卧，舌淡胖有齿痕，苔腻，脉弦滑而缓。

治法：健脾利湿，平肝潜阳。

选方：半夏白术天麻汤加减。

5）肝风内动证：妊娠晚期、临产前及新产后，头痛眩晕，突然发生四肢抽搐，昏不知人，牙关紧闭，角弓反张，时作时止，伴颜面潮红，舌红苔薄黄，脉弦细而数。

治法：滋阴清热，平肝息风。

选方：羚角钩藤汤或止抽散加减。

6）痰火上扰证：妊娠晚期，临产时或新产后，头晕头重，胸闷泛恶，面浮肢肿，突然扑倒，昏不知人，全身抽搐，气粗痰鸣，舌红，苔黄腻，脉弦滑数。

治法：清热开窍，豁痰息风。

选方：牛黄清心丸加减。

三、病案举例

1. 病例介绍　患者张某，女，31 岁，主因停经"34^{+2}周，血压升高 5 天"于 2014 年 3 月 27 日入院。患者孕 2 产 0，末次月经 2013 年 7 月 29 日，孕产期 2014 年 5 月 6 日，停经 40 天自测尿妊娠试验阳性，早孕反应轻微，孕 4 月余自觉胎动至今。孕期无头痛、头晕及视物模糊，无恶心呕吐，无腹痛及阴道出血，无心慌乏力，体重增加明显。孕期未定期围保。2 月前出现双下肢水肿，休息后稍缓解，未查血压未治疗。5 天前出现双下肢明显水肿，伴颜面及眼睑水肿，遂就诊于我院门诊，测血压 130/90mmHg，测尿蛋白（＋＋），建议住院治疗。

患者既往体健，否认高血压、糖尿病、冠心病等病史。27 岁结婚，孕 2 产 0，1 年前孕 40 天自然流产一次。

2. 体格检查　T 36.8℃，P 90 次/分，R 24 次/分，BP 160/110mmHg，身高 163cm，体重 80kg，血型 A 型，RH 阳性。水肿（＋＋＋＋），心肺听诊无明显异常，腹部膨隆，如孕 8 月余。肝脾未触及，移动性浊音阴性。

3. 产科检查　宫高 33cm，腹围 102cm，LOA，胎心 145 次/分，无宫缩。消毒下内诊：宫颈质韧，未消退，长约 2cm，宫口容一指尖，头先露，S-3，骨盆内测量正常。骨盆外测量各径线均正常。胎儿估重 2000g。

4. 辅助检查　2014 年 3 月 27 日我院超声：宫内孕 34^{+}周，头位，双顶径 85mm，胎盘Ⅱ级，羊水指数 81mm。尿蛋白＋＋，余各项生化指标无明显异常。

5. 中医四诊摘要　孕晚期，双下肢及颜面水肿，按之凹陷不起，面色㿠白无华，神疲气短懒言，口淡而腻，脘腹胀满，食欲不振，小便短少，大便溏薄，舌淡体胖，边有齿痕，舌苔白润或腻，脉沉滑无力。辨为脾肾两虚证。

6. 治疗

（1）告知病情，卧床休息，左侧卧位，监测血压，低流量吸氧；

（2）严密监测胎心胎动；

（3）给予硫酸镁静滴解痉治疗，并口服硝苯地平片降压；

（4）口服中药健脾温肾，利水消肿，佐以安胎；方选白术散和五苓散加减，药物如下：

黄芪 15g	山药 20g	白术 15g	茯苓 18g
大腹皮 15g	生姜皮 12g	陈皮 12g	泽泻 15g
车前子 20g$^{（包煎）}$	砂仁 9g	菟丝子 15g	炙甘草 6g

4 剂，水煎温服，2 次/日，200ml/次，一日一剂。

（5）适时终止妊娠：重度子痫前期患者孕周已超过 34 周，胎儿成熟可考虑终止妊娠。

（陈　萍）

第十六章

儿 科 急 症

第一节 小 儿 惊 厥

【培训目标】

掌握小儿惊厥的概念、诊断流程、诊断要点、中西医急救处理原则及其常见中医证型、治法、选方。

小儿惊厥是大脑皮质运动神经元异常放电所导致的全身或局部肌肉暂时的不随意抽动，是多种疾病中的一个临床表现。发作特点为突然起病，四肢、躯干与颜面骨骼肌非自主的强直与阵挛性抽搐，并引起关节运动，常为全身性、对称性，伴有或不伴有意识丧失，发作时的脑电图可有异常或正常。持续数秒钟至数分，严重者反复发作多次，惊厥停止后转入嗜睡或昏迷状态。新生儿、小婴儿惊厥表现不典型，可表现为阵发性眨眼，眼球转动、斜视、凝视或上翻，面肌抽动似咀嚼，口角抽动，阵发性面部发红、发绀或呼吸暂停而无明显的抽搐。引起惊厥的常见病因很多，如高热惊厥，颅内感染，中毒性脑病，婴儿痉挛症，低血糖症，低镁血症，中毒，低钙血症等。按有无感染分为感染性（热性惊厥）及非感染性（无热惊厥）；按病变累及的部位分为颅内与颅外两类。

小儿惊厥属中医"惊风"范畴，是小儿时期常见的急危症，古代医家将小儿惊风列为一种恶候，并将惊风的症状概括为八候：搐、搦、掣、颤、反、引、窜、视。惊风又分为急惊风与慢惊风，急惊风来势急骤，多由外感时邪、内蕴湿热和暴受惊恐而引发，临床以高热、抽风、昏迷为主要表现，常有痰、热、惊、风四证具备的特点。

一、诊 断 流 程

1. 问诊　因病情急，本着轻重缓急的原则，在给予止惊、保持呼吸道通畅等急救处理后，再详细向患儿家长询问围产期病史、生长发育史、喂养史、外伤史、是否有误服毒物或药物史等；有无惊厥发作史，如热性惊厥或癫痫发作史，此次惊厥持续时间。

2. 体格检查

（1）注意观察体温、脉搏、呼吸、血压、血氧饱和度及意识状态。

（2）在惊厥控制后进行全面的体格检查。如检查是否有颅内压增高症、脑膜刺激征，肝、脾是否有肿大，有无感染灶（如皮肤疖肿、外耳道分泌物、乳突压痛、肺部病灶）。

（3）眼底检查新生儿视网膜脉络膜炎可能存在先天性感染，广泛的视网膜下出血提示颅内出血，视盘水肿提示颅内压增高、颅内占位性病变的可能性大。

（4）脑脊液检查：脑脊液常规、生化、培养等检查可明确颅内感染，初步判定病原菌。

（5）头颅影像学检查：脑血管造影、经颅多普勒（TCD）、脑 CT 及磁共振等，可明确颅内病变范围。颅脑透光检查对脑积水、硬膜下血肿或积液有诊断价值。

（6）脑电图变化：发作 1 天内，脑电图异常者占 80% 以上，3～5 天内占 30% 左右。多表现为非特异性慢波明显增多，以枕部为主，两侧可不对称，一般于 10 天后消失，1 周内脑电图预后价值不大，但有助于判断病毒性脑炎的病情轻重。

（7）实验室检查：血、尿、便常规，血糖、血钙、磷、镁、钠、钾，肝功能、肾功能、心电图检查等有助于了解病情。

二、诊断要点

1. 西医常见疾病的诊断

（1）惊厥持续状态：惊厥发作持续 30 分钟以上或反复发作，间歇期意识不恢复，持续超过 30 分钟以上，可导致脑损伤，出现并发症及后遗症，甚至危及生命。

（2）颅外感染导致的有热惊厥

1）单纯热性惊厥：又称高热惊厥，多发生在体温骤升时，惊厥呈全身性，常见于上呼吸道感染、腹泻、肺炎、中耳炎、幼儿急疹等。发病年龄多为 3 个月～6 岁，惊厥多发生在发热开始后 12 小时内，有些小儿在发热后半小时内出现惊厥。惊厥时体温在 38.5～39℃ 以上，表现为意识突然丧失，全身性或局限性痉挛或强直-阵挛发作，多发生于面部和肌肉四肢，持续时间在 10 分钟以内，常伴有两眼上翻、凝视或斜视，甚至发生喉痉挛，气道不畅而屏气，面唇发绀，神经系统检查和脑电图均正常。多数患儿一次发热性疾病过程中通常只发作一次，惊厥停止后，患儿一般状况良好，无异常神经病症，但是初次发作后，约有 40% 病例以后高热时有复发的可能。

2）中毒性脑病：常有原发病的表现，发生在感染性疾病的急性期，如中毒性菌痢。

（3）颅内感染导致的有热惊厥：常见于化脓性脑膜炎、流行性乙型脑炎、结核性脑膜炎，多有感染中毒症状（发热、意识障碍、烦躁、激惹）。惊厥反复发作，持续时间长，可伴进行性意识障碍、不同程度的颅内压增高表现（头痛、呕吐、视盘水肿、前囟隆起）、脑膜刺激征和锥体束病理征，脑脊液检查压力均增高。

（4）无热惊厥

1）颅内疾病：多见于原发性癫痫大发作及颅内出血、脑积水、颅脑肿瘤、颅脑创伤、缺氧缺血性脑病所致的继发性癫痫等。特点为抽搐反复发作，意识障碍、二便失禁、发作后深睡，脑电图有痫样放电，多为癫痫；头痛、呕吐、昏迷、意识障碍。

2）颅外疾病：多见于破伤风，代谢性疾病，半乳糖血症，苯丙酮尿症，维生素 B_6 缺乏症和依赖症等。

（5）癔症性抽搐：见于年长女孩，有情感性诱因，可表现为惊厥，常呈强直性，持续时间较长，发作时缓慢倒下，并不受伤，无舌咬伤和大小便失禁，发绀，无意识丧失，用精神暗示疗法能终止发作。

（6）晕厥：神经性暂时性脑血流减少致晕厥，多于突然站起时发生。发作时面色苍白、出汗、手脚发冷、心跳缓慢、血压下降、意识短暂丧失，甚至短暂肢体发硬、痉挛，平卧后常会迅速清醒。

（7）抽动-秽语综合征：经常出现不自主重复快速痉挛，常见眨眼、面肌抽动及颈、肩、上下肢局限性抽动。精神紧张刺激是促发因素。有意识地控制可暂停，睡眠时消失。发作时意识始终清楚，抽动发作时不会出现跌倒。

2. 中医证型　惊厥是由感邪从热而化，热极生痰生风，内陷心包，引动肝风所致以惊风抽搐为主的一类病证，中医治疗惊厥的原则是针对主证的痰、热、风、惊而立以豁痰、清热、息风、镇惊之基本法则。正如《幼科铁镜》所言："疗惊必先豁痰，豁痰必先祛风，祛风必先解热，解热必先祛邪。"热甚者应先清热，痰壅者给予豁痰，惊重者治以镇惊，风盛者急施息风。

（1）感受风热：骤发高热，头痛，鼻塞流涕，突然神昏抽搐，舌红，苔薄黄，脉浮数。

治法：疏风清热，息风镇惊。

选方：银翘散加减。

（2）温热疫毒：高热不退，头痛项强，恶心呕吐，突然肢体抽搐，神志昏迷，舌红，苔黄腻，脉数。

治法：平肝息风，清心开窍。

选方：羚角钩藤汤合紫雪丹加减。

（3）气营两燔：高热狂躁，神昏抽搐，剧烈头痛，颈项强直，舌深红，苔黄燥，脉数。

治法：清气凉营，息风开窍。

选方：清瘟败毒饮。

（4）湿热疫毒：壮热不退，神昏抽搐，呕吐，大便黏腻腥臭或夹脓血，舌红，苔黄腻，脉滑数。

治法：清热化湿，解毒息风。

选方：黄连解毒汤加减。

（5）暴受惊恐：惊后突然抽搐，神志不清，四肢厥冷，面色乍青乍白，指纹青紫，苔薄白。

治法：镇惊安神，平肝息风。

选方：琥珀抱龙丸加减。

三、急救处理原则

小儿惊厥处理的基本原则是维持生命功能，控制惊厥发作，目的是防止脑损伤、减少后遗症，在对症治疗的同时，尽可能查明原因，针对病因治疗是解除惊厥发作的根本。

1. 西医急救处理

（1）保持气道通畅：及时清除口鼻腔分泌物，对于窒息或呼吸不规则者宜人工呼吸或紧急气管插管。

（2）止惊：地西泮（安定）为惊厥急救的常用药物，每次 0.2~0.3mg/kg（每次≤10mg），静脉缓慢注射（1mg/min），1~3 分钟起效，必要时 20 分钟后重复应用。苯巴比妥抗惊厥，首次给予负荷量 15～25mg/kg，分两次隔半小时肌注，12 小时后按每天 5mg/kg 维持给药。10% 水合氯醛每次 50mg/kg，胃管给药或 3% 溶液保留灌肠，常与其他药物合用，或无条件注射时选用。

（3）降温：体温过高时（超过 38.5℃），采取温水擦浴、退热帖、冰袋或化学药物退热降温。如 10% 水合氯醛每次 50mg/kg，肌注复方氨基比林 0.05ml/kg 或小儿退热栓（对乙酰氨基酚）纳肛。

（4）防止误吸：患儿平卧，头转向一侧，防止呕吐物、分泌物误吸。

（5）吸氧以减少缺氧性脑损伤发生；尽快建立静脉通路。

（6）保持安静，减少对患儿的刺激，作好安全防护，以免外伤。

2. 惊厥持续状态的处理

（1）维持生命功能，防治脑水肿、酸中毒、呼吸循环衰竭，保持气道通畅，吸氧。

（2）选择作用快、强有力的抗惊厥药物，及时控制发作，先用地西泮，无效时用苯妥英钠，仍不止，用苯巴比妥，仍无效用水合氯醛，均无效者气管插管后全身麻醉。尽可能单药足量，先缓慢静注一次负荷量后维持，不宜过度稀释。所选药物宜起效快，作用长，副作用小，根据发作类型合理选择。

（3）积极寻找病因和控制原发疾病，避免诱因。感染是小儿惊厥的常见原因，怀疑细菌感染者，应早期应用抗生素。代谢原因所致惊厥及时补充相应缺乏物质可使惊厥迅速好转。如毒物中毒时及早尽快去除毒物，减少毒物的继续损害。

3. 中医急救处理　针对主证的热、痰、风、惊可予清热、豁痰、息风、镇惊之法。

（1）针刺疗法：针刺取人中、合谷、涌泉，行捻转泻法，强刺激，人中穴向上斜刺，用雀啄法。高热加曲池、大椎，或十宣放血。

（2）中成药：牛黄抱龙丸可用于小儿风痰壅盛的惊厥；清开灵注射液，用于热盛惊厥。

（吴秋成）

第二节　小儿急性腹痛

【培训目标】

掌握小儿急性腹痛的概念、诊断流程、诊断要点、中西医急救处理原则及其常见中医证型、治法、选方。

小儿急性腹痛是指小儿腹部（胃脘以下、脐之四旁以及耻骨以上）突然发生疼痛的一种急性病证，临床有 5%～10% 的小儿因急性腹痛而就诊。引起小儿急性腹痛的原因很多，病因可涉及小儿内外科等多种疾病。根据病理分类法，分为功能性和器质性，前者如便秘、肠胀气、肠痉挛、肠道易激综合征、消化不良等；后者如蛔虫症、急性阑尾炎、急性胃肠炎、细菌性痢疾、嵌顿疝、胃肠道穿孔、肠梗阻、肠扭转、肠套叠、肠麻痹、肠粘连、炎性肠病形成的瘢痕狭窄、巨结肠、过敏性紫癜、卵巢囊肿蒂扭转；呼吸、神经、泌尿系统疾病以及内环境紊乱、误食等也常见腹痛表现。小儿急性腹痛具有变化多、发展快的特点，一旦延误诊断，会造成严重后果，甚至引起死亡。任何年龄均可发生，无季节性。

本病属中医小儿腹痛范畴，病因见于寒、热、积、瘀，病机关键是气机不畅，不通则痛。

一、诊断流程

要详细了解疼痛部位、起病方式、腹痛过程、疼痛性质、疼痛程度、持续时间、放射部位、缓解方式、伴随症状和诱发因素。既往史、外伤史、服药史及中毒史。快速准确的腹部体征检查，选用恰当的理化检查，以鉴别功能性或器质性疾病、内科性腹痛或外科性腹痛。

1. 问诊

（1）腹痛部位：多为病变所在部位。如胃、十二指肠和胰腺疾病，疼痛多在中上腹部；胆囊炎、胆石症、肝脓肿等疼痛多在右上腹部；急性阑尾炎疼痛在右下腹麦氏点；小肠疾病疼痛多在脐部或脐周；结肠疾病疼痛多在下腹或左下腹部；弥漫性或部位不定的疼痛见于急性弥漫性腹膜炎、机械性肠梗阻、急性出血坏死性小肠炎、腹型过敏性紫癜等。

（2）腹痛性质：突发的中上腹剧烈刀割样痛、烧灼样痛，多为胃、十二指肠溃疡穿孔；中上腹持续性隐痛多考虑慢性胃炎及胃、十二指肠溃疡；上腹部持续性钝痛或刀割样疼痛呈阵发性加剧多为急性胰腺炎；胆石症或泌尿系统结石常为阵发性绞痛，患儿常哭闹不安；阵发性剑突下钻顶样疼痛是胆道蛔虫症的典型表现；持续性、广泛性剧烈腹痛伴腹壁肌紧张或板样强直，提示为急性弥漫性腹膜炎。

（3）发作时间：餐后痛可能由于胆胰疾病、胃部肿瘤或消化不良所致；周期性、节律性上腹痛见于胃、十二指肠溃疡。

（4）判断是否为急性腹痛：若长期反复发作，在过去3个月内发作至少3次，其疼痛中以影响小儿日常生活者，多为再发性腹痛；反之，则为急性疼痛。

（5）判断为内科腹痛还是外科腹痛：儿外科急腹症大都以腹痛为最早出现或最主要的症状，发热、呕吐等伴随症状均出现在腹痛后。相反，若发热或其他系统的症状最先出现，以后再出现腹痛者，则多为内科疾患。

（6）判断腹痛是器质性病变还是功能性病变：多从腹痛的部位、腹痛与体位的关系、有无反复发作、发作持续时间、腹部以外症状判断。

（7）判断腹内病因病位：腹内脏器于体表的感应区可以提示病变部位。

（8）伴随症状：腹痛还可伴有生命体征不稳定、意识改变、发热、恶心呕吐、反酸、腹泻、脱水征、便秘、便血、皮肤紫癜等症状。

2. 体格检查

（1）生命体征：体温、脉搏、呼吸、血压、血氧饱和度等。

（2）腹部体征：按照视、触、叩、听顺序依次检查，重点检查有无腹膜刺激征（压痛、反跳痛、板状腹），有无腹部膨隆。腹部触诊注意压痛部位、腹肌抵抗、异常肿块的部位、大小、硬度、活动度等。具体如下：

1）腹痛部位检查：腹痛部位常为病变所在，检查时必须让患儿指明疼痛最剧烈的部位以利医师思考。小儿对腹痛定位不准确，较多的指向脐部，所以还要配合其他检查以确定病变位置。

2）方法：检查腹部应采取三层检查法和对比检查法。腹痛的部位与性质主要靠患儿诉说，检查时要取得患儿合作以便检查出是否有压痛、肌紧张或肿物，年龄较小者往往不能合作，须依靠突然发生的反常哭闹、面色苍白、出汗、精神差和特殊体位来判断，对不合作的患儿采用对比法进行腹部检查。

3）腹部体征检查：腹式呼吸是否受限；有无胃型与肠型，肠鸣音亢进或减弱、消失，肝浊音界是否消失；腰大肌征、闭孔肌征是否阳性；腹部是否有压痛点，如溃疡病压痛点、胆囊炎压痛点、麦氏压痛点是否存在。

3. 理化检查

（1）血常规、凝血常规、血 pH 值、电解质、血淀粉酶、肝功能、肾功能。

（2）尿常规、尿淀粉酶、大便常规。

（3）影像学检查：胸腹部平片（尤其是立位平片）、腹部超声、腹部 CT、心电图等。

（4）腹腔诊断性穿刺。

（5）胃、结肠纤维内镜检查。

二、诊断要点

（一）西医常见疾病的诊断

1. 外科急性腹痛

（1）炎症性腹痛：疼痛由模糊到明确，由轻到重；疼痛为持续性；病变所在部位症状和体征最明显；全身中毒症状在腹痛之后出现。

（2）穿孔性腹痛：腹痛骤然发生，异常剧烈，如刀割样；腹痛呈持续性，范围迅速扩大，板状腹，肠鸣音减弱或消失；全身反应在穿孔之后。

（3）梗阻性腹痛：起病大多急骤；早期腹痛为阵发性，后期为持续性伴阵发性加重；腹痛时可闻及肠鸣音亢进、气过水声或金属音；全身反应在腹痛之后。

（4）内出血性腹痛：起病急，多有外伤史；腹痛持续，压痛和腹肌紧张较轻，反跳痛明显；可有出血性休克；腹部移动性浊音阳性，穿刺液为血性。

（5）扭转性腹痛：年长女孩患卵巢囊肿蒂扭转可以引起左或右下腹阵发性剧烈绞痛，肿物因血液循环障碍出血坏死可有腹肌紧张压痛，直肠指诊及双合诊触及盆腔内圆形肿物则可确诊。

（6）伴随症状：恶心和呕吐：多为胃肠管腔被阻塞，逆蠕动和积液反流所致；便秘：多见于肠梗阻和腹膜炎，多为肠管不通或肠蠕动减少，肠麻痹之故；便血：多见于急性出血性坏死性小肠炎；婴儿阵发性腹痛、呕吐，兼有果酱样大便应立即想到肠套叠。

2. 内科急性腹痛

（1）腹部疾病腹痛

1）急性空腔脏器炎症：如急性胃肠炎：腹痛因胃肠道黏膜炎症和肠管痉挛所致。有压痛，无反跳痛，全身症状先于或与腹痛同时发生。腹痛部位不固定，多伴有肠鸣音亢进。

2）腹腔淋巴结炎：如急性肠系膜淋巴结炎，腹痛多在右下腹，局部有压痛，无反跳痛，可有轻度肌紧张，有时可触及肿大并有压痛的淋巴结。

3）肠痉挛：儿童时期消化功能紊乱引起的肠痉挛，脐周痛，间歇发作，但腹部缺少体征。

（2）腹外疾病腹痛

1）呼吸系统疾病：大叶性肺炎、膈胸膜炎，可引起右或左上腹痛，并可向肩部放射，为躯体神经的牵涉痛。有时腹部可有压痛，甚至肌紧张，因无腹部的病理基础，深压并不加重，无反跳痛。

2）心血管系统疾病：如急性暴发性心肌炎，有时可表现为剧烈腹痛。

3）神经系统疾病：如急性神经根炎可引起支配区域的急性腹痛，定位明确，可出现局部皮肤感觉过敏和肌紧张，但无压痛和反跳痛。

4）全身变态反应性疾病：如腹型过敏性紫癜，腹痛因胃肠道充血、水肿、出血、便血所致。阵发性绞痛，部位多变不固定，自觉症状明显，腹部体征轻微，无明显肌紧张及反跳痛。

5）血液系统疾病引起的腹痛常常伴有血象及骨髓象异常。

6）代谢性疾病引起的腹痛，如糖尿病有血糖、尿糖增高，铅中毒有指甲、牙齿染黑色，卟啉病有尿呈红色、曝光后色更深等可助诊断。

3. 鉴别器质性与功能性腹痛，详见表 16-1。

表 16-1　器质性与功能性腹痛的鉴别

	器质性腹痛	功能性腹痛
病因	常由脏器炎症、穿孔、破裂、梗阻、套叠、扭转、绞窄等原因，引起病理解剖上的变化	多由单纯胃肠痉挛引起，常与神经精神因素、饮食不当有关
发病特征	起病较急，病情变化快	起病缓慢，常反复发作，或有周期性，不伴发热
症状体征	患者一般状况较差，腹痛及腹部体征较明显	一般状况好，休息、腹部热敷，或用适量镇静解痉药腹痛可缓解，腹部体征少或无，进食后无腹痛加重；
	如：阑尾炎、肠梗阻、腹膜炎、消化道溃疡等	如：消化不良、蠕动紊乱、过敏性肠痉挛

4. 鉴别腹内与腹外疾病，详见表 16-2。

表 16-2　腹内与腹外疾病

	腹内疾病	腹外疾病
发病特点	腹痛较重，发病开始即有腹痛	腹痛范围较弥散，性质较模糊，疼痛一般不剧烈
伴随症状	与饮食关系密切，常有食后加重常伴恶心呕吐	腹式呼吸不受限制
体征	腹部体征较明显	腹部多无明确的压痛和肌紧张；常有原发疾病的症状和体征
	如：急性阑尾炎、肠穿孔、肠套叠、肠扭转、嵌顿疝	如：腹型癫痫、过敏性紫癜、血管神经性水肿、荨麻疹

5. 内科与外科急性腹痛的鉴别，详见表16-3。

表16-3　内科与外科急性腹痛的鉴别

	内科腹痛	外科腹痛
发病特点	可轻可重，短期内恶化不明显	突然发作，剧烈，急剧发展短期内病情常迅速恶化
症状体征	症状与体征不一致，主观感觉腹痛剧烈，表情痛苦，但腹部体征不明显，多腹软，局部轻压痛或压痛，无反跳痛	表情痛苦，呻吟，大汗，面色苍白，辗转不安或蜷曲静卧，腹膜刺激征阳性（腹肌紧张呈板状，痛、反跳痛明显）肝浊音界缩小、消失，内出血症状（头晕、心慌、多汗、面色苍白、脉细速、血压下降等）
理化检查	发病短期内血象正常或稍高，无中毒血象，腹透无阳性发现	短期内白细胞明显增高，中性粒细胞及杆状，核高中毒血象，进行性贫血，腹透可见膈下游离气体、高度胀气、鼓肠或胃扩张、梯形液气平面等

（二）中医辨证论治

小儿急性腹痛是由寒、热、积、瘀于腹部，病机关键是气机不畅，不通则痛。治疗上实则泻之，寒则温之，达到腑气以通为用，通则不痛之目的。

1. 中寒腹痛　腹痛急发，遇寒痛甚，肠鸣漉漉，痛甚者，面色苍白，额冷出汗，唇色紫黯，舌淡红，苔白滑，脉弦紧，指纹红。

治法：温中散寒，理气止痛。

选方：养脏汤加减。

2. 乳食积滞　腹胀腹痛拒按，或腹痛欲泻，泻后痛减，不思乳食，嗳腐吞酸，或有呕吐，矢气频作，粪便秽臭，夜卧不安，舌淡红，苔厚腻，脉沉滑，指纹紫滞。

治法：消食导滞，行气止痛。

选方：香砂平胃散。

3. 胃肠积热　腹胀满疼痛拒按，烦躁不安，大便秘结，潮热口渴，舌红，苔黄燥，脉滑数，指纹紫滞。

治法：通腑泄热，行气止痛。

选方：大承气汤加减。

4. 气滞血瘀　腹痛如锥刺，痛有定处，或腹部瘕块拒按，舌紫黯或有瘀点，脉涩，指纹紫滞。

治法：活血化瘀，行气止痛。

选方：少腹逐瘀汤。

三、急救处理原则

（一）西医急救处理

1. 对症治疗　病因诊断明确前应积极对症治疗，稳定生命体征，纠正水、电解质及酸碱失衡，处理并发症。如患者就诊时已有休克，则应在做出初步诊断的同时积极采取措施进行抗休克治疗。

2. 饮食管理　未除外穿孔、消化道出血、急性胰腺炎、肠梗阻前，应禁食；如有腹胀，可行鼻胃管胃肠减压。

3. 外科急腹症的识别，如急性阑尾炎、嵌顿疝、肠套叠、肠穿孔、肠扭转等，有手术指征者应尽快手术治疗。

4. 内科功能性腹痛（肠痉挛、蛔虫症）给予解痉、止痛等处理，但应避免滥用止痛剂，尽可能在明确病因后使用，通常不使用强效止痛剂，以免掩盖病情，贻误诊断和治疗。

常用解痉止痛类药物如：颠茄合剂（每次 0.5ml/岁）、阿托品（每次 0.01～0.02mg/kg，每日 2～3 次，皮下注射）、山莨菪碱（每次 0.1～0.2mg/kg，每日 1～2 次）等，山莨菪碱常用于学龄儿及年长儿，婴幼儿应慎用，可适当给予腹部局部保暖，如应用暖水袋。

5. 考虑感染因素引起的急性腹痛，如细菌性痢疾、急性胃肠炎、脓肿等，除积极纠正水电解质和酸碱失衡外，应尽早选择性使用抗生素。

（二）中医急救处理

对于小儿急性腹痛，可根据其病机特点，予以温散、泻热、攻下、消导、通腑行气、活血、运脾、补虚缓急等法。

1. 针刺疗法　取足三里、合谷、中脘。取患侧，亦可取双侧，快速进针，行平补平泻手法，捻转或提插。年龄较大儿童可留针 1～5 分钟。寒证腹痛加灸神阙，食积加里内庭，呕吐加内关。

2. 可适当应用推拿按摩手法以缓解疼痛。

3. 中成药　木香槟榔丸、化积口服液、保儿安颗粒、羚黄宝儿丸可用于乳食积滞证；藿香正气水可用于外感风寒，内伤饮冷引起的腹痛；四磨汤口服液、元胡止痛片可用于气滞血瘀腹痛。

（吴秋成）

第十七章

急性中毒

第一节 总 论

【培训目标】

1. 熟练掌握常见急性中毒综合征表现、中毒程度分级及西医急救处理。
2. 熟悉急性中毒的中医急救处理。

中毒（poisoning）是指有毒化学物质进入人体，达到中毒量而产生化学和物理作用以致生理功能破坏，造成机体损害甚至危及生命的全身性疾病。中毒可分为急性和慢性中毒两大类。急性中毒是指人体在短时间内一次或数次接触大量高浓度的毒物或服用超过中毒量的药物后迅速产生的一系列病理生理变化。常见的病因包括职业性中毒和生活性中毒。前者是由于生产过程中不注意劳动保护，密切接触有毒原料、中间产物或成品而发生的中毒。后者主要由于误食或意外接触有毒物质、用药过量、自杀或故意投毒谋害等原因使过量毒物进入人体而引起中毒。毒物品种繁多，包括：①工业性毒物；②农业性毒物；③药物过量中毒；④动物性毒物；⑤食物性毒物；⑥植物性毒物；⑦其他：强酸强碱、一氧化碳、化妆品、洗涤剂、灭虫药等。

中医认为中毒指毒物经人体食道、气道、皮肤、血脉侵入体内，致使气血失调，津液、水精施布功能受阻，甚则损伤脏器的急性病证。

一、诊断流程

病史的询问能为急性中毒的诊断提供第一手资料，在病史采集中应重点询问中毒的毒物种类、中毒时间、进入途径、药物种类及中毒量等，原发病史及中毒前后情况，治疗经过、既往健康状况及现场遗留物品等。进行详细的体格检查，包括生命体征、皮肤黏膜变化，全身各个系统的表现，各类毒物所致系统损害及临床表现不同，重点关注各种毒物的特征性表现，如意识状态，皮肤黏膜变化，瞳孔改变，首发神经、呼吸、循环、泌尿、血液系统症状等。理化检查除常规的检查外重点要关注各类中毒的特异性指标，发现中毒的生物标志物。对原因不明的发绀、呕吐、惊厥、昏迷、休克、呼吸困难要考虑急性中毒的可能。及时评估患者生命指征，发现威胁患者生命的危象，注意反复给予评估，防治多脏器功能障碍甚至衰竭。

（一）临床表现

1. 急性中毒可以累及全身及各个系统出现相应的临床表现，各类毒物所致的系统损害及临床表现见表17-1。

表 17-1 各类毒物所致的系统损害及临床表现

累及系统	临床表现	毒物
皮肤黏膜	皮肤及口腔黏膜灼伤	见于强酸、强碱、甲醛、苯酚、百草枯等腐蚀性毒物
	发绀	麻醉药、有机溶剂、刺激性气体、亚硝酸盐和苯胺、硝基苯等
	黄疸	毒蕈、鱼胆、四氯化碳、百草枯等
	颜面潮红	阿托品、颠茄、乙醇、硝酸甘油
	皮肤湿润	有机磷、水杨酸、拟胆碱药、吗啡类
	樱桃红色	一氧化碳、氰化物
眼	瞳孔缩小	有机磷类、阿片类、镇静催眠药及氨基甲酸酯类
	瞳孔扩大	阿托品、莨菪碱、甲醇、乙醇、大麻、苯、氰化物等
	视神经炎	甲醇、一氧化碳等
神经系统	昏迷	麻醉药、镇静催眠药、有机溶剂、一氧化碳、硫化氢、氰化物、有机汞、拟除虫菊酯、乙醇、阿托品等
	谵妄	有机汞、抗胆碱药、醇、苯、铅等
	肌纤维颤动	有机磷、有机氯、有机汞、汽油、乙醇、硫化氢等
	惊厥	毒鼠强、窒息性毒物、有机氯杀虫剂、拟除虫菊酯类杀虫剂及异烟肼等
	瘫痪	可溶性钡盐、一氧化碳、三氧化二砷、蛇毒、河豚毒素、箭毒等
	精神异常	二硫化碳、一氧化碳、有机溶剂、乙醇、阿托品、抗组胺药和蛇毒等
呼吸	呼吸气味	氰化物有苦杏仁味；有机磷杀虫药、黄磷、铊等有大蒜味
	呼吸加快或深大	二氧化碳、呼吸兴奋剂、水杨酸类、抗胆碱药
	呼吸减慢	催眠药、吗啡、海洛因
	肺水肿	刺激性气体、磷化锌、有机磷杀虫剂、百草枯等
消化系统	中毒性肝损害	磷、硝基苯、毒蕈、氰化物、蛇毒
	中毒性胃肠炎	铅、锑、砷、强酸、强碱、磷化锌
循环系统	心律失常	
	心动过速	阿托品、颠茄、氯丙嗪、拟肾上腺素药
	心动过缓	洋地黄类、毒蕈、拟胆碱药、钙离子拮抗剂、β受体阻滞剂
	心脏骤停	洋地黄、奎尼丁、氨茶碱、吐根碱

续表

累及系统	临床表现	毒物
泌尿系统	肾小管坏死	毒蕈、蛇毒、生鱼胆、斑蝥、氨基糖苷类抗生素
	肾小管堵塞	砷化氢、蛇毒、磺胺结晶等
血液系统	溶血性贫血	砷化氢、苯胺、硝基苯等
	再生障碍性贫血	氯霉素、抗肿瘤药、苯等
	出血	阿司匹林、氯霉素、氢氯噻嗪、抗肿瘤药
	血液凝固障碍	肝素、香豆素类、水杨酸类、敌鼠、蛇毒等

2. 不同毒物中毒也可以有相似临床表现，常见急性中毒综合征见表 17-2。

表 17-2　急性中毒综合征

中毒毒物	中毒综合征	症状和体征
阿托品、东莨菪碱、抗组胺药、抗帕金森药、金刚烷胺、安定药、抗抑郁药、抗痉挛药、扩瞳药、骨骼肌松弛药或某些有毒植物	抗胆碱能综合征	高热、谵妄、言语不清、皮肤干燥及发红、瞳孔扩大、血压升高、心率增快、肠鸣音减少或尿潴留
可卡因、苯丙胺、甲基苯丙胺及其衍生物、苯丙醇胺或麻黄素	拟交感综合征	高热、出汗、偏执、妄想、瞳孔扩大、血压升高、心率增快和腱反射亢进
镇痛药、巴比妥类、苯二氮䓬类、乙氯维诺、格鲁米特、甲乙哌酮、甲喹酮、眠尔通或乙醇	阿片、镇静药或乙醇中毒综合征	体温和血压降低、昏迷、瞳孔缩小、心率减慢、呼吸抑制、肺水肿、肠鸣音减少和腱反射减低
有机磷或氨基甲酸酯杀虫药、毒扁豆碱、依酚氯铵或毒蕈碱	胆碱能综合征	出汗、流泪、流涎、痰多、惊厥、意识状态改变、瞳孔缩小、腹痛、呕吐、二便失禁、心律失常、肺水肿和肌无力或震颤
阿司匹林、冬青油	水杨酸中毒综合征	意识状态改变、呼碱和代酸、耳鸣、呼吸深快、心率增快、恶心、呕吐和出汗
磺脲类、胰岛素	低血糖综合征	意识状态改变、出汗、心率增快、血压升高
哌替啶	血清素综合征	高热、意识状态改变、肌张力增高和腱反射增强

3. 临床将中毒程度分为四级，见表 17-3。

（二）实验室检查

1. 毒物检测　采集毒物剩余样本或呕吐物、血液、尿液等。

2. 特异性血液生化检测　如亚硝酸盐中毒的血高铁血红蛋白测定，有机磷中毒血胆碱酯酶测定，一氧化碳中毒的碳氧血红蛋白测定等。

表 17-3　中毒程度分级

中毒程度	症状和体征	
	兴奋药中毒	抑制药中毒
1 级	焦虑、激动、瞳孔扩大、震颤和腱反射亢进	意识模糊、昏睡、共济失调、能执行口头指令
2 级	体温和血压升高、精神错乱、躁动、心率增快和呼吸急促	浅昏迷（有疼痛反应）、脑干和深部腱反射存在
3 级	高热、谵妄、幻觉和快速心律失常	中度昏迷（无疼痛反应、呼吸抑制）和部分反射消失
4 级	惊厥、昏迷和循环衰竭	深昏迷、呼吸、循环衰竭和反射消失

3. 常规检查

（1）尿液检查：①肉眼血尿：见于影响凝血功能的毒物中毒；②蓝色尿：见于含亚甲蓝的药物中毒；③绿色尿：见于麝香草酚中毒；④橘黄色尿：见氨基比林等中毒；⑤灰色尿：见于酚或甲酚中毒；⑥结晶尿：见于扑痫酮、磺胺等中毒；⑦镜下血尿或蛋白尿：见于升汞、生鱼胆等肾损害性毒物中毒。

（2）血液检查

1）外观：①褐色：高铁血红蛋白生成性毒物中毒；②粉红色：溶血性毒物中毒。

2）生化检查：①肝功能异常：见于四氯化碳、乙酰氨基酚、重金属等中毒；②肾功能异常：见于肾损害性毒物中毒，如氨基糖苷类抗生素、蛇毒、生鱼胆、重金属等中毒；③低钾血症：见于可溶性钡盐、排钾利尿药、氨茶碱等中毒。

3）凝血功能检查：多见于抗凝血类灭鼠药、蛇毒、毒蕈等中毒。

4）动脉血气：①低氧血症：见于刺激性气体、窒息性毒物等中毒；②酸中毒：见于水杨酸类、甲醇等中毒。

二、急救处理原则

（一）西医急救处理

立即脱离中毒现场，终止与毒物继续接触；紧急复苏和对症支持治疗；迅速清除体内已被吸收或尚未吸收的毒物；应用特效解毒药物。

1. 立即脱离中毒现场，终止与毒物继续接触　立即将患者撤离中毒现场，移至空气新鲜的地方；立即脱去污染的衣服，用肥皂水或温水清洗皮肤和毛发上的毒物；用清水彻底冲洗清除眼内的毒物，局部一般不用解毒药；清除伤口中的毒物；对特殊毒物清洗与清除的要求见表 17-4 和表 17-5。

2. 紧急复苏和对症支持治疗　对急性中毒患者，要保持呼吸道通畅，清除口腔内呕吐物或气道分泌物，必要时进行气管内插管和呼吸支持，维持呼吸和循环功能；观察神志、体温、脉搏、呼吸和血压等情况。严重中毒出现心脏骤停、休克、循环衰竭、呼吸衰竭、肾衰竭、水电解质和酸碱平衡紊乱时，立即采取有效急救复苏措施，稳定生命体征。惊厥时选用抗惊厥药，如苯巴比妥、异戊巴比妥或地西泮等；脑水肿时，应用甘露醇或山梨醇和地塞米松等。给予鼻饲或肠外营养。

表 17-4　特殊毒物清洗要求

毒物种类	清洗的要求
苯酚、二硫化碳、溴苯、苯胺、硝基苯	用 10% 酒精冲洗
磷化锌、黄磷	用 1% 碳酸钠溶液冲洗
酸性毒物（铊、磷、有机磷、溴、溴化烷、汽油、四氯化碳、甲醛、硫酸二甲酯、氯化锌、氨基甲酸酯）	用 5% 碳酸氢钠溶液或肥皂水冲洗后，再用清水冲洗
碱性毒物（氨水、氨、氢氧化钠、碳酸钠、泡化碱）	用 2% 醋酸、3% 硼酸或 1% 枸橼酸溶液冲洗

表 17-5　特殊毒物清除要求

毒物种类	清洗的要求
固体生石炭、黄磷	先用镊子、软毛刷清除毒物颗粒后，再用温水清洗干净
三氯化磷、三氯氧磷、五氯化二磷、芥子气	先用纸布吸去毒物后，再用水清洗（切勿先用水冲洗）
焦油、沥青	先用二甲苯清除毒物后，再用清水或肥皂水冲洗皮肤，待水干后，用羊毛脂涂在皮肤表面

3. 迅速清除体内已被吸收或尚未吸收的毒物

（1）清除尚未吸收的毒物

1）催吐：适用于神志清楚并能配合的患者，昏迷、惊厥及吞服腐蚀性毒物者禁忌催吐。让患者饮 500ml 温水，用压舌板刺激咽后壁诱发呕吐。吐根糖浆 15~20ml 加入 200ml 水中分次口服。

2）洗胃：在服毒 6 小时内进行为好，超过 6 小时也不应放弃洗胃。洗液用温水，也可用绿豆汤，每次 300ml 左右，反复进行直至无色、无味为止，一般总量可达 10000ml。同时要防治洗胃对胃黏膜的损伤和注意一些禁忌证（休克状态者、有消化道出血或穿孔危险者、严重食管静脉曲张者、腐蚀性毒物中毒、挥发类化学毒物口服中毒等）。此外，昏迷患者无气道保护功能，需洗胃时先行气管内插管，以防胃内容物误吸。

3）导泻：常用 25% 的硫酸镁或硫酸钠 15~30g，加水 200ml 口服，还可用甘露醇或山梨醇口服导泻。

4）灌肠：服药时间超过 6 小时以上，而导泻尚未发生作用时，对抑制肠蠕动的毒物（如巴比妥类和吗啡类）摄入或重金属所致的中毒，灌肠尤为必要。常用 1% 的肥皂水 500ml 连续多次灌肠；活性炭加入灌肠液中可促进毒物吸附后排出。

（2）促进已吸收毒物的排出

1）利尿解毒及毒物离子化：常用袢利尿剂（呋塞米）、渗透性利尿剂（甘露醇）促进毒物更快排出。可用弱酸或弱碱物质使毒素离子化以排出体外，常用的有碱化尿液的碳酸氢钠和酸化尿液的维生素 C 和氯化铵。

2）氧疗：高压氧是解救一氧化碳中毒的特效方法，可促进碳氧血红蛋白解离，加速一氧化碳排出，还能减少迟发性脑病的发生。

3）透析：常用腹透或血透，在中毒12小时内效佳，用于清除分子量 <500D、水溶性强、蛋白结合率低的毒物（如苯巴比妥、水杨酸类、醇类、茶碱等），对短效巴比妥类、有机磷杀虫药等脂溶性毒物效果不好。

4）血液灌流：用于治疗脂溶性或与蛋白质结合的毒物，对分子量 500～40000D 的水溶性和脂溶性毒物均有清除作用，包括镇静催眠药、解热镇痛药、洋地黄、有机磷杀虫药及毒鼠强等。

5）血浆置换：主要用于清除蛋白结合率高、分布容积小的大分子物质，对蛇毒、毒蕈等生物毒及砷化氢等溶血性毒物中毒疗效最佳。

4. 应用特效解毒药物

（1）中枢神经抑制药中毒解毒药：常用纳洛酮（阿片受体拮抗剂，对呼吸抑制有特异的拮抗作用，用于阿片类药物、各种镇静、催眠药的中毒及急性酒精中毒）和氟马西尼（苯二氮䓬类中毒的特效解毒药）。

（2）金属中毒解毒药：此类药物多是螯合剂，常用的有依地酸钙钠（氨羧螯合剂，用于铅中毒）和二巯丙醇（巯基螯合剂，用于砷、汞中毒）。

（3）氰化物中毒解毒药：常用亚硝酸盐-硫代硫酸钠疗法，亚硝酸盐使血红蛋白氧化，产生高铁血红蛋白，后者与氰化物形成氰化高铁血红蛋白，与硫代硫酸钠作用，变为低毒的硫氰盐排出。

（4）高铁血红蛋白血症解毒剂：常用亚甲蓝使高铁血红蛋白还原为正常血红蛋白。

（5）有机磷杀虫药中毒解毒药：主要有阿托品、长托宁、碘解磷定、氯解磷定等。

（二）中医急救处理

1. 催吐　可用三圣散：藜芦、防风、瓜蒂，或催吐解毒汤：甘草、瓜蒂、玄参、地榆，水煎顿服；也可取生鸡蛋10～20个，用蛋清加明矾搅匀后口服或灌胃，白矾或胆矾温水冲服。

2. 导泻　番泻叶15克泡水冲服，也可用大黄，水煎200～300ml，灌肠；或大承气汤水煎300～500ml，灌肠。

3. 利尿　车前子、白茅根水煎服。

4. 辨证论治

（1）实证：症见恶心，呕吐，呕吐物或呼出气有特殊气味，腹痛，腹泻，头晕，头痛，烦躁不安，肌肉震颤，甚则谵语神昏，舌红苔腻，脉滑数。

治法：祛邪解毒。

选方：银花三豆饮加减。

（2）虚证：症见头晕，耳鸣，筋惕肉瞤，呕恶清涎，腹痛，腹泻，惊悸或怔忡，甚则汗出肢凉，呼吸气微，二便自遗，脉微细欲绝。

治法：扶正祛邪。

选方：参附汤加减。

（文 丹）

第二节 急性有机磷农药中毒

【培训目标】

1. 熟练掌握急性有机磷杀虫药中毒的临床表现、诊断；掌握急性有机磷杀虫药中毒的特效解毒药物的使用。

2. 熟悉急性有机磷杀虫药中毒的中医治疗

急性有机磷杀虫药中毒（organophosphorous insecticides poisoning）在我国是急诊常见的中毒。有机磷杀虫药（OPI）多属磷酸酯类或硫酸酯类化合物，是广谱杀虫剂，呈油状液体，有大蒜味，其中毒发生率居常见农药中毒之首。OPI 中毒主要抑制乙酰胆碱酯酶，使乙酰胆碱不能分解而在生理部位蓄积，作用于胆碱能受体，使胆碱能神经发生过度兴奋，产生毒蕈碱样、烟碱样和中枢神经系统症状，病情严重者可因呼吸衰竭而死亡。

本病可参照中医神昏、呕吐、腹痛、厥脱、头痛等病证辨证救治。

一、疾病特征

（一）临床表现

1. 毒蕈碱样症状 又称 M 样症状，是乙酰胆碱使副交感神经末梢兴奋引起平滑肌痉挛和腺体分泌增加，表现为：恶心、呕吐、腹痛、腹泻、尿频、大小便失禁、多汗、全身湿冷（尤以躯干和腋下等部位明显）、多泪、多涎、心率减慢、瞳孔缩小（严重时呈针尖样缩小）、气道分泌物增加、支气管痉挛等，严重者可出现肺水肿。

2. 烟碱样症状 又称 N 样症状，是乙酰胆碱在横纹肌神经肌肉接头处过度蓄积，持续刺激突触后膜上烟碱受体所致，表现为：眼睑、颜面、舌、四肢甚至全身横纹肌纤维束颤动，先从小肌群开始，发展为全身肌肉纤颤或强直性痉挛，而后出现肌力减退和瘫痪。呼吸肌麻痹可引起呼吸衰竭。乙酰胆碱刺激交感神经节，其节后神经纤维末梢释放儿茶酚胺，可引起血压升高，心跳加快和心律失常。

3. 中枢神经系统症状 主要是中枢神经受乙酰胆碱刺激，表现为：头晕、头痛、疲乏、谵妄、共济失调、烦躁不安、抽搐和昏迷。

4. 胆碱能危象 患者在一般中毒症状基础上，出现严重肺水肿、缺氧、呼吸衰竭、抽搐、昏迷、甚至心搏呼吸骤停称之为胆碱能危象。

5. 反跳现象 部分有机磷农药如乐果和马拉硫磷口服中毒后，经治疗症状好转，达到稳定期数日或 1 周后病情突然急剧恶化，再次出现昏迷，甚至肺水肿或突然死亡。可能由于残留在皮肤、毛发、胃肠道的农药重吸收或解毒剂停用过早或其他不明机制所致。

6. 迟发性多发性神经病 少数患者在急性重度中毒症状消失后 2～3 周出现迟发性神经损害，表现感觉、运动型多发性神经病变，主要累及肢体末端，表现为肢体末端烧灼、疼痛、麻木以及下肢无力、瘫痪、四肢肌肉萎缩等。肌电图提示失神经电位和运动神经传导速度明显减慢。

7. 中间综合征　多在急性中毒后 24～96 小时发病，主要为突触后神经肌肉接头功能障碍，引起的一组以肌无力为突出表现的综合征，其发生时间介于胆碱能危象与迟发性神经病之间。主要表现为屈颈肌、四肢近端肌肉以及第Ⅲ～Ⅶ对和Ⅹ对脑神经支配的肌肉肌力减退，如：不能抬头，上、下肢抬举困难，不能睁眼和张口，吞咽困难，声音嘶哑，复视，转动颈部和耸肩力弱，伸舌困难等。病变累及呼吸肌时常引起呼吸肌麻痹，并迅速进展为呼吸衰竭。

8. 局部损害　有些有机磷杀虫药接触皮肤后发生过敏性皮炎、皮肤水疱或剥脱性皮炎；污染眼部时，出现结膜充血和瞳孔缩小。

（二）体征

1. 瞳孔　针尖样缩小。

2. 气味　刺鼻大蒜味。

3. 呼吸循环系统　呼吸频率加快、双肺可闻及湿啰音，有机磷中毒早期交感神经短期兴奋，可引起心率增快，重度中毒患者可发生室上性心动过速、室性期前收缩甚至室颤。

4. 神经系统　眼睑、颜面、舌、四肢甚至全身横纹肌纤维束颤动，或全身肌肉强直性痉挛，肌力减退或瘫痪，共济失调，抽搐或昏迷。

5. 皮肤　副交感兴奋、脂质分泌旺盛致全身皮肤湿冷（尤以躯干和腋下等部位明显）、多泪、多涎。

二、诊疗常规

（一）诊断

根据有机磷农药接触史，典型的中毒症状、体征，以及患者皮肤、衣物、呕吐物有特殊的大蒜味，全血胆碱酯酶活力降低，毒物鉴定阳性，可诊断。中毒程度临床分为三级：①轻度中毒：只表现为毒蕈样作用和中枢神经系统症状，胆碱酯酶活力值为 70%～50%；②中度中毒：除以上症状加重外还出现烟碱样作用，但意识尚清，胆碱酯酶活力值为 50%～30%；③重度中毒：除上述症状外，并出现昏迷、脑水肿、肺水肿、呼吸肌麻痹等症状之一者，胆碱酯酶活力值在 30% 以下。

（二）影像学检查

1. 头颅 CT 检查帮助诊断脑血管意外。

2. 重度中毒患者胸部 X 线检查可发现肺水肿。

（三）辅助检查

1. 血胆碱酯酶活力测定　血胆碱酯酶活力是诊断有机磷杀虫药中毒的特异性实验指标，对判断中毒程度、疗效和预后极为重要。以正常人血胆碱酯酶活力值为 100%，急性有机磷中毒时，胆碱酯酶活力值在 70%～50% 为轻度中毒；50%～30% 为中度中毒；30%以下为重度中毒。

2. 尿中有机磷杀虫药分解产物测定　在体内对硫磷和甲基对硫磷氧化分解为对硝基酚，敌百虫代谢为三氯乙醇。尿中测出对硝基酚或三氯乙醇有助于诊断上述毒物中毒。

3. 心电图　常见室性心律失常，尖端扭转型室性心动过速，心脏阻滞和 QT 间期延长。

4. 血、尿常规、肝肾功能、凝血功能、电解质、血气分析等有助于判断中毒导致的脏器功能损害。

（四）治疗

1. 西医急救治疗

（1）迅速清除毒物：立即脱离中毒现场，脱去污染的衣服，用肥皂水（敌百虫中毒者禁用）彻底清洗污染的皮肤和毛发等。用清水、2% 的碳酸氢钠液（敌百虫禁用）、1∶5000 的高锰酸钾液（对硫磷禁用）反复洗胃，直至洗出液清亮时为止。洗胃后常用硫酸镁导泻。血液灌流可有效消除血液中的有机磷杀虫药，一般在中毒后 1～4 天内进行。

（2）特效解毒药的应用

1）应用原则：早期、足量、联合、重复用药。

2）胆碱酯酶复活剂：恢复被抑制的胆碱酯酶的活性，对解除烟碱样症状作用明显，以碘解磷定和氯解磷定最常用。胆碱酯酶复活剂对中毒 24～48 小时后已老化的胆碱酯酶无复活作用。

3）抗胆碱药：可与乙酰胆碱争夺胆碱受体，从而阻断乙酰胆碱的作用。

①阿托品：主要阻断乙酰胆碱对副交感神经和中枢神经系统毒蕈碱受体（M 受体）的作用，故能有效解除 M 样症状及呼吸抑制。

阿托品化是指应用阿托品后，患者瞳孔较前扩大，出现口干、皮肤干燥、颜面潮红、心率加快、肺部啰音消失等表现，此时应逐步减少阿托品用量。如患者瞳孔明显扩大，出现神志模糊、烦躁不安、谵妄、惊厥、昏迷及尿潴留等情况，提示阿托品中毒，应立即停用阿托品，酌情给予毛果芸香碱对抗。

②长托宁（盐酸戊乙奎醚注射液）：是一种新型抗胆碱药，能拮抗中枢和外周 M、N 受体。长托宁较阿托品具有以下优势：拮抗腺体分泌、平滑肌痉挛等 M 样症状的效应更强；除拮抗 M 受体外，还有较强的拮抗 N 受体作用，可有效解除乙酰胆碱在横纹肌神经肌肉接头处过多蓄积所致的肌纤维颤动或全身肌肉强直性痉挛；具有中枢和外周双重抗胆碱效应，且其中枢作用强于外周；不引起心动过速，可避免药物诱发或加重心肌缺血；半衰期长，无需频繁给药；每次所用剂量较小，中毒发生率低。

4）复方制剂：解磷注射液（2ml/支），每支含阿托品 3mg，苯那辛 3mg，氯解磷定 400mg。解磷注射液中所含氯解磷定剂量不足需另加：轻度中毒 0～0.5g，中度中毒 0.5～1.0g，重度中毒 1.0～1.5g。有机磷杀虫药中毒解毒药的剂量与用法见表 17-6。

表 17-6　有机磷中毒解毒剂的剂量和用法

药品	轻度中毒	中度中毒	重度中毒
阿托品	1～2mg 肌注，必要时 1～2 小时后 0.5～1.0mg	2～4mg 肌注或静滴，10～20 分钟后重复 1 次	5～10mg 肌注或静滴，以后每 5～10 分钟 3～5mg
长托宁	2mg 肌注，隔 0.5～12 小时后给予首剂的 1/2～1/4 量	4mg 肌注，隔 0.5～12 小时后给予首剂的 1/2～1/4 量	6mg 肌注，隔 0.5～12 小时后给予首剂的 1/2～1/4 量
碘解磷定	0.5g 缓慢静注，必要时 2 小时后重复 1 次	0.5～1.0g 缓慢静注，1～2 小时后重复，亦可静滴维持	1.0～2.0g 缓慢静滴，0.5 小时后重复 1 次，以后 0.5g/h 静注或静滴

续表

药品	轻度中毒	中度中毒	重度中毒
氯解磷定	0.25～0.5g 肌注，必要时 2 小时后重复 1 次	0.5～0.75g 肌注或静注，1～2小时后重复 1 次，以后每2小时重复 1 次	0.75～1.0g 肌注或静注，0.5 小时后可重复 1 次，以后每2小时重复 1 次
解磷注射液（支）	0.5～1 支肌注	1～2 支肌注或静注，1 小时后重复 1 次	2～3 支肌注或静注，1 小时后重复 1～2 支

（3）对症治疗：①保持呼吸道通畅，正确氧疗，必要时应用机械通气；②发生肺水肿时应以阿托品治疗为主；③休克者给予血管活性药物；④脑水肿者应予甘露醇和糖皮质激素脱水；⑤根据心律失常类型选用适当抗心律失常药物；⑥病情危重者可用血液净化治疗；⑦重度中毒者留院观察至少 3～7 日以防止复发。

2. 中医治疗

（1）治疗原则：排毒醒脑，开窍固脱。

（2）按虚实辨证使用中成药静脉制剂以急救。

1）实证：高热神昏者可用安宫牛黄丸 1 丸化水灌入或鼻饲，醒脑静注射液 20ml 加入 5%～10% 葡萄糖注射液 250～500ml 中静滴。

2）虚证：参附注射液 10～20ml 静脉注射，或 40～60ml 加入 5%～10% 葡萄糖注射液 250～500ml 中静滴；黄芪注射液 30～50ml 加入 5%～10% 葡萄糖注射液 250～500ml 中静滴。

（3）辨证论治

1）毒邪外侵，蕴积脾胃：症见恶心呕吐，脘腹胀痛，肠鸣，便秘或腹泻，甚而午后潮热，呕血，便血，舌质深红，苔黄腻或花剥苔，脉弦数。

治法：和中解毒，健脾和胃。

选方：甘草泻心汤加减。

2）毒犯血脉，聚积肝胆：症见两胁胀痛，恶心，呕吐苦水，咽干口燥，头目眩晕，甚而黄疸、抽搐，舌质红，苔黄微黑，脉弦数。

治法：清解邪毒。

选方：四逆散加减。

3）毒损气血，肺肾受损：症见咳嗽气急，不能平卧，小便短赤，或有浮肿，甚则尿闭，尿血，舌质红，苔薄白，脉沉缓。

治法：清宣降浊。

选方：陈氏四虎饮加减。

4）毒陷心脑，脏腑虚衰：症见心悸气短，心烦，夜不能寐，或时清时寐，表情淡漠，嗜睡，甚则昏迷，谵语或郑声，项背强直，角弓反张，瞳仁乍大乍小，或大小不等，舌质红绛，无苔，脉数疾，或雀啄，或屋漏。

治法：清毒醒脑。

选方：菖蒲郁金汤加减。

三、病案举例

1. 病例介绍　患者，李某，女，45岁，患者3小时前与家人争吵后服敌敌畏200ml，家人发现时已神志不清，急送来诊，大小便失禁，出汗多。既往体健，否认高血压、糖尿病病史，无药物过敏史，月经史、个人史及家族史无特殊。

2. 体格检查　T 36.5℃，P 102次/分，R 14次/分，Bp 112/64mmHg。患者呼出气有大蒜味，平卧位，神志不清，被动体位，压眶有反应，皮肤湿冷，肌肉颤动，巩膜不黄，瞳孔针尖样，对光反射弱，口角流涎，双肺可闻及较多哮鸣音和大量湿啰音，心界不大，心率102次/分，律齐，无杂音，腹平软，肝脾未触及，下肢不肿。四肢肌肉强直性痉挛，巴宾斯基征阳性。

3. 入院后检查　血生化：胆碱酯酶56U/L，谷丙转氨酶56U/L，乳酸脱氢酶157U/L，尿素氮7.8mmol/L，肌酐89μmol/L。血常规：白细胞 12×10^9/L，中性粒细胞比例81.2%。血气分析：pH 7.35，PaO_2 94mmHg，$PaCO_2$ 24mmHg，SaO_2 95%。头颅CT平扫：未见明显异常。心电图：窦性心动过速。

4. 中医四诊摘要　与人急吵后昏迷，大汗出，二便失禁，舌质红绛，无苔，脉数。

5. 治疗

（1）告知病情，洗胃、导泻。

（2）胆碱酯酶复活剂：碘解磷定。

（3）抗胆碱药：阿托品。

（4）应用甘露醇和糖皮质激素脱水治疗脑水肿。

（5）维持生命体征稳定，吸氧，保持呼吸道通畅，补液，维持水电解质和酸碱平衡。

（6）中医治疗：证属毒陷心脑、脏腑虚衰；治法：清毒醒脑；方药：菖蒲郁金汤加减。

石菖蒲12g	炒栀子12g	竹叶15g	牡丹皮12g
郁金12g	连翘9g	灯心草9g	木通4.5g
紫金片1.5g (冲服)			

4剂，水煎温服，2次/日，200ml/次，一日一剂，鼻饲。

（7）密切观察患者症状及体征变化，监测血清胆碱酯酶。

（文　丹）

第三节　急性镇静催眠药物中毒

【培训目标】

1. 熟练掌握急性镇静催眠药中毒的临床表现、诊断、

2. 掌握急性镇静催眠药中毒的急救治疗；掌握苯二氮䓬类中毒特效解毒药物的应用。

3. 熟悉急性镇静催眠药中毒的中医治疗。

镇静催眠药是指具有镇静、催眠作用的中枢神经系统抑制药，可分为苯二氮䓬类（如地西泮、阿普唑仑等）、巴比妥类（如苯巴比妥、戊巴比妥等）、非巴比妥非苯二氮䓬类（如水合氯醛、格鲁米特等）、吩噻嗪类（如氯丙嗪等）。镇静催眠药具有脂溶性，易跨越血-脑脊液屏障，使用过量均能抑制呼吸中枢及血管运动中枢，导致呼吸衰竭或循环衰竭；部分损伤肝脏功能，发生肝功能障碍；严重者可危及生命。

本病可参照中医神昏辨证救治。

一、疾 病 特 征

（一）临床表现

1. 苯二氮䓬类中毒　中枢神经系统抑制较轻，主要症状是嗜睡、头晕、言语含糊不清，意识模糊、共济失调，很少出现严重的症状，如长时间深度昏迷和呼吸抑制等。

2. 巴比妥类中毒　中毒表现与服药剂量有关，依病情轻重分为：

（1）轻度中毒：服药量为催眠剂量 2～5 倍，表现为嗜睡、情绪不稳定、注意力不集中、记忆力减退、言语不清、共济失调、步态不稳、判断及定向障碍。

（2）中度中毒：服药量为催眠剂量 5～10 倍，患者昏睡或浅昏迷、呼吸减慢、眼球震颤。

（3）重度中毒：服药量为催眠剂量 10～20 倍，进行性中枢神经系统抑制，由嗜睡到深昏迷；呼吸抑制由呼吸浅慢到呼吸停止；可发生低血压或休克；常见体温下降，肌张力下降，腱反射消失；胃肠蠕动减慢；可并发脑水肿、肺水肿及急性肾衰竭等。

3. 非苯二氮䓬类镇静催眠药中毒　症状与巴比妥类中毒相似，但各有特点。

（1）水合氯醛中毒：可有心律失常和肝肾功能损害。

（2）格鲁米特中毒：意识障碍有周期性波动，有抗胆碱能神经症状，如瞳孔散大等。

（3）甲喹酮中毒：可有明显的呼吸抑制，出现锥体束征如肌张力增强、腱反射亢进、抽搐等。

（4）甲丙氨酯中毒：常有血压下降。

4. 吩噻嗪类中毒　常见锥体外系反应：①震颤麻痹综合征；②静坐不能；③急性肌张力障碍反应，如斜颈、吞咽困难、牙关紧闭等。还可引起血管扩张、血压降低、心动过速、肠蠕动减慢等。

（二）体征

1. 有意识障碍如嗜睡、意识模糊、烦躁、共济失调、昏迷，瞳孔和肌张力改变、腱反射消失或出现锥体外系反应。

2. 脉搏细速，血压下降。

3. 呼吸抑制如呼吸浅、慢或不规则，甚至呼吸衰竭。

4. 肝肿大、黄疸等继发脏器功能损害的表现。

二、诊 疗 常 规

（一）诊断

根据大量服用镇静催眠药史，有意识障碍、瞳孔散大缩小变化，呼吸抑制、血压下降等表现，血、尿、胃液中检出镇静催眠药成分，可诊断。

（二）影像学检查

1. 头颅 CT 检查帮助诊断脑血管意外。

2. 胸部 X 线检查有无肺部感染。

（三）辅助检查

1. 血药浓度测定。

2. 尿、胃液中药物浓度检测。

3. 血、尿常规、肝肾功能、凝血功能、电解质、心电图、血气分析等有助于判断中毒导致的脏器功能损害。

（四）治疗

1. 西医急救治疗

（1）评估和维护重要器官功能：主要是维持呼吸、循环和脑功能，应用纳洛酮等药物促进意识恢复。

（2）清除毒物

1）洗胃：1∶5000 高锰酸钾或温水洗胃，总洗胃液量一般在 10000～20000ml。

2）导泻：选用硫酸钠或液体石蜡，一般不主张应用硫酸镁，因镁的吸收可加重中枢神经的抑制作用。活性炭对吸附各种镇静催眠药有效，采用活性炭胃肠道灌洗，按服药量 1∶1 的剂量给予活性炭，在洗胃后给 20% 甘露醇 250ml 进行导泻。

3）碱化尿液和利尿：用碳酸氢钠碱化尿液，呋塞米利尿，强化利尿应在容量恢复后进行，只对长效苯巴比妥类中毒有效，对短、中效巴比妥类及吩噻嗪类无效。

4）血液净化：血液透析、血液灌流对苯巴比妥和吩噻嗪类药物中毒有效，危重患者可考虑应用，对苯二氮䓬类无效。

（3）特效解毒药的应用：氟巴西尼是苯二氮䓬类拮抗剂，能通过竞争抑制苯二氮䓬类受体而阻断苯二氮䓬类药物的中枢神经系统作用。其半衰期约 57 分钟，应重复给药，方法：①单纯苯二氮䓬类药物中毒：氟巴西尼 0.2mg 静脉注射 30 秒以上，每分钟应重复应用 0.3～0.5mg，通常有效治疗量为 0.6～2.5mg；②混合药物中毒：方法同上，氟马西尼总量 2mg，无效者增至 5mg；③逆转苯二氮䓬类的镇静作用：氟巴西尼 0.2mg 静脉注射 15 秒以上，每分钟重复，总量 1mg。此药禁用于已合用可致癫痫发作的药物，特别是三环类抗抑郁药，不用于对苯二氮䓬类已有躯体性依赖和为控制癫痫而用苯二氮䓬类药物的患者，亦不用于颅内压升高者。巴比妥类及吩噻嗪类中毒目前尚无特效解毒药。

（4）对症治疗：主要针对吩噻嗪类，措施包括：①中枢抑制较重时应用苯丙胺、安钠咖等；②如有震颤麻痹综合征可选用盐酸苯海索、氢溴酸东莨菪碱；③肌肉痉挛及肌张力障碍者应用苯海拉明；④提高血压以扩充血容量为主，必要时使用间羟胺、盐酸去甲肾上腺素等 α 受体激动剂，慎用 β 受体激动剂（因周围 β 受体激动有血管扩张作用，可加重低血压）；⑤如有心律失常首选利多卡因。

2. 中医治疗

（1）治疗原则：排毒解毒、醒脑开窍、救阴回阳。

（2）辨证论治

1）邪毒扰神：症见困倦嗜睡，四肢无力，声低气微，目合口开，面色淡白，舌淡苔白，脉微。

治法：清毒醒脑。

选方：菖蒲郁金汤加减。

2）亡阴：症见神昏，汗出，面红身热，手足温，唇舌干红，脉虚数。

治法：救阴敛阳。

选方：生脉散加减。

3）亡阳：症见神昏，目合口开，鼻鼾息微，手撒肢厥，大汗淋漓，面色苍白，二便自遗，唇舌淡润，甚则口唇青紫，脉微欲绝。

治法：回阳救逆。

选方：参附汤加减。

三、病案举例

1. 病例介绍　患者，李某，女，25 岁，近来因感情问题情绪低落，1 小时前家人发现其神志不清，床边有"安定"药瓶，仅剩余少许药片，家属急送其来诊，大小便失禁。既往体健，否认高血压、糖尿病、高血压病史，无药物过敏史，月经史、个人史及家族史无特殊。

2. 体格检查　T 36.5℃，P 105 次/分，R 14 次/分，Bp 102/64mmHg。平卧位，神志不清，被动体位，压眶有反应，巩膜不黄，双侧瞳孔等大等圆，直径约 1mm，对光反射弱，双肺呼吸音清，未闻及干湿性啰音，心界不大，心率 105 次/分，律齐，无杂音，腹平软，肝脾未触及，下肢不肿。肌张力减低，腱反射消失，双侧病理征未引出。

3. 入院后检查　血生化：谷丙转氨酶 48U/L，乳酸脱氢酶 157U/L，尿素氮 7.8mmol/L，肌酐 80μmol/L。血常规：白细胞 12×10^9/L，中性粒细胞比例 81.2%。血气分析：pH 7.33，PaO_2 95mmHg，$PaCO_2$ 29mmHg，SaO_2 95%。头颅 CT 平扫：未见明显异常。心电图：窦性心动过速。

4. 中医四诊摘要　症见困倦嗜睡，四肢无力，声低气微，目合口开，面色淡白，舌淡苔白，脉微。

5. 治疗

（1）告知病情，洗胃、导泻。

（2）特效解毒剂：氟马西尼 0.2mg 静脉注射 30 秒以上，每分钟应重复应用 0.3～0.5mg，总量 2mg。

（3）维持生命体征稳定，吸氧，保持呼吸道通畅，补液，维持水电解质和酸碱平衡。

（4）中医治疗：证属毒陷心脑、脏腑虚衰；治法：清毒醒脑；方药：菖蒲郁金汤加减。

石菖蒲 12g	炒栀子 12g	竹叶 15g	牡丹皮 12g
郁金 12g	连翘 9g	灯心草 9g	木通 4.5g
紫金片 1.5g^(冲服)			

4 剂，水煎温服，2 次/日，200ml/次，一日一剂，鼻饲。

（5）密切观察患者症状及体征变化，监测肝肾功能。

（文 丹）

第四节　急性一氧化碳中毒

【培训目标】

1. 熟练掌握急性一氧化碳中毒的临床表现、诊断。
2. 掌握急性一氧化碳中毒的急救治疗。
3. 熟悉急性一氧化碳中毒的中医治疗。

一氧化碳是含碳物质不完全燃烧所产生的一种无色、无味和无刺激性气体，不溶于水，吸入过量一氧化碳即可发生急性一氧化碳中毒（acute carbon monoxide poisoning），又称煤气中毒。

本病可参照中医神昏、呕吐、头痛等病症辨证救治。

一、疾 病 特 征

（一）临床表现

1. 根据血中碳氧血红蛋白（COHb）浓度可将中毒程度分为三期：

（1）轻度中毒：血 COHb 浓度 10%～30%，主要症状表现为头昏头重、头痛、乏力、恶心呕吐、心悸或短暂晕厥。

（2）中度中毒：血 COHb 浓度 30%～40%。皮肤黏膜呈"樱桃红色"，除上述症状加重外，出现兴奋、判断力减低、运动失调、幻觉、视力减退、意识模糊或浅昏迷。

（3）重度中毒：血 COHb 浓度大于 40%，除上述症状外，患者迅速出现昏迷、抽搐、呼吸抑制、肺水肿、心律失常或心力衰竭；部分患者因误吸发生吸入性肺炎；受压部位皮肤可出现红肿和水疱；眼底检查可发现视乳头水肿。

2. 迟发性脑病　是指急性一氧化碳中毒患者在意识障碍恢复后，经过 2～60 天"假愈期"，约 3%～10% 患者出现下列临床表现之一：①精神异常或意识障碍，呈现痴呆、木僵、谵妄或去大脑皮层状态；②锥体外系神经障碍，出现震颤麻痹综合征表现（表情淡漠、四肢肌张力增强、静止性震颤、前冲步态）；③锥体神经系统损害，如偏瘫、失语、病理反射阳性或大小便失禁；④大脑皮层局灶性功能障碍，如失语、失明、不能站立或继发性癫痫；⑤脑神经及周围神经损害，如视神经萎缩、听神经损害及周围神经病变等。

（二）体征

1. 皮肤黏膜呈樱桃红色。
2. 判断力减低、运动失调、幻觉、视力减退、意识模糊或昏迷、震颤麻痹、偏瘫、感觉运动障碍、瞳孔缩小或散大等。
3. 呼吸频数或呼吸抑制、肺水肿。
4. 血压下降，心律失常或心力衰竭。
5. 受压部位皮肤出现红肿和水疱。
6. 眼底检查可发现视乳头水肿。

二、诊疗常规

（一）诊断

结合有通风不良、煤炭燃烧不完全情况下取暖等一氧化碳接触史；突发的中枢神经损害症状、体征；血液碳氧血红蛋白测定阳性，可诊断为急性一氧化碳中毒。

（二）影像学检查

1. 头部 CT 检查　脑水肿时可见脑部病理性密度减低区。

2. 胸部 X 线检查　有无肺部感染。

（三）辅助检查

1. 血液 COHb 测定　血 COHb 浓度测定是诊断 CO 中毒的特异性指标，应在脱离接触 8 小时内进行。

2. 动脉血气分析　急性一氧化碳中毒患者 PaO_2 和动脉血氧饱和度（SaO_2）降低，$PaCO_2$ 正常或轻度降低，中毒时间较长者常呈代谢性酸中毒，血 pH 和剩余碱降低。

3. 血、尿常规、肝肾功能、凝血功能、电解质、心电图等有助于判断中毒导致的脏器功能损害。

4. 脑电图　常呈现弥漫性低波幅慢波。

（四）治疗

1. 西医急救治疗

（1）撤离中毒环境：发现中毒患者应立即撤离现场，转移至空气清新环境，通风，将患者移至空气新鲜地方。

（2）保持呼吸道通畅：先松开衣领，保持呼吸道通畅；对昏迷、窒息或呼吸停止者，应及时行气管内插管，进行机械通气；注意观察意识状态和监测生命体征。

（3）氧疗：给氧能加速血液 COHb 解离和 CO 排出，是治疗一氧化碳中毒最有效的方法。

1）面罩吸氧：神志清醒患者应用密闭面罩吸氧，氧流量 5 ~ 10L/min，通常持续吸氧 2 天才能使血液 COHb 浓度降至 15% 以下，症状缓解和血液 COHb 浓度降至 5% 时可停止吸氧。

2）高压氧治疗：高压氧治疗可促进一氧化碳清除，缩短病程、降低死亡率，预防迟发性脑病的发生。适用于中、重度一氧化碳中毒，或出现神经精神、心血管症状和血液 COHb 浓度≥25% 者。老年人或妊娠妇女一氧化碳中毒首选高压氧治疗。一般高压氧治疗每次 1 ~ 2 小时，1 ~ 2 次/日。

（4）脑水肿的治疗：严重一氧化碳中毒后 24 ~ 48 小时脑水肿达高峰，应积极采取措施降低颅内压、促进脑细胞功能的恢复。

1）脱水治疗：50% 葡萄糖溶液 50ml 静脉输注；20% 甘露醇 1 ~ 2g/kg 静脉滴注，6 ~ 8 小时一次，症状缓解后减量；呋塞米 20 ~ 40mg 静脉注射，8 ~ 12 小时一次。

2）糖皮质激素治疗：地塞米松 10 ~ 20mg/d，疗程 3 ~ 5 天。

3）抽搐治疗：地西泮 10 ~ 20mg 静脉注射，抽搐停止后苯妥英钠 0.5 ~ 1.0g 静滴，根据病情 4 ~ 6 小时重复应用。

4）促进脑细胞功能恢复：常用三磷酸腺苷、辅酶 A、维生素 C 等。

2. 中医治疗　中医辨证治疗一般在急救处理后进行。

（1）治疗原则：排毒醒脑。

（2）辨证论治

1）痰浊蕴阻：症见头晕头痛，恶心呕吐，烦躁，倦怠乏力，脘痞，舌苔白腻，脉滑。

治法：涤痰化浊。

选方：温胆汤或苏合香丸加减。

2）余热留扰：症见头痛昏胀，周身倦怠，四肢酸楚，口干舌燥，小便短少，脉细数。

治法：滋阴清热，生津养阴。

选方：沙参麦门冬汤合五汁饮加减。

三、病案举例

1. 病例介绍　肖某，男性，55岁，在屋内午休后起床出现头晕、头痛、乏力、恶心呕吐、心悸、行走不稳、反应迟钝、视物模糊，家属发现房间内有一煤火炉，周围无异常药瓶，遂就诊医院急诊科。昨晚还一切正常，未述有何不适。平素身体健康。无高血压病史，无肝、肾和糖尿病史，无药物过敏史。

2. 体格检查　T 36.8℃，P 98次/分，R 24次/分，BP 160/90mmHg。昏迷，呼之不应，皮肤黏膜无出血点，浅表淋巴未触及，巩膜无黄染，双侧瞳孔等大等圆，直径3mm，对光反射灵敏，口唇樱桃红色，颈软，无抵抗，甲状腺（－），心界不大，心率98次/分，律齐，无杂音，肺叩清，无啰音，腹平软，肝脾未触及，克氏征（－），布氏征（－），双巴氏征（＋），四肢肌力对称。

3. 入院后检查　血COHb测定：28%。血常规：血红蛋白130g/L，白细胞6.8×10^9/L，中性粒细胞比例68%。肝肾功、电解质：谷丙转氨酶81U/L，白蛋白38g/L，总胆红素18μmol/L，间接胆红素4μmol/L，肌酐90μmol/L，尿素氮6mmol/L，钾4.0mmol/L，钠140mmol/L，氯98mmol/L，碳酸氢根22.7mmol/L。血气分析：pH 7.33，PaO_2 58mmHg，$PaCO_2$ 33mmHg，SaO_2 81%。尿常规未见异常。脑电图：弥漫性低波幅慢波。颅脑CT平扫：未见明显异常。

4. 中医四诊摘要　头晕头痛，恶心呕吐，倦怠乏力，脘痞，手足重滞，舌苔白腻，脉滑。

5. 治疗

（1）告知病情，绝对卧床休息，维持生命体征稳定。

（2）氧疗：面罩吸氧，氧流量5～10L/min；高压氧治疗。

（3）促进脑细胞功能恢复。

（4）中医治疗：证属痰浊蕴阻。治法：涤痰化浊。方药：温胆汤加减。

姜半夏9g	茯苓15g	枳实9g	竹茹9g
陈皮9g	生姜6g	炙甘草3g	紫苏梗9g

3剂，水煎温服（鼻饲），2次/日，150ml/次，一日一剂。

（5）密切观察患者症状及体征变化，监测血COHb。

（文　丹）

第五节 毒蛇咬伤

【培训目标】

1. 熟练掌握毒蛇咬伤的局部及全身临床表现。
2. 掌握毒蛇咬伤的急救治疗和中医治疗。

全世界共有蛇类 2500 余种，其中毒蛇约 650 余种。中国蛇类有 160 余种，其中毒蛇约有 50 余种，有剧毒、危害很大的有 10 余种。蛇毒按毒理作用可分为神经毒、血循毒和混合毒。

中医认为蛇毒系风火二毒，风者善行数变，火者生风动血，耗伤阴津。风毒偏盛，每多火化；火毒炽盛，极易生风。风火相煽，则毒邪鸱张，必内客营血或内陷厥阴。

一、疾 病 特 征

（一）临床表现

1. 神经毒 主要见于金环蛇、银环蛇、海蛇等，侵犯神经系统为主。

（1）局部表现：较轻，仅有微痒和轻微麻木，无明显红肿，疼痛较轻或感觉消失，出血少，齿痕小而无渗液。

（2）全身表现：一般在咬后 1~6 小时出现全身中毒症状，病情发展迅速，主要表现为骨骼肌弛缓性瘫痪，首先出现视物模糊、眼睑下垂、声音嘶哑、流涎、言语及吞咽困难、牙关紧闭，继而向肢体无力发展，四肢无力，如呼吸肌受累可出现呼吸困难，重者呼吸衰竭、昏迷。呼吸衰竭是主要死因，病程较短，危险期在 1~2 日，幸存者常无后遗症，神经毒引起的骨骼肌弛缓性麻痹以头颈部为先，扩展到胸部，最后膈肌，好转时以反方向恢复。

2. 血液循环毒 主要见于竹叶青、五步蛇、蝰蛇、烙铁头等，侵犯血液系统为主。

（1）局部表现：多在咬后 0.5~3 小时出现，咬伤局部肿胀明显，伤口剧痛，伴有水疱、出血、皮下瘀斑和局部组织坏死。肿胀迅速向肢体近端蔓延，并引起淋巴管炎或淋巴结炎、局部淋巴结肿痛、伤口不易愈合。

（2）全身表现：可有头晕、恶心、呕吐、胸闷、气促、心悸、口干、出汗、发热等症状，重者可出现皮肤黏膜及内脏广泛出血、溶血、贫血、血红蛋白尿、高钾血症、心肌损害、心律失常，甚至发生急性心、肾、肝功能衰竭，休克，弥散性血管内凝血。脏器出血、循环衰竭是主要死因。幸存者常留有局部及相关系统的后遗症。

3. 混合毒 见于蝮蛇、眼镜蛇、眼镜王蛇等，同时兼具神经毒和血液循环毒的临床表现，发病急，局部和全身症状均较明显。

（二）体征

1. 局部 咬伤局部红肿、疼痛、瘙痒、麻木等，伴水疱、出血、皮下瘀斑、局部组织坏死。

2. 全身 神志改变，骨骼肌迟缓性麻痹，呼吸衰竭、心律失常等。

二、诊疗常规

（一）诊断

结合毒蛇接触史，体检局部有蛇咬齿痕，局部红肿疼痛，全身多个器官受累的临床表现，多个部位出血、多系统受损所致实验室指标异常，可诊断毒蛇咬伤。

（二）辅助检查

1. 乳胶抑制试验　应用蛇毒抗原抗体反应，可检测患者为何种毒蛇咬伤；出现凝集反应者为阴性，均匀混浊者为阳性，提示为该种毒蛇咬伤。

2. 乳凝试验　测定患者血清中抗体，可推测为何种毒蛇咬伤；不凝者为阴性，凝集者为阳性；适用于晚期毒蛇咬伤患者。

3. 肝功异常　血清胆红素增高，谷丙转氨酶超过正常值 2 倍。

4. 血红蛋白尿，少尿，血清尿素氮、肌酐增高或显著增高。

5. 出血，凝血障碍，血小板 $<80 \times 10^9/L$，血红蛋白 $<80g/L$，凝血酶原时间和部分凝血酶原时间延长，血纤维蛋白及纤维蛋白原减少，血纤维蛋白降解产物增多。

6. 高钾血症。

7. 乳酸脱氢酶、肌酸激酶升高。

8. 血气分析 $PO_2 <60mmHg$。

9. 心电图提示心动过速（>130 次/分）或心动过缓（<60 次/分）、心律不齐或传导阻滞。

（三）治疗

1. 西医治疗

（1）现场急救：限制受伤肢体的活动，可应用夹板固定伤肢，伤口应保持低于心脏的水平，以利于伤口渗液的引流；及早用流水冲洗伤口；局部绷扎是一种简单而有效的现场自救与互救方法，即被咬伤后立即用绷带（或软绳、带子）在伤口的近心端肢体、伤口肿胀范围的上侧贴皮肤绷扎，每隔 15～20 分钟放松绷带一次，每次 1～2 分钟。

（2）伤口处理

1）及时冲洗伤口：可选用 1:5000 高锰酸钾溶液、0.3% 过氧化氢、生理盐水、肥皂水等，冲洗后局部湿敷，冲洗时可用负压吸引。

2）局部皮肤切开排毒：以牙痕为中心作十字形或纵形切口，长约 2～3cm，深达皮下但不伤及肌膜，如有毒牙及时拔除，然后用手从肢体的近心端向伤口方向及伤口周围反复挤压，促使毒液从切开的伤口排出体外，边挤压边用清水冲洗伤口。伤口较深并污染或有坏死时应及时予以切开清创。

（3）局部解毒：用胰蛋白酶、抗蛇毒血清等在伤口及周围皮下进行浸润注射或环形封闭。

1）胰蛋白酶 2000～4000U 以 0.5% 普鲁卡因（皮试不过敏者）稀释，在伤口及周围皮下进行浸润注射或做环形封闭，宜早用，并可酌情重复使用，可用糜蛋白酶代替胰蛋白酶。

2）依地酸钙钠能与蛇毒蛋白水解酶中的金属离子螯合，可尽早用 2%～5% 依地酸二钠注射液 25ml 冲洗伤口，或加 1% 普鲁卡因做伤口及周围皮下浸润注射。

3）用相应的抗蛇毒血清 1/4～1/2 支、地塞米松 5～10mg、2% 利多卡因 5ml 加入

0.9%生理盐水 20ml 中，于绷扎上沿或伤口周围做环形浸润封闭。

4）选用蛇药制剂，可将药片以水溶化后涂于伤口周围。

（4）抗蛇毒血清：是中和蛇毒的特效解毒药，用药后迅速见效，在进行伤口处理的同时应尽早（毒蛇咬伤后 6～8 小时内）足量应用。如患者病情进行性加重，应重复应用抗蛇毒血清，或重新评估毒蛇的种类，必要时联用多种抗蛇毒血清治疗。

（5）防治伤口感染：酌情应用抗生素防治感染。

（6）预防破伤风：常规肌内注射破伤风抗毒素 1500U。

（7）肾上腺皮质激素的应用：肾上腺皮质激素大剂量或短疗程应用，对抗毒血症、组织损伤、炎性反应、过敏反应和溶血。

（8）对症与支持治疗：呋塞米或甘露醇利尿，必要时应用血液净化加速蛇毒排出；及时行气管插管或气管切开，应用呼吸机抢救呼吸衰竭；救治重要脏器出血；纠正低血压、抗休克；补充血容量；纠正酸中毒和高钾血症；抗心律失常；防止急性肾衰竭、心功能衰竭、肝功能衰竭、DIC 等。

2. 中医治疗

（1）治疗原则：解毒、活血、祛风。

（2）急救处理

1）早期结扎：同西医急救处理的防治毒液扩散和吸收治疗。

2）扩创排毒：一般沿伤口处十字形切开，如有毒牙及时拔除，并用清水等冲洗。若为特殊毒蛇咬伤（蝰蛇、尖吻蝮蛇等），伤口出血不止者不宜扩创。

3）针刺、火罐：出现肿胀时，局部皮肤消毒用三棱针或粗针头点刺八邪（上肢毒蛇咬伤者）/八风穴（下肢毒蛇咬伤者），或从八邪/八风穴向近心端沿皮刺 1cm，将患肢下垂，由近端向远端挤压排毒；可用火罐的方法拔出伤口处瘀血及毒液，减轻肿胀及毒物的进一步吸收。但被蝰蛇或尖吻蝮蛇咬伤慎用此法，以防出血不止。

4）局部新鲜草药外敷：伤口未溃可予生南星、鹅不食草捣烂敷于伤口处，以发疱拔毒；伤口溃烂者给予半边莲、七叶一枝花、蒲公英、紫花地丁、马齿苋、金银花、大青叶等捣烂外敷于伤口周围。

5）急救中成药：南通蛇药片、上海蛇药、广东蛇药、吴江蛇药、群生蛇药、热毒宁针、醒脑静注射液等。

（3）辨证论治

1）风毒：局部皮肤麻木感，不伴疼痛；头晕，眼花，乏力，四肢麻痹无力，甚则胸闷、喘息，张口困难，四肢麻痹，严重时昏迷不醒，舌质红，苔白，脉弦数。

治法：祛风止痉，解毒活血。

选方：玉真散麻黄连翘赤小豆汤加减。

2）火毒：局部剧痛，可见瘀斑、血疱等，甚则局部溃烂，发热恶寒，烦躁口渴，心悸胸闷，吐血发斑，小便黄赤，大便秘结，舌质红，苔黄，脉滑数。

治法：清热凉血，泻火解毒。

选方：黄连解毒汤合五味消毒饮加减。

3）风火毒：局部红肿剧痛明显，严重时血腐肉烂，头晕头痛，视物不清，恶心呕吐，寒战高热，胸闷，心悸，便秘溲赤，甚则烦躁抽搐，神志昏愦，牙关紧闭，呼吸微弱，舌质黯红，苔黄白相间，脉弦数。

治法：解毒息风，清热凉血。

选方：五虎追风散合犀角地黄汤加减。

三、病案举例

1. 病例介绍　刘某，男，67岁，右足毒蛇咬伤致右下肢肿痛8小时，于入院前8小时，患者在户外不慎被褐色毒蛇咬到右足背外侧，当时感咬伤处疼痛剧烈，局部见两个相距一横指蛇咬齿痕，少量出血，无畏冷发热，无视物模糊，无头晕头痛，无咽喉不适感，无胸闷心慌，无腹胀腹痛，无恶心呕吐，无四肢乏力，无二便失禁，数分钟后咬伤处开始肿胀并向上蔓延，在右踝关节上方绑扎1道，右足肿胀渐蔓延至小腿中段，疼痛加剧，遂就诊我院。平素身体健康。无高血压病史，无肝、肾和糖尿病史，无药物过敏史。

2. 体格检查　神清，生命征平稳，舌红苔薄黄脉弦，心肺腹无异常。右足外侧赤白肉际见2个相距约0.8cm的齿痕，无渗血，未见残留蛇牙及其他异物，无局部灰黑斑，无血、水疱，无皮下出血。右小腿中下段及足背肿胀，皮温明显升高，压痛明显，右侧大腿根部淋巴结未扪及肿大，无压痛。

3. 入院后检查　血常规：WBC $13.6 \times 10^9/L$，N% 85%，HGB 133g/L，PLT $268 \times 10^9/L$。急诊生化：CK 499U/L，CK-MB 50U/L，GLU 6.8mmol/L。出凝血时间、尿常规、心电图正常。

4. 中医四诊摘要　右足肿胀疼痛，皮温高，舌红苔薄黄，脉弦。

5. 治疗

（1）冲洗伤口，局部皮肤切开排毒。局部皮肤消毒用三棱针或粗针头点刺八风穴，将患肢下垂，由近端向远端挤压排毒；可用火罐的方法拔出伤口处瘀血及毒液，减轻肿胀及毒物的进一步吸收。

（2）防治伤口感染，预防破伤风。

（3）短期应用肾上腺皮质激素。

（4）急救中成药。

（5）中医治疗：证属火毒证，治法：清热凉血，泻火解毒，方药：黄连解毒汤合五味消毒饮加减。

金银花9g	野菊花9g	紫花地丁9g	紫背天葵9g
蒲公英9g	黄连9g	生地9g	赤芍9g
牡丹皮9g	黄柏9g	甘草3g	

4剂，水煎温服，2次/日，200ml/次，一日一剂。

（6）密切观察患者症状、体征及局部伤口变化。

（文　丹）

第十八章
环境与理化急症

第一节 中 暑

【培训目标】

1. 熟练掌握中暑的临床表现及危险性评估。
2. 掌握中暑的中医及西医治疗原则。
3. 熟悉中医特色治疗在中暑中的运用。

中暑（heat illness）是指人体在高温环境下，由于水和电解质丢失过多、散热功能衰竭引起的以中枢神经系统和心血管功能障碍为主要表现的热损伤性疾病。常发生于夏季高温或潮湿闷热环境中，多有高温劳作史，颅脑疾患的患者、老弱及产妇耐热能力差者，尤易发生中暑。中暑是一种威胁生命的急诊病，若不给予迅速有力的治疗，可引起抽搐、永久性脑损害、肾脏衰竭甚至死亡。

中暑属于中医学"伤暑""中热""冒暑""痧症"等范畴。

一、疾病特征

（一）一般临床表现

急性起病，临床以高热、皮肤干燥、无汗及中枢神经系统症状为主要特征。

中暑按病情轻重可分为三级：先兆中暑、轻症中暑、重症中暑。

1. 先兆中暑 在高温环境中一定时间后出现口渴、头昏、耳鸣、多汗、乏力、胸闷、心悸、注意力不集中等症状，体温正常或略有升高。

2. 轻症中暑 除上述症状加重外，尚可出现：体温升至38℃以上；出现面色潮红、皮肤灼热；面色苍白、皮肤湿冷、血压下降、脉搏增快等表现；如进行及时有效的处理且无中枢、肾、心严重损害，数小时内可恢复。

3. 重症中暑 以其发病机制和临床表现常分为三型：热痉挛、热衰竭、热射病。

（1）热痉挛：多由于大量出汗失水失盐，致血中氯离子、钠离子浓度极速降低，突然出现阵发性的痉挛和疼痛，主要累及骨骼肌，持续约数分钟后缓解。

（2）热衰竭：常常发生于对高温适应不能者，主要因周围循环不足，导致虚脱或短暂晕厥，可表现为头晕、头痛、心慌、口渴、恶心、呕吐、皮肤湿冷、血压下降、晕厥或神志模糊，体温正常或稍微偏高。

（3）热射病：又称日射病。是因高温引起体温调节功能障碍，热平衡失调使体内热蓄积，临床以高热、意识障碍、无汗为主要症状。发病早期有大量冷汗，继而无汗、呼吸浅快、脉搏细速、躁动不安、神志模糊、血压下降，甚至昏迷伴四肢抽搐；严重者可产生脑水肿，肺水肿，心力衰竭，肝、肾衰竭，弥散性血管内凝血等。

（二）危险性评估

临床患者中暑后出现以下情况者属病情危重，需积极抢救。

1. 持续高热达40℃以上不退。

2. 昏迷伴频繁抽搐超过48小时。

3. 重度脱水、休克。

4. 并发脑水肿，肺水肿，肝肾功能不全。

5. 心律失常及心功能不全。

二、诊疗常规

（一）诊断

具有明显的季节性，常发生于夏季高温或潮湿闷热环境下，病前常有在高温或潮湿闷热环境中劳作或在炎炎烈日下长途行走等诱因。发病急，其轻者以汗出、乏力、口渴、恶心呕吐及胸闷、心悸为特征；其重者则以高热、汗出、烦渴、乏力，甚或神昏、抽搐为主症。

（二）影像学检查

根据不同病情程度可有白细胞总数增高和中性粒细胞增高、尿常规异常；严重病例可出现肝肾、胰腺和横纹肌损伤，应及时检查血清谷草转氨酶（AST）、谷丙转氨酶（ALT）、血乳酸脱氢酶（LDH）和肌酸激酶（CK），血肌酐和尿素氮；昏迷、头痛者应行头颅CT及脑脊液检查，排除颅内出血及感染。

（三）治疗

1. 先兆中暑与轻症中暑　立即撤离高温环境至阴凉处安静休息，补充清凉含盐饮料。以万金油、清凉油、风油精外擦两侧太阳穴、额部，口服仁丹或十滴水，体温升高者及时物理降温到38℃以下。

2. 中暑热衰竭　迅速转移至通风阴凉处休息，补充血容量，必要时使用升压药。

3. 中暑热痉挛　重点补钠补钾，维持电解质平衡。轻者口服含盐饮料，重者给予5%葡萄糖生理盐水静脉滴注，重度低钠者可谨慎使用3%氯化钠溶液100～200ml。必要时2小时可重复一次。肌注地西泮10mg，静脉推注10%葡萄糖酸钙10～20ml。

4. 中暑热射病　降温：可采用冷水浴、冷敷加电风扇吹、酒精浴、冷液静脉输入、药物降温等措施。保持呼吸道通畅，吸氧，危重者高压氧治疗。维持循环功能，维持水、电解质、酸碱平衡。防治急性肾衰竭。对症治疗：处理肺水肿、脑水肿、DIC，防治感染。

5. 中医治疗

（1）治疗原则：清热祛暑、益气生津、回阳救阴为基本治疗原则。

（2）辨证论治

1）阳暑：症见头昏头痛，心烦胸闷，口渴多饮，全身疲软，汗多，发热，面红。舌红，苔黄，脉浮数。

治法：清暑益气，生津。

选方：王氏清暑益气汤加减。

中成药可选用仁丹、清暑益气丸、生脉注射液等。

2）阴暑：症见精神衰惫，肢体困倦，头昏嗜睡，胸闷不畅，多汗肢冷，微有畏寒，恶心欲吐，渴不欲饮，舌淡，苔薄腻，脉濡细。

治法：清暑化湿，疏风散寒。

选方：新加香薷饮或藿香正气散加减。

中成药可选用藿香正气（水）胶囊、十滴水、生脉注射液等。

3）暑厥：症见突然昏倒，不省人事，手足痉挛，高热无汗，体若燔炭，烦躁不安，胸闷气促，或小便失禁，舌红，苔燥无津，脉细促。

治法：清热祛暑，醒神开窍。

选方：清营汤加减。

中成药可选用安宫牛黄丸、清开灵注射液或醒脑静注射液。

4）暑风：症见高热神昏，手足抽搐，角弓反张，牙关紧闭，皮肤干燥，唇甲青紫。舌红绛，脉细弦紧或脉伏欲绝。

治法：清热养阴，息风。

选方：羚角钩藤汤加减。

中成药可选用紫雪散、至宝丹、清开灵注射液、醒脑静注射液、生脉注射液等。

（3）针灸治疗

1）阳暑：针刺大椎、风池、曲池、合谷等穴。

2）阴暑：灸大椎、风池、曲池、合谷等穴。

3）暑厥、暑风：针刺人中、合谷、承浆、十宣等穴。

4）耳针法：针刺心、枕、交感、皮质下、肾上腺区域，亦可采用耳尖放血法。

（4）刮痧治疗：根据病情轻重可选择颈部、背部、胸部及四肢等多个部位刮拭。每个部位3~5分钟，或以刮出皮肤紫红为度。

（5）拿痧治疗：对于先兆中暑及轻症中暑的患者可采取提、拉、弹、拨等手法，对特定穴位及肌腱等进行拿痧治疗。

三、病案举例

1. 病例介绍 王某，男，35岁。2013年8月5日，患者于户外工作后，感头昏，心烦胸闷，全身乏力，口渴欲饮，汗多，发热，无恶心、呕吐，遂至医院急诊科就诊，测体温38.6℃，血压110/70mmHg，脉搏92次/分。查血常规，肝、肾功能，电解质及血糖均未见明显异常。

患者既往体健，否认高血压、糖尿病、冠心病病史。

2. 体格检查 神志清，精神疲，双侧瞳孔对光反射灵敏，面色潮红，皮肤灼热，心率92次/分，律齐，未闻及杂音，呼吸较急促，24次/分，双肺呼吸音清，未闻及明显干、湿性啰音，生理反射存在，病理反射未引出。

3. 中医四诊摘要 患者于户外高温下劳作后，突发头昏，高热，胸闷，心烦，全身疲乏，舌质红，苔黄稍腻，脉洪数。

4. 治疗

（1）保持患者处于阴凉通风环境。

（2）拿痧治疗：采取提、拉、弹、拨等手法，对特定穴位及肌腱等进行拿痧治疗。

（3）中医治疗：证属阳暑。治法：清暑益气生津。方药：王氏清暑益气汤加减。

西洋参 5g	石斛 10g	麦冬 10g	黄连 3g
竹叶 6g	荷梗 15g	知母 6g	甘草 3g
粳米 15g	西瓜翠衣 20g	藿香 10g	薏苡仁 20g

4剂，水煎服，2次／日，200ml／次，一日一剂。

（4）密切观察患者病情变化，直至其体温恢复正常，症状消失。

（廖为民）

第二节 淹 溺

 【培训目标】

熟悉淹溺损伤的临床特点和急救处理。

淹溺（drowning），亦称溺水，是呼吸道被液体淹没而引起窒息的过程。包括液体吸入肺所致的湿性淹溺（wet drowning）；与因喉痉挛所致的干性淹溺（dry drowning）。由于罹害者无法呼吸空气，引起机体缺氧和二氧化碳潴留，是引发儿童与青少年心脏骤停的主要原因。如施救不及时，可迅速死亡。

一、临 床 特 点

（一）临床表现

缺氧是淹溺者最重要的表现。可引起全身缺氧，导致心跳呼吸骤停、脑水肿，肺部吸入污水可发生肺部感染。在病程演变中可发生低氧血症、弥散性血管内凝血、急性肾衰竭等和多器官功能障碍综合征。如淹没于粪坑、污水池和化学物贮存池等处，还伴有相应的皮肤、黏膜损伤和全身中毒。

淹溺者因窒息表现为昏迷或意识不清，呼吸、心跳微弱或停止。颜面、指端发绀，面部肿胀，双眼结膜充血，口鼻充满泡沫或杂质，肺部听诊可闻及干性及细湿啰音，四肢冰冷，腹部鼓胀，寒战。可伴有头、颈部损伤。可表现有不同程度的低体温。

（二）实验室及特殊检查

白细胞总数和中性粒细胞可增高，尿蛋白阳性。胸部 X 线、CT 检查常见肺纹理增粗。典型表现为于两肺下叶的局限性斑片状影与广泛的棉絮状影并存，提示可能同时存在肺水肿及肺不张。心电监护可表现为窦性心动过速、ST 段和 T 波改变、室性心律失常、心脏阻滞。动脉血气分析约75%病例有明显混合性酸中毒，几乎所有淹溺者都有不同程度的低氧血症。

二、生命指征评估

1. 确定淹溺持续时间及开始施救时间。
2. 评估意识、呼吸、脉搏、心率及节律、皮肤色泽，评估缺氧、窒息的严重程度。
3. 及时判断心脏停搏，并观察复苏效果。
4. 判断是否存在低体温。

三、急救处理

（一）现场急救

淹溺（drowning）最重要的复苏措施是尽快恢复通气和氧供，缺氧时间长短决定了溺水者发生心脏停搏并关系着预后。要尽可能迅速地将淹溺者救出。发现有颈部受伤可能时，应加用颈部固定保护。立即清除口鼻内水、泥沙污物及分泌物，保持呼吸道通畅，对无反应和无呼吸者应立即进行心肺复苏（CPR）。

人工通气是淹溺复苏重要的措施。如未发生心脏骤停，迅速的人工通气可增加淹溺者的存活机会。人工呼吸可在溺水者救上岸或还在浅水区时就开始实施。因溺水者多伴有低体温，复苏时应注意保温。复苏过程中出现呕吐时，应将其头部偏向一侧，用手指、纱布等清除或用吸引器抽吸呕吐物。

如需倒水，可将淹溺者腹部置于施救者屈膝的大腿上，头部下垂，施救者平压其背部，将呼吸道和胃内的水倒出；或由施救者抱起淹溺者的腰腹部，使其背部朝上，头部下垂予以倒水。多数淹溺者溺水时只会吸入少量的水，多不造成气道梗阻，人工呼吸前只需清除淹溺者口中可视的异物，急救人员无须常规倒空淹溺者呼吸道中液体。

（二）急诊处理

经现场抢救的溺水者应及时送至医院给予进一步的评估和监护，采取综合措施支持循环呼吸功能。

1. 机械通气　对意识不清、呼吸急促、全身发绀、咳粉红色泡沫痰、血压下降及血氧饱和度<85%，并有酸碱失衡、电解质紊乱的淹溺者应气管插管，进行人工机械通气。原则是尽可能维持合适氧供及尽可能低的气道压。待其意识清楚、呼吸恢复、循环稳定、血气分析正常、胸部X线好转后再考虑撤机。

2. 补充血容量，维持水、电解质和酸碱平衡　淡水淹溺时，因血液稀释，应适当限制入水量，并适当补充氯化钠溶液、血浆和白蛋白；海水淹溺时，由于大量体液渗入肺组织，血容量偏低，需及时补充液体，可用葡萄糖溶液、低分子右旋糖酐、血浆，严格控制氯化钠溶液；注意纠正高钾血症及酸中毒。

3. 防治急性肺损伤　早期、短程、足量应用糖皮质激素可防治淹溺后发生的炎性反应-急性肺损伤，以及严重时发生的急性呼吸窘迫综合征（ARDS）。

4. 防治脑缺氧损伤、控制抽搐　淹溺后存在不同程度的缺氧性脑损害，尤其是发生呼吸衰竭者。改善通气，维持血液中二氧化碳处于正常水平，降低颅内压是非常重要的。根据病情应用甘露醇、甘油果糖、白蛋白及呋塞米等治疗，减轻脑水肿，以改善其预后。

5. 防治低体温　对冷水中淹溺者按低体温处理，可采用体外和体内复温措施。

6. 对症治疗　如出现血红蛋白尿、少尿或无尿，应积极防治急性肾功能不全的发生；溶血明显时可输血，以增加血液携氧能力；应用皮质激素可有助于对抗脑水肿、肺水肿和溶血；防治多器官功能障碍；防治感染等。

（廖为民）

第三节　电　击　伤

【培训目标】

1. 掌握电击伤的全身表现和局部表现和治疗方法。
2. 熟悉电击伤的并发症。

电击伤（electrical injury）也称触电，是指电源与人体直接接触后，一定量的电流进入人体造成机体组织损伤、坏死和功能障碍。电流能量转化为热量时可造成电烧伤。雷电即闪电是一瞬间的超高压直流电造成人的一种特殊电击伤。电击损伤程度与电流强度、电流种类、电压高低、通电时间、人体电阻、电流途径有关，身体各组织单独对电流的阻力按自小而大顺序排列为血管、神经、肌肉、皮肤、脂肪、肌腱、骨组织。电流通过心脏易导致心脏骤停，通过脑干使中枢神经麻痹、呼吸暂停。

电击伤属于中医学"烫伤"或"筋伤"范畴，其病位轻者在皮肉，重者在气血或脏腑。皆因火热之邪炽盛，灼伤皮肉、筋骨，内攻气血、脏腑，导致阴阳乖逆，脏腑衰败，甚至阴阳离决。

一、疾　病　特　征

（一）全身表现

触电后轻者出现肌肉收缩惊恐、面色苍白、头痛、头晕、心悸等，重者出现严重室性心律失常、肺水肿、胃肠道出血、凝血功能障碍、急性肾功能不全，甚至出现意识丧失、休克、心脏呼吸骤停或死亡。有些严重电击伤患者当时症状最初不重，但1小时后病情可突然恶化，所以临床上应特别注意观察伤者病情变化，包括强制性肌肉损伤、内脏器官损伤和体内外烧伤情况。

（二）局部表现

高压电击会产生严重烧伤，而电流进口部位皮肤灼伤比出口部位严重，进口与出口也可能都不止一个，出口部位的伤口有可能比入口大。烧伤部位组织产生焦化或炭化。触电造成肢体屈肌收缩致关节处于屈曲位，在肘关节、腋下、腘窝部及腹股沟部，其相互接触的近关节皮肤可因电流经过产生间断性创面。电击伤创面的最突出的特点为外观皮肤的创面很小，但皮肤下的深层组织产生广泛而严重的损伤。

触电造成的血管病变为多发性栓塞、坏死；胸壁损伤可深达肋骨、肋间肌并导致气胸；腹壁损伤可致内脏坏死或中空脏器穿孔、坏死；电流造成肌群强力收缩致骨折或关节脱位；肌肉组织坏死、水肿，致使肢体肌筋膜间隔产生压力增高，神经、血管受压而产生缺血缺氧的恶性循环，造成筋膜间隙综合征。

闪电损伤时皮肤上可出现微红的树枝样或细条状条纹，是由电流沿着或穿过皮肤所致的Ⅰ度或Ⅱ度烧伤，若伤者佩戴指环、手表、项链等金属物品会产生较深的烧伤。电击者常出现单侧或双侧鼓膜破裂、视力障碍、单侧或双侧白内障等。

（三）并发症

1. 大量组织的损伤和溶血可引起高钾血症。

2. 低血压、电解质紊乱和严重的蛋白尿可引起急性肾衰竭。

3. 肌肉强烈收缩和抽搐可致四肢关节脱位或骨折，脊椎旁肌肉强烈收缩可造成椎体压缩性骨折。

4. 神经系统可发生失明、耳聋、周围神经病变、上升性或横断性脊髓病变和侧索硬化症等，亦可发生肢体瘫、偏瘫或截瘫。

5. 高压电损伤患者可发生胃肠道紊乱或穿孔、胆囊坏死、胰腺坏死、肝脏严重损害或伴有凝血机制障碍、白内障和性格改变等。

二、诊疗常规

（一）根据患者触电病史、体征分析，即可做出诊断

同时了解有无从高处坠落或被电击抛开的情节。注意检查有无内脏损伤、脊髓神经损伤或骨折的可能性。有患者触电后，心跳和呼吸极其微弱，甚至暂时停止，处于"假死状态"，要认真鉴别，不可轻易放弃对触电者的抢救。

（二）辅助检查

1. 心电图观察　有无心律失常、急性心肌损伤变化、非特异性 ST-T 改变；

2. X 线观察　有无骨折或脱位情况；

3. 血液检验　心肌生化标志物、血淀粉酶、血肌酐、尿素是否升高，是否出现高血钾、肌红蛋白升高、血红蛋白尿，动脉血气分析有无酸中毒、低氧血症等。

（三）治疗

1. 生命体征评估

（1）评估电击当时的情况，致伤的原因、部位，局部烧伤程度。

（2）评估意识、脏器及肢体功能恢复情况。

（3）对心脏骤停患者，积极评估复苏效果。

2. 心肺复苏　对心脏呼吸骤停患者应立即行心肺复苏，不能轻易终止复苏。心电图显示发生心室颤动者先注射肾上腺素 1mg，心室颤动波粗大，即行电除颤，有利于恢复窦性节律。

3. 补液　对低血容量性休克和组织严重烧伤患者，应迅速静脉补液，补液量较同等面积烧伤者要多。输液量应根据患者对输液治疗后的效果（每小时尿量、周围血管循环及中心静脉压监测情况）决定。

4. 对症治疗　根据各种监测结果，预防治疗高钾血症、心功能不全、脑水肿、急性肾功能不全、电解质紊乱等。

5. 创伤和烧伤处理　清除电击创面及皮下坏死组织，预防感染和创面污染，以减少继续释放肌红蛋白的来源。

对于深层坏死组织应采取分期切开清创治疗；对间隙高压综合征应按需行筋膜切开减压术；对需要截肢者，必须严格掌握手术指征；对于器官损伤和骨折脱位者应由专业医师处理；对有继发感染者给予抗生素治疗。

6. 中医治疗

（1）治疗原则：补虚泻实，实证者清热泻火，凉血养阴；虚证者扶阳救逆，益气固脱。

（2）辨证论治

1）实证：症见皮红，壮热烦躁，口渴引饮，或烦躁不眠，干呕腹胀，小便短赤，大便秘结，舌质红绛，苔黄燥起刺，脉洪数或细数。

治法：清热泻火，凉血养阴。

选方：黄连解毒汤合清营汤。

中成药可选用安宫牛黄丸或清开灵注射液。

2）虚证：症见皮开肉焦，神志昏愦，面色青惨，呼吸浅促，肢冷脉绝，或病程日久，正气亏损，疮面色浅，新肉不生，形体消瘦，神疲乏力，心悸怔忡，舌质淡，苔薄白，脉沉细无力。

治法：扶阳救逆，益气固脱。

选方：参附汤合生脉饮。

中成药可选参附注射液或生脉注射液。

7. 针灸治疗

（1）实证：大椎、十二井、十宣、合谷、曲池等穴。

（2）虚证：人中、十宣、太冲、关元、气海等穴。

三、病案举例

1. 病例介绍　王某，男，29 岁，在 40 分钟前工作时不慎触到高压电，即出现全身多处烧伤，于 2011 年 7 月 10 日下午 14 时 18 分被送急诊室。

2. 体格检查　患者神志清，痛苦病容，呻吟不止，处于极度恐惧状态，无发热，血压 110/70mmHg，心率 70 次/分，左上臂前侧、左大腿前侧、右背部分别可见 3cm×5cm、5cm×10cm、6cm×8cm 大小伤口，无渗血，伤口局部皮肤变黑形成环形焦痂。双手指屈曲位，皮肤发黑，指间关节活动障碍，右手腕关节屈曲并活动受限，前臂肿胀，桡动脉搏动较弱，手背红肿，伴有水泡。舌质红、苔薄黄，脉沉弦。

3. 理化检查　X 线检查：双手指间关节屈曲呈半脱位状。血常规、血生化、肝肾功能未出现异常。

4. 中医四诊摘要　患者触电后出现全身多处烧伤，伤口局部皮肤变黑形成环形焦痂，关节活动障碍，手背红肿，伴有水泡。舌质红、苔薄黄，脉沉弦。

5. 治疗

（1）告知病情，持续心电监护，鼻导管氧气吸入（5L/min）。

（2）静脉输入乳酸林格液 1000ml，0.9% 氯化钠注射液 250ml + 青霉素 G 钠 800 万 U，0.9% 氯化钠注射液 250ml + 维生素 C 3g。

（3）伤口清创，无菌辅料包扎，联系骨外科会诊。

（4）中医辨证治疗：证属火毒伤阴，以清热泻火，凉血养阴为治法。

生地 30g	丹皮 15g	玄参 15g	麦冬 15g
连翘 15g	金银花 15g	黄连 5g	淡竹叶 15g
延胡索 15g	甘草 5g		

4 剂，水煎温服，2 次/日，200ml/次，一日一剂。

（董建文）

第十九章
灾害与突发公共卫生事件伤害

第一节 总 论

 【培训目标】

1. 掌握灾害救援的原则与基本要求。
2. 熟悉灾害医学的主要任务与主要特点。

一、概 述

灾害（disaster）是指客观条件的突变给人类社会造成人员伤亡、财产损失、生态破坏的现象。是一种超过受影响地区现有资源承受能力的人类生态环境的破坏。

根据发生原因的不同，一般分为自然灾害和人为灾害两类。自然灾害包括气象性灾害（如飓风、寒潮、热浪、干旱、洪涝、森林大火等）、地质性灾害（如地震、火山爆发、滑坡、土地沙化、雪崩、海啸等）和生物性灾害（如虫灾、传染病流行等）；人为灾害包括工矿事故、交通事故、战争和社会动乱等造成的人员伤亡和经济损失。根据发生方式的不同，分为突发性灾害和渐变性（潜在性）灾害；根据发生时间的不同，分为原生灾害、次生灾害和衍生灾害；根据发生的地点不同，分为陆上灾害、海上灾害和空难。自然灾害的发生，一方面取决于自然条件变化的内在因素，另一方面也取决于对自然环境破坏的外在因素。灾害的严重性，不仅取决于灾害本身的性质和程度，更决定于对社会的实际破坏作用。就人为灾害而言，由于人口城市化和居住密集，机动车数量剧增，而道路建设和交通管理的滞后，由此造成大量的交通事故和人员伤亡；技术进步推动工业快速发展，但环境保护工作滞后，由此引起严重的大气污染（如酸雨、臭氧层破坏、温室效应等）、水体污染、物理性污染（如声、光、电磁辐射、核辐射等）和化学性污染（如农药等化学物质）等都会严重危害人类健康乃至生命安全。

所谓"突发公共事件"是指突然发生，造成或者可能造成重大人员伤亡、财产损失，生态环境破坏和严重社会危害，危及公共安全的紧急事件。包括自然灾害、事故灾难、公共卫生事件、社会安全事件等。按其性质、严重程度、可控性和影响范围等因素分成4级，特别重大的为Ⅰ级，重大的为Ⅱ级，较大的为Ⅲ级，一般的为Ⅳ级。按其可能造成的危害程度、紧急程度和发展态势，也将预警级别分为 4 级，依次用红色、橙色、黄色和蓝色表示。

灾害医学（disaster medicine），是研究在各种自然灾害和人为事故所造成的灾害性损伤条件下实施紧急医学救治、疾病防治和卫生保障的一门科学。是为受灾伤病员提供预防、救治、康复等卫生服务的科学，是介于灾害学与医学之间的学科。灾害医学主要派生于临床医学的急诊、急救专业。然而，灾害与公共卫生突发事件原因的多样性、危害的直接性、发生的隐蔽性、表现的突然性等特点，决定了仅由传统概念的急诊急救专业参与的鄙陋。现代灾害医学需要多学科介入，需要相关学科全方位的融合与应用。灾害医学应由灾害卫勤组织指挥学、灾害流行病学、灾害救治医学、灾害医学管理、灾害康复医学、灾害心理医学、灾害基础医学等多部分组成。灾害医学的整体防御可分预警、防范、检测、诊断、防护、除沾染、现场救治与后送、院内进一步救治、康复、心理、基础研究等方面。不同的灾害具有不同的伤害特点和规律，对医疗系统及灾害预防准备的要求也各不相同。例如，地震引起的伤害以多发伤、挤压伤等外科创伤为主；洪水则以溺水、胃肠道传染病等内科疾病为主；火灾则以体表和呼吸道烧伤、缺氧、中毒和休克、感染等为主。研究如何最大限度地减少"围灾害"期的伤病损失及死亡，是摆在世界医学面前的大课题。灾害医学不仅涉及临床医学、预防医学和生理学的各学科，而且与气象、通讯、交通、管理等非医学学科密切相关。灾害医学由于它自身的特点，正在成为医学领域的一门独立的新兴学科。

二、灾害医学的主要任务

1. 灾区现场抢救　在灾害突然发生的数分钟内，只能依靠自救、互救和第一目击者（first responder）的救助。操作虽然简单（如从倒塌物掩埋或挤压中解救出来，压迫止血，脱离险境等），但十分有效。灾害发生后数分钟至数小时甚或 1～2 天，本地尚存的医务人员和开始进入灾区的少数急救人员对伤员实施初级创伤生命支持（basic trauma life support，BTLS），如止血、呼吸道清理、胸部按压等。此后，大批外来医疗救援人员进入灾区，开始有组织地对伤员进行高级创伤生命支持（advanced trauma life support，ATLS）。此时由专业人员对重伤员进行气管内插管、胸腔引流、通气、供氧、止痛、除颤、脑复苏等抢救措施。受灾的重伤员经抢救，病情稳定后，及时送至固定的医疗机构。在出现大批伤员的情况下，要把主要力量放在大多数伤员的救治上，而不要把个别极重度伤员作为救治重点。

2. 研究各类灾害致伤的规律　各种灾害造成的伤害不同，因此要深入研究各类灾害造成伤害的规律，从而制订有针对性的现场救援预案和预防继发性伤害的方案。

3. 灾区卫生防疫工作　大灾之后，水电设施常遭到破坏；清洁饮水得不到保证；粪便、污物得不到及时清理；人畜死亡后，尸体尚未被完全处理，以致腐烂发臭、蚊蝇滋生，此时极易暴发胃肠道等传染病。因此，除积极救治和疏散伤员外，还要积极开展有效的卫生防疫工作，如确保饮水供应，加强粪便管理，深埋人畜尸体，大力消灭蚊蝇，根据疫情需要服药或选择性接种等措施。

4. 对灾区引发的创伤后应激障碍（post-traumatic stressdisorder，PTSD）的研究　大的灾害会给受灾民众造成强烈的精神刺激和心理冲击，由此引起一系列的精神神经症状，如心律不齐、恐慌、颤抖、沉默、木僵、过度兴奋等。多数人经过一段时间后可恢复正常，少数人的精神障碍可能持续数月至数年甚至更长时间。

5. 向公众进行急救普及教育和宣传 培训"第一目击者"的紧急救治能力，强化自救、互救的技能。

三、灾害医学的主要特点

1. 临时组建、时间性强 对于救灾，平时即使有预案，也不可能有完整的救援队在坐等任务，通常在发生灾情接受任务后临时组建高效的医疗救援队伍。一般要求在 12 小时以内到达指定地点，通常在灾后 2~4 天急救任务最为紧张，10 天后基本完成任务，接着开始恢复和重建工作。

2. 工作条件差 灾后现场多缺乏必要的工作条件和医疗设备，生活条件艰苦，缺水、缺电、缺食物、缺药品；环境污染、通讯不便等。给灾害急救带来很多困难。

3. 尽快急救 救护伤员，要愈早愈好。经验表明，灾后 3 小时内得到救护的伤员存活率为 90%，6 小时后救护的存活率仅为 50%。

4. 大量伤员、任务繁重 灾害时常同时出现大批伤员，必须在短时间内对伤员进行伤情判定，以分级救治及后送医疗，紧急疏散灾区内重伤员。

5. 伤情复杂 灾害往往造成伤员多器官损害，常合并大出血、窒息、休克。不同原因、不同状态所致伤害也不一样，因而伤情十分复杂。

四、灾害救援的原则与基本要求

1. 灾害急救是一项复杂的系统工程，需要消防、工程、军队、卫生、公安、交通、通讯等多部门联合行动。各部门必须在专门的小组统一领导下，服从命令，听从指挥，主动配合，步调一致。同时，对各类车辆、物资进行分类，并分地区存放。各级各类人员应着不同的服装和标志，以便于指挥者的识别和调配。通讯系统应采用有线和无线两种，以保证灾害事故信息的传递。灾害事故指挥中心是医疗急救指挥调度和协调各方面工作的信息传递机构，是联系上级指挥中心和现场急救的桥梁，是安排现场伤病员转送以及解决其他种种问题的联络枢纽。现场指挥中心必须随时将现场急救情况向上级指挥中心汇报，听取上级的安排和指导。指挥中心应掌握灾害事故现场就近医院的技术力量、床位和设备情况，合理分配伤病员，使相关医院做好大批量伤病员的接收和救治准备。

2. 救护队进入现场后应在判断现场安全的情况下，立即对所有伤员进行检伤分类。通过现场初步检查、分析，做出初步判断。根据不同的伤情，分别在轻、中、重、濒死或死亡的伤病员身体显眼处贴上绿、黄、红、黑颜色的标识，并填好检伤卡，以便现场紧急处理和后送时按不同伤情选择先后处理顺序。病情危重，一时不能转运的伤员，可在现场临时搭建的急救帐篷和手术台紧急救治，病情稳定后立即转送医院进一步治疗。救治过程中必须坚决执行首诊负责，避免遗漏。

3. 灾害事故现场伤病员多，处理环境差，检伤分类后能转院的伤员，经现场急救后尽快转送各指定医院进行治疗。搬运和转送伤病员时，动作要快而准确；注意受伤的部位不被挤压，不负重；有脊柱损伤的伤员不能扭曲，搬运中尽量减少震动；将伤病员搬上担架后，一定要系好安全带；转送途中应带上足够的抢救药品；转送途中必须有医务人员进行严密监护，一旦病情变化，立即进行车上急救。

4. 救灾人员的组成因地区、灾害性质、灾情严重程度等不同而有很大差别。通常，对于需要急救医疗的突发事件，由一家医院或多个医疗单位联合组成医疗队或临时医院，人员组成要少而精。通常要有医院或医疗队的领导，下设机关办事人员，协调各部门医疗任务及掌握救治情况。此外，还有分管对外联络、后勤等行政管理人员。业务技术方面要有一名高级职称医生统管，下有各相关专科特别是外科的专科医师、麻醉医师、手术室护士等，要努力做到"一专多能"。还要配备负责通讯、交通、伙食、住宿、供电、供水和其他物资供应等方面的后勤人员。

5. 物资配置　药品器材是医疗救援工作的物质基础。在灾区，药材供应管理体制应以层次少、精干、高效为原则。在平时就要做好必要的药材储备，拟定医疗队、手术队、防疫队的药材装备标准，制成各种制式医疗箱备用。救灾时，在指挥部医疗卫生保障组下设立药材供应组，对药材供应进行管理，首批进入灾区的医疗救援人员根据实际需要携带一定量的药材，接着在灾区设立药材供应站，在药材供应组领导下，登记保管和分发药材给所属的医疗单位。

急诊用药品应包括止痛药、止血剂、中枢兴奋剂、升压药、降压药、强心药、利尿及脱水药、抗心律失常药、血管扩张药、镇静剂、解毒药、止喘药、局部麻醉药、抗生素类药、激素类药、葡萄糖溶液及电解质液等。

仪器设备包括呼吸机、吸引器、给氧设备、心电图仪、心脏起搏、除颤装置、心脏按压机、心电监护仪、超声诊断仪、洗胃机、X线机、检验用品，以及各种无菌备用的基本手术器械等。

救灾人员必需的生活用品，如食品、饮用水、睡袋、手电筒等准备与携带也是救灾工作准备中重要的一环。

（路晓光）

第二节　地　震

【培训目标】

掌握地震的主要伤害表现与救治原则。

根据《中国地震局地震应急预案》，地震等级划分为：有感地震：指公众普遍感觉到但没有造成损害的地震；一般破坏性地震：指发生 5.0～6.0 级地震，或造成数人至数十人死亡；严重破坏性地震：指发生 6.0～7.0 级地震，或造成数十人至数百人死亡；强烈破坏性地震：指造成特大损失的严重破坏性地震即指发生 7 级以上地震，或者灾情速报死亡人数超过 1000 人的地震。

一、伤 害 特 点

灾情发生突然；伤亡人数众多；伤情重而复杂；救治困难；次生伤害严重而复杂。

二、主 要 伤 害 表 现

地震对人体的主要伤害包括直接伤害与次生伤害两类。

直接伤害发生于地震初期，主要是建筑物破坏造成的人体机械性损伤以及心理创伤。

直接伤害的病因均为创伤或挤压，伤情复杂，多数为多发伤，其中四肢骨折最多见；其次为软组织伤及周围神经损伤，脊柱骨折及截瘫；第三位是骨盆骨折、挤压伤及挤压综合征。部分伤员还可能涉及复合伤，如创伤合并烧伤、电击伤等，诊治中易发生漏诊漏治、顾此失彼的情况。伤员的第一死亡高峰发生于伤后数秒至数分钟，主要致死原因为埋压窒息，头颅、脑干、心、肺、大血管严重损伤，伤员获救机会较小。第二死亡高峰发生于伤后数分钟至数小时内，主要死亡原因为硬膜下或硬膜外血肿、血气胸、肝脾等实质性脏器破裂大出血或骨盆、股骨骨折引起的大出血而致休克。有效的救治时间主要是伤后第一小时内，故被称为"黄金一小时"。第三高峰发生于伤后数天至数周，主要死亡原因是脓毒症和多器官功能衰竭。

　　常见的次生伤害包括：①地震发生后的不同时间内常发生一些大小不等的余震，使已受到破坏的建筑物倒塌，威胁救护人员的安全，妨碍救护工作的进行；②地震时电、气设施的破坏，可造成火灾而引起后续性伤害。有些地区甚至可引起天然气或储油设备的爆炸，不仅可发生烧伤，还可发生爆炸伤；③地震引发的地缝、山崩、泥石流、海啸等都可造成非常严重的危害；④地震对人畜造成的伤亡、环境经济的破坏，幸存者身心健康的影响可能造成震后传染病的流行；⑤毒物泄漏导致中毒，放射物泄漏导致辐射伤；⑥突如其来的打击，大量亲朋好友的伤亡、房屋倒塌、财产损失，给幸存灾民带来巨大的精神打击。恐怖景象引起的恐惧、焦虑、悲伤、抑郁等心理状态都会造成严重的心理障碍。

三、救治工作及原则

　　1. 重大地震发生后要迅速在当地或上级政府的领导下，建立救灾领导机构和医疗队，尽快到达现场开展医疗卫生应急救援工作。救灾领导机构负责指挥和协调整个救灾工作，如参与救灾的各类人员的分配，对不同地区、建筑物抢救工作的安排，各类救灾物资的保证，灾区水、电、气的供应及通信联络的畅通，卫生救援工作所需条件的保障和落实，救灾区域卫生、安全的保障等，保证救灾工作能够协调高效进行。根据救援需要，再相继调集现场调查处理组、专业应急救治队伍和其他医疗机构赶赴现场开展医疗卫生救援，必要时请求上级卫生行政部门援助。

　　2. 寻找和救护伤员的基本原则　　现场救治的第一要素就是尽快把伤员从被埋压的倒塌建筑物中寻找和挖掘出来，要坚持先救后找、先多后少的原则，先救治已发现的伤员，后寻找可能存在的伤员，先寻找人口众多的地方，后寻找人员较少的地方。发现伤员后一定要通过移动埋压物体把伤员解脱出来，不能用死拉硬拖的办法把伤员从埋压物体下拖出，以免加重损伤。这一部分工作常需有工程人员和工程机械协助完成。在伤员的救治上要坚持先救后治，先重后轻的原则。根据伤情迅速进行检伤分类并做出标志，对已检伤分类的伤员还要随时复检，根据不同伤情迅速给予急救处理，发现有呼吸、心搏骤停、窒息、活动性大出血、休克等危急重症的伤者应立即展开就地抢救，维持其基本生命体征。严重心理创伤者给予心理干预。

　　3. 地震伤员现场救治主要工作和程序　　现场救治的主要工作包括：快速评价伤情，检查应根据 ABCDEF 程序。A（airway 气道）：呼吸道是否通畅。B（breathing 呼吸）：呼吸是否平稳，有无气胸和连枷胸。C（circulation 循环）：血压、脉搏是否正常，有无微循环障碍的体征，有无活动性出血。D（disability 功能障碍）：神志是否清楚，瞳孔是否等大，对光反射是否敏感，有无面部及肢体偏瘫，有无肢体运动障碍。E（exposure 充分暴露全身）：以利检查。F（fracture 骨折）：主要是四肢、骨盆、脊椎。根据上述评估指标结合不同的评分系统对伤者的伤情做出评估。对生命垂危的伤员找出危及生命的原因并迅速处理；维持气道通畅，维护呼吸循环平稳，抗休克；妥善止血，包扎，固定后尽快安全运送到救治医院。

4. 次生灾害所致伤员的救治和预防

（1）根据地震部门发布的预报预防余震损伤，也可采用如家畜家禽反应异常、静止的钟摆、倒置的酒瓶发生微小运动等一些简便易行的方法观察。救援时要首先切断可能遭受破坏的电源和气体管道以避免火灾伤害，开通消防车辆通道和消防水源，遇有消防水源被地震破坏而无法使用时，主要依靠消防车辆或就便取材。

（2）地缝救援时，可通过喊话、灯火给地缝中的幸存者传递信息，并注意收听地缝中的反应，发现伤员后根据地缝的深度，伤员的伤情制定救援方案。如伤员伤情较轻，放下救援绳索，起吊装置后可配合救援，尽量不再下人救援，以免余震造成地缝变化而增加伤亡。如伤员伤情重不能配合救援时，则应尽快组织人员，深入地缝救援，并尽快离开地缝。山崩、泥石流常发生于山体附近，所造成伤亡的主要原因是山石泥土和泥石流的掩埋，预防措施主要是在地震发生时尽快离开山体山谷，泥石流发生时要尽快向山崤高处转移。海啸的救治包括地震和水灾两部分，以溺水最为多见。同时，由于房屋、工事倒塌可造成大量以闭合伤为主的挤压伤伤员，颅脑脊髓伤可发生不同程度的生命体征如血压、脉搏、呼吸等异常，瞳孔反射、运动、感觉意识等也可能发生改变；胸部创伤时可出现胸痛、胸壁浮动、气胸、血胸、皮下或（和）纵隔气肿、呼吸道分泌物和血液淤积以致窒息等；腹部创伤者可发生内脏破裂和内出血；肌肉丰富的部位长期受压后可发生挤压综合征。救治任何部位的严重创伤，都要确保呼吸道通畅，快速止血，妥善固定骨折，包扎伤口，积极防治呼吸循环功能障碍。

（3）造成地震后传染病流行的主要原因有：①人畜尸体腐烂及处理不当；②地下排水设施的破坏和污染；③环境卫生破坏；④幸存者及救援人员身心疲劳，抵抗力下降；⑤忙于救灾而忽视对传染病的预防等。对地震后传染病要采取预防为主的原则，针对上述原因采取强有力的预防措施，可明显抑制传染病的发生和流行。

（4）针对地震带来的精神恐惧、焦虑，以及失去亲人后的悲痛等因素进行心理教育，在精神上、物质上关心受灾人员，消除对灾害的恐惧心理和悲观情绪。对灾害中幸存的孤寡老人、儿童等高危人群要重点给予保护和关心帮助，切实解决他们各方面的困难，减少精神创伤。对灾后已发生的应激损害和心理障碍伤病员进行适当的心理咨询和精神神经治疗。

（路晓光）

第三节　气象灾害

【培训目标】

1. 掌握洪涝水灾、泥石流的伤害特点与救治原则。
2. 熟悉暴风雪、寒流与雪崩的伤害特点。

一、洪涝水灾

由于降水过程的时间和空间分布不均匀，可能导致某些地域因水而灾（水灾害）。洪水是指暴雨后，河流泛滥，淹没田地和城乡所造成的灾害；涝灾是指长期大雨或暴雨产生的积水和径流淹没低洼土地所引起的灾害。洪水和涝灾往往同时发生。

（一）伤害特点

洪涝水灾的祸患，有明显的阶段性：洪水暴发瞬间的原生灾害，以及水灾之后的次生灾害。

（二）主要伤害表现

1. 原生灾害　直接对人的伤害主要是淹溺、浸泡、受寒、断粮饥饿、建筑物倒塌砸伤、应激性心理—精神损伤等。受洪水淹溺，可能被泥沙活活掩埋，或呛入异物（泥沙、水草等）致人窒息；吸入大量河水，可致肺水肿，甚至可因心肺功能衰竭、缺氧、脑水肿等导致死亡；大批建筑物冲毁，可造成人员伤亡，尤以颅脑损伤、脊柱脊髓损伤、骨折、出血、挤压伤多见；洪水漫溢，人畜粪便及腐败的尸体污染水源。

2. 次生灾害　常见有火灾、电击伤、冻伤、中毒、灾后瘟疫，以及由于社会秩序混乱所造成的伤害。灾民聚居可因烤火取暖或炊事失慎引发火灾；天气寒冷可致人冻伤；野外生活，可能被毒蛇、蚂蟥等咬伤；遭受蚊虫侵袭，可导致虫媒体传染病（如乙脑等）的发生与流行。水中的带电电缆、倒坍电杆上的电线都会使人遭到电击；被洪水浸泡而外溢，冲入水源或污染食物的农药、毒物和放射性物质，可致人中毒。暴发洪水之后，环境破坏尤为严重，常暴发瘟疫（流行传染病）。

（三）救治工作及原则

对溺水人员应就地抢救，同时进行检伤分类，根据灾区现场的医疗力量、伤病员数量、伤病种类、伤情轻重缓急，做好各类救治与后送转院工作。

迅速检查和判定有无威胁生命的征象，如呼吸道梗阻、大出血、休克、心跳停止、电击伤、冻伤等；现场进行心脏按压、人工呼吸、吸氧等；昏迷者，要保持呼吸道通畅，观察神志、瞳孔、呼吸、脉搏及血压变化。有外出血者要加压包扎止血；如有脊髓损伤，应平卧，搬动时必须采取良好的保护性措施；四肢骨折时，用夹板或其他简易器材暂时固定。在此基础上，再仔细检查身体各部的损伤情况，进行相应的处理。按照"先救命、后救伤，先救重、后救轻"的原则进行伤员现场急救。现场救援力量不足时，应及时报告上级卫生行政部门迅速调集救援力量给予支援。伤员搬运、转送过程中，应密切观察病情变化并及时救治，避免造成二次损伤。

分阶段分层次重点抓好各项预防控制措施，搞好各项卫生防疫工作。洪水暴发后，重点要做好灾区的饮水卫生、食品卫生、环境卫生、消毒、杀虫灭鼠工作，预防控制各类传染病的发生。

二、泥石流

泥石流是产生于山区的严重地质灾害，它是由暴雨、冰雪融化等水源激发的，含有大量泥沙石块的特殊洪流。往往突然爆发，混浊的流体沿着陡峻的山沟前推后拥，奔腾咆哮而下，地面为之震动，山谷犹如雷鸣，在很短的时间内将大量泥沙石块冲出沟外，在宽阔的堆积区横冲直撞、漫流堆积，常常给人民生命财产造成很大危害。

（一）伤害特点

泥石流灾害的特征：①发生和停止具有突发性和一过性；②造成灾害的破坏具有多相性和不均质性；③具有与暴雨、冰川消融相伴随的季节性和周期性，大多发生于每年的6~9月份。

（二）主要伤害表现

泥石流造成的人身伤害主要是淹埋造成窒息。表现呼吸困难、口唇青紫，心跳加快而微弱，处于昏迷或半昏迷状态，颈部静脉因充血而显现，很快进入垂危状态，紫绀加重，呼吸减慢变弱，继而不规则，心跳也随之减慢而停止。此外，尚有挤压伤、骨折、死亡及精神上创伤等。

（三）救治工作及原则

首要措施是迅速进行检伤分类并做出标志，迅速清除口、鼻腔及大气道内的阻塞物，保持气道通畅；创伤者中的开放性损伤，要注意清洗伤口，避免继发感染。伤口受泥石流污染严重，伤员到达医疗单位后，必须进行彻底的清创，尽早使用抗生素预防感染。注射抗破伤风血清及破伤风类毒素，防止破伤风发生。

三、暴风雪、寒流与雪崩

山坡积雪或因负载过度、或因雪层剪切（常因滑雪、雪从树上或悬崖上坠落所致）、或因震动（常由响雷、高速飞行物的冲击波、爆炸、地震等因素诱发）、或因温度突然改变（晴朗天气突然乌云密布、寒冬突然转暖、融化的雪水渗入等）均可引发雪崩，暴风雪、寒流与雪崩主要发生在北方，有明显的局限性、季节性。

（一）伤害特点

1. 强暴风雪可以摧毁建筑、交通、电讯设备，砸伤人畜。

2. 暴风雪、寒流、雪崩形成的持续严寒，可导致冻伤，严重冻伤可起水疱、变黑、局部坏死甚至脱落。

3. 反复的"冻结-融化-再冻结"，可耗竭人的能量；体温过低，可因循环障碍而致人死亡。

（二）主要伤害表现

主要是因严寒引起的冻伤、冻僵、冻昏迷和冻死。

（三）救治及原则

提供御寒防冻的衣被和设备，以及正确救治冻伤。救援人员尽快到达现场，及时施救，尽量减轻冻伤伤情。将伤员送到避风处或帐篷内，用34℃左右的温水作旋流式浸浴使结冻部位迅速复温和恢复循环，促进冻伤康复与痊愈。

（路晓光）

第四节　事故灾难

【培训目标】

1. 掌握爆炸事故、矿井事故的伤害特点与救治原则。

2. 熟悉公路与铁路交通事故的伤害特点；熟悉火灾的救治原则。

一、爆 炸 事 故

爆炸事故发生原因复杂，如生产、储存、运输、使用易燃易爆物品的设施不符合安全要求，违规作业，爆炸恐怖事件等。爆炸伤是一种最难急救的伤类，其核心是难以诊断，难以把握救治时机。加上由于爆炸造成建筑物倒塌，周围物体变形，使得许多伤员处在相对狭窄的空间内，增加了医疗救援的难度。

（一）伤害特点

1. 突发性强　爆炸发生突然，时间短，杀伤性强，恐怖事件多在公众场所，现场伤害的人群多数来不及疏散逃跑或自救。

2. 伤情复杂、复合伤为主　爆炸现场多在易燃易爆物品的生产、储存和使用场所，往往由爆炸引起燃烧，或由燃烧引起爆炸，致伤效应是两种或两种以上致伤因素作用的相互加强或扩增效应的结合，病理生理紊乱较多发伤和多部位伤更加严重而复杂。不仅损伤范围广，涉及多个部位和多个脏器，而且全身和局部反应强烈、持久。热力可引起体表和呼吸道烧伤。冲击波除引起原发冲击伤外，爆炸引发的玻片和砂石飞溅可产生玻片伤和砂石伤，建筑物倒塌、着火可引起挤压伤和烧伤，毒剂中毒除引起肺损伤外，还可引起神经系统的损伤。

3. 外伤掩盖内脏损伤，易漏诊误诊　单纯的冲击波超压致伤时，体表多完好无损，但常有不同程度的内脏损伤，即呈现外轻内重的特点。当冲击伤合并烧伤或其他创伤时，体表损伤常很显著，此时内脏损伤却容易被掩盖。

4. 潜在再次事故危险性　爆炸现场仍有尚未爆炸的爆炸物品，极易因救援、调查人员的移动、撞击、吸烟等，引发再次爆炸；炸毁的建筑物再次倒塌；爆炸后的封闭空间存在毒气；现场电气设备仍然带电等，存在二次事故发生的危险。

5. 伤亡人群扩大化　爆炸事故致复合伤的破坏作用和地面杀伤力异常巨大，人员伤亡比一般伤类呈扩大趋势。

（二）主要伤害表现

由于引发爆炸物品的品种、性能、数量和人体与爆炸源距离以及现场条件的不同，爆炸对人体造成的伤害特征多种多样。

1. 爆炸伤按性状可分为炸碎伤、炸裂伤、炸烧伤、超压伤、弹片伤、抛射伤、抛坠伤、摔伤、压伤、踩伤等。通常在一个伤者身上会呈现多种炸伤。

2. 爆炸时的物体冲击和燃烧最易导致冲烧毒复合伤，发生率与距爆心的远近有关。离爆心越近，发生冲烧毒复合伤的机会越多，其次是冲毒复合伤。

3. 肺是中毒致伤、冲击波致伤最敏感的靶器官之一，也是呼吸道烧伤时主要的靶器官。肺损伤是爆炸事故致冲烧毒复合伤救治的难点和重点。

4. 伤员伤情复杂、严重，并发症多，死亡率高。

（三）救治及原则

应在消除继续发生燃烧爆炸危害因素的基础上，迅速将火源附近易燃易爆物品转移到安全地点，切断电源。在迅速控制火灾蔓延的同时，将伤害人员从危险区抢救到安全地点，及时对伤员的不同伤情进行紧急救护。

1. 首批到达现场的救护人员，应立即在安全区域展开检伤分类。对严重的伤员进行初步处理，及时向急救中心或当地卫生部门报告现场情况，提出增援建议。

2. 对脱离爆炸现场的伤员，立即祛除致伤因素（热力、火焰、毒气等），如烧伤伤员，须迅速将伤者与高温热环境或物体隔离，并及时进行有效的初步处理。

3. 及早、全面和多次伤情检查评估。根据伤情分类、优先救治原则，按现场判断→伤检→分类救治→后送→途中监护的程序开展现场医疗救援。现场紧急救治或初步处置后进行第二次伤情评估分类，转送前要求护送的医师进行第三次伤情评估，并在途中密切观察生命体征变化，避免因漏诊误诊造成延误抢救时机。

4. 对严重复合伤、烧伤、休克、中毒的伤员，必须在现场给予积极救治，根据现场急救和最近医院的抢救条件决定后送的安排，原则上是先稳定，再后送，就近送，送到有条件抢救的医院。

5. 对于特重症伤员，需对冲击波、烧伤和中毒等因素所致的多重损伤进行兼顾和并治。强调爆炸伤急救的综合治疗至关重要。包括心肺复苏、抗泡剂应用、超声雾化吸入、抗过敏或碱性中和剂的应用、消除高铁血红蛋白血症、适当的体位、高流量吸氧、保证组织细胞供氧、维护重要脏器功能、纠正电解质紊乱、酸碱失衡等。积极地抗休克、抗中毒、抗肺水肿及纠正脑疝是抢救成功爆炸复合伤的关键。

二、矿井事故

矿井事故指矿产开采过程中发生导致群体人员伤亡的各种事故。常见类型有瓦斯爆炸、冒顶塌方、矿井水灾等。

（一）瓦斯爆炸

瓦斯是井下采矿过程中产生的各种有害气体的总称，主要成分是甲烷（CH_4），还有一氧化碳（CO）、硫化氢（H_2S）、二氧化氮（NO_2）等。瓦斯爆炸指在矿井下采煤过程中，煤的完整性被破坏，透气性增加，甲烷（CH_4）从煤体中释放出来，浓度达到5%～14%时，有氧情况下，遇火花发生的爆炸事故。

1. 伤害特点　瓦斯爆炸对人身伤害主要有高压气流引起的冲击伤，高温所致的烧伤，一氧化碳引起窒息和中毒以及其他外力所造成的复合性损伤，由于井下条件所限，给抢救带来很大困难。

2. 主要伤害表现　瓦斯爆炸造成人身伤害的主要表现有：①高温；②高压；③继发性打击伤（机械性损伤）；④中毒。

3. 救治及原则　①扑灭矿井火源，建立有效通风，排除有毒气体；②对矿井毒气等指标严密监控下，佩戴防毒等安全防护器材后将伤病员搬出矿井；③在地面空气新鲜处，根据不同伤情迅速给予伤员现场急救处理，监护条件下转送医院。

消除致伤因素，判定伤情及紧急处置，用清洁敷料、被单、衣服覆盖保护创面、寒冷环境注意保暖，检伤分类必须认真仔细、全面系统，特别要注意有无一氧化碳中毒、呼吸道烧伤等，在抢救伤员的同时就应积极预防 ARF、ARDS、MODS 等严重并发症。

（二）冒顶塌方

冒顶塌方指采矿过程中，矿井岩石稳定性差或安全防护措施不当等原因，致使矿井顶部垮落下塌造成的人身伤害事故。

1. 伤害特点　主要有各类机械性创伤和填埋窒息。

2. 主要伤害表现　表现有：①软组织伤、擦伤；②颅脑外伤；③开放性或闭合性骨折；④内脏破裂；⑤体表或内脏出血；⑥挤压综合征；⑦窒息等。以多发伤多见。

3. 救治及原则　①对矿井安全严密监控并采取有效防护措施后，佩戴安全防护器材将伤员搬出矿井，搬运过程应避免继发损伤；②在地面空气新鲜处，根据不同伤情迅速给予伤员现场急救处理，监护并转送医院。

判定伤情及救治顺序：先救命，后治伤；先重伤，后轻伤顺序紧急救治。搬动伤员避免继发损伤；井下黑暗环境滞留过久返回地面时，注意保护眼睛，避免强光造成视力损害；转送途中避免颠簸。

三、公路交通事故

公路交通事故指机动车、非机动车在行驶中发生翻车、撞车、紧急刹车等交通事故，造成司乘人员及路上行人伤亡。公路交通事故多由人为因素造成，已成为发达国家第一位的公共卫生问题。

（一）伤害特点

由于公路交通事故的突发性、隐蔽性，伤情严重、伤势复杂，多发伤复合伤普遍，现场能否及时、正确地救护决定伤情的转归。司乘人员受车辆紧急制动的惯性作用，身体遭受撞击，或被抛向车外造成撞击伤、摔伤。车辆外形受猛烈撞击结构变形，或车辆翻车，造成各部位的挤压碰撞，穿刺或多发伤，包括胸骨和肋骨骨折，断端可刺破肺、心和主动脉；颅骨骨折、颅脑损伤；下肢和骨盆骨折；颈椎损伤、胸背部挤压伤；车辆肇事后发生起火、爆炸、化学品泄漏造成司乘人员被烧伤、中毒、爆炸伤等复合伤。机动车造成行人创伤包括撞击伤和碾压伤两类。被撞人员瞬间遭受撞击，大多死于颅脑伤（脑挫裂伤、颅内出血、蛛网膜下腔出血、硬脑膜出血等）或肺、肝、脾、膀胱等内脏破裂。碾压伤则多见于胸腹部的伸展伤与撕裂伤。摩托车、自行车造成行人创伤主要有冲撞伤、碾压伤和摔伤，受伤部位以四肢和头部最为多见。此外，肺、主动脉、心、肝、脾、肾、消化道、肋骨和肢体都可能发生损伤。

（二）主要伤害表现

创伤轻重程度不同，表现也不尽相同。①全身表现：头部创伤时常出现神志变化，严重者可昏迷。面颈部外伤，注意气道阻塞窒息。胸部、腹部及四肢创伤因严重失血引起失血性休克；②局部表现：疼痛程度与受伤范围和轻重有关，活动时加剧，制动后减轻。肿胀为受伤部位出血或渗出所致，部位较浅可出现皮下淤血或血肿。组织疏松部位肿胀显著。功能障碍因疼痛限制运动和组织结构破坏所致。组织损伤受伤部位可有伤口或创面。内脏损伤功能障碍，如胸部创伤呼吸困难等。

（三）救治及原则

1. 发生车辆事故后，可能继发车辆起火、爆炸、被撞建筑物倒塌，交通秩序紊乱继发交通事故等。必须快速将伤员转移至较安全地带抢救。对于群体伤害的交通事故，首先到达现场的救护人员应承担起检伤分类的责任，按伤情轻重分类并进行标记。尽快了解伤员情况与现场需求，及时向上级主管汇报并请求支援。

2. 对现场伤员本着"先救命后治伤"的原则，先脱离险境后抢救、先复苏生命后对症、先救重伤后处理轻伤、先抢救再后送。先处理危重伤员，重点救治，尽快转送，垂危伤员现场完成生命体征的支持。已无存活希望者，后续运送。

3. 疑有脊椎损伤应置颈托固定。搬运时应将伤员头颈与躯体保持同一轴线位。对呼吸心搏骤停伤员立即心肺复苏；对可能危及伤员生命的大出血、窒息或呼吸困难、创伤性休克、血气胸等给予优先处理；对受伤部位和伤口止血、包扎、固定，正确地搬运、防止伤情加重。

4. 对挤压在车内的伤员，按狭窄空间救治要求，在评估生命体征的同时，应判定被挤压的状态。①通过确保气道开放、管理呼吸、维持循环、防止挤压综合征的发生以及保温等措施稳定生命体征；②对骨折部位和脊柱进行保护和固定，不仅可以缓解疼痛，也能使救出时移动需救助者身体或变换体位变得容易；③当需救助者生命出现危机、其他的救出手段无效时，且有足够准备的情况下急救人员应最终确定舍弃被压肢体；④现场使用镇痛剂。处置完成后尽快离开狭窄空间。切忌盲目施救，造成进一步的伤害。伤员被救出或转移时，要对其生命体征进行完整的再评估。

5. 对神志不清的伤员要认真检查，避免因假死而放弃抢救；出现大批重伤员时，要以能挽救更多人生命为原则，不要把有限急救的资源集中在单个危重伤员身上。

6. 颅脑损伤后昏迷的伤员，其腹部损伤如肝脾破裂等常被掩盖。同时有肋骨骨折、血气胸、肺挫伤、膈肌破裂、心包挫伤、骨盆骨折、尿道损伤等的多发伤伤员亦可能合并颅脑伤，损伤复杂。对此类损伤应全面检查，严密观察，避免遗漏。

7. 伤员必须在给予相应处理后及时转送，运送途中严密观察病情变化，根据伤情决定后送医院，不能为寻求大医院而延误抢救时机。

四、铁路交通事故

指火车与其他车辆碰撞发生的事故以及铁路路外人员伤亡事故。

（一）伤害特点

①突发性强、人群密集、灾情严重、伤员人数多；②现场混乱、救治困难；③可造成人体严重损伤。

（二）主要伤害表现

火车创伤主要是碾压伤、撞击伤和摔伤，人体撞击行驶火车中的突出部位，可引起挫裂伤，特别是严重的开放性颅脑伤，火车撞伤人体后，常将人甩出一段距离，造成摔伤，如脑挫伤、骨折、内脏破裂伤等。人员伤亡按伤情可分为：①轻度伤员；②重度伤员；③危重伤员；④濒危伤员。

（三）救治及原则

①心肺脑复苏；②抗休克；③离断肢体的处理；④各类创伤的救治。先脱离险境后抢救、先复苏生命后对症、先救重伤后处理轻伤、先抢救再后送。

五、火　　灾

除了森林火灾、火山爆发、地震等引起火灾，还包括工厂、油库、民用建筑物、地铁、铁路、核电站、烟花爆竹发生意外爆炸等引起的火灾。它给人们的生命安全带来极大的威胁。因此，快速、合理、规范的现场救治非常重要。

（一）伤害特点

事故发生突然，多数人缺乏自救常识，因此加重了损伤的程度。如若爆炸所致，伤情复杂，多伴复合伤。现场救治受限，急救人员较难到达事故发生地展开救治。

（二）主要伤害表现

1. 出现Ⅰ、Ⅱ、Ⅲ度烧伤并存。

2. 呼吸困难、咳出炭末痰，肺部可闻及哮鸣音，面、颈及口鼻周常有深度烧伤，声音嘶哑，即吸入性损伤。

3. 心率增快，脉搏细弱，心音低弱，脉压小，血压下降，呼吸浅快，尿量减少，口渴难忍，烦躁不安，肢端凉，血液浓缩，低血钠、低蛋白、酸中毒，即烧伤并休克。

（三）救治及原则

1. 迅速脱离现场，将伤员转移到安全地带，脱去燃烧衣物，小面积烧伤立即用清水连续冲洗或浸泡。

2. 保持呼吸道通畅，如伤员曾在烟雾区停留，应给予辅助呼吸，吸入二丙酸氯地塞米松气雾剂，以减轻吸入伤，严重的吸入性损伤伴有呼吸道梗阻时，应立即行气管切开或环甲膜穿刺。

3. 创面用干净敷料或布类保护，或行简单包扎以防污染加重。

4. 大面积严重烧伤患者，尽快建立静脉通道补液，保持呼吸道通畅，必要时行气管切开；留置导管，定时观察尿量和尿颜色；简单包扎；注意保温。并尽快送到就近有能力救治的医院。

5. 镇静止痛，疼痛剧烈给予哌替啶、吗啡止痛或用苯巴比妥、地西泮镇静。

6. 合并伤处理，如有大出血、开放性气胸、骨折等，应予相应急救措施。空难后幸存的人员中常有相当数量的严重烧伤伤员，首先要查明有无危及生命的呼吸道堵塞、出血及心肺功能障碍，以利及时急救、复苏；接着进行分类和伤情判定，确定后送顺序。

（路晓光）

第五节　突发公共卫生事件

【培训目标】

1. 熟练掌握传染病的疾病特点和主要临床表现。

2. 掌握传染病的治疗方法；掌握传染性非典型肺炎的一般临床表现、对症支持治疗及中医治疗方法；掌握传染性非典型肺炎重症病例病情特点及呼吸支持技术；掌握禽流感性感冒血常规、血生化及胸片、动脉血气检查特点及抗病毒治疗与中医治疗方法。

突发公共卫生事件是指突然发生，造成或可能造成社会公众健康严重损害的重大传染病疫情、群体性不明原因疾病，重大食物和职业中毒以及其他严重影响公众健康的事件。

根据事件的表现形式可将突发公共卫生事件分为以下两类：①在一定时间、一定范围、一定人群中，当病例数累计达到规定预警值时所形成的事件。例如：传染病、不明原因疾病、中毒（食物中毒、职业中毒）、预防接种反应、菌种、毒株丢失等，以及县以上卫生行政部门认定的其他突发公共卫生事件；②在一定时间、一定范围，当环境危害因素达到规定预警值时形成的事件，病例为事后发生，也可能无病例。例如：生物、化学、核和辐射事件（发生事件时尚未出现病例），包括：传染病菌种、毒株丢失；病媒、生物、宿主相关事件；化学物泄漏事件、放射源丢失、受照、核污染辐射及其他严重影响公众健康事件（尚未出现病例或病例事后发生）。

根据事件的成因和性质，突发公共卫生事件可分为：重大传染病疫情、群体性不明原因疾病、重大食物中毒和职业中毒、新发传染性疾病、群体性预防接种反应和群体性药物反应，和重大环境污染事故、核事故和放射事故、生物、化学、核辐射恐怖事件、自然灾害导致的人员伤亡和疾病流行，以及其他影响公众健康的事件。

一、传　染　病

传染病（communicable diseases）是由各种病原体如朊毒体、病毒、立克次体、支原体、细菌、螺旋体等感染人体和动物体后所引起的一组具有传染性的疾病。寄生虫病（parasitosis）系由原虫和蠕虫感染人体引起的疾病，由于其大多具有传染性故一般被纳入传染病学研究范畴。

（一）疾病特点

传染病的包括以下基本特征：①有病原体，传染病大多有特异的病原体；②具有传染性（infectivity），大多数传染病都是由感染而获得，并可以传播给他人；③流行性（epidemicity）：传染病可以在人群中散发（sporadic），也可连续传播造成不同程度的流行（epidemic），短时间内（数日内）集中发生多数病例称暴发（outbreak）。流行范围超越国界，甚而超越州界的强大流行，称为大流行（pandemic）。

（二）主要临床表现

1. 病程发展的阶段性　大多数传染病病程的发展，都有明显的阶段性，常见分期：①潜伏期（incubation period）：自感染至发病之间的这段时间，称为潜伏期；②前驱期（prodromal period）：从潜伏期末到出现特殊症状之间，可称前驱期；③发病期（period of apparent manifestation）：传染病的特有症状和体征在此期内逐渐出现，由轻到重，然后逐步缓解；④恢复期（convalescent period）：在此期内症状和体征逐步消失。

2. 发热及热型　传染病患者的发热，并不是由寄生物成分或其产物直接刺激而引起，而是通过巨噬细胞及重型粒细胞产生的介质，即内生性致热源（endogenous pyrogens，EP）而引起。许多传染病各有其特殊的发热规律的热程和热型。

3. 炎症　在无特异性抗体的情况下，组织液是大多数细菌的良好培养基，细菌繁殖不可避免地引起炎症。

4. 皮疹（rash，eruption）　是由于病原体或其毒素造成的损害或过敏，使毛细血管扩张、伸出或出血所致。皮疹常见于各种病毒、立克次体或细菌性传染病，对辅助诊断有重要意义。

5. 血象（blood picture）　血象的变化也是多数传染病的特征，临床工作者仔细观察血片，是不能忽略的常规工作。除在血片中或血液中查找有关病原体之外，特别应注意血细胞的形态学改变，例如疟疾患者的学图片中常有疟色素沉着；由于贫血常有靶型红细胞及网织红细胞增加，发生弥散性血管内凝血（DIC）时，血片中除贫血特点外，尚可见到裂细胞（schistocyte）及盔细胞（helmet cell）。

（三）救治及原则

1. 治疗原则　传染病的治疗不仅是要治愈患者，还在于控制传染源，防止进一步传播和扩散。因此，对传染病要坚持综合治疗的原则，即治疗、护理与隔离、消毒并重，对症治疗与特效治疗并重。

2. 治疗方法

（1）一般及支持治疗

是指非针对病原而对机体采取的具有支持与保护性的治疗。

1）隔离：根据传染病传染性的强弱、传播途径的不同和传染期的长短，采取相应隔离措施并做好消毒工作。

2）护理：病室保持安静清洁，空气流通新鲜，使患者保持良好的休息状态。对病危患者应注意观察生命征和病情变化，注意防止各种并发症。

3）支持疗法：根据病情给予流质、半流质富含营养易消化软食或静脉输液等，保持足够的热量、液体量、电解质、维生素及酸碱平衡。

4）心理治疗：医护人员良好的工作作风、服务态度和同情心，有助于提高患者战胜疾病的信心和加快机体的康复。

（2）病原治疗

针对不同的病原体给以相应病原治疗，既能杀灭消除病原体，更快地控制病情和彻底治愈患者，又可以控制传染源，防止传染病继续传播和扩散。

1）抗菌药物：对细菌、螺旋体、立克次体等感染可选用有效抗生素，最好根据病原培养及药敏试验结果选药。危重患者则需联合用药并采取静脉途径给药以提高疗效。病毒感染性疾病如无继发细菌感染则不宜选用抗菌药物。

2）抗病毒药：对病毒感染性疾病，如病毒性肝炎、流行性感冒、流行性出血热、流行性乙型脑炎、疱疹病毒感染、艾滋病等均可早期或适时应用抗病毒治疗以缩短病程、促进康复、改善生活质量。

3）化学制剂：多用于治疗蠕虫病及原虫感染，如氯喹治疗疟疾，吡喹酮治疗血吸虫病，乙胺嗪治疗丝虫病，甲硝咪唑治疗阿米巴病。喹诺酮类药物对各种革兰氏阴性菌、厌氧菌、支原体、衣原体有较强的杀菌作用。

4）抗毒素：针对细菌毒素致病的疾病需应用抗毒素治疗。常用于治疗白喉、破伤风、肉毒杆菌食物中毒等传染病。

（3）对症治疗

可减轻患者症状，调整各系统功能，保护重要器官，促进机体康复。如通过口服及静脉输液及时纠正酸碱失衡及电解质紊乱，严重毒血症时采取肾上腺糖皮质激素疗法，高热时采取物理措施和化学药物合理降温，抽搐时给予镇静药物治疗，昏迷时给予苏醒措施，脑水肿时采取的各种脱水疗法，休克时给予抗休克治疗，心力衰竭时采用强心、利尿措施等，均有利于患者度过危险期并及早康复。同时，针对并发症进行及时合理治疗也是提高传染病治愈率的重要措施。

（4）中医中药及针灸治疗

传染病在中医学属温病范畴，一般按"卫、气、营、血"辨证施治，治法常采取清热、解表、宣肺、生津、利湿、泻下、滋阴、息风、开窍等法。中医中药对调整患者各系统功能起相当重要的作用，许多中草药具有抗菌、抗毒、调节免疫功能的作用。针灸疗法对传染病退热、止痉、镇痛、肢体瘫痪及其他后遗症均有不同程度的治疗效果。

二、传染性非典型肺炎

传染性非典型肺炎（infectious atypical pneumonia）是由 SARS 冠状病毒（SARS-CoV）

引起的一种具有明显传染性、可累及多个脏器系统的特殊肺炎，世界卫生组织（WHO）将其命名为严重急性呼吸综合征（severe acute respiratory syndrome，SARS）。

本病可参照中医疫毒犯肺证、疫毒壅肺证、肺闭喘憋证、内闭外脱证等证候辨证施治。

（一）疾病特征

1. 一般临床表现

（1）流行病学史：①与发病者有密切接触史，或属受传染的群体发病之一，或有明确传染他人的证据；②发病前2周内曾到过或居住于报告SARS患者并出现继发感染患者的地区。

（2）临床表现为起病急，以发热为首发症状，体温一般>38℃，可伴有头痛、关节酸痛、肌肉酸痛、乏力、腹泻；可有咳嗽，多为干咳、少痰，偶有血丝痰；可有胸闷，严重者出现呼吸加速、气促，或明显呼吸窘迫。肺部体征不明显，部分患者可闻及少许湿啰音，或有肺实变体征。

（3）实验室检查：外周血白细胞计数一般不高，或降低；常有淋巴细胞计数减少。胸部X线检查，肺部有不同程度的片状、斑片状浸润性阴影或呈网状改变，部分患者进展迅速，呈大片状阴影，常为多叶或双侧改变，阴影吸收消散较慢。肺部阴影与症状体征可不一致。

（4）抗菌药物治疗无明显效果。

2. 各期临床表现

潜伏期为2~12日，一般为4~5日，最长可达21日。SARS的自然病程分为初期、进展期、极期和恢复期。

（1）初期：常以发热为首发症状（偶有不发热者），体温高于38℃，可伴有乏力、头痛、四肢酸痛、干咳等表现，部分患者有腹泻，常无鼻塞、流涕等上呼吸道卡他症状，一般持续3~5日。

（2）进展期：在病程的4~9日病情迅速加重，频繁咳嗽，偶见痰中带血，胸闷，呼吸困难，严重者出现呼吸窘迫。胸部X线检查可见肺部单侧或双侧炎性病变。此期常有肝功能异常和心律失常。

（3）极期：病程10~14日，发热、乏力等中毒症状加重，明显呼吸困难，稍有活动则气喘、心悸，需卧床休息。干咳，咳嗽可加重呼吸困难，听诊肺部可闻细湿啰音，此期易发生呼吸道继发感染。

（4）恢复期：本病康复较慢，康复时间因人而异，常与年龄、病情、治疗及有无并发症等诸多因素有关。肺部炎症的吸收较为缓慢，体温正常后需2周左右才能完全吸收恢复正常。

（二）诊疗常规

诊断

（1）流行病学史：①与发病者有密切接触史，或属受传染的群体发病之一，或有明确传染他人的证据；②发病前2周内曾到过或居住于报告SARS患者并出现继发感染患者的地区。

（2）症状与体征：起病急，以发热为首发症状，体温一般>38℃，但有少数患者不以发热为首发症状，尤其是有近期手术史或基础疾病的患者。偶有畏寒，可伴有头痛、关节酸痛、肌肉酸痛、乏力、腹泻；可有咳嗽，多为干咳、少痰，偶有血丝痰；可有胸闷，严重者出现呼吸加速、气促，或明显呼吸窘迫。肺部体征不明显，部分患者可闻及少许湿啰音，或有肺实变体征。

（3）实验室检查：外周血白细胞计数一般不高，或降低；常有淋巴细胞计数减少。

（4）胸部X线检查：肺部有不同程度的片状、斑片状浸润性阴影或呈网状改变，部分患者进展迅速，呈大片状阴影，常为多叶或双侧改变，阴影吸收消散较慢。肺部阴影与症状体征可不一致。若检查结果阴性，1~2天后应予复查。

（5）抗菌药物治疗无明显效果。

疑似病例诊断标准：符合上述1+2+3条或2+3+4条。

临床诊断标准：符合上述1①+2+4条及以上，或1②+2+4+5条。

医学观察病例：符合上述1②+2+3条。

重症SARS病例诊断标准符合下列标准的其中1条即可诊断为SARS的重症病例：①多叶病变或X线胸片48小时内病灶进展>50%；②呼吸困难，呼吸频率大于>30次/分；③低氧血症，吸氧每分钟3~5L条件下SaO$_2$<93%，或氧合指数低于300mmHg；④休克、急性呼吸窘迫综合征（acute respiratory distress syndrome，ARDS）或多器官功能障碍综合征（multiple organ dysfunction syndrome，MODS）；⑤具有严重基础疾病，或合并有其他感染性疾病，或年龄>50岁。

（三）治疗

目前，对本病尚无特效治疗药物。治疗措施有：

1. 一般治疗　按呼吸道传染病隔离和护理，卧床休息，疑似病例与临床诊断病例分开收治，加强心理疏导。适当补充液体及维生素，避免用力和剧烈咳嗽。密切观察病情变化，定期复查胸片（早期复查间隔时间不超过3天）和心、肝、肾等功能，每天检测血氧饱和度或动脉血气分析。

2. 对症处理　为本病重要的治疗手段。发热超过38.5℃者和全身酸痛明显者可使用解热镇痛药，但儿童患者忌用阿司匹林，以免引起Reye综合征；高热者亦可给予物理降温措施。咳嗽、咳痰者给予镇咳、祛痰药；胸闷、气促、轻度低氧血症者，应及早给予持续鼻导管吸氧；白细胞明显减少者，给予输血或其他相应处理。维持营养及水、电解质平衡，保护心、肝、肾重要器官功能。

3. 预防细菌感染　按呼吸道分泌物和血液培养、药敏试验结果选用合适的抗菌药物治疗。

4. 糖皮质激素的应用　应用糖皮质激素可减轻肺的渗出、损伤和后期的肺纤维化。应用指征是具有严重中毒症状、高热不退和达到重症病例标准者。用药原则以小剂量短疗程用药为佳。成人剂量相当于甲基泼尼松龙80~320mg/d，具体剂量根据病情来进行调整，应用到病情缓解或胸片病变有吸收后减量停用，一般用药5日，总疗程不宜超过2周。儿童慎用。

5. 吸氧治疗　早期吸氧至关重要。出现气促或PaO$_2$<70mmHg或SpO$_2$<93%者，应给予吸氧治疗。方法有鼻导管或鼻塞给氧、面罩给氧、经气管插管或切开处射流给氧、呼吸机给氧等，以呼吸机给氧为最佳的氧疗途径和方法，但技术要求高，且易产生并发症，常用于重症患者的抢救。

6. 抗病毒及增强免疫力治疗　早期可试用，目前推荐使用利巴韦林，其疗效仍有争议。重症患者可试用丙种球蛋白增强免疫功能对继发感染者有一定功效。据报道有应用SARS 患者恢复期血清治疗者，效果满意。

7. 对重症患者需收入重症监护病房进行动态监护治疗，除采取以上治疗措施外，尚需根据病情给予无创伤正压机械通气甚至有创伤正压机械通气治疗，出现休克或 MODS，应予相应支持治疗。

8. 中医药治疗　尽早使用中药辨证治疗。

（1）辨证要点：病程、热势、呼吸困难程度、肺片变化、气阴损伤情况等为辨证要点。

（2）治疗原则：早治疗、重祛邪、早扶正、防传变。

（3）辨证论治

1）疫毒犯肺证：初起发热，或有恶寒，头痛，身痛，肢困，干咳，少痰，或有咽痛，乏力，气短，口干，舌苔白或黄或腻，脉滑数。

治法：清肺解毒，化湿透邪。

基本方：银花、连翘、黄芩、柴胡、青蒿、白蔻、杏仁、生苡仁、沙参、芦根。

加减：无汗加薄荷；热甚加生石膏、知母；苔腻甚者加藿香、佩兰；腹泻者加黄连、炮姜；恶心呕吐者加制半夏、竹茹。

2）疫毒壅肺证：高热，汗出热不解；咳嗽，少痰，胸闷，气促；腹泻，恶心呕吐，或脘腹胀满，或便秘，或便溏不爽；口干不欲饮，气短，乏力；甚则烦躁不安，舌红或绛苔黄腻，脉滑数。

治法：清热解毒、宣肺化湿。

基本方：生石膏、知母、炙麻黄、银花、炒杏仁、生苡仁、浙贝母、太子参、生甘草。

加减：烦躁、舌绛口干有热入心营之势者，加生地、赤芍、丹皮；气短、乏力、口干重者去太子参，加西洋参；恶心呕吐者加制半夏；便秘者加全瓜蒌、生大黄；脘腹胀满、便溏不爽者加焦槟榔、木香。

3）肺闭喘憋证：高热不退或开始减退，呼吸困难、憋气胸闷，喘息气促，或有干咳、少痰、痰中带血；气短，疲乏无力；口唇紫黯，舌红或黯红，苔黄腻，脉滑。

治法：清热泻肺，祛瘀化浊，佐以扶正。

基本方：葶苈子、桑白皮、黄芩、郁金、全瓜蒌、蚕砂、草薢、丹参、败酱草、西洋参。

加减：气短疲乏喘重者加山萸肉；脘腹胀满、纳差加厚朴、麦芽；口唇紫绀加三七、益母草。

4）内闭外脱证：呼吸窘迫、憋气喘促、呼多吸少，语声低微，燥扰不安，甚则神昏，汗出肢冷，口唇紫黯，舌黯红苔黄腻，脉沉细欲绝。

治法：益气敛阴，回阳固脱，化浊开闭。

基本方：红参、炮附子、山萸肉、麦冬、郁金、三七。

加减：神昏者上方送服安宫牛黄丸；冷汗淋漓加煅龙牡；肢冷者加桂枝、干姜；喉间痰鸣者加用猴枣散。

5）气阴亏虚、痰瘀阻络证：胸闷、气短，神疲乏力，动则气喘；或见咳嗽；自觉发热或低热，自汗，焦虑不安，失眠、纳呆，口干咽燥。舌红少津，舌苔黄或腻，脉象多见沉细无力。

治法：益气养阴、化痰通络。

基本方：党参、沙参、麦冬、生地、赤芍、紫菀、浙贝、麦芽。

加减：气短气喘较重、舌黯者加三七、五味子、山萸肉；自觉发热或心中烦热、舌黯者加青蒿、山栀、丹皮；大便偏溏者加茯苓、白术；焦虑不安者加醋柴胡、香附；失眠者加炒枣仁、远志；肝功能损伤、转氨酶升高者加茵陈、五味子。

（四）病案举例

1. 病例介绍　何某，女性，34 岁，香港某医院护士，有 SARS 患者接触史。2003 年 4 月 10 日晚出现发热（38.0℃），恶寒重，头痛，全身困倦，自服止痛西药，症状未有改善。现恶寒，无汗，头痛连及项背，周身疲倦疼痛，然皮肤不温，喜卧，口渴，无咽喉痛，面色垢浊，大便塘，粪便黄臭，小便如常，舌淡红稍黯，苔稍腻，脉微浮而紧。

2. 体格检查　T 38℃，P 82 次/分，R 18 次/分，BP 120/80mmHg。神清，急性面容，头颅端正无畸形，颈软，气管居中，胸廓对称无畸形，双肺呼吸音粗，未及明显干湿性啰音，心界无扩大，心率 82 次/分，腹部平软，墨菲征阴性，麦氏征阴性，左肾区叩痛阳性，右肾区无叩痛，肠鸣音正常。余无异常。

3. 入院后检查　2 月 11 日血常规正常，胸部 X 线片未见异常。14 日，复诊，血常规见白细胞总数（3.8×10^9/L）及淋巴细胞（1×10^9/L）低于正常值，胸部 X 线片未见异常，CT 示左肺底部及横隔膜水平处有炎性浸润。

4. 中医四诊摘要　恶寒，无汗，头痛，身痛，喜卧，口渴，大便塘，舌淡红稍黯，苔稍腻，脉微浮而紧。

5. 治疗

（1）嘱患者大量饮水。

（2）抗病毒治疗：利巴韦林治疗，甲基泼尼松 500mg/天，后逐渐减至停药。

（3）中医治疗：证属外感风寒湿邪，内有蕴热，治以发汗祛湿，兼清里热，方选九味羌活汤加减。

羌活 9g	防风 9g	苍术 9g	细辛 3g
荆芥 9g	川芎 9g	白芷 6g	葛根 12g
黄芪 12g	黄连 3g	百合 9g	枳壳 9g
茯苓 9g	甘草 6g		

7 剂，水煎温服，2 次/日，200ml/次，一日一剂。

（4）5 月 6 日复查，胸部 X 线片示仍见斑片状阴影，大、小便冠状病毒阳性。患者疲倦改善，头重减轻，肩颈稍酸，二便正常，脉搏 76 次/分。效不更方，守原方继服。5 月 13 日 CT 示肺斑片状阴影消失，5 月 20 日，肺部 X 线片清，并未见异常改变，大、小便冠状病毒阴性。患者精神好，稍疲倦，胃纳、眠可，二便调，舌淡红，苔薄，脉滑，仍以补肺汤合三仁汤加减调理。

三、禽流感性感冒

禽流感性感冒（avian influenza）是由甲型流感病毒引起的一种禽类疾病。近年已确定可直接感染人类引起发病，称为禽流感病毒感染或禽流感病。

流感病毒分型和命名方法为：①根据 RNP 和 M 蛋白抗原分为甲、乙、丙型；②根据

HA、NA 抗原性不同可分为 15 个 H 亚型（H1-H15）和 9 个 N 亚型（N1-N9）；③WHO 命名法分型别/宿主种名/分离地点/病毒株/序号/分离年代（HA 和 NA 亚型号），宿主是人可省略。

（一）疾病特征

1. 一般临床表现　患者呈急性起病，早期表现类似普通型流感。主要为发热，体温大多持续在 39℃ 以上，可伴有流涕、鼻塞、咳嗽、咽痛、头痛、肌肉酸痛和全身不适。部分患者可由恶心、腹痛、腹泻、稀水样便等消化道症状。少数重症患者可出现头痛、谵语、躁动等神经精神异常。重症患者可出现高热不退，病情发展迅速，几乎所有患者都有临床表现明显的肺炎，可出现急性肺损伤、急性呼吸窘迫综合征（ARDS）、肺出血、胸腔积液、全血细胞减少、多脏器功能衰竭、休克及瑞氏（Reye）综合征等多种并发症。可继发细菌感染，发生败血症。

2. 分期临床表现

（1）潜伏期：根据对 H5N1 亚型感染病例的调查结果，潜伏期一般为 1~7 天，通常为 2~4 天。

（2）临床症状：不同亚型的禽流感病毒感染人类后可引起不同的临床症状。感染 H9N2 亚型的患者通常仅有轻微的上呼吸道感染症状，部分患者甚至没有任何症状；感染 H7N7 亚型的患者主要表现为结膜炎；重症患者一般均为 H5N1 亚型病毒感染。患者呈急性起病，早期表现类似普通型流感。主要为发热，体温大多持续在 39℃ 以上，可伴有流涕、鼻塞、咳嗽、咽痛、头痛、肌肉酸痛和全身不适。部分患者可有恶心、腹痛、腹泻、稀水样便等消化道症状。

重症患者可出现高热不退，病情发展迅速，几乎所有患者都有临床表现明显的肺炎，可出现急性肺损伤、急性呼吸窘迫综合征（ARDS）、肺出血、胸腔积液、全血细胞减少、多脏器功能衰竭、休克及瑞氏（Reye）综合征等多种并发症。可继发细菌感染，发生败血症。

（3）体征：重症患者可有肺部实变体征等。

（二）诊疗常规

1. 诊断　如有明确禽类接触史，约 1 周内出现流感样症状，从呼吸道分泌物中分离到甲型流感病毒 H5N1 亚型或应用 RT-PCR 法检测到特异性血凝素基因 H5，发病初期和恢复期双份血清抗禽流感病毒抗体呈 4 倍以上升高者可确定诊断。

2. 胸部影像学检查　H5N1 亚型病毒感染者可出现肺部浸润。胸部影像学检查可表现为肺内片状影。重症患者肺内病变进展迅速，呈大片状毛玻璃样影及肺实变影像，病变后期为双肺弥漫性实变影，可合并胸腔积液。

3. 实验室检查

（1）外周血象：白细胞总数一般不高或降低。重症患者多有白细胞总数及淋巴细胞减少，并有血小板降低。

（2）病毒抗原及基因检测取患者呼吸道标本采用免疫荧光法（或酶联免疫法）检测甲型流感病毒核蛋白抗原（NP）或基质蛋白（M1）、禽流感病毒 H 亚型抗原。还可用 RT-PCR 法检测禽流感病毒亚型特异性 H 抗原基因。

（3）病毒分离：从患者呼吸道标本中（如鼻咽分泌物、口腔含漱液、气管吸出物或呼吸道上皮细胞）分离禽流感病毒。

（4）血清学检查发病初期和恢复期双份血清禽流感病毒亚型毒株抗体滴度 4 倍或以上升高，有助于回顾性诊断。

4．治疗

（1）救治及原则

1）隔离治疗，对疑似病例、临床诊断病例和确诊病例应进行隔离治疗，隔离期限参照患者出院标准。

2）对症治疗，可应用解热药、缓解鼻黏膜充血药、止咳祛痰药等。儿童忌用阿司匹林或含阿司匹林以及其他水杨酸制剂的药物，避免引起儿童瑞氏综合征。

3）抗病毒治疗，应在发热 48h 内使用抗流感病毒药物。①神经氨酸酶抑制剂奥司他韦（oseltamivir，达菲）为新型抗流感病毒药物，实验室研究表明其对禽流感病毒 H5N1 和 H9N2 有抑制作用；②离子通道 M2 阻滞剂金刚烷胺（amantadine）和金刚乙胺（rimantadine）可抑制禽流感病毒株的复制，早期应用可能有助于阻止病情发展，减轻病情，改善预后。

（2）加强支持治疗和预防并发症：注意休息、多饮水、增加营养，给易于消化的饮食。密切观察，监测并预防并发症。抗菌药物应在明确继发细菌感染时或有充分证据提示继发细菌感染时使用。

（3）重症患者的治疗：重症患者应当送入 ICU 病房进行救治。严重呼吸衰竭的患者应按照 ARDS 的治疗原则进行机械通气治疗，应加强呼吸道的管理和患者的护理。

5．中医治疗

（1）毒邪犯肺：发热，恶寒，咽痛，头痛，肌肉关节酸痛，咳嗽，少痰，苔白，脉浮滑数。

治法：清热解毒，宣肺透邪。

基本方：柴胡、黄芩、炙麻黄、炒杏仁、银花、连翘、牛蒡子、羌活、白茅根、芦根、生甘草。

加减：咳嗽甚者加炙枇杷叶、浙贝母；恶心呕吐者加竹茹、苏叶。

（2）毒犯肺胃：发热，或恶寒，头痛，肌肉关节酸痛，恶心，呕吐，腹泻，腹痛，舌苔白腻，脉浮滑。

基本方：炙麻黄、炒杏仁、生石膏、知母、鱼腥草、黄芩、炒栀子、虎杖、山萸肉、太子参。

加减：高热、神志恍惚、甚至神昏谵语者，加用安宫牛黄丸；肢冷、汗出淋漓者加人参、炮附子、煅龙骨、煅牡蛎；咯血者加赤芍、仙鹤草、侧柏叶；口唇紫绀者加三七、益母草、黄芪、当归尾。

（3）毒邪壅肺：高热，咳嗽少痰，胸闷憋气，气短喘促或心悸，躁扰不安，甚则神昏谵语，口唇紫暗，舌黯红，苔黄腻或灰腻，脉细数。

治法：清热泻肺，解毒化瘀。

基本方：麻黄、生石膏、炒杏仁、黄芩、知母、浙贝母、葶苈子、桑白皮、蒲公英、败酱草、水蛭、赤芍、丹皮、蝉衣。

加减：大便秘结者加生大黄，芒硝。

（4）内闭外脱：高热或低热，咳嗽，憋气喘促，手足不温或肢冷，冷汗，唇甲紫绀，脉沉细或脉微欲绝。

治法：扶正固脱。

基本方：人参、麦冬、五味子、干姜、炮附子、山萸肉、炙甘草、龙骨、牡蛎、磁石。

加减：痰多，喉中痰鸣，苔腻者，加天竺黄、胆南星、鲜竹沥汁。

（三）病案举例

1. 病例介绍　江某，男，31 岁，货车司机，因发热 9 天，咳嗽、胸闷、气促 5 天入院。患者于 6 月 3 日无明显诱因出现发热，伴畏寒，未曾重视。6 月 7 日发热加重，体温高达 39.9℃，咳嗽，有白色黏痰；6 月 8 日咳嗽加重，伴呼吸困难、胸闷、气促，大便稀水样，予消炎、补液治疗无好转。6 月 10 日因"呼吸衰竭"收住深圳市人民医院，予"机械通气、泰能及激素"等综合抢救后呼吸衰竭有所缓解，但体温仍 40℃，并于 12 日转入深圳市东湖医院，既往有活禽接触史。

2. 体格检查　T 36.2℃，P 127 次/分，R 32 次/分，BP 116/80mmHg。查体：危重病容，在镇静状态下神志呈轻度昏迷，皮肤无黄染，口唇紫绀明显，浅表淋巴结无肿大，叩诊左肺为实音，听诊双肺呼吸音粗。心率 127 次/分，律齐，心音正常，各瓣膜区未闻及病理性杂音，腹平软，肝脾未触及，肠鸣音无亢进，双下肢无浮肿。生理反射存在，病理反射未引出。

3. 入院后检查　11 日深圳市疾病控制中心采用逆转录-聚合酶联反应（R T-PCR）证实患者咽拭子 H5N1 型 RNA 阳性，胸片显示：左中下肺病可见大片密度增高模糊影，后病变范围迅速扩展，出现双肺多叶段高密度影。呼吸道分泌物及痰多次培养：先后发现有多重耐药铜绿假单胞菌、溶血葡萄球菌、肺炎克雷伯菌等多种细菌继发感染及真菌感染。

4. 中医四诊摘要　剧烈咳嗽，痰黄黏稠，气促胸闷，舌质黯红，苔黄厚，脉滑数。

5. 治疗

（1）嘱患者大量饮水。

（2）抗病毒治疗：奥司他韦抗病毒治疗，疗程 5 天，此外在发病第 12～14 天连续静脉滴注禽流感恢复期患者的血清，每天 200ml。

（3）抗感染治疗：根据药敏结果使用了多黏菌素 B、舒普深、替考拉宁、利萘唑胺等抗生素，伏立康唑、卡泊芬净等抗真菌药物。

（4）甲基泼尼松龙初始剂量为每天 240mg，以后逐渐减量，后逐渐减量至停用。

（5）治疗经过患者病程第 9 天即出现 ARDS 和 Ⅰ型呼吸衰竭，气管切开后给予呼吸机辅助通气，先后使用 CMV、SIMV 等多种模式，于第 3 天完全脱机。

（6）中医治疗：辨证为热毒袭肺，痰瘀互结；治宜清热解毒，涤痰宣肺，活血化瘀。

贯众 10g	栝蒌皮 15g	天竺黄 10g	胆南星 10g
石菖蒲 10g	黄连 10g	陈皮 15g	法半夏 10g
丹参 20g	赤芍 15g	炙麻黄 10g	太子参 10g
生甘草 10g			

4 剂，水煎温服，2 次/日，200ml/次，一日一剂。

（7）患者连续治疗 53 天，后治病愈出院。

（路晓光）

第二十章

电 除 颤 术

【培训目标】

1. 熟练掌握电除颤术的操作步骤，并能独立操作完成。
2. 掌握电除颤术的适应证。
3. 熟悉电除颤术的禁忌证，并发症。

一、操 作 步 骤

1. 操作前准备

（1）患者平卧，评估病情，是否意识消失，颈动脉、股动脉搏动消失，呼吸断续或停止，皮肤发绀，心音消失，血压测不出。

（2）准备除颤仪的同时，持续给予人工呼吸及胸外心脏按压。

（3）确认除颤仪处于完好备用状态。

（4）暴露患者胸部，清洁导联部位皮肤，连接导联线。正确开启除颤仪至心电监护状态，识别心电图是否需要除颤。如为室颤、室扑，设置为非同步状态，其他类型心律失常设置为同步状态。

2. 操作

（1）将电极涂以导电膏，并确认胸部皮肤干燥。

（2）将两个电极分别置于右锁骨中线第2肋间及心尖部，紧贴皮肤。

（3）正确选择除颤能量，单相波除颤用360J，双相波用200J，按下充电按钮充电完毕，确认本人与旁人未与患者身体接触后开始放电。

（4）继续5个循环CPR。若首次除颤后室颤持续存在，可连续电击，但每次电击后均应给与5个循环CPR，除颤能量至少不低于首次除颤能量，直至转复成功或停止抢救。

3. 监测 操作过程中与操作成功后，均须严密监测并记录心律、心率、呼吸、血压、神志等生命体征变化。

4. 操作后 关闭电源，电极板回位，擦干患者胸部皮肤，整理用物。

二、注意事项

1. 适应证 非同步除颤用于：室颤、室扑、尖端扭转型室速等无法识别 QRS 波时；同步除颤用于：房颤、房扑、室上速、室速等可识别 QRS 波时。

2. 禁忌证 洋地黄中毒所致心律失常；电解质紊乱，尤其是低血钾；风湿活动及感染性心内膜炎；病态窦房结综合征合并心律失常；房扑、房颤或室上性心律失常伴高度及完全性房室传导阻滞；心脏明显扩大及心功能不全；高龄房颤，高血压或动脉硬化性心脏病长期持续房颤，心室率特别缓慢；慢性心脏瓣膜病，房颤已经持续一年以上；风湿性心脏病术后，一个月内的房颤及甲亢症状未控制的房颤；最近发生过栓塞。

3. 并发症 心律失常、肺循环及大循环的栓塞、心肌损伤、低血压、急性肺水肿、心脏停搏、皮肤灼伤等。

4. 操作前 快速证实是否为心跳骤停，心电图是否为室颤、室扑、尖端扭转型室速等。

5. 操作中 因每次除颤而终止胸外心脏外按压的时间要尽可能短，要在呼气末放电除颤，以减少跨胸电阻抗。体重和心脏大小决定电能大小的选择。同时，用药纠正酸碱失衡和电解质紊乱，利于除颤成功。

6. 操作后 除颤成功的定义是除颤后室颤终止至少 5 秒钟，但即使成功再发几率相当高，故自主循环恢复后，立即进一步高级心脏生命支持及心脏骤停后的治疗（表 20-1）。

表 20-1 电除颤术基本技能操作考核评分标准

项目	具体内容要点	标准分	实得分
操作前准备	患者平卧 准备除颤仪的同时，持续给予人工呼吸及胸外心脏按压	15	
连接心电监护导联，识别心电图，设置除颤仪	连接心电监护导联，开启除颤仪至心电监护状态，识别心电图是否需要除颤（符合适应证）。如为室颤，室扑，尖端扭转型室速，设置除颤仪为非同步状态；如为其他类型心律失常（QRS 波可识别），设置除颤仪为同步状态	10	
准备电极 设置电极	将两个电极板涂以导电膏，并确认胸壁干燥 分别放置于患者右锁骨中线第 2 肋下方及心尖部，紧贴皮肤	10	
充电 清场放电	正确设置首次充电能量（单相波除颤用 360J，双相波用 200J），按下充电按钮 检查术者及他人确无与患者身体接触 清场后才能放电	20	
胸外心脏按压 观察并记录即刻心电图	继续 5 个循环 CPR 如室颤持续存在，可连续电击（重复予以电击，但每次电击后都应即刻予以 5 个循环的胸外心脏按压后再观察是否已经复律），能量不能低于首次除颤，直至转复成功或停止抢救	15	
监测	转复过程中转复成功后，均需严密监测并记录心律、心率、呼吸、血压、神志等病情变化	10	

续表

项目	具体内容要点	标准分	实得分
总体评价	操作熟练 各项操作步骤有次序，不杂乱	10	
	仪表端庄，整齐 着装整洁，操作时态度严肃认真	2	
	时间把握得当，物品复原整理有序	8	
总得分		100	

（陈海铭）

第二十一章

洗 胃 术

【培训目标】

1. 熟练掌握洗胃术的操作步骤，并能独立操作完成。
2. 掌握洗胃术的禁忌证和并发症。
3. 熟悉洗胃术的适应证。
4. 了解洗胃液的选择种类。

一、操 作 步 骤

1. 操作前准备

（1）了解患者中毒毒物种类，是否有腐蚀性毒物。术前充分了解患者有无鼻腔阻塞、上消化道出血、食管静脉曲张、食管和贲门狭窄或梗阻、腐蚀性胃炎等病史。

（2）洗胃器械准备：洗胃管、镊子、液状石蜡、纱布、弯盘、棉签、压舌板、开口器、1%麻黄碱滴鼻液、听诊器等。

（3）洗胃液准备：洗胃液的温度一般为35～38℃，温度过高可使血管扩张、加速血液循环而促使毒物吸收。常用的洗胃液种类如下。

1）温水或者生理盐水：对毒物性质不明的急性中毒者，应抽出胃内容物送检验，洗胃液选用温开水或生理盐水，待毒物性质确定后，再采用相应特殊的洗胃液。

2）碳酸氢钠溶液：一般用2%～4%的溶液洗胃，常用于有机磷农药中毒患者，能促进其分解而失去毒性。但敌百虫中毒时禁用，因敌百虫在碱性环境中能变成毒性更强的敌敌畏。砷（砒霜）中毒也可用碳酸氢钠溶液洗胃。

3）高锰酸钾溶液：为强氧化剂，一般用1:2000～1:5000的浓度，常用于急性巴比妥类药物、阿托品及毒蕈中毒的洗胃液。但有机磷农药对硫磷（1605）中毒时，不宜用高锰酸钾，因能使其氧化成毒性更强的对氧磷（1600）。

4）茶叶水：含有丰富鞣酸，具有沉淀重金属及生物碱等毒物的作用，且来源容易。用量一般为2000～5000ml，重度患者则需10000ml或以上，温度为37～40℃。

2. 洗胃术操作

（1）患者取坐位或半坐位，中毒较重者取左侧卧位。胸前垫以防水布，有活动假牙应取下，盛水桶放于患者头部床下，弯盘放于患者的口角处。

（2）将消毒的胃管前端涂石蜡油后左手用纱布捏着胃管，右手用纱布裹住胃管5～6cm处，自鼻腔或口腔缓缓插入，当胃管插入10～15cm（咽喉部）时，嘱患者做吞咽动作，轻轻将胃管推进。如患者呈昏迷状态，则应轻轻抬起其头部，使咽喉部弧度增大，快速将胃管插入。当插到45cm左右时，胃管进入胃内（插入长度以45～55cm为宜，从鼻尖经耳垂到剑突的长度）。

（3）有意识障碍，则可用开口器撑开上下牙列，徐徐地送入胃管，切不可勉强用力。

（4）在插入胃管过程中如遇患者剧烈呛咳、呼吸困难、面色发钳，应立即拔出胃管，休息片刻后再插，避免误入气管。

（5）为证实胃管已进入胃内，可采用一边用注射器快速将空气注入胃管，一边用听诊器在胃部听到气泡响声，即可确定胃管已在胃腔内。

（6）自动洗胃机洗胃，使用前必须接好地线，以防触电，并检查机器各管道衔接是否正确，接牢后检查运转是否正常。打开控制台上的按钮向胃内注入洗胃液的同时观察正压表（一般压力不超过40kPa），并观察洗胃液的出入量。如有水流不畅，进、出液量相差较大，可交替按"手冲"和"手吸"两键进行调整。用毕及时清洗。

（7）洗胃完毕，可根据病情从胃管内注入解毒剂、活性炭、导泻药等，然后反折胃管后迅速拔出，以防管内液体误入气管。

3. 监测　在洗胃过程中应随时观察患者心率、呼吸、神志等生命体征的变化，如患者感觉腹痛、流出血性灌洗液或出现休克现象，应立即停止洗胃。

二、注 意 事 项

1. 适应证　胃管洗胃术适用于：①有意识障碍、不合作者；②中毒时间一般在4～6小时以内，如中毒时间较长，但仍然考虑胃中有毒物残留；③需留取胃液标本送毒物分析者应首选胃管洗胃术；④凡口服毒物中毒且催吐洗胃术无效而无洗胃禁忌证者均应采用胃管洗胃术。

2. 禁忌证　①强酸、强碱及其他对消化道有明显腐蚀作用的毒物中毒者；②伴有上消化道出血、食管静脉曲张、主动脉瘤、严重心脏疾病等患者；③中毒诱发惊厥未控制者；④乙醇中毒，因呕吐反射亢进，插胃管时容易发生误吸，应慎用胃管洗胃术。

3. 并发症　洗胃术常见并发症有机械损伤如牙齿松动或脱落，咽喉、食管黏膜损伤等；吸入性肺炎；急性胃扩张；上消化道出血；胃穿孔甚至窒息或心搏骤停等。

4. 操作前　充分了解患者中毒毒物种类，选择适当的洗胃液。检查生命体征，如有缺氧或呼吸道分泌物过多，应先吸取痰液、保持呼吸道通畅，再行胃管洗胃术。

5. 操作中　操作人员必须迅速、准确、轻柔、敏捷地完成洗胃的全过程。在洗胃过程中应随时观察患者生命体征的变化，如患者感觉腹痛、流出血性灌洗液或出现休克现象，应立即停止洗胃。要注意每次灌入量与吸出量的基本平衡。每次灌入量不宜超过500ml。灌入量过多可引起急性胃扩张，使胃内压上升，增加毒物吸收。

6. 操作后　反折胃管，迅速拔出，防止误吸。整理患者衣物、床单，清理用物，洗手。见表21-1。

表 21-1　洗胃术基本技能操作考核评分标准

项目	具体内容要点	标准分	实得分
操作前准备	对中毒患者，了解患者服用毒物的名称、剂量及时间等； 评估患者口鼻腔皮肤及黏膜有无损伤、炎症或者其他情况； 用物准备齐全（治疗盘、置量杯、压舌板、毛巾、塑料围裙、水温计、盛水桶 2 个、自动洗胃机、胃管、镊子、液状石蜡、纱布、棉签、胶布、弯盘、开口器、橡皮单、治疗巾、试管等、洗胃溶液）	15	
安装检查	将 3 根橡胶管分别与洗胃机的药管口、胃管口和污水口连接；将药管另一端放入灌洗桶内（管口必须在液面下），污水管的另一端放入空塑料桶内，将患者的洗胃管与机器的胃管连接。接电源，检查自动洗胃机性能，调节药量流速（每次量为 300～500ml），备用	5	
安置体位	患者取坐位或半坐位，中毒较重取左侧卧位，胸前围围裙，弯盘置口角处，盛水桶放于床头下方	10	
插管固定	将胃管前端涂石蜡油后自鼻腔或口腔插入，证实胃管在胃内后，固定	15	
抽吸胃液反复洗胃	按"手吸"键吸出胃内容物，必要时送检；按"自动"键，反复冲洗直至洗出的液体澄清无味，再按"停机"键，机器停止工作	15	
拔管整理	反折胃管，迅速拔出。整理患者衣物、床单，清理用物，洗手，记录	10	
监测	洗胃过程中观察患者生命体征的变化，如感觉腹痛、流出血性灌洗液或出现休克现象，应立即停止洗胃	10	
总体评价	操作熟练 各项操作步骤有次序，不杂乱	10	
	仪表端庄，整齐 着装整洁，操作时态度严肃认真	2	
	时间把握得当，物品复原整理有序	8	
总得分		100	

（陈海铭）

第二十二章

气管插管术

【培训目标】

1. 熟练掌握气管插管的操作步骤，并能独立操作完成。
2. 掌握气管插管的适应证。
3. 熟悉气管插管的禁忌证，并发症。

一、操 作 步 骤

1. 操作前准备

（1）估计插管的难易程度，决定插管的途径和方法。术前应充分了解有无气管狭窄、移位，颈部巨大肿瘤，主动脉瘤等；有咽喉部病变（肿瘤、水肿、狭窄等）对插管路径可能有阻挡，无法经声门做气管插管者，需考虑做气管造口后插管。

（2）插管用具的准备：气管导管、喉镜、喷雾器、牙垫、吸引器、衔接管、麻醉机等。

（3）检查喉镜亮度及导管型号、气囊是否漏气。

2. 经口气管插管操作

（1）患者仰卧，头后仰，颈上抬，使口、咽部和气管成一直线。取下患者的牙托，吸出口腔和咽部的分泌物或其他异物。

（2）左手持喉镜，喉镜由口腔的右边放入（在舌右缘和颊部之间），当喉镜移向口腔中部时，舌头便自动被推向左侧，不致阻碍插管的视线和操作。

（3）首先看到悬雍垂，然后将镜片垂直前移，直到看见会厌。挑起会厌以显露声门。如用直镜片，可伸到会厌的声门侧，再将镜柄向前上方提起，即可显露。如采用弯镜片则将镜片置于会厌舌根交界处（会厌谷），用力向前上方提起，使舌骨会厌韧带紧张，会厌翘起紧贴喉镜片，声门能得以显露。

（4）插管时以右手拇指、食指及中指如执笔式持住导管的中上段，由右侧进入口腔，直到导管已接近喉头才将管端移至喉镜片处，同时双目经过镜片与管壁间的狭窄间隙监视导管前进方向，准确灵巧地将导管尖端插入声门。

（5）在导管尖端入声门后，将管芯拔出，再将导管插入气管内，深度成人 4～5cm

（儿童 2~3cm）。导管深度为距门齿成人 22~24cm（儿童 12~14cm）。

（6）观察导管有否气体随呼吸进出，或用简易人工呼吸器压入气体观察胸廓有无起伏，或听诊两侧有无对称的呼吸音，以确定导管已在气管内。

（7）应用胶布把气管插管与牙垫固定在一起。并牢固固定于口部四周及双颊。注意气囊内注入空气 3~5ml。

3. 监测　操作过程中与操作成功后，均须严密监测并记录心律、心率、呼吸、SPO₂、血压、神志等生命体征变化。

二、注意事项

1. 适应证　气管插管适用于：全麻、心肺复苏、机械通气、新生儿窒息、气管塌陷、呼吸道良性阻塞等需紧急建立人工气道进行机械通气的情况。

2. 禁忌证　气管插管无绝对禁忌证。但患者有喉头水肿、气道急性炎症、喉头黏膜下血肿；严重气管畸形或移位；胸主动脉瘤压迫气管或疑有颈椎骨折等情况应谨慎进行。动作宜轻柔。

3. 并发症　机械损伤：如牙齿松动或脱落、黏膜出血等；神经反射：如呛咳、喉痉挛、支气管痉挛、血压升高、心律失常、甚至心搏骤停；炎症：如插管后引起喉炎、喉水肿、声带麻痹、呼吸道炎症等。

4. 操作前　估计插管的难易程度，决定插管的途径和方法。

5. 操作中　一次插管不超过 30 秒。插管过程中监测 SPO₂。对于插管不合作患者，可给予镇静剂或在静脉麻醉剂或肌松剂下行快速气管插管。但必须确保在出现插管困难的情况下能进行紧急加压面罩给氧。

6. 操作后　导管插入气管后，应检查两肺呼吸音是否正常，防止误入支气管，然后固定导管，防止滑脱，并同时吸引气管内分泌物，定期检查导管是否通畅，有无扭曲。气管导管保留 72 小时后应考虑气管切开，防止气囊长时间压迫气管黏膜，引起黏膜缺血、坏死。见表 22-1。

表 22-1　气管插管术基本技能操作考核评分标准

项目	具体内容要点	标准分	实得分
操作前准备	洗手，戴帽子、口罩； 用物准备齐全（喉镜、气管导管、导丝、牙垫、吸痰管、注射器、听诊器、胶布、简易人工呼吸器等）；检查喉镜亮度及导管型号、气囊是否漏气	10	
患者去枕仰卧 清除口腔异物	患者去枕仰卧； 用推额抬颏或平托双下颌法，使患者头后仰显露喉结； 患者头后仰的位置适当，体位保持稳定、始终无回位； 检查口腔有无异物（假定口腔无异物），如有则清除之	10	
置入喉镜	术者站于患者头侧，右手推患者前额使头部后仰，左手持喉镜，镜片顺舌表面正中（或一侧）进入。弯镜片使其头端伸入舌根与会厌之间的会厌谷，再上提镜片，使会厌向上翘起，紧贴镜片而显露声门（门齿有松动、响声扣分）	20	

续表

项目	具体内容要点	标准分	实得分
插入导管	右手持导管（内有导丝），对准声门插入，当导管刚过声门时，令助手拔出导丝，导管再进入适当长度（成人4~6cm，儿童2~3cm），放置牙垫，退出喉镜	20	
连接呼吸器导管固定	接上简易人工呼吸器，挤压呼吸气囊见胸廓起伏、听诊双肺呼吸音正常、导管深度合适时，将导管气囊注气以导管不漏气为适宜；用胶布固定导管及牙垫	10	
监测	操作过程中与操作成功后，均需严密监测并记录心律、心率、呼吸、SPO_2、血压、神志等病情变化	10	
总体评价	操作熟练； 各项操作步骤有次序，不杂乱	10	
	仪表端庄，整齐； 着装整洁，操作时态度严肃认真	2	
	时间把握得当，物品复原整理有序	8	
总得分		100	

（陈海铭）

第二十三章

气管切开术

【培训目标】

1. 掌握气管插管的操作步骤，并能独立完成操作完成。
2. 熟悉气管切开术的适应证、禁忌证及并发症。

一、操 作 步 骤

1. 操作前准备

（1）患者准备：核对患者，了解生命体征及病情变化情况；评估痰液分泌情况；清除口鼻腔分泌物，检查牙齿有无松动，鼻腔有无感染、阻塞、出血。

（2）物品准备：电动吸引器或中心吸引器、无菌盘内放置无菌吸引管、治疗巾、无菌盐水、一次性无菌手套、遵医嘱备湿化液、气管切开包、气管导管、插管内芯、简易呼吸器、吸氧装置、药物等。

2. 气管切开操作

（1）体位：常规体位为仰卧、肩下垫枕、头后仰，肩高头低，使颈部尽量伸展，气管充分暴露。助手坐于患者头侧以固定头部，保持正中位。

（2）常规消毒，铺无菌巾。

（3）麻醉：一般应用1%普鲁卡因局麻。显露气管后做气管穿刺时，可向内滴入1%~2%地卡因0.2~0.3ml，进行气管黏膜的麻醉。情况紧急或患者已处于昏迷状态时，可不用麻醉。

（4）切口：有横纵两种切口，纵切口操作方便，横切口优点是术后瘢痕轻。在常规气管切开术中，纵切口已逐渐被横切口取代。横切口：在颈前环状软骨下方2cm处沿皮纹切口，长约4~5cm，切开皮肤、皮下组织及颈阔肌，切口两端组织要切透，方可有足够大的手术野。将创口上缘提起，在颈廓肌深面潜行分离皮瓣约3cm，暴露胸骨舌骨肌和颈白线。纵切口：于颈前正中线自环状软骨下缘至胸骨静脉切迹上方之间，纵行切开皮肤、皮下组织及颈阔肌，向两侧稍行分离，以钝拉钩向两侧牵拉即可见颈白线。对病情严重、颈部粗短或肿胀的患者，宜采用纵切口并使切口加长，尽量缩短手术时间。

（5）切开气管：确定气管后，一般于第2~4气管环处，用刀片自下向上挑开2个气管环，刀尖勿插入过深，以免损伤气管后壁和食管前壁，引起气管食管瘘。可在气管前壁上切除部分软骨环，以防切口过小。放管时勿将气管壁压入气管内，造成气管狭窄。气管切开后吸出分泌物及血液。

（6）插入气管套管：以弯钳或气管切口扩张器撑开气管切口，插入大小适合、带有管芯的气管套管，插入外管后，立即取出管芯，放入内管，吸净分泌物，并检查有无出血。

（7）创口处理：气管套管上的带子系于颈部，打成死结以牢固固定。切口一般不予缝合，以免引起皮下气肿。最后用一块开口纱布垫于伤口与套管之间。

3. 监测　操作过程中与操作成功后，均须严密监测并记录心率、呼吸、SPO$_2$、血压、神志等生命体征变化。

二、注意事项

1. 适应证　预期或需长时间机械通气治疗；喉梗阻；下呼吸道分泌物阻塞者；某些下呼吸道异物，可经气管切开处取出；中枢神经系统病变或损伤，需切开气管以保障呼吸通畅；不能经口插管者，可经气管插管麻醉等情况。

2. 禁忌证　切开部位感染或化脓；切开部位肿物如巨大甲状腺肿、气管肿瘤等；严重凝血功能障碍；肺大疱、气胸及纵隔气肿未引流前；大咯血；低血容量休克、心力衰竭尤其是右心衰竭。

3. 并发症　切口处出血；皮下、纵隔气肿；伤口感染；肺部感染；气管黏膜糜烂、溃疡；气管食管瘘等。

4. 操作前　征得家属同意，说明手术必要性及可能发生的意外。准备好手术照明灯，吸引器，直接喉镜和气管插管。选择适合患者气管粗细的气管套管，包括外套管、内套管和套管芯。

5. 操作中　患者头部位置要保持正中后仰位。保持切口在颈中线进行。不能向两旁解剖。术中随时探摸气管位置，指导分离的方向和深度。气管前筋膜不宜分离，可与气管前壁同时切开。气管侧壁不要分离，否则易伤及胸膜顶或纵隔，也能致气管切口偏向一侧，造成拔管困难。气管切开位置宜在第 3~4 两个软骨环，如太高，易伤及第 1 软骨环，会引起喉咽部狭窄；如太低，易使套管脱出或顶住隆凸，致黏膜损伤出血，或造成纵隔气肿，甚至伤及胸内大血管。术中止血要完善，皮肤不能缝合过紧，以防止发生血肿或气肿。

6. 操作后　检查两肺呼吸音是否正常，固定套管，防止脱落。定期检查套管是否通畅，吸净分泌物。注意切开部位有无出血及感染等。见表 23-1。

表 23-1　气管切开术基本技能操作考核评分标准

项目	具体内容要点	标准分	实得分
操作前准备	洗手，戴帽子、口罩、手套。 用物准备齐全（电动吸引器或中心吸引器、无菌盘内放置无菌吸引管、治疗巾、无菌盐水、一次性无菌手套、遵医嘱备湿化液、气管切开包、气管导管、插管内芯、简易呼吸器、吸氧装置、药物等）	15	
患者体位 助手位置	仰卧、肩下垫枕、头后仰，肩高头低，使颈部尽量伸展，气管充分暴露。助手坐于患者头侧以固定头部，保持正中位	10	

续表

项目	具体内容要点	标准分	实得分
消毒麻醉	常规消毒，铺无菌巾。 一般用局麻。以1%普鲁卡因或1%利多卡因于颈前中线作皮下及筋膜下浸润注射。	15	
选择切口 切开气管	选择横切口或纵切口 确定气管，于第2~4气管环处，用刀片自下向上挑开2个气管环。吸引分泌物及血液。	15	
插入气管套管	以弯钳或气管切口扩张器撑开气管切口，插入大小适合、带有管芯的气管套管，插入外管后，立即取出管芯，放入内管，吸净分泌物，并检查有无出血。	15	
创口处理	气管套管上的带子系于颈部，打成死结以牢固固定。切口一般不予缝合，以免引起皮下气肿。最后用一块开口纱布垫于伤口与套管之间。	10	
总体评价	操作熟练 各项操作步骤有次序，不杂乱	10	
	仪表端庄，整齐 着装整洁，操作时态度严肃认真	2	
	时间把握得当，物品复原整理有序	8	
总得分		100	

（陈海铭）

第二十四章
三腔二囊管压迫止血术

【培训目标】

1. 掌握三腔二囊管治疗的原理、适应证和禁忌证。
2. 熟悉三腔二囊管的操作步骤。

三腔二囊管是一根多腔的橡胶管，其中两个腔分别连接两个可收缩的气囊，通常经鼻进入食道，可充气压迫胃底和食管下段的曲张静脉，达到止血的目的，因此临床上常用于抢救药物或内镜治疗无效的食管、胃底静脉曲张致上消化道出血的患者。

一、操作步骤

（一）操作前准备

1. 操作前准备器材　三腔二囊管、纱布、棉签、50ml 注射器、止血钳、治疗碗、蝶形胶布、滑轮牵引架、胃肠减压器、沙袋、线绳、吊瓶、液状石蜡油。

2. 向患者做好解释　讲明插管的目的、方法、注意事项，取得其配合。

3. 检查器械　检查气囊是否漏气，管腔是否通畅，并分别标记出 3 个腔的通道。

4. 测试气囊的注气量　一般胃气囊注气量 150～200ml（压力为 50mmHg 左右）；食管气囊注气量 100～150ml（压力为 10～40mmHg），试好后将胃气囊、食管气囊气体抽尽，用止血钳夹紧导管开口处。

（二）操作

1. 棉签蘸水清洁患者插管的鼻腔。

2. 在胃管、胃气囊、食道气囊及患者鼻腔处涂以液状石蜡油，以便润滑。

3. 患者侧卧位，将三腔管的远端从患者鼻腔插入，达咽喉部时，嘱其吞咽唾液，以利三腔管顺利送入。将三腔管插至 65cm 处时，能通过胃管腔抽出胃液，即表示管端已达幽门。

用注射器按原预测试好的气量，向胃气囊注入空气。注气毕用止血钳将此管夹住，以免漏气。将三腔管向外牵拉，直至感觉有弹性阻力，表明胃气囊已压于胃底贲门部。用 0.5kg 重的物品，通过滑轮装置牵引固定三腔管。

4. 食管气囊可根据患者情况确定注气，如需注气按原测定食管气囊气量注入空气

100～150ml，压迫食管下 1/3，然后用止血钳夹住开口处。

5. 可用注射器或负压装置吸出胃内容物。

（三）监测

操作过程中注意监测患者的生命体征，有条件的情况下需心电血压监护。

二、适应证及禁忌证

1. 适应证　凡食管、胃底静脉曲张破裂出血者均适用。对其他病因引起的上消化道大出血也可使用，但治疗效果不佳。

2. 禁忌证　三腔二囊管置入过程需患者配合。因此，如患者已出现肝性脑病或是处于休克状态，意识状态不佳，无法配合三腔二囊管置入的过程，则在置入过程中易引发大出血或其他风险，属于治疗禁忌证。

三、并发症

1. 大出血　操作用力过猛，易引起食道静脉破裂致大出血。如出现大量呕血，需立即停止操作。

2. 黏膜糜烂　三腔二囊管置入后压迫时间过长易引起胃底静脉及食道静脉缺血糜烂。

四、注意事项

（一）操作时

1. 注射空气时，必须先向胃囊注气，再向食管囊充气，以免向外牵引时滑出。

2. 胃气囊充气要足，以防牵引三腔管时由于胃气囊充气少而致胃气囊进入食管，压迫气管引起窒息。若发生窒息，应立即拔出三腔管。

（二）操作后

1. 隔 12～24 小时放气或缓解牵引 1 次，以免发生缺血坏死。放气前口服石蜡油 20ml，一般放气 30 分钟后可再充气。

2. 每 4 小时测量胃内压力并每 2 小时抽胃液一次，观察是否有出血。

3. 食管气囊压力不宜过高，防止压迫食管黏膜发生溃疡。

4. 三腔管压迫期限为 72 小时，如有继续出血，可适当延长压迫时间。

5. 在出血停止 24 小时后，应在放气状态下再观察 24 小时，如无再出血时方可拔管。

6. 拔管时先将食管囊的气放出，再将胃囊的气放出，然后口服 20～30ml 液状石蜡油，随后将管缓慢退出，以防损伤黏膜。

7. 患者应侧卧或头部侧转，便于吐出唾液，吸尽患者咽喉部分泌物，保持口腔清洁，防止发生口腔感染及吸入性肺炎。见表 24-1。

表 24-1　三腔二囊管压迫止血术技能操作考核评分标准

项目	具体内容要点	标准分	实得分
操作前准备	操作需要器材准备 向患者解释置管的意义及流程	15	
检查导管	检查气囊、管腔 测试气囊的注气量	10	

续表

项目	具体内容要点	标准分	实得分
置管过程	患者侧卧位，将三腔管的远端从患者鼻腔插入，达咽喉部时，嘱其吞咽唾液，以利三腔管顺利送入，将三腔管插至65cm处时，能通过胃管腔抽出胃液	25	
注气、固定	向胃囊注入空气 用0.5kg重的物品，通过滑轮装置牵引固定三腔管 向食道囊注气 胃管部分连接负压装置	25	
监测	操作过程中注意心电监护上的生命体征变化	5	
总体评价	操作熟练 各项操作步骤有序	10	
	操作时态度严肃认真	2	
	时间把握得当	8	
总得分		100	

（朱继红）

第二十五章
现场快速检测术

【培训目标】

1. 掌握 POCT 的概念和优缺点。
2. 熟悉 POCT 常用的分析技术和临床应用。

现场快速检测术（point of care testing，POCT）是指在实验室之外，靠近检测对象，并能及时报告结果的一个微型的移动检验系统，是检验医学的最新概念。"POCT" 的组成包括：point（地点、时间）、care（保健、照料）、testing（检验、试验）。

一、POCT 的特点

为适应当今社会发展高效快节奏的工作方式，满足在急诊、危重病抢救时间上的要求，可使患者尽早得到诊断治疗，临床上需要更简便的检测系统。因此，同时满足实验仪器小型化，操作简单化，结果报告及时化的新检验模式-POCT 备受人们的青睐。POCT 强调的是即时、即刻的检测，与急诊的核心理念相符，因此，已经广泛用于日常的急诊工作中。

二、POCT 常用的分析技术

1. 干化学法测定　如尿液干化学检查蛋白质、葡萄糖等。将多种反应试剂干燥固定在纸片上，加上检验标本后产生颜色反应，用肉眼观察定性或仪器检测（半定量）。

2. 多层涂膜技术　采用多层涂膜技术制成的干片，比干化学纸片平整均匀，用仪器检测，可以准确定量，如目前临床使用的干化学分析系统，可用于大多数血液化学成分，如蛋白质、糖类、脂类、酶、电解质、尿素氮类及一些血药浓度的测定。

3. 棉衣金标记技术　该类方法主要有斑点免疫渗滤法（DIGFA TBAb）和免疫层析法（ICA），广泛应用于快速检测蛋白质类或多肽类抗原，如 HCG、cTnI 及一些病毒，如 HBV、HCV、HIV 等的抗原和抗体定性。配合小型检测仪，可做半定量和定量。

4. 免疫荧光技术　新一代 POCT 仪器使用免疫荧光技术，通过检测板条上激光激发的荧光，可同时定量检测 pg/ml 为单位的检测板条上单个或多个标志物。

5. 生物传感器技术　是研究非常活跃的生物技术领域，新一代 POCT 仪器使用生物传感器，利用离子选择电极，底物特异性电极，电导传感器等特定的生物检测器。组合了酶化学、免疫化学、电化学与计算机技术的结合。用它可以对生物体液中的分析物进行超微量的分析，例如电解质、葡萄糖、pH、PCO_2、PO_2等。

6. 生物芯片技术 是最近发展起来的一项新技术，其特点是在小面积的芯片上同时测定多个项目。目前可分为基因芯片、蛋白质芯片和细胞芯片。

三、临床应用

1. 在心、肺血管疾病方面的应用 急性心肌梗死（AMI）发病急，死亡率高。但25%的患者早期没有典型临床症状；50%患者心电图无典型异常。特异性血清早期标志物如肌钙蛋白、肌红蛋白和肌酸激酶同工酶等（或者是三合一）的检测结果，结合症状和心电图变化，可以早期诊断AMI。脑钠肽（BNP）是心功能不全最敏感和特异的指标之一，用15分钟完成BNP检测即可诊断充血性心力衰竭，对于鉴别诊断心源性和肺源性引起的急性呼吸困难，有很大的临床诊断价值。D-二聚体既可辅助对肺栓塞的筛查和诊断，又可作为溶栓治疗时的观察指标。

2. 传染性疾病中的应用 可使不具备细菌培养条件的基层医院、社区保健所也能进行微生物的快速检测，例如细菌性阴道炎、衣原体、性病等的POCT检测较培养法更为快速和灵敏。

3. 在感染性疾病方面的应用 发热患者，血常规与C反应蛋白联合检测，对鉴别细菌或病毒感染比单一检测更具特异性。POCT检测降钙素原，可初步判断感染微生物的性质和病情的严重程度。

4. 在糖尿病的应用 最常用的POCT检测手段。包括快速血糖、糖化血红蛋白与尿微量白蛋白。

四、优点及存在问题

（一）POCT的优点

POCT具有实验仪器体积小，携带方便，容易使用和结果快速等优点。其最主要的特点是结果快速，大大缩短了实验结果周转时间。

（二）POCT存在的问题与对策

1. 质量控制问题 对POCT的质量保证体系和管理规范尚没有做出明确的规定，实验结果质量无法保证。非检验操作人员如医师和护士的培训资格上岗认证的疏忽以及管理制度的不完善，是导致这种POCT产生质量不稳定的重要原因。因此，建立严格的培训、管理和资格认证体制是当务之急。

2. 检测费用与收费问题 POCT单个检验费用高于常规实验室检验。在还没有用循证医学的手段认定缩短检验时间、及时诊疗、缩短病程和降低总体医疗费用的关系前，单个检测费用的问题是显而易见的。

（朱继红）

第二十六章
急危重症监测技术

【培训目标】

1. 熟练掌握基础生命体征监测的临床意义。

2. 掌握血流动力学及呼吸功能监测指标的临床意义。

3. 熟悉血流动力学监测技术，如中心静脉置管、动脉置管；熟悉神经系统功能监测指标的临床意义。

第一节　基础生命体征监测

基础生命体征包括体温、呼吸、脉搏（心率）、血压、氧饱和度等，本节重点介绍心电、血压及脉搏氧饱和度监测。

一、心电监测

心电监测是通过心电监护仪持续监测患者心电活动，临床医生可以连续观察患者心电变化，及时处理。

观察指标：观察指标与心电图相同，主要有：

1. 心率快慢，节律齐与不齐。

2. 是否有P波，P波是否规则出现，高度、宽度、形态是否有异常。

3. QRS波是否出现，波形是否正常。

4. ST段有无抬高或压低。

5. T波是否正常，有无倒置。

6. 有无异常波形出现，如坏死性Q波等。

二、血压监测

（一）无创血压监测

1. 监测方法　目前常用人工袖带测压法和电子自动测压法，重症患者多采用电子自动测压法。

2．临床意义

（1）动脉血压组成：收缩压：心脏收缩时，动脉血管内壁的最大压力。收缩压大于140mmHg为高血压，小于90mmHg为低血压，小于70mmHg器官灌注明显减少，小于50mmHg易发生心脏停搏。舒张压：心脏舒张时，动脉血管弹性回缩产生的压力。大于90mmHg为舒张高压。脉压：收缩压减去舒张压，正常值为30～40mmHg。平均动脉压：等于舒张压加上三分之一脉压，维持器官功能灌注。

（2）临床意义：动脉血压可反映心脏后负荷、心肌耗氧和做功、器官组织血流灌注，是判断循环功能的重要指标之一。

（二）有创血压监测

重症监护室患者常规监测无创血压，但有些血流动力学不稳定的患者，无创血压监测不能连续准确地反映患者的血压情况，必须进行有创血压监测。

1．操作方法　动脉监测最常选用的是桡动脉，也可选用足背动脉、股动脉。掌握动脉的解剖位置，判断动脉的充盈度，是穿刺成功与否的关键。

（1）患者取平卧位，前臂伸直，掌心向上并固定，腕部垫一小枕手背屈曲60°。

（2）摸清桡动脉搏动，常规消毒皮肤，术者戴无菌手套，铺无菌巾，在桡动脉搏动最清楚的远端用1%普鲁卡因做浸润局麻至桡动脉两侧，以免穿刺时引起桡动脉痉挛。

（3）用带有注射器的套管针从针孔处进针，套管针与皮肤呈30°角，与桡动脉走行相平行进针，当针头穿过桡动脉壁时有突破坚韧组织的脱空感，并有血液呈搏动状涌出，证明穿刺成功。此时即将套管针放低，与皮肤呈10°角，再将其向前推进2mm，使外套管的圆锥口全部进入血管腔内，用手固定针芯，将外套管送入桡动脉内并推至所需深度，拔出针芯。连接上连接管，贴好敷料。

2．适应证

（1）各类危重患者和复杂大手术及有大出血的手术。

（2）体外循环直视手术。

（3）低温治疗或需控制性降压的手术。

（4）严重低血压、休克需反复测量血压的患者。

（5）需反复采取动脉血标本作血气分析的患者。

（6）需要应用血管活性药物的患者。

（7）心肺复苏术后的患者。

3．临床意义

（1）直接动脉压力监测为持续的动态变化过程，不受人工加压、袖带宽度及松紧度影响，准确可靠，随时取值，动脉压力波形的节律也可反映心脏的节律，动脉压力波形的变化也在一定程度上反映了呼吸对循环的影响。

（2）一般来讲，收缩压主要反映心脏的心肌收缩力，舒张压主要反映外周血管阻力。

（3）患者在应用血管活性药物时可及早发现动脉压的突然变化。

（4）反复采集动脉血气标本减少患者痛苦。

4．并发症　常见并发症有血栓形成及动脉栓塞，渗血、出血、血肿，局部或全身感染等。必须要防患于未然，注意消毒及护理，置管保留最长1周。

三、脉搏血氧饱和度监测

常用血氧饱和度监测方法为光学检测法，与动脉血氧饱和度相关性好，且具有快速、连续、动态检测的优点。血氧饱和度正常值95%～100%，可间接反映了组织的缺氧程度，是重症常用监护之一。

（一）操作方法

1. 打开监护仪，连接传感线。

2. 固定传感器，常用皮肤部位指（趾）端、耳垂、鼻翼等部位。

3. 识别正常脉搏信号，波形是否正常。

（二）临床意义

1. 经皮脉搏血氧饱和度监测数值降低可提示肺通气、肺换气功能降低及循环功能障碍（组织低灌注）。

2. 影响监测准确性的因素　休克、体温过低、使用血管活性药物等影响局部循环血流而影响 SpO_2 监测的准确性。周围环境光照太强、电磁波干扰及涂指甲油等外部因素影响信号的接收也可影响监测结果。一氧化碳中毒、高铁血红蛋白血症、贫血等血液因素均可影响 SpO_2 监测的准确性。

第二节　血流动力学监测

血流动力学监测是危重症患者经常使用的监测，包括无创血流动力学监测和有创血流动力学监测方法。血流动力学监测可帮助临床医生提供诊断及治疗的信息。有创动脉血压监测已在第一节基础生命监测中介绍，下面主要介绍以下有创血流动力学监测技术。

一、中心静脉压监测

中心静脉压（CVP）监测需要放置中心静脉置管，连接中心静脉监测换能器及监护仪就可以监测 CVP。

中心静脉置管术

中心静脉置管常用的静脉有颈内静脉、锁骨下静脉、股静脉。

1. 适应证及禁忌证　中心静脉置管适用于外周静脉置管困难患者，长期输液的患者，大量、快速输液扩容的患者，肠外营养治疗者，血液透析、血浆置换术者，药物治疗（化疗、高渗、刺激性），危重患者抢救及大手术行 CVP 监测，放置起搏器电极等。中心静脉置管一般无绝对的禁忌证。

2. 穿刺置管方法

（1）颈内静脉穿刺术

1）体位：去枕平卧，头转向对侧。

2）穿刺点定位：找出胸锁乳突肌的锁骨头、胸骨头和锁骨三者形成的三角区，该区顶点为穿刺点。

3）消毒、铺巾、局麻。

4）穿刺针接上盛有肝素生理盐水的注射器，左手示指定穿刺点及方向，右手持针，针轴与额平面呈30°～45°，方向为同侧乳头。

5）进针深度一般为2.5～3.0cm，边进针边回抽，当见回血时，将导丝插入注射器尾端，退出穿刺针，沿导丝植入扩皮器扩皮，退出扩皮器，植入深静脉导管，退出导丝，一般导管插入深度为10～15cm。

6）确认导管回血通畅，排气。

7）固定。

（2）锁骨下静脉及股静脉穿刺：锁骨下静脉及股静脉穿刺方法同静脉穿刺方法，只是穿刺点及穿刺方向不同，锁骨下静脉穿刺点为锁骨中1/3与内1/3交界处，锁骨下缘1～2cm处，进针方向为喉结。股静脉穿刺点为腹股沟中，股动脉搏动最强处的内侧0.5～1.0cm，进针方向为肚脐。

3. 监测CVP的临床意义（表26-1）　测定中心静脉压对于了解容量负荷、右心功能等有重大意义。CVP参考范围是5～10mmHg。

表26-1　监测CVP的临床意义

	CVP 增高	CVP 降低
病理因素	心力衰竭、心源性休克 心包填塞、缩窄性心包炎 肺循环阻力升高，如右心室流出道狭窄、肺动脉高压、肺水肿等 腹内压增高的各种疾病及先天性心脏病	血容量不足，大量出血、渗血、脱水、利尿而未及时补充 周围血管扩张，如神经性和过敏性休克等
药物因素	使用较强的收缩血管药物时，小静脉收缩，回心血量相对增加，导致CVP升高 输液、输血速度过快，量过多	应用血管扩张药物或心功能不全患者用洋地黄等强心药后，血管张力降低，血容量相对不足，使CVP下降 应用镇静药物
其他因素	胸腔内压升高，如使用呼吸机正压呼吸、张力性气胸、血胸等 患者安静状态测量静脉压，如气管内吸痰、躁动、寒战、咳嗽等均可使CVP升高	麻醉过深或椎管内麻醉时血管扩张，使CVP下降

注意事项：CVP监测易导致感染、脱管、出血等并发症，应每天护理，更换肝素生理盐水冲洗导管；注意防止意外拔管。

二、肺动脉导管（Swan-Ganz 导管）

1. 适应证　漂浮导管适用于血流动力学不稳定的患者，包括：①复杂心肌梗死的处理：如严重心力衰竭、低心排综合征等；②各种类型休克的鉴别和处理；③肺水肿的鉴别诊断；④指导不稳定患者的液体治疗等。

2. 禁忌证　漂浮导管的绝对禁忌证是在导管经过的通道上有严重的解剖畸形，导管无法通过或导管本身可使原发病加重，如右心室流出道梗阻、肺动脉瓣或三尖瓣狭窄，肺动脉严重畸形、法洛四联症等。相对禁忌证包括：①严重出血倾向或凝血功能障碍；②肝素过敏；③细菌性内膜炎，活动性风湿病；④严重心律失常，尤其是室性心律失常；⑤严重肺动脉高压；⑥心脏及大血管内有附壁血栓；⑦完全性左束支传导阻滞；⑧室壁瘤患者。

3. 操作方法

（1）PAC 导管介绍（图 26-1）：最常用的 PAC 导管为 7F 四腔漂浮导管，长约 1m，从顶端开始每隔 10cm 有黑色环形标志，作为插管深度的标记。主腔开口在管端，用于测量肺动脉压及肺动脉楔压以及采取肺动脉血标本；另一管腔开口于据管端 30cm 处，用于测量右房压和测量心排血量时注射生理盐水；第三腔与导管的乳胶小气囊相通，并带有一个气囊伐，气囊充盈后可漂于血液中，带动导管按照血流方向推进。热敏电极终止于导管顶端近侧 3.5~4cm 处，用于测量局部温度变化，以计算 CO 值。有部分漂浮导管能连续监测混合静脉氧饱和度。

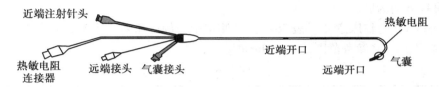

图 26-1 Swan-Ganz 导管的构造

（2）操作准备

1）心电监护仪、冲洗导管的肝素盐水袋、压力检测换能器、导管腔穿刺包、肺动脉导管包、X 线透视或彩色多普勒超声。

2）插管途径：插管首选右颈内静脉，也可以选择锁骨下静脉。

3）插管方法：暴露穿刺点，消毒，铺巾，置入导管鞘，检查漂浮导管气囊是否完整、对称，各管腔是否通畅，预注肝素水，连接测压系统，边观察压力波形，边进导管，置入 15~20cm 后开始气囊打气，顺血流方向漂浮，依次看到右房压、右室压、肺动脉压波形，直至肺动脉楔压出现停止进管，气囊放气后消毒固定，连接温度探头及心排测量导线。

4. 并发症 PAC 置管常见并发症有心律失常、导管打结、导管移位、气囊破裂、心脏瓣膜损害、血栓形成及栓塞、心内膜炎、感染等并发症。操作必须遵循无菌操作原则，遵守操作流程，尽量避免并发症发生。

5. PAC 参数范围 PAC 参数主要包括压力参数、流量参数和氧代谢参数，常用参数及正常参考值见表 26-2。

表 26-2 PAC 参数及正常参考值

参数	英文缩写	单位	计算方法	正常参考值
右房压	RAP	mmHg	直接测量	0~8
平均右室压	MRVP	mmHg	直接测量	10~18
平均肺动脉压	MPAP	mmHg	直接测量	9~16
肺动脉楔压	PAWP	mmHg	直接测量	2~10
心排出量	CO	L/min	直接测量	4~6
心排指数	CI	L/(min·m²)	CO/BSA	2.5~4.2
每搏输出量	SV	ml	1000×CO/HR	60~90
每搏指数	SVI	ml/m²	SV/BSA	30~50
体循环阻力	SVR	dyn·s/cm⁵	80×(MAP-CVP)/CO	900~1500
体循环阻力指数	SVRI	dyn·s·m²/cm⁵	80×(MAP-CVP)/CI	1760~2600

续表

参数	英文缩写	单位	计算方法	正常参考值
肺循环阻力	PVR	$dyn \cdot s/cm^5$	$80 \times (PAP-PAWP)/CO$	$20 \sim 130$
肺循环阻力指数	PVRI	$dyn \cdot s \cdot m^2/cm^5$	$80 \times (PAP-PAWP)/CI$	$45 \sim 225$
左室每搏功指数	LVSWI	$g \cdot m/m^2$	$SVI \times (MAP-PAWP) \times 0.0136$	$45 \sim 60$
右室每搏功指数	RVSWI	$g \cdot m/m^2$	$SVI \times (MAP-PAWP) \times 0.0136$	$5 \sim 10$
混合血氧饱和度	SvO_2	%	$SaO_2 \times VO_2/(CO \times 1.39 \times Hb)$	$60 \sim 80$
氧输送	DO_2	$ml/(min \cdot m^2)$	$CI \cdot CaO_2 \cdot 10$	$520 \sim 720$
氧耗量	VO_2	$ml/(min \cdot m^2)$	$CI \cdot (CaO_2-CvO_2) \cdot 10$	$100 \sim 180$
氧摄取量	O_2ER	%	$(CaO_2-CvO_2)/CaO_2$	$22 \sim 30$

注：BSA：体表面积；SaO_2：动脉血氧饱和度；Hb：血红蛋白含量；CaO_2：动脉血氧含量。

三、脉搏轮廓温度稀释连续心排血量测定

脉搏轮廓温度连续心排血量测定（PiCCO）是一种利用经肺热稀释技术和脉搏波型轮廓分析技术，对重症患者主要血流动力学参数进行检测的工具。

1. 适应证及禁忌证　脉搏指示剂连续心排血量测定适用于血流动力学不稳定的患者，如各种类型休克、严重心力衰竭、液体治疗复杂的患者等。一般 PiCCO 无绝对禁忌证，对于凝血功能障碍等患者需慎重考虑，综合评估利弊。

2. 操作方法

（1）首先安置一根中心静脉导管，最好选择颈内静脉、锁骨下静脉。

（2）股动脉置管：暴露腹股沟部位，消毒铺巾，以股动脉搏动最强点为穿刺点，穿刺方向为肚脐，穿刺方法与置中心静脉方法相同，连接压力换能器、心排测量导线及温度探测仪。

3. PiCCO 的参数及临床意义　PiCCO 参数包括热稀释参数（单次）和脉搏轮廓参数（连续），具体参数及参考范围见表26-3。

表 26-3　PiCCO 参数及参考范围

参数	英文缩写	单位	参考范围
心排指数	CI	$L/(min \cdot m^2)$	$3.0 \sim 5.0$
血管外肺水指数	EVWI	ml/kg	$3.0 \sim 7.0$
心功能指数	CFI	L/min	$4.5 \sim 6.5$
全心射血分数	GEF	%	$25 \sim 35$
每搏量	SV	ml	—
每搏指数	SVI	ml/m^2	$40 \sim 60$
每搏量变化	SVV	%	<10
外周血管阻力	SVR	$dyn \cdot s/cm^5$	—
外周血管阻力指数	SVRI	$dyn \cdot s \cdot m^2/cm^5$	$1200 \sim 2000$

续表

参数	英文缩写	单位	参考范围
胸腔内血容量	ITBV	–	
胸腔内血容量指数	ITBVI	ml/m²	850～1000
全心舒张末期容积	GEDV	–	–
全心舒张末期容积指数	GEDVI	ml/m²	680～800
肺血管通透性指数	PVPI	–	1.0～3.0
脉压变异	PPV	%	<10

PiCCO 参数在临床中应用较为广泛，可以帮助我们诊断及鉴别诊断，又可为临床提供容量及心功能指标，帮助临床更好的管理液体等。其具体应用方法见临床治疗树（图 26-2）。

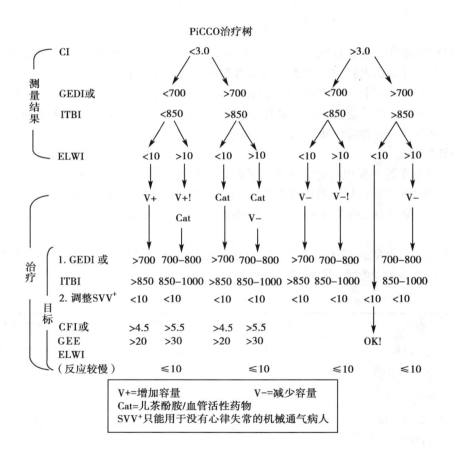

图 26-2　临床治疗树

四、超声多普勒技术

心脏超声在重症医学科的应用越来越多，不仅可以评估患者心脏结构及功能情况，还可以评估患者容量负荷等，在床旁就能很容易获得临床医生希望得到的信息，但对操作者的要求较高。

1. 心脏超声评估心功能及结构的作用　心脏超声可以评估患者心脏各房室大小、瓣膜情况，对于重症患者来说，功能的评估更为重要，患者心功能如何，可以接受大剂量容量复苏吗？这才是我们关心的问题。心功能的测定包括心脏的收缩功能及舒张功能，以左心室功能评价最为重要。

射血分数（EF）是目前临床常用于评价左心收缩功能的指标之一，具有容易获得、可重复性好的优点，有研究发现 EF 与疾病预后有关。EF 测量方法很多，美国超声学会推荐 Simpson，其测量要求对心内膜边缘的确认水平足够高。另外，组织多普勒技术（TDI）通过测量心肌收缩的速度来反映心脏的收缩功能，研究表明其与 EF 有较好的相关性。目前，实时三维超声能够更全面、快速、准确地测定心功能，是一种新的方向。EF 参考值为大于等于 50%。若 EF 小于 50% 就提示患者左心室收缩功能下降。

2. 心脏超声在评价容量负荷的作用　ICU 患者血流动力学不稳定，临床医生常常通过调节患者的前负荷来提高心排血量以保证器官灌注，关键是评估患者的容量状态，心脏超声在评估容量反应性方面具有准确、快捷和无创等优点。

心脏超声评估容量状态的指标有静态指标和动态指标。静态指标包括测量心脏内径的大小，血流速度快慢，下腔静脉内径；动态指标包括下腔静脉内径变异度，包括内径和流量的动态变化，可用来判断液体反应性，常用的有上腔静脉塌陷指数、下腔静脉直径呼吸变异度等。总之，心脏超声在评估容量状态方面具有较好的前景。

心脏超声在评估心脏功能及容量负荷具有无创、简便、准确等优势，也可用于外周阻力、脱机困难的评估，但是较少用。心脏超声重症医学科临床工作中应用较为广泛。

第三节　呼吸力学及功能监测

呼吸力学及功能监测广泛应用于接受机械通气的患者，可帮助临床医生了解和掌握患者的病情，更好地进行机械通气和早日脱机。

一、呼吸力学监测

呼吸力学监测包括呼吸压力、呼吸阻力、顺应性等，下面介绍如下。

（一）压力

1. 平台压（Pplat）　在机械通气吸气末屏气 0.5～2 秒测得的气道压力，反映肺泡峰压。机械通气时，应维持平台压 ≤35cmH$_2$O，以减轻呼吸机相关性肺损伤。

2. 气道峰压（PIP）　是整个呼吸周期中气道的最高压力。PIP 过高易致气压伤的发生，在机械通气过程中应尽量保持 PIP<35cmH$_2$O。

3. 平均气道压（Pmean）　是指整个呼吸周期中气道压力的平均值。气压伤的发生与 Pmean 更为密切，而且 Pmean 在机械通气对气体交换、循环功能的影响中起重要的作用。

4. 内源性 PEEP（intrinsic PEEP，PEEPi）　又称自动 PEEP，在机械通气呼气末屏气 0.5～2 秒测得的气道压力，但在有自主呼吸时自主呼吸的不同步会影响 PEEPi 的测定。PEEPi 值反映呼气结束时肺内残留气体的压力。正常值应 <3cmH$_2$O，升高见于呼气不完全。过高的 PEEPi 导致气道压力增加，可通过减少潮气量、减少呼吸次数和降低气道阻力

来消除内源性 PEEP。

5. 最大吸气压（PImax） 是测定呼吸肌强度较常用的指标。正常值为 50 ~ 100cmH$_2$O，女性者偏低。PImax > 300cmH$_2$O 时，提示撤机较易成功。

（二）阻力

最常用的监测指标为最大呼气流量-容积曲线（MEFV 曲线或 F-V 曲线）：指受试者在最大用力呼气过程中，将其呼出的气体容积及相应的呼气流量描记成的一条曲线图形。应用肺功能测定仪描记 MEFV 曲线目前主要用于对小气道阻塞性病变的监测，凡实测值/预计值 < 80% 为异常。另外，MEFV 曲线的形态异常在不同肺部疾病时也有其特征性表现。

（三）顺应性

呼吸系统顺应性（respiratory system compliance，Crs）指单位压力变化所致潮气量变化，等于潮气量/（平台压 – PEEP），正常约 100ml/cmH$_2$O。顺应性反映肺与胸廓弹性特征。监测顺应性的意义包括：①监测病情变化；②判断肺疾患的严重性；③观察治疗效果；④判断是否可以停用呼吸机：顺应性 < 25ml/cmH$_2$O 时，不能撤机；⑤在 ARDS 的应用中更重要，可以指导机械保护性通气及肺复张。

二、特殊呼吸力学监测

压力-容量曲线（P-V 曲线，图 26-3） P-V 曲线反映呼吸系统的顺应性，曲线的斜率越大，顺应性越好，反之斜率越小，顺应性越差。

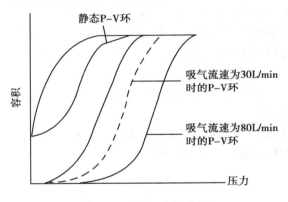

图 26-3 压力-容量曲线

三、呼吸功监测

呼吸功是指呼吸肌克服呼吸机阻力持续通气所做的功。正常值为 0.4 ~ 0.6J/L。机械通气时监测呼吸功，帮助临床医生患者呼吸功能及病情，调节呼吸机参数以更适合患者病情需要。

四、血气分析的监测

血气分析可为临床医师提供患者气体交换功能的基本数据，常用指标包括。

1. 动脉血氧分压（PaO$_2$） 是反映机体氧合功能的重要指标，正常值为 80 ~ 100mmHg。低氧血症见于肺通气或换气不足，若 PaO$_2$ < 60mmHg 而 PaCO$_2$ 不高为 I 型呼吸衰竭。

2. 动脉血二氧化碳分压（$PaCO_2$）　　是反映肺通气功能的重要指标，正常值 35～45mmHg。$PaCO_2$ < 35mmHg 为过度换气，见于过度通气、低代谢状态或代谢性酸中毒并代偿性低碳酸血症。$PaCO_2$ > 45mmHg 为二氧化碳潴留，见于二氧化碳排出障碍或代谢性碱中毒伴代偿性高碳酸血症。若 $PaCO_2$ > 50mmHg 且 PaO_2 < 60mmHg 为 II 型呼吸衰竭。

3. 动脉血氧饱和度（SaO_2）　　SaO_2 为血红蛋白被氧饱和的程度，SaO_2 正常值为 95%～99%，SaO_2 能很好反映机体的氧合情况，当 SaO_2 > 80% 时 SaO_2 与 PaO_2 有较好相关关系，如 SaO_2 90%～95% 时，PaO_2 约 60～80mmHg。SaO_2 < 90% 为低氧的警戒线。

第四节　中枢神经检测技术

脑功能的监测一直以来备受关注，对于 ICU 内中枢神经系统疾病患者的监测尤为重要。目前脑功能监测技术发展较快，包括神经电生理监测技术、颅内压监测（ICP）、经颅多普勒（TCD）、经红外线光谱（NIRS）、脑氧饱和度（$rScO_2$）、活体脑微透技术、正电子发射断层扫描（PET）、功能性磁共振成像（MRI）等。

一、脑电监测

脑电图（EEG）是反映脑功能状态的一个电生理指标，能直接监测脑功能和癫痫活动。连续 EEG 监测应便于床旁使用，便于阅读分析，但易受各种干扰因素影响记录分析。脑电图监测的临床意义是多方面的，根据 EEG 对监测脑病理生理变化敏感的特点，将 EEG 的临床意义归纳为以下几点。

1. 监测脑代谢变化　　EEG 对脑代谢变化异常敏感。

2. 细胞缺血缺氧状态　　脑血流与 EEG 有极好的相关性，为 EEG 监测脑皮质细胞缺血缺氧变化提供了科学基础。临床上常以此作为依据确定治疗时间窗；监测手术（如颈内动脉内膜剥脱术）过程，并给予指导。

3. 监测脑内局灶病变　　EEG 电极监测部位与大脑半球解剖相关，当重症患者不能移动，不能进行脑 CT 和 MRI，床旁 EEG 检查可辅助脑疾病定位诊断。连续动态地监测病变演变过程是 EEG 床旁监测的另一优势。

4. 监测癫痫活动　　发现惊厥性癫痫（NCS）患者占 29%，其中 65% 为非惊厥性癫痫持续状态（NCES）。这些癫痫活动，即便不伴运动系统，也是有害的，如增加颅内压，增加脑血流量和脑氧耗量等，最终导致死亡率的增加。

5. 监测脑功能损伤程度　　根据 EEG 变化对昏迷进行分级评价，从而为判断脑功能损伤程度（定量）提供一定的依据。

6. 监测预后　　应用 EEG 对重症患者脑功能状态进行预后预测。

7. 指导治疗和医疗决策　　将持续或连续脑电图监测用于指导治疗和医疗决策的时代已经开始。

目前分析采用频域法脑电图，较精确，且能保存原始脑电波的信息，其原理是采用一种复杂的数学模型对原始电脑波分析。把双频谱分析的参数与其他一些 ECG 参数结合，通过数学运算，最后形成双频指数（bispectral index，BIS），用 0～100 之间的数据表示，由小到大代表相应深度意识抑制。大量研究表明，BIS 与抑制中枢药物的用量呈负相关，一定程度上可反映镇静睡眠的深度。可反映的常见中枢抑制药物如丙泊酚、咪达唑仑、异氟烷、硫喷妥钠等。

二、诱发电位监测

诱发电位（EP）是指给予神经系统（从感受器到大脑皮层）特定的刺激，或使大脑对刺激（正性或负性）的信息进行加工，在该系统和脑的相应部位产生的可以检出的、与刺激有相对固定时间间隔（锁时关系）和特定位相的生物电反应。诱发电位包括脑干听觉诱发电位（BAEP）、体感诱发电位（SEP）、视觉诱发电位（VEP）和运动诱发电位（MEP）。

三、颅内压监测

正常人颅内脑组织、血液、脑脊液形成的压力称为颅内压（ICP），通过测量平卧位时脑脊液的压力来反映，正常值为 5 ~ 15mmHg，颅内压监测包括有创和无创颅内压测定两种方法。颅内压（ICP）持续监测为有创性技术，但监测的敏感性优于意识障碍、瞳孔变化和其他临床表现。由于颅内压持续监测可对不同程度的颅内压和动态变化的颅内压随时显示和记录，因此，具有诊断、治疗和判断预后等重要意义。有创颅内压监测包括侧脑室内置管测压、硬脑膜下测压、硬脑膜外测压、脑实质置管测压、腰部脑脊液压测定，其中以侧脑室内置管测压最为标准。其缺点是可能发生颅内感染，监测时间不宜超过一周。

颅内压监测的适应证：①严重脑外伤（GCS 3 ~ 8 分）伴入院时头颅 CT 异常；②严重脑外伤（GCS 3 ~ 8 分）伴入院时头颅 CT 正常以及至少下列中的 2 条：年龄 >40 岁，收缩压 <90mmHg，对疼痛的异常运动姿势。

四、脑血流监测

脑血流（CBF）检测技术发展较快，新技术近红外光光谱技术和经颅多普勒（TCD）临床较为好用。近红外光光谱技术通过红外光示踪剂可测定脑循环功能，通过测定局部脑皮质氧饱和度反映脑缺氧（血）。TCD 的优点是无创性、可在床边操作，能定量测定血流速度、显示微栓子信号和了解脑血管的储备能力。可分为连续性和间断性两种方式，根据需要反复检查或较长时程监测，尤其适于手术期间脑血流的全程监测。虽然 TCD 不能定量地监测 CBF，但可以判断 CBF 急性变化的程度。TCD 出现收缩/舒张期交替血流提示颅内循环停止，此时采取治疗措施已不能逆转颅内高压，对判断预后可提供一定参考意义。

（高培阳）

第二十七章

呼吸机的临床应用

【培训目标】

　　1. 掌握呼吸机各参数的意义及其临床治疗的适应证、禁忌证。

　　2. 熟悉呼吸机的各种气道建立模式及其区别；熟悉呼吸机治疗的并发症和处理原则。

　　3. 了解呼吸机各种通气模式之间的区别。

第一节　呼吸机的基础理论

一、基本原理

　　呼吸机的工作原理是通过机械的方法建立气道外口-肺泡压力差，从而达到肺的人工通气。根据呼吸机的设计特点，主要有两种形式：胸腔加压和呼吸道直接加压。前者称为负压通气，后者称为正压通气。

　　（一）负压通气

　　人体处于负压装置内，吸气时负压导致胸廓及肺向外扩张，气体被吸入肺泡；呼气时负压消失，胸廓和肺弹性回缩，肺泡内气体被排出体外。此种通气方式对人体血流动力学影响较大，已被弃用。

　　（二）正压通气

　　是目前呼吸机最常用的一种通气方式，吸气时气道口（口腔、鼻腔、气管插管或气管切开处）施加大于肺泡压的正压，气体进入肺泡；呼气时正压消失，靠肺泡弹性回缩将肺内气体排出体外。本文中讨论的主要是正压通气。

二、呼吸机的组成

　　呼吸机主要包括以下三个部分：动力部分，分为电动和气动两个类型；连接部分，主要由通气管路、呼气阀和传感器组成；主机，主要包括通气模式、通气参数调节、监测和报警装置等。

293

三、呼吸机使用的目标

（一）呼吸机治疗的生理目标

1. 支持或增加肺的气体交换　维持肺泡通气，增加肺的通气量是呼吸机最常见的应用领域。在维持肺泡通气时，还可纠正呼吸性酸中毒，将动脉血二氧化碳分压水平维持在基本正常的范围内。

2. 改善动脉氧合　通过机械通气，可以提高吸入气体的氧分压，还可以使萎陷的肺泡重新开放［特别是呼气末正压（positive end-expiratory pressure，PEEP）的应用］，提高肺泡的气体交换能力。

3. 减少呼吸功　肺和胸廓的顺应性下降或气道阻力增加时，呼吸肌负荷加大，易发生呼吸肌疲劳，导致呼吸衰竭，机械通气可部分或全部代替呼吸肌做功，降低呼吸肌氧耗，有助于改善其他重要器官或组织的氧供。

（二）呼吸机治疗的临床目标

1. 纠正严重低氧血症。

2. 改善肺换气功能　通过改善肺泡通气量，增加功能残气量，纠正低氧血症和呼吸性酸中毒。

3. 缓解缺氧和二氧化碳潴留导致的呼吸窘迫。

4. 预防和治疗肺不张　呼吸机正压通气和 PEEP 的应用可有效地使肺泡膨胀。

5. 防止或改善呼吸肌疲劳。

6. 保证镇静和肌松药使用的安全性　镇静、肌松药最大的副作用是抑制呼吸，而呼吸机可以提高其使用安全性。

7. 预防性应用　用于大手术后、严重创伤、休克等情况下防止呼吸衰竭。

8. 维持胸壁的稳定　当胸壁的完整性受损时，呼吸机的正压通气和呼吸末正压可以通过减轻呼吸动度及矛盾运动来稳固胸廓。

第二节　呼吸机治疗的适应证和禁忌证

一、适　应　证

1. 呼气道梗阻或胸廓疾病引起的呼吸衰竭　如上气道梗阻或是胸廓创伤导致的连枷胸等，主要表现为通气不足，可发生缺氧和二氧化碳潴留，需用机械通气纠正。

2. 严重的换气功能障碍　见于充血性心力衰竭、急性呼吸窘迫综合征（ARDS）、严重的肺部感染、肺间质纤维化、急性肺水肿、哮喘持续状态等。

3. 神经肌肉疾病引起的呼吸衰竭　见于格林-巴利综合征、重症肌无力、严重的营养不良等，属于外周性呼吸衰竭，主要由于呼吸驱动力不足所致。

4. 中枢性呼吸衰竭　主要由于呼吸中枢受抑制引起，见于脑外伤、脑水肿、颅脑感染或镇静药使用过量等。

5. 慢性阻塞性肺疾病导致的呼吸衰竭　表现为低氧血症、二氧化碳潴留，严重者可出现肺性脑病。

6. 对于大手术或严重创伤后出现呼吸功能异常者，应及早给予呼吸机支持。

7. 心肺复苏术后，对于自主呼吸弱或没有自主呼吸的患者，必需应用呼吸机维持通气和气体交换。

8. 需要维持气道通畅或保护气道，吸引分泌物。

二、禁　忌　证

临床上只要患者出现呼吸衰竭，都可以使用呼吸机治疗。但在某些特殊情况下，需要先采取必要的处理后再给予呼吸机治疗，否则会产生严重的后果，视为相对禁忌证。

（一）肺大疱

正压通气会使肺大疱内压力升高，导致肺大疱破裂，发生气胸，因此存在巨大肺大疱的患者，应慎用呼吸机。若必须应用呼吸机，可尝试给予小潮气量、低压通气，避免使用过高的 PEEP，出现气胸时应及时行胸腔闭式引流。

（二）休克和急性心肌梗死

正压通气可改变胸腔内部原本的压力平衡，最终结果是回心血量减少和心排量减少，因此也可用于心功能不全患者治疗。但是对于休克或急性心肌梗死的患者，如其主要临床表现是血容量绝对或相对不足或泵功能衰竭引起的血压下降，呼吸机治疗则可能加重低血压的症状。因此，此类患者如出现严重的缺氧和呼吸衰竭，必须使用呼吸机治疗时，应选择适当的通气模式和 PEEP，并密切监测血流动力学变化。

（三）大咯血

正压通气不利于患者排出气道内的血凝块，且会将血块推向远端小支气管导致阻塞性肺不张。应首先清理呼吸道内容物，但要求动作迅速或清理呼吸道的同时给予机械通气，以免延误治疗。

（四）张力性气胸

应先行胸腔闭式引流并保证引流通畅后再给予呼吸机治疗，否则会加重病情或使呼吸机治疗难以达到预期疗效。

第三节　人工气道的建立与管理

根据连接方式是否存在创伤性分为两种：无创性通气和有创性通气。

一、无创性通气

（一）面罩

用四头带将面罩紧闭固定于口鼻，接小呼吸机进行无创通气，主要用于神志清楚、能合作和短时间使用机械通气的患者，是临床最常使用的无创通气的方法。但具有易漏气、口腔护理困难、吸痰不方便、易造成胃肠胀气和面部压迫等不良反应。

（二）喉罩

应用时将喉罩放入口腔，置于喉头，球囊充气。主要用于安静、能合作和短期应用的成人，此方式可避免胃肠胀气，吸痰方便，但对咽喉部有刺激，且耐受性差，目前已较少应用。

二、有创性通气

（一）经口-气管插管

适用于神志不清或昏迷者、自主咳痰能力差的患者、需要气道保护的患者、需长时间应用呼吸机而又不考虑气管切开者、需紧急建立人工气道者等。优点：插管容易、适合急救，较少无效腔、气道阻力小、利于吸痰、不易漏气等。缺点：对咽喉部有刺激，清醒患者不能长时间耐受、不利于口腔护理，一般留置不超过 7 天。

（二）经鼻-气管插管

适应证同经口插管，但不宜于急救。优点：易耐受，可留置 7～14 天，最长可达 2 个月；易固定、不易脱出；利于口腔护理；对口腔和咽喉部损伤小。缺点：气道阻力大、不易吸痰、不适合急救、易发生鼻出血、鼻骨折等，长时间放置会发生鼻窦炎、中耳炎等。

（三）气管切开

应用于需长期机械通气者、因上呼吸道狭窄或损伤等无法气管插管者、患者难以耐受气管插管而又无法脱离呼吸机者。优点：容易清除分泌物，呼吸道阻力及无效腔明显减少，患者易耐受，可以保持数月或数年，患者可以进食，易于口腔护理。缺点：创伤大，可发生切口出血、感染，拔出气管套管后会留有疤痕，有时会造成气管狭窄。

第四节　呼吸机常用通气模式及参数调节

一、常用通气模式

通气模式总的来说分为两大类，定容型通气模式和定压型通气模式。定容型通气模式时，每次通气的潮气量是恒定的；而定压时，每次通气的压力是恒定的。

（一）控制通气、辅助通气和辅助-控制通气

控制通气（controlled ventilation，CV）是指呼吸机以预设频率定时触发，并输送预定潮气量，即呼吸机完全代替患者的自主呼吸。可分为压力控制和容量控制两种。辅助通气（assisted ventilation，AV）是在患者吸气用力时依靠气道压的降低（压力触发）或流量的改变（流量触发）来触发，触发后呼吸机即按预设潮气量（或压力）、频率、吸气和呼气时间将气体输送给患者。辅助-控制通气（assist-control ventilation，A/CV）是将 AV 和 CV 的特点结合应用。以上三种模式统称为持续指令通气（continuous mandatory ventilation，CMV）。间歇正压通气（intermittent positive pressure ventilation，IPPV）是临床上最常用的 CMV 模式的一种。

（二）间歇指令通气和同步间歇指令通气

间歇指令通气（intermittent mandatory ventilation，IMV）指患者自主呼吸时，间断给予 IPPV 通气。两次指令通气之间允许自主呼吸，且自主呼吸的频率和潮气量由患者自己控制。但此模式下，自主呼吸和指令通气可能会发生冲突，易发生人机对抗，目前已少用。同步间歇指令通气（synchronized intermittent mandatory ventilation，SIMV）指呼吸机按预设的呼吸参数进行指令通气，在触发窗内出现自主呼吸时，便触发 IPPV 通气，若在触发窗内无自主呼吸，触发窗结束后呼吸机便会自动给予 IPPV 通气。SIMV 模式允许指令通气中进行自主呼吸，减少人机对抗，通过调节指令通气的频率和潮气量，可以锻炼呼吸肌，有

利于下一步脱机。

（三）压力支持通气

压力支持通气（pressure support ventilation，PSV）是指自主呼吸触发和维持吸气过程，呼吸机给予一定的压力辅助。呼吸频率和吸呼比由患者决定，潮气量由 PSV 水平、患者吸气力量和胸肺顺应性决定。PSV 可克服气道阻力，减少呼吸肌做功，不易发生人机对抗。但当患者呼吸不稳定时，可发生通气不足或过度，一般与 SIMV 合用。

（四）持续气道正压

持续气道正压（continuous positive airway pressure，CPAP）是指整个呼吸过程中，均有患者自主触发，呼吸机仅提供维持气道内正压的恒定压力。CPAP 只能用于有自主呼吸、呼吸中枢功能正常的患者，可以与 SIMV、PSV 等合用。适用于睡眠呼吸暂停综合征、ARDS、支气管哮喘、术后肺不张等。CPAP 既可用于有创通气，也可用于无创通气。

（五）呼吸末正压（PEEP）

PEEP 指患者机械通气时，呼吸末借助呼吸机呼气端的限制气流活瓣装置，使气道压高于大气压。PEEP 的主要作用是使小气道在呼气末开放，防止 CO_2 潴留，同时呼气末肺泡膨胀，增加功能残气量，改善氧合。主要应用于 ARDS、慢性阻塞性肺疾病（COPD）、肺炎、肺水肿及大手术后预防肺不张等。

（六）双相气道正压通气

双相气道正压通气（biphasic positive airway pressure，BIPAP）是指在患者自主呼吸条件下，分别设置两个气道正压水平和持续时间，两个压力水平交替变化，也就是两个水平的 CPAP。高压和低压水平均允许患者自主呼吸，即自主呼吸和控制呼吸均可应用。若患者没有自主呼吸，则 BIPAP 就为时间切换的压力控制通气。该模式不影响患者的自主呼吸，有利于早期脱机。

（七）压力调节容量控制

压力调节容量控制（pressure regulated volume control，PRVC）是指压力控制通气时，呼吸机根据压力-容积曲线自动调节压力水平，使潮气量不低于设定的最低水平。实质是将压力控制通气的人工调节改为电脑自动调节。可应用于无自主呼吸或自主呼吸弱的患者。

（八）反比通气

反比通气（inverse ratio ventilation，IRV）指吸气时间长于呼气时间，吸呼比 >1:1，一般 I: E =（1~4）:1。吸气时间的延长可以使气体在肺内停留时间长，使陷闭的小气道和肺泡复张，改善换气和通气功能，主要应用于 ARDS 和肺纤维化的患者。

二、呼吸机参数的设置

（一）潮气量（tidal volume，V_T）

在成年人一般为 5~15ml/kg。8~12ml/kg 是最常用的范围。在肺大疱、气胸、低血容量休克、ARDS 等情况下，应降低潮气量（<8~10ml/kg）。潮气量大小的设定应考虑以下因素：患者体型、基础潮气量水平、胸肺顺应性、气道阻力、呼吸机管道的可压缩容积、氧合状态、通气功能和发生气压伤的危险性。

（二）呼吸频率（respiratory rate，RR）

对于成年人，机械通气频率可设置到 16~20 次/分。对于急慢性限制性通气功能障碍患者，应设定较高的机械通气频率（≥20 次/分）。机械通气 15 ~ 30 分钟后，应根据 PaO_2、$PaCO_2$ 和 pH，进一步调整通气频率。

（三）吸呼比

呼吸机的吸呼比（I：E）设定应考虑机械通气对患者血流动力学的影响、氧合状态、自主呼吸能力等因素。呼吸功能基本正常者，I：E 一般为 1：（1.5 ~ 2）；阻塞性通气障碍延长呼气时间，可调至 1：（2 ~ 2.5），限制性通气障碍可调至 1：（1 ~ 1.5）。

（四）流速

只有在容量控制通气中才直接设定流速，应结合患者吸气用力水平和每分钟通气量来设置流速，一般成年人选择 40 ~ 100L/min，平均 60L/min。对 COPD 患者可选择 100L/min。

（五）吸氧浓度

吸氧浓度（FiO_2）设置范围 21% ~ 100%，其设置主要考虑 PaO_2 目标水平，PaO_2 目标为 60mmHg 或 SaO_2 90%，更高常无必要。对严重氧合障碍的患者，在 PEEP 足够高的情况下，有时不得不应用高浓度氧（60% ~ 100%），此时可能并发肺损伤。

（六）呼气末正压

PEEP 的调节原则为从小渐增，最佳 PEEP 应对循环影响小，而又能达到最大肺顺应性、最小肺内分流、最低 FiO_2 时的最小 PEEP 值。一般从 2.5cmH_2O 开始，逐渐增加至能有效改善氧合，而血压无明显下降。

（七）触发灵敏度

吸气触发分压力触发和流速触发两种。压力触发灵敏度设置在 -1.5 ~ -0.5cmH_2O，流速触发灵敏度设置在 1 ~ 3L/min。过高会增加呼吸肌做功，导致呼吸肌疲劳；过低会出现误触发，导致人机对抗。呼气触发灵敏度指从吸气相进入呼气相时的吸气峰流速下降的百分比，一般为 25%。

（八）流量加速百分比

指压力控制通气时，由初始压力达到设置压力时的速率。数值越大，达到目标压力的速率就越快。一般来说，如果吸气比较平缓，应设置在 50% 以下；如果吸气比较激烈，应设置在 50% 以上。

第五节　呼吸机应用的基本步骤

1. 明确是否有机械通气的适应证。

2. 明确是否有机械通气的相对禁忌证。

3. 检查呼吸机管路是否通畅、密闭以及呼吸机是否可正常工作。

4. 选择机械通气模式，根据是否存在自主呼吸及通气量选择控制通气或是辅助呼吸模式。

5. 设置机械通气的参数：呼吸频率、潮气量、吸气时间、吸氧浓度、PEEP 等。根据血气分析结果、呼吸状态和循环监测情况进行调整。

6. 设置同步触发灵敏度，一般为 -1.5 ~ -0.5cmH_2O 或 1 ~ 3L/min。

7. 设置报警限，一般将报警限设置为正常范围上下的 30%。

第六节　呼吸机治疗的并发症

一、气管插管或切开直接导致的并发症

（一）气管插管

气道损伤是最常见并发症，气管插管时可能会造成从口唇或鼻腔至气管各个部位的损伤。

（二）气管切开

1. 出血　是最常见的早期并发症。切口的动脉性出血需打开切口，手术止血。非动脉性出血可通过油纱条等压迫止血，一般 24 小时内可改善。

2. 气胸　胸腔顶部胸膜受损可发生气胸。严重时可导致皮下气肿和纵隔气肿，并可能合并张力性气胸，需密切观察。

3. 气管食管瘘　早期气管食管瘘是因为气管切开时刀尖插入过深，切破气管后壁和食管所致。

二、气管插管或套管长期留置的并发症

（一）气管插管

1. 气道黏膜溃疡　主要是气囊压力过大压迫气管壁、导管与气管间的机械摩擦、气管插管的压迫、吸痰负压过大或次数过频等相关。

2. 导管移位　插管过深易进入右主支气管，可造成左侧肺不张及同侧气胸。插管后应立即听诊双肺，一旦发现气胸应立即处理，同时行胸部 X 线片确认导管位置。

3. 气道梗阻　是人工气道最严重的并发症，常危及生命。原因包括：导管扭曲、痰栓或异物阻塞管道、管道塌陷、管道远端开口嵌顿于隆突、气管侧壁或支气管。

（二）气管切开

1. 切口感染

2. 气管切开后期出血　与感染组织侵蚀切口周围血管有关。

3. 气道梗阻　气管套管被黏稠分泌物附着或形成结痂、气管套管远端开口顶住气管壁等均可导致气道梗阻。

4. 吞咽困难　与气囊压迫食管或管道对软组织牵拉影响吞咽反射有关。气囊抽气或拔出气管切开管后可缓解。

5. 气管食管瘘　后期的气管食管瘘主要由气囊长时间压迫及局部低灌注引起。

三、机械通气直接引起的并发症

1. 通气不足　常见原因包括呼吸机回路漏气、呼吸机参数调节不当、肺顺应性下降或呼吸道阻塞、人机对抗等。

2. 通气过度　常见原因为呼吸机设置参数过高，包括潮气量、呼吸频率、压控时的吸气压或 PSV 的支持压力等辅助潮气量设置过高。

3. 气压伤　平均气道压升高或出现部分肺泡过度膨胀，可造成呼吸道或肺泡壁损伤，表现为气胸、纵隔气肿、皮下气肿、肺间质积气、气腹等。

4. 呼吸机相关性肺炎　主要病因包括呼吸道分泌物的清除和病原菌侵袭的防御能力下降；胃肠道反流和误吸增加肺部感染的机会。

5. 肺不张　常见于气管插管进入一侧主支气管、痰液阻塞、长时间吸纯氧或潮气量过小等。

6. 心血管系统并发症　正压通气时，胸腔内压升高，回心血量减少，心排量下降，从而引起血压下降和休克。在建立气道开始呼吸机治疗前即应补足血容量，并降低压力支持力度，必要时应用血管活性药物。

7. 消化系统并发症　面罩无创通气时易引起胃肠胀气。长时间有创机械通气，机体处于应激状态，可能引起应激性溃疡或急性胃黏膜病变，导致上消化道出血。

第七节　呼吸机脱机

一、呼吸机脱机的条件

1. 呼吸衰竭病因基本纠正，呼吸衰竭症状改善。
2. 血流动力学稳定，已停用或仅少量应用血管活性药物。
3. 内环境稳定，无电解质紊乱、酸碱失衡。
4. 呼吸驱动力正常，存在咳嗽反射和较强的自主咳痰能力。
5. 已停用镇静药或肌松药。
6. 营养状态良好，无严重贫血或低蛋白血症。

二、脱机指标

1. 意识状态清醒。
2. $SaO_2 \geq 90\%$ 或氧合指数≥ 150 或 $PaO_2 \geq 60mmHg$（$FiO_2 \leq 40\% \sim 50\%$）。
3. 呼吸频率≤ 35 次/分。
4. 最大吸气压 $< -25cmH_2O$。
5. 自主呼吸潮气量 $>5ml/kg$。
6. 快浅呼吸指数（自主呼吸频率/潮气量，f/Vt）<105。

（朱继红）

第二十八章

胸腔闭式引流术

【培训目标】

1. 掌握胸腔闭式引流术适应证和禁忌证。
2. 熟悉胸腔闭式引流术的操作步骤及其常见并发症、拔管指征。

一、适应证和禁忌证

（一）适应证

胸腔闭式引流术适用于中、大量气（血）胸、开放性气胸、张力性气胸；需使用机械通气或人工通气气（血）胸患者；拔出胸腔引流管后气胸或血胸复发者；开胸术后持续性增加的胸腔积液或胸腔积气；内科治疗无效的脓胸，尤其是伴有支气管胸膜瘘或食管胸膜瘘者。

（二）禁忌证

胸腔闭式引流术无绝对禁忌证。但如患者存在严重的凝血功能障碍，或是穿刺过程不能配合，术后会自行拔出引流管的情况，属于相对禁忌证。

二、操作步骤

（一）操作前准备

1. 患者取坐位或半坐卧位。如昏迷或机械通气者，可取卧位。

2. 第2肋间，若为局限性积液则应根据B超和影像学资料定位。

（二）操作

1. 术野皮肤用碘伏常规消毒，铺无菌手术巾，术者戴灭菌手套。

2. 局部麻醉。一般用2%利多卡因局部浸润麻醉。局部浸润麻醉达壁胸膜后，进针少许深度，再次行胸膜腔穿刺抽吸确诊。

3. 沿肋间做2~3cm的切口，依次切开皮肤及皮下组织。用长弯止血钳钝性分离胸壁肌层达肋骨上缘，于肋间穿破壁胸膜进入胸膜腔，此时可有明显的突破感，同时切口中有液体溢出或气体喷出。立即将一端临时夹闭的引流管顺止血钳置入胸膜腔中。总的置管深度应视胸壁厚度而定，为10~15cm。

4. 引流管接水封瓶后松开夹闭的止血钳，嘱咐患者咳嗽以查看闭式引流是否通畅，有无漏气。负压水柱波动良好后，切口间断缝合 1～2 针，并固定引流管以防脱出。

三、注 意 事 项

（一）并发症

常见并发症包括：胸腔内感染、肺不张、血胸、引流不畅或皮下气肿、肺或膈肌损伤、复张性肺水肿。

（二）操作后

1. 排放气体或液体时，速度不宜过快，交替开放、关闭引流管，可预防纵隔摆动及肺水肿的发生。首次引流量应低于 1000ml。

2. 注意保持引流管畅通，勿使其受压或扭曲。

3. 帮助患者每日适当变动体位，并鼓励患者咳嗽，以加强排痰、充分引流、促进肺复张。

4. 更换水封瓶时，应先以止血钳阻断引流管，待更换完毕后再重新放开引流管，以防止空气被胸腔负压吸入。

5. 记录每日引流量及其性状变化，并定期行 X 线检查。

6. 拔管指征。胸腔闭式引流术后 48～72 小时，引流液量少于 50ml，无气体溢出，胸部 X 线片或 CT 片示复张完全，患者无胸闷、气促，可考虑拔管。拔管时指导患者深吸一口气，吸气末迅速拔管，用凡士林纱布封住伤口，包扎固定。拔管后注意观察患者有无胸闷、呼吸困难症状，有无切口漏气、渗液、出血和皮下血肿等情况。

考核评分标准见表 28-1。

表 28-1　胸腔闭式引流术基本技能操作考核评分标准

项目	具体内容要点	标准分	实得分
操作前准备	选择合适体位	10	
	穿刺点确定		
无菌术	穿刺前消毒铺巾	20	
	局部麻醉		
穿刺	切开皮肤	40	
	钝性分离		
	置管		
	接水封瓶		
	缝针固定		
监测	嘱患者咳嗽，注意水封瓶水柱有无波动	10	
总体评价	操作熟练	10	
	各项操作步骤有序		
	操作时态度严肃认真	2	
	时间把握得当	8	
总得分		100	

（童朝阳）

第二十九章
血液净化疗法

【培训目标】

1. 掌握血液净化的种类、特点及其适应证、禁忌证。
2. 熟悉血液净化的操作流程及其并发症和处理原则。

血液净化是指用人工的方法清除血液中的内源性或外源性有害物质，目前不仅是肾脏病领域中的常用治疗技术，而且在肾病以外领域也得到广泛应用。主要包括血液透析、腹膜透析、血液滤过、血液灌流、血浆置换和免疫吸附等。一些血液净化技术如连续性血液净化、免疫吸附疗法等逐步应用于临床急危重病患者的治疗，并取得了一定的疗效。

第一节　腹膜透析

腹膜透析（peritoneal dialysis，PD）是利用腹膜作为透析膜，将透析液灌入腹膜腔，利用腹膜两侧溶质浓度的不同，通过弥散、对流和超滤的原理，以清除机体内潴留的代谢废物和过多的水分，纠正酸中毒和电解质紊乱。PD 是治疗急、慢性肾衰竭和某些药物中毒的有效措施。

一、适　应　证

（一）慢性肾衰竭

特别适用于有明显出血倾向、内瘘无法使用、糖尿病、脑血管意外或者循环功能不稳定者。

（二）急性肾衰竭

一般认为一旦急性肾衰竭诊断成立，若无禁忌证应早期透析，避免多器官功能衰竭的发生。急性肾衰竭患者开始腹膜透析指征为：急性肺水肿；血钾≥6.5mmol/L；高分解代谢：每日血尿素氮升高超过 14.3mmol/L，或血肌酐升高超过 177μmol/L；无高分解代谢，但少尿或无尿 2 天以上，血肌酐＞442μmol/L，肌酐清除率＜710ml/（min·1.73m²），血尿素氮高于 21mmol/L，二氧化碳结合力（CO_2-CP）低于 13mmol/L；有尿毒症症状，如恶心、呕吐、意识障碍等。

（三）中毒

急性药物中毒时，腹膜透析是有效治疗方法。腹膜透析治疗应在服药或毒物后尽早进行透析，一般要求在 8～16 小时进行。能通过腹膜透析清除的药物和毒物包括巴比妥类、甲丙氨酯、安眠酮、氯氮平、水合氯醛、异烟肼、砷、汞、铜、氯化物、溴化物、氨、内毒素、硼酸、毒蕈碱、四氯化碳、三氯乙烯和链霉素、卡那霉素、新霉素、万古霉素、多黏菌素等。

（四）其他

如急、慢性肝功能衰竭、充血性心力衰竭、急性胰腺炎、牛皮癣、冻伤和高热、多发性骨髓瘤等。

二、禁　忌　证

腹膜透析绝对禁忌证：腹腔感染或肿瘤等所致腹膜广泛粘连或纤维化；腹壁广泛感染、严重烧伤或其他皮肤病。

三、操　作　要　点

（一）腹膜透析导管的种类及留置

腹膜透析管有临时用和长期用透析管两种。临时用透析管多选用有一个涤纶套的透析管，方便留置和拔出。长期用透析管有多种类型及形状。临床上一般常用外科手术置管，该法简单、易操作，在直视下进行，能减少肠穿孔、出血和引流不畅的发生率。

（二）透析液的配制

腹膜透析液电解质的浓度和组成与正常血液相近，渗透压稍高于血浆渗透压，且无菌、无毒、无致热源，对机体无毒害作用；易于制备和储存，不易发生沉淀。目前临床所用腹膜透析液一般为市售成品，无需自行配制。

（三）透析方式

目前的腹膜透析方式可以分为间歇性腹膜透析（IPD）和连续性非卧床腹膜透析（CAPD）两种。

四、并　发　症

（一）腹膜炎

腹膜炎是腹膜透析最常见的并发症，影响透析疗效，导致蛋白质丢失增加，严重者可导致腹腔脓肿、脓毒症，是患者死亡的主要原因。

（二）导管相关并发症

如腹痛、腹腔脏器穿孔、切开感染或血肿、血性透析液、腹透液不畅或渗漏以及肠梗阻等。

（三）透析液渗漏

可因置管术时腹膜缝合不紧密所致。

（四）代谢并发症

如水过多和肺水肿、血容量不足、高钠血症、低钾或高钾血症、糖代谢紊乱、低蛋白血症、高脂血症和肥胖、透析骨病等。

第二节 血液透析

血液透析是血液与透析液之间，通过透析器进行溶质交换的过程。与腹膜透析相比，血液透析具有更好的透析效率，但相对的心血管并发症较多。血液透析代替了正常肾脏的部分排泄功能，是急、慢性肾衰竭最有效的治疗方法之一。

一、适 应 证

1. 急性肾衰竭 急性肾衰竭公认的开始透析指征为：明显的水潴留、心力衰竭及肺水肿迹象；血钾在 6.0mmol/L 以上或心电图有高钾表现；无尿 2 天或少尿 2 天以上；高分解代谢状态；血尿素氮 > 17.8mmol/L（50mg/dl）；少尿 2 天，并伴有体液潴留或尿毒症症状或血肌酐在 442μmol/L 以上或血钾在 5.5mmol/L 以上。

2. 慢性肾衰竭 其透析指征为：Ccr 10~15ml/min；水潴留、心力衰竭或尿毒症心包炎；难以控制的高血压、高磷血症或软组织钙化；尿毒症所致神经系统受损或精神障碍。

3. 急性药物过量或者毒物中毒过量服用药物或服用毒物后出现以下情况需行紧急透析 常规方法处理后病情恶化；毒物量或体位浓度已达致死剂量或致死浓度；正常排泄毒物的脏器功能明显减退。有条件者首选血液灌流治疗。对于可以通过半透膜的药物或毒物，也可以选用血液透析治疗，尤其伴有肾衰竭时。能通过透析膜的药物或毒物，包括巴比妥类、甲丙氨酯、安眠酮、氯氮平、水合氯醛、异烟肼、砷、汞、铜、氯化物、溴化物、氨、内毒素、硼酸、毒蕈碱、四氯化碳、三氯乙烯和链霉素、卡那霉素、新霉素、万古霉素、多黏菌素等。

4. 其他疾病如难治性充血性心力衰竭、急性肺水肿、肝肾综合征等。

二、禁 忌 证

血液透析没有绝对禁忌证，以下情况透析时需慎重：休克或低血压；难以控制的出血或严重出血倾向；心脑血管并发症；严重心律失常；精神障碍无法配合。

三、操 作 要 点

（一）血管通路的建立

目前对血管通路方式的选择，主要依据肾衰竭的类型和透析紧急症而定。要求操作和使用方便，能保证所需要的血流量，且不影响远端的血供和患者的工作与生活。

1. 临时性血管通路 临时性血管通路的建立多采用直接动静脉穿刺或者中心静脉置管，常直接穿刺外周动静脉，或者选择颈内静脉、锁骨下静脉、股静脉等插管。该方法适用于急危重患者的紧急治疗。

2. 动静脉内分流 维持性血液透析最常采用的是动静脉内分流或内瘘。该血管通路在血液净化治疗中能够使用数月乃至数年。

（二）血液透析装置的选择

透析器、透析液配比装置、血液和透析液监控装置总称为血液透析装置。

1. 透析器 透析器是人工肾中最重要的组成部分，目前最常用的透析器是空心纤维透析器。高流量透析器和吸附型透析器是近年来新出现的透析器类型。

2. 透析液的配制　透析液中不同离子浓度一般接近正常血浆水平，但仍可根据需要作适当调整，以减少透析过程中可能发生的某些急、慢性并发症，并避免长期透析引起的某些代谢并发症。

3. 透析机　透析机由透析液供给装置、血液输送系统及相应的电子监测系统组成。

（三）抗凝方法

为了使血液透析顺利完成，必须使用抗凝剂保证血液在体外循环中不凝固。肝素是目前血液透析中最常用的抗凝药。常规肝素抗凝是先以肝素生理盐水（生理盐水 500ml + 肝素 1250～1875U）浸泡和循环透析器和血路管 5～20 分钟。此后在血透开始前 5～15 分钟体内首剂肝素 2000U（50U/kg），然后以 500～2000U/h 持续滴注，使凝血指标在相应的目标范围内，透析结束前 0.5～1 小时停用。对于有活动性出血或者高危出血倾向患者可采用小剂量肝素（边缘肝素化）以及局部体外肝素抗凝法以减少出血的发生。此外，还可以采用无肝素透析，或者使用低分子肝素抗凝剂局部枸橼酸抗凝法。

四、并发症

1. 失衡综合征　由于透析过快，脑组织的渗透压过高，引起脑水肿所致。多见于初次透析、快速透析或透析结束后不久发生，轻度者表现为焦虑、烦躁、头痛、恶心、呕吐，有时血压升高；中度者尚有肌阵挛、震颤、失定向、嗜睡；重度者可有癫痫样大发作、昏迷、甚至死亡。

2. 心血管并发症　如低血压、心力衰竭、心包炎、心律失常、心脏骤停等。

3. 首次使用综合征　即用新透析器在短时间内出现过敏反应。多数在开始透析后 15～30 分钟发生，主要表现为皮肤瘙痒、胸痛和背痛，严重者可出现全身烧灼感、胸腹剧痛、呼吸困难、血压下降，需立即停止透析，给予吸氧、抗过敏治疗。

4. 痛性肌肉阵挛　多在透析结束前发生。

5. 发热　感染是常见原因，热原反应也较常见。

6. 低血糖　糖尿病透析患者增多，且无糖透析液使用增加，使低血糖发作较为常见。

7. 急性溶血　在血液透析过程中出现急性溶血少见，几乎均与透析液有关，偶见于异型输血、血泵性能差所造成红细胞破裂等。

8. 空气栓塞　由于透析结束时用空气回血，补液结束时未及时停止，管路连接处泄漏，管路破裂等均可导致空气进入。

9. 出血　肝素化引起内出血，或是管路脱落、断裂等亦可引起失血。

第三节　其他急诊常用血液净化技术

一、血浆置换

（一）适应证

血浆置换的主要适应证为：①抗肾小球基膜抗体、肾小球肾炎和免疫复合物性肾小球肾炎；②自身免疫溶血性贫血、溶血尿毒症综合征、血栓性血小板减少性紫癜；③重症肌无力，多发性神经根炎；④免疫复合物新月体肾炎；⑤高黏血症；⑥冷球蛋白血症；⑦结缔组织病；⑧肝性脑病；⑨其他，如家族性高胆固醇血症、重症牛皮癣、毒蕈中毒、肾移植后急性排异反应等。

（二）并发症

除血液体外循环常见的并发症外，常见并发症包括：过敏反应、低血压、发热、电解质紊乱、感染等。

（三）操作要点

1. 血浆分离装置血浆分离可分为离心式分离和膜式滤过两种。离心式分离方法是将全血引入血浆分离器中，通过离心的方法使血浆与血细胞成分分离。模式滤过是目前比较普遍使用的方法，是将血液引入形似空心纤维滤过器，通过控制分离膜孔径大小滤过血浆成分、截留血细胞成分。

2. 血管通路的建立多数情况下血浆置换在短时间内进行，要求血流量维持在80ml/min左右即可，故一般可采用周围浅表静脉穿刺建立血管通道。

3. 抗凝方法常用肝素抗凝，所有肝素用量通常是血液透析患者的 2 倍。不同患者对肝素的敏感性和半衰期有很大差别，在应用中要注意调整剂量。

4. 置换液多数血浆置换中采用4%～5%白蛋白来代替被置换掉的血浆，其输液反应少，更适用于需快速补液病例，一般要求输注速度不超过 30～50ml/min。新鲜冷冻血浆常用于需补充血浆凝血因子的病例。

二、血 液 灌 流

血液灌流（HP）是目前临床上一种非常有效的净化治疗手段，尤其在药物及毒物中毒等方面，是临床抢救危重中毒患者行之有效的方法之一。目前最常见的吸附剂是活性炭和吸附树脂。

（一）适应证

1. 急性药物或毒物中毒　是目前血液灌流在临床上的主要用途，对镇静催眠药物中毒的治疗首选血液灌流。可通过血液灌流清除的药物和毒物有：巴比妥类、苯二氮䓬类；非巴比妥类催眠镇定药如氯丙嗪、非那西丁、水合氯醛等；某些抗癌药物如阿霉素、卡莫司汀、甲氨蝶呤等；除草剂和杀虫剂如氯丹、甲基对硫磷、百草枯等；抗生素类如氨苄西林、庆大霉素、氯霉素等，以及地高辛、奎尼丁、氨茶碱、甲醇、氟乙胺、酚类、毒蕈类、四氯化碳等。

2. 其他　包括尿毒症、肝性脑病、感染性疾病及免疫性疾病等。

（二）操作要点

1. 灌流器的准备目前多使用一次性可弃式灌流器，罐内已装好吸附剂。

2. 动力系统一般使用血液透析机的体外循环部分或单纯使用血泵。专门的血液灌流机有动力系统、加温装置和监护装置，作为常规血液灌流用，尤其适用于低血压、心功能较差的患者。血流量一般在 100～200ml/min。血流速度越快，吸附率越低，所需治疗时间越长；血流速度越慢，吸附率越高，所需灌流时间越短。

3. 血管通路血液灌流一般多采用临时性血管通路。

系统的设置与预冲。开始治疗前应用生理盐水对灌流器进行预冲，冲洗的目的是清除脱落的颗粒，去除灌流器内的空气。

4. 抗凝常规采用肝素抗凝，所需肝素量较常规血液透析要大，使凝血时间维持在 45～60 秒。

（三）并发症

最常见的并发症为血小板下降，大部分患者24h后能回升至正常范围。其次是吸附剂微粒脱落导致的血管栓塞。其余并发症与血液透析相仿，包括心血管并发症等。

三、血液滤过

血液滤过（hemofiltration，HF）是模拟肾小球的滤过作用，使用具有良好性能的滤过器，在跨膜压作用下，在4～5小时内从体内均匀滤过出水分20～25L，并依靠输液装置从滤器同步输入与细胞外液成分相仿的等量或低于超滤量的置换液。由于血液滤过对中分子物质的清除能力较强，且能清除炎症介质和细胞因子，因此，在重症胰腺炎、急性呼吸窘迫综合征（ARDS）及多器官功能障碍综合征（MODS）的治疗中发挥着重要的作用。血液滤过与血液透析清除溶质的机制不同，前者通过对流原理，清除中、小分子能力相等；后者通过弥散原理，对小分子的清除优于中分子，因此，血液滤过对中分子的清除优于血液透析。

（一）适应证

基本上与血液透析相同。以下情况血液滤过优于血液透析。

1. 老年心肺功能不稳定者；

2. 常规血液透析频发症状性低血压；

3. 顽固性高血压；

4. 对血液透析耐受性差，经常出现恶心、呕吐、头痛等失衡症状；

5. 尿毒症神经病变；

6. 严重的高磷血症和肾性骨病；

7. 重症急性胰腺炎；

8. 脓毒症休克、ARDS及MODS；

9. 横纹肌溶解症。

（二）操作要点

1. 滤器的选择　血液滤过膜需具备以下特点：生物相容性好、无毒性、高滤过率、高通透性、能使白蛋白等大分子物质留在血液内；理化性质稳定，避免形成覆盖膜。

2. 血滤机　血滤机主要由血泵、负压泵、输液泵组成。机器上的肝素泵、空气探测器、漏血探测器和各种压力监护器、加温装置与血透机类似。

3. 置换液的配制　血液滤过时由于大量血浆中的溶质和水被滤出，故必须补充相当量的与正常细胞外液组成相似的置换液，并应加入一定量的葡萄糖以保持细胞外液渗透压的稳定。血液透析清除溶质主要取决于时间，而血液滤过则主要依赖于置换液量。

4. 滤过方法的选择　血管通路的建立同血液透析，一般要求血流量＞250ml/min。置换液可在滤器前或后的管道输入。前稀释法的优点是血液在进入滤器前即稀释，血流阻力小，可减少肝素用量，血流量要求相对低，滤过率稳定，不易在膜上形成蛋白覆盖层，但清除率相对低，所需置换液量大，价格高。后稀释法提高了血滤的清除率，减少置换液用量，降低成本，但血流阻力大，抗凝要求高，肝素用量大，而且滤器内易形成蛋白覆盖层，导致滤过率的逐步下降。

（三）并发症

1. 营养丢失　每次血滤治疗（5小时）平均丢失4～6g氨基酸，蛋白质1g。

2. 激素丢失 滤液中可发现胃泌素、胰岛素、抑胃泌素多肽、生长激素刺激素和甲状旁腺素，但对血浆浓度影响不大。

3. 其他 如出血、血栓、感染等常见血液净化并发症。

四、连续性血液净化

连续性血液净化（continuous blood purification，CBP）是指所有连续、缓慢清除水分和溶质的治疗方式的总称，现已经更名为连续性肾脏替代治疗（continuous renal replacement therapy，CRRT）。CRRT 的定义是采用每天连续 24 小时或接近 24 小时的一种连续性血液净化疗法以替代受损肾脏功能。近年来，CRRT 技术不再局限于肾脏替代治疗，已经演变成为各种危重患者及 MODS 患者的重要支持疗法。常见的 CRRT 种类包括连续性静脉-静脉血液滤过（CVVH）、连续性动脉-静脉血液透析（CAVHD）、连续性静脉-静脉血液透析（CVVHD）、连续性动脉-静脉血液透析滤过（CAVHDF）、连续性静脉-静脉血液透析滤过（CVVHDF）、缓慢连续性超滤（SCUF）、连续性高流量透析（CHFD）、高容量血液滤过（HVHF）等。

相比单纯的血液透析，CRRT 在治疗肾功能不全的患者时，具备以下优点：稳定的血流动力学；持续、稳定地控制氮质血症及水、电解质代谢和酸碱平衡；能够不断清除循环中存在的毒素和中分子物质；按需要提供营养补充及药物治疗，从而为重症患者的救治提供了非常重要、赖以生存的内稳态平衡，即使在低血压的条件下也能应用，同时创造了良好的营养支持条件。

此外，CRRT 对炎性介质及其他内源性毒性溶质具有清除作用，使其已被广泛应用于许多非肾衰竭疾病的治疗。过度的炎症反应引起的疾病，包括严重脓毒症、ARDS 与急性重症胰腺炎等均是 CRRT 最常见的非肾性适应证。CRRT 可以从循环中持续清除炎性介质，包括细胞因子（如 TNF-α、IL-1、IL-6、IL-8、补体 C_3、D 因子、PAF 等）、补体激活产物、花生四烯酸代谢产物等，进而改善脓毒症的预后。

（童朝阳）

第三十章
危重病的临床常用评价体系

【培训目标】

　　1. 掌握我国急诊患者病情分级评估体系中患者病情分级原则和分级流程。
　　2. 熟悉急性生理学及慢性健康状况评分系统（APACHE Ⅱ）的组成内容；熟悉危重病评分系统在临床中应用的意义。

一、危重病评分系统在临床应用中的意义

　　疾病危重程度的评价对于医疗活动而言非常重要，不仅可以了解疾病的发展趋势协助医生对病情进行准确地判断，使监测和医疗的投入更为精确有效，同时也反映医疗的质量和效果。既往临床医师多依赖于经验或直觉来估计疾病的危重程度或预测预后，这种做法缺少科学证据和可比性，需要有统一的标准来判断患者的预后或严重程度，疾病评分系统（即采用数字表示疾病严重程度）因此而问世。危重病评分不仅能客观评价急诊患者的病情严重程度，评估其面临死亡或严重并发症的危险，以指导临床诊疗，还可广泛用于临床研究和学术交流、协助医疗管理等。

二、疾病评分系统的建立和发展

　　自20世纪70年代以来，国内外从事危重病研究的学者陆续提出了一些急危重病病情评价方法来对危重患者进行评估病情严重程度。这些评分方法一般是根据疾病的一些重要症状、体征和生理参数等进行加权或赋值从而科学地量化评价危重疾病严重程度。目前，疾病评分系统大致可分为疾病特异性（disease specific）和疾病非特异性（disease nonspecific）评分，其目的在于反映疾病的严重程度和（或）患者的预后。前者如多器官功能障碍综合征评分（MODS）、全身炎症反应综合征评分（SIRS）、急性胰腺炎的 Ranson 评分、创伤评分、Murray 的肺损伤评分等，特点是针对单一的疾病，各种不同疾病的评分系统之间无法作相互比较，不能更好地反映患者的病情和预后。后者的特点是可广泛用于多种不同疾病的评估，适宜在原发疾病不同的患者间进行比较，如急性生理和慢性健康评分（APACHE）、SAPS Ⅱ 评分等，对疾病严重程度和预后的估计与疾病特异性评分大致相似。急性生理和慢性健康评分（APACHE）已受到国际上的认可。目前，在欧美等国家为危重

疾病进行评分已成为常规，近年来也受到我国许多学者和临床工作者的重视。我国于2011年颁布了急诊病人病情分级指导原则。

三、急诊病人病情分级评估体系

根据2011年中国急诊病人病情分级指导原则，急诊病人病情的严重程度决定病人就诊及处置的优先次序。急诊病人病情分级不仅仅是给病人排序，而是要分流病人，要考虑到安置病人需要哪些急诊医疗资源，使病人在合适的时间去合适的区域获得恰当的诊疗。我国的指导原则根据病人病情评估结果进行分级，共分为四级：

1级为濒危患者，是指病情可能随时危及患者生命，需立即采取挽救生命的干预措施，急诊科应合理分配人力和医疗资源进行抢救。临床上出现下列情况要考虑为濒危患者：无呼吸或无脉搏的患者、急性意识障碍患者、气管插管患者以及其他需要采取挽救生命干预措施的患者。这类患者应立即送入急诊抢救室。

2级为危重患者，是指病情有可能在短时间内进展至1级，或可能导致严重致残者，应尽快安排接诊，并给予患者相应处置及治疗。患者来诊时呼吸循环状况尚稳定，但其症状的严重性需要很早就引起重视，患者有可能发展为1级，如复合伤、急性意识模糊或定向障碍、心绞痛等。急诊科需要立即给这类患者提供平车和必要的监护设备。严重影响患者自身舒适感的主诉，如严重疼痛，也属于该级别。

3级为急症患者，是指患者目前明确没有在短时间内危及生命或严重致残的征象，应在一定的时间段内安排患者就诊。患者病情进展为严重疾病和出现严重并发症的可能性很低，也无严重影响患者舒适感的不适，但需要急诊处理缓解患者症状。在留观和候诊过程中出现生命体征异常者，病情分级应考虑上调一级。

4级为非急症患者，是指患者目前没有急性发病症状，无或很少不适主诉，且临床判断需要很少急诊医疗资源的患者。

我国的指导原则根据病情危重程度判别及患者需要急诊资源（表30-1）的情况，将急诊医学科从功能结构上分为"三区"，将患者的病情分为"四级"，简称"三区四级"分类（图30-1）。从空间布局上将急诊诊治区域分为三大区域：红区、黄区和绿区。红区：抢救监护区，适用于1级和2级病人处置，快速评估和初始化稳定；黄区：密切观察诊疗区，适用于3级病人，原则上按照时间顺序处置病人，当出现病情变化或分诊护士认为有必要时可考虑提前应诊，病情恶化的病人应被立即送入红区；绿区，即4级病人诊疗区。

表 30-1 需要急诊医疗资源数量

级别	标准	
	病情严重程度	需要急诊医疗资源数量
1级	A 濒危病人	
2级	B 危重病人	
3级	C 急症病人	≥2
4级	D 非急症病人	0—1

注："需要急诊医疗资源数量"是急诊病人病情分级补充依据，如临床判断病人为"非急症病人"（4级），但病人病情复杂，需要占用2个或2个以上急诊医疗资源，则病人病情分级定为3级。即3级病人包括：急症病人和需要急诊医疗资源≥2个的"非急症病人"；4级病人指"非急症病人"，且所需急诊医疗资源≤1。

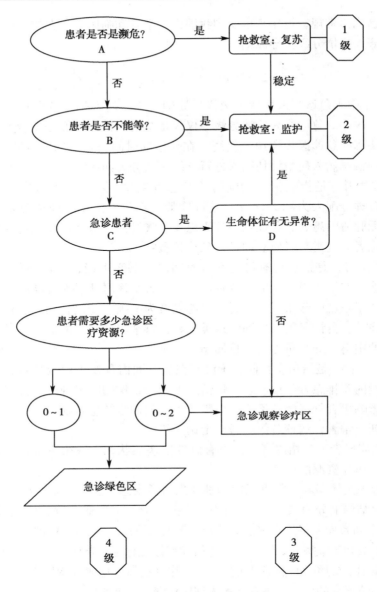

图30-1　急诊患者病情分级和分区

四、非特异性评分系统

1. ICU 适用评分——急性生理和慢性健康评分系统（acute physiology and chronicity health evaluation，APACHE）

危重症在临床可见于临床任何一个科室医护人员对患者病情严重程度的判断主要凭临床经验，多采用"轻、中、重"的说法，这种方法粗糙且不科学，缺乏客观依据，不能准确反映疾病严重程度及其变化。自 1981 年 Knaus 等相继提出 APACHE 后，又进行了深入广泛的多中心研究，并于 1991 年提出了急性生理与慢性健康评分（APACHE 评分）方案。APACHE 通过对患者入 ICU 时病情的评定及病死率的预测以及在治疗过程中对患者病情的动态评定，为提高医疗质量、合理利用医疗资源以及确定最佳的出院时机或需要继续治疗的时间提供了客观科学的根据。APACHE 是一类评定各类危重症患者尤其是 ICU 患者病情严重程度及预测预后的客观体系，也是目前临床上重症监护病房应用最广泛、最具权威的危重病病情评价系统，既可用于单病种患者的比较，也可用于混合病种。自 APACH Ⅱ 评分系统问世以来，便以其简便和可靠的特点倍受医学界的认可。在我国已广泛应用于客观评估疾病严重程度、控制组间可比性、评估疾病严重程度和预测预后，了解病情的严重程度和某些物质的关系、选择手术时机、作为流行病学调查时疾病严重程度的统一标准及动态评分评价救治水平等。

APACHE Ⅱ 是根据患者的主要症状、体征和生理参数等加权或赋值，从而量化评价危重疾病的严重程度。APACHE Ⅱ 评分系统是由急性生理学评分（APS）、年龄评分、慢性健康状况评分 3 部分组成，最后得分为三者之和（表 30-2）。理论最高分 71 分，分值越高病情越重。其中 APS 包含 12 项生理参数，并提出了计算死亡危险度（R）的公式，每位患者 R 值相加除以患者总数即可得出该群体患者的预计病死率。

急性生理学及慢性健康状况评分（acute physiology and chronic health evaluation Ⅱ，APACHE Ⅱ）由两部分组成：①急性生理学及慢性健康状况评分（APACHE）评分。这部分包括急性生理学评分 APS（0 ~ 56 分）、年龄评分（0 ~ 6 分）及慢性健康（0 ~ 5 分），总分 0 ~ 71 分；其中 APS 表中 GCS = 15-实际测得的 Glasgow 昏迷评分（表 30-3）。②APACHE 患者死亡危险性（R）预计公式：In（R/1 - R）= 患者入 ICU 的主要疾病分值 + 患者入 ICU 前接受治疗的场所分值 + APACHE 总分值 × 0.0537。由评分可以评定患者病情，依预计公式可计算出患者的预计病死率。目前大多数的研究都认为 APACHEII 评分在 15 ~ 20 分以上就属高危患者。APACHE Ⅱ 评分的变化可以作为病情变化的量化指标，能更清晰的反映出治疗是否有效，从而能及时的对治疗进行调整。APACHE Ⅱ 评分系统对病情严重程度及病死率进行预测，分值越高，病情越重，死亡危险性越大。研究证实，APACHE Ⅱ < 10 分，医院死亡的可能性小；10 ~ 20 分病死率约 50%；> 20 分病死率大为增加。

2. 门诊适用评分——早期预警评分（EWS）和改良早期预警评分（MEWS）评分系统

为了及时更好地识别"潜在急危重病"患者，尽早高效进行合理治疗干预，Morgan RJM 等于 1997 年提出了早期预警评分（early warning score，EWS），运用简便的评分系统来提高对疾病危险程度的鉴别，从而及早展开合理的医疗干预。Subbe 等对有些内容经实践后进行了改良，于 2001 年提出了改良早期预警评分（modified early warning score，MEWS）（表 30-4）。目前普遍认为 MEWS 评分不但可用于评价急诊患者的病情严重程度，识别"急诊潜在危重患者"，而且可指导急诊医生对急诊患者的处置和患者去向的分流。

MEWS 评分方法主要包括心率、收缩压、呼吸、体温及意识等 5 项临床指标，每项指标按数值不同分别赋予 0 ~ 3 分，病人分数最低 0 分，最高 15 分。分数越高，病人病情越重。

表30-2　急性生理与慢性健康评分表（APACHE Ⅱ）

姓名	性别	年龄	入院时间	病历号						
急性生理学评分（Acute Physiology Score, APS）（A）									患者指标	得分A
	+4	+3	+2	+1	0	+1	+2	+3	+4	
T（℃）	>41	39.0~40.9		38.5~38.9	36.0~38.4	34.0~35.9	32.0~33.9	30.0~31.9	<29.9	
MAP（mmHg）	>160	130~159	110~129		70~109		50~69		<49	
HR（次/分）	>180	140~179	110~139		70~109		55~69	40~54	<39	
RR（次/分）	>50	35~49		25~34	12~24	10~11	6~9		<5	
PaO$_2$（mmHg）					>70	61~70		55~60	<55	
A-aDO$_2$（mmHg）	>500	350~499	200~349		<200					
PHa	>7.7	7.6~7.69		7.5~7.59	7.33~7.49		7.25~7.32	7.15~7.24	<7.15	
Na（mmol/L）	>180	160~179	155~159	150~154	130~149		120~129	111~119	<110	
K（mmol/L）	>7	6.0~6.9		5.5~5.9	3.5~5.4	3~3.4	2.5~2.9		<2.5	
Crea（mg/dl）	>3.5	2.0~3.4	1.5~1.9		0.6~1.4		<0.6			
HCT（%）	>60		50~59.9	46~49.9	30~45.9		20~29.9		<20	
WBC（＊1000）	>40		20~39.9	15~19.9	3~14.9		1~2.9		<1	

续表

GCS评分	15-实际测得的GCS					
	急性生理学评分（APS）（A）总分					
	年龄评分（Age）（B）					
年龄	≤44	45～54	55～64	65～74	≥75	患者指标
分数	0	2	3	5	6	病人得分 B
	慢性健康评分（Chronic Health）（C）					
CHP	无器官衰竭	常规手术前存在器官衰竭或免疫抑制	急诊手术前或无手术但存在器官衰竭或免疫抑制		患者情况	
分数	0	2	5		病人得分 C	

注：

1. 数据采集应为患者入ICU或抢救开始后24小时内最差值。
2. 免疫抑制：如接受放疗、化疗、长期或大量激素治疗，有白血病、淋巴瘤、艾滋病等。
3. 血压值应为平均动脉压 =（收缩压 + 2×舒张压）/3，若有直接动脉压监测则记直接动脉压。
4. 呼吸频率应记录患者的自主呼吸频率。
5. 如果患者是急性肾衰竭，则血清肌酐一项分值应在原基础上加倍（×2）。
6. 血清肌酐的单位是 μmol/L 时，与 mg/dl 的对应值如下：

mg/dL	3.5	2-3.4	1.5-1.9	0.6-1.4	0.6
μmol/L	305	172-304	128-171	53-127	53

表 30-3　Glasgow 昏迷评分

	最佳运动反应	言语反应	睁眼运动
6	遵嘱运动		
5	刺痛能定位	回答准确	
4	刺痛能躲避	回答错误	自主睁眼
3	刺痛时肢体屈曲	能说出单个词	呼唤睁眼
2	刺痛时肢体过伸	只能发音	刺痛睁眼
1	无运动	无言语	无睁眼

表 30-4　MEWS 评分标准

项目	分值						
	3	2	1	0	1	2	3
心率（次/分）		≤40	41~50	51~100	100~110	111~129	≥130
收缩压（mmHg）	≤70	71~80	81~100	101~199		≥200	
呼吸（次/分）		<9		9~14	15~20	21~29	≥30
体温（℃）		<35.0		35.0~38.4		≥38.5	
意识				清楚	对声音有反应	对疼痛有反应	无反应

五、特异性评分系统

1. 多器官功能障碍综合征评分（MODS）

多器官功能障碍综合征（multiple organ dysfunction syndrome，MODS）或多器官衰竭（multiple organ failure，MOF）是危重病人的一种常见并发症，早在 20 世纪 70 年代末就被提出，现仍是 ICU 危重患者发病和死亡的一个主要原因。目前比较公认的是 Marshall 于 1995 年提出的 MODS 评分（表 30-5），通过 6 个重要脏器系统的变量，分别反映各脏器系统的功能状况。

表 30-5　MODS 评分标准

器官/系统	0	1	2	3	4
呼吸：PO_2/FiO_2	>300	226~300	151~225	76~150	≤75
肾脏：血清肌酐（μmol/L）	≤100	101~200	201~350	351~500	>500
肝脏：血清总胆红素（μmol/L）	≤20	21~60	61~120	121~240	>240
心血管：PAR = Hr * CVP/MAP	≤10.0	10.1~15	15.1~20.0	20.1~30.0	>30.0
血小板：（×10^9）	>120	81~120	51~80	21~50	≤20
神经：GCS 评分	15	13~14	10~12	7~9	≤6

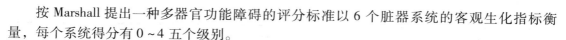

　　按 Marshall 提出一种多器官功能障碍的评分标准以 6 个脏器系统的客观生化指标衡量，每个系统得分有 0～4 五个级别。

　　0 分：功能基本正常，ICU 死亡率 <5%，

　　4 分：功能显着损害，ICU 死亡率 ≥50%

　　多器官功能障碍总得分（MOD score）＝各系统最高分的总和，最高分＝24 分该评分与 ICU 病人死亡率呈正相关。MOD score 越高，ICU 病人死亡率越高。

　　2. 全身炎症反应综合征评分（SIRS）　　SIRS 是因感染或非感染病因作用于机体而引起的机体失控的自我持续放大和自我破坏的全身性炎症反应，严重者可导致 MODS 的发生。1991 年美国胸内科医师学会（ACCP）与危重病医学会（SCCM）在芝加哥召开联合会议，提出 SIRS 评分标准（表 30-6）：①体温 >38℃ 或 <36℃；②心率 >90 次/分；③呼吸频率 >20 次/分，或动脉血二氧化碳分压 $PaCO_2$ <32.33mmHg；④外周血白细胞 >12×10^9/L，或 <4×10^9/L，或未成熟粒细胞 >10%（除外化疗、白血病等）。每项各为 1 分，当分值 ≥2 分时，即可诊断为 SIRS。

表 30-6　SIRS 评分标准

项目内容	0 分	1 分	2 分	3 分	4 分
HR（次/分）	60～100	55～59 或 110～119	50～54 或 120～140	41～49 或 141～160	<40 或 >160
MAP（mmHg）	70～100	60～69 或 101～110	50～59 或 111～130	40～49 或 131～159	<40 或 >160
RR（次/分）	12～20	9～12 或 20～25	5～8 或 26～35	<5 或 36～45	0 或 >46
S_pO_2（%）	>92	85～91	75～84	60～74	<60
T（℃）	36～37.5	35～35.9 或 37.5～38.5	34～34.5 或 38.6～39.5	33.1～33.9 或 38.6～39.5	<33 或 >40
WBC（×10^9/L）	4.0～10.0	3.0～3.9 或 14.1～14.9	2.0～2.9 或 15～20.0	1.0～2.0 或 21～30	<1 或 >30
GLU（mmol/L）	3.5～5.6	5.7～8.6	8.7～13.5	13.6～23.0	>23.1
意识水平	清醒	嗜睡或烦躁	浅昏迷	昏迷	脑死亡

　　3. 急性呼吸窘迫综合征评分（ARDS）　　为了早期发现 ARDS，1988 年 Murray 等主张对肺损伤的范围和严重程度进行分级，提出了肺损伤评分（lung injury score，LIS）系统（表 30-7）。LIS 系统从氧合指数、胸片、PEEP 值和呼吸系统顺应性 4 个方面来评分，每项 0～4 分，最少用 2 项，各项得分相加之和除以项目数即为肺损伤评分结果。0 分为无肺损伤；0.1～2.5 分为轻度至中度肺损伤；大于 2.5 分为重度肺损伤。

　　4. 弥散性血管内凝血评分（DIC）　　2001 年国际止血血栓学会（ISTH）提出了 DIC 诊断评分系统（表 30-8），通过对血小板计数、FDP 或 D-二聚体增加程度、PT 延长时间及纤维蛋白原含量分别评分，统计总分，用以帮助诊断 DIC。

表 30-7　LIS 评分标准

项目/分值	0	1	2	3	4
氧合指数 PO_2/FiO_2	≥300	225 ~ 299	175 ~ 224	100 ~ 174	<100
胸片肺泡浸润象限个数	0	1	2	3	4
PEEP 值（机械通气时）cmH_2O	≤5	6 ~ 8	9 ~ 11	12 ~ 14	≥15
呼吸系统顺应性 ml/cmH_2O	≥80	60 ~ 79	40 ~ 59	20 ~ 39	≤19

表 30-8　DIC 评分标准

项目	0	1	2	3
血小板计数（$10^9/L$）	≥100	<100	<50	
FDP 或 D- 二聚体	正常		中度增加	高度增加
PT 延长时间（s）	<3	3 ~ 6	>6	
纤维蛋白原（g/L）	≥1.0	<1.0		

　　若总分≥5 分，则表明存在 DIC 可能性大，需每天进行评分；若总分 <5 分，提示 DIC 的可能性小，隔 2 ~ 3 日重新评分。由于此评分系统尚未有大规模前瞻性试验验证，因此其可靠性和准确性均大打折扣，目前国内临床应用也不多见。

（张忠德）

第三十一章
中医急救操作技术

【培训目标】

1. 掌握刺络疗法与针刺疗法的适应证、禁忌证和操作流程；掌握灸法应用的不同方式与操作流程。
2. 熟悉刮痧疗法的适用范围和注意事项。
3. 了解贴敷疗法的操作步骤和注意事项。

第一节 三棱针疗法

刺络疗法是用三棱针刺破络脉，放出少量血液，使内蕴热毒随血外泄，从而达到治疗疾病目的的一种方法，又称放血疗法。

一、操作流程

（一）消毒

针刺前在局部皮肤用2%碘酒棉球消毒，再用75%酒精棉球脱碘。

（二）具体方法

针刺方法可分点刺法、散刺法、泻血法三种。

1. 点刺法 针刺前在预定针刺部位上下用左手拇指、食指向针刺处推按，使血液积聚在针刺部位，常规消毒后，左手拇、食、中三指夹紧被刺部位或穴位，右手持针，用拇指、食指夹紧针柄对准已消毒的部位或穴位，刺入3～5毫米深，随即将针迅速退出，轻轻挤压针孔周围使血流出，血尽而止，然后用消毒棉球按压针孔，如果出血量不足，可在针刺后用手挤压或拔火罐。

2. 散刺法 对病变局部周围进行点刺的一种方法，首先对针刺局部皮肤周围常规消毒，根据病变部位的不同，可刺10～20针以上，由病变外缘环形向中心点刺，刺时速度要快，要浅，待每处点刺点均溢血后，用无菌棉球分别按压针孔止血。

3. 泻血法 也称血管放血法，选用止血带或橡皮管，结扎在针刺部位上端（近心端），然后常规消毒，持三棱针对准被针刺部位的静脉，刺入脉中2～3mm左右，迅速退针，使其流出少量血液，出血停止后，再用消毒棉球按压针孔止血。

二、适 应 证

本方法可以治疗各种实证、热证、瘀血和经络瘀滞、疼痛等病证。

三、禁 忌 证

各种虚证、严重心力衰竭、血小板减少症、白血病等患者不宜应用。

四、应 用 举 例

急救中暑、惊厥——十宣放血；

高热、急性咽喉肿痛——少商、大椎或耳尖放血；

昏迷、电击、溺水——人中放血。

五、注 意 事 项

1. 对患者或其家属做好必要的解释工作，以消除思想顾虑，使其乐意接受治疗。
2. 注意无菌操作，以防感染。
3. 点刺、散刺时，手法宜轻、宜浅、宜快，泻血法一般出血不宜过多，注意切勿刺伤深部大血管。若不慎误伤动脉出血，可用消毒棉球局部加压止血。
4. 体质虚弱者、孕妇、产后及有出血倾向者，均不宜使用本法。

第二节　针刺疗法

针刺疗法是用不锈钢毫针刺入穴位，通过经络的调节作用而达到治疗疾病的目的。该疗法包括普通体针针刺、平衡针灸、腹针及火针等不同针刺疗法。

一、操 作 流 程

1. 针刺部位周围皮肤常规消毒。
2. 在进行针刺操作时，一般应双手协同操作，右手持针，用拇、食、中三指夹持针柄，其状如持毛笔，故右手称为"刺手"。左手指尖按在穴位旁，辅助进针，故称左手为"押手"。可采用指切进针、夹持进针、舒张进针或提捏进针等方法针刺。
3. 针刺角度与深度的选择方面，直刺（针身与皮肤呈90°左右），适用于肌肉丰满、宜深刺的部位；斜刺（针身与皮肤呈45°左右），适用于肌肉较薄或胸腹近内脏不宜深刺的部位；平刺（针身与皮肤呈15°左右），适用于皮薄肉少的腧穴，如头面部。
4. 进针至一定深度后，使用提插、捻转或刮柄、弹柄、搓柄、轻微震颤针身等方法，使患者有酸、麻、胀、重或触电样感觉，称"得气"。得气后根据病情选择强刺激、中刺激和弱刺激等强弱程度不同的扶正祛邪方法。留针时间根据病情而定，一般情况留针20～30分钟，期间每10分钟行针1次，实证留针时间可适当延长，虚证留针时间宜短，对于意识不清患者，可反复行针直到促醒。
5. 在行针施术或留针后即可出针。出针时一般先以左手拇、食指按住针孔周围皮肤，右手持针作轻微捻转，慢慢将针提至皮下，然后将针起出，用消毒干棉球揉按针孔，以防出血。出针后病人应休息片刻方可活动，医者应检查针数，以防遗漏，还应注意有无晕针延迟反应征象。

二、适　应　证

使用范围广泛，临床各科具有广泛的适应证。对高热、昏迷、厥脱、中风、痛证、痉病等内科急症，常有急救之功。

三、禁　忌　证

自发性出血、皮肤感染、溃疡、瘢痕、肿瘤的部位及孕妇的腰骶、腹部均禁针。

四、应　用　举　例

一般毫针刺法根据中医辨证论治理论根据不同证型辨证选穴，操作方法众多。平衡针刺对症治疗，具有强刺激、不留针、起效快的特点，此处介绍普通体针针刺与平衡针刺急诊常用治疗选穴方法。

（一）普通针刺

1. 高热　取督脉、手太阴、阳明经穴为主。

（1）主穴：曲池、合谷、大椎、少商。

（2）配穴：兼见风寒表证配风池、风门、肺俞；兼见风热表证配尺泽、外关、鱼际；热灼气分配内庭；热入营血配内关、血海、委中、曲泽。

2. 抽搐　取督脉、手厥阴经穴为主。

（1）主穴：印堂、内关、太冲、合谷。

（2）配穴：热极生风者配曲池、大椎；痰热化风者，配阴陵泉、丰隆；血虚生风者，配血海、足三里。

3. 晕厥　取督脉经穴为主。

（1）主穴：水沟、百会、内关、足三里。

（2）配穴：虚证者，配气海、关元；实证者，配合谷、太冲。

4. 胆绞痛　取足少阳经穴及相应俞募穴为主。

（1）主穴：胆囊穴、阳陵泉、胆俞、肝俞、日月、期门。

（2）配穴：肝胆气滞者，配太冲、侠溪；肝胆湿热者，配三阴交、阴陵泉；呕吐者，加内关、足三里；黄疸者，加阳陵泉；发热者，加曲池、大椎。

5. 肾绞痛　取足太阴及相应背俞穴为主。

（1）主穴：肾俞、三焦俞、阴陵泉、三阴交。

（2）配穴：下焦湿热者，配委阳、合谷；气滞血瘀者，配血海、太冲；肾气不足者，配气海、关元；尿血者，配膈俞。

6. 心绞痛　取手厥阴、少阴经穴为主。

（1）主穴：内关、郄门、阴郄、心俞、巨阙、厥阴俞、膻中。

（2）配穴：气滞血瘀者，加血海、太冲；阳气欲脱者，加水沟、百会；痰湿闭阻加中脘、丰隆。

7. 虚脱：以督脉、手厥阴心包经穴为主。

（1）主穴：素髎水沟内关。

（2）配穴：神志昏迷者，加中冲、涌泉；肢冷脉微者，加灸关元、神阙、百会。

8. 老年咳喘（阳明法）

（1）主穴：足三里。

（2）配穴：阴陵泉、大包、血海、腹哀。

（二）平衡针刺

1. 眩晕

（1）主穴：头痛穴。

（2）配穴：头颈痛：配颈痛穴；恶心呕吐：配胃痛穴；耳鸣：配耳聋穴；心慌：配胸痛穴。

2. 高热

（1）主穴：大椎穴。

（2）配穴：耳尖穴。

3. 昏迷

（1）主穴：急救穴。

（2）配穴：胸痛穴、升提穴。

4. 胸痛

（1）主穴：胸痛穴。

（2）配穴：高血压：配降压穴；呕吐：配胃痛穴。

5. 腹痛

（1）主穴：腹痛穴。

（2）配穴：呕吐：配胃痛穴。

6. 头痛

（1）主穴：头痛穴。

（2）配穴：肩颈疼痛：配肩痛穴。

7. 咽痛

（1）主穴：咽痛穴。

（2）配穴：流涕：感冒穴；肩僵痛：配肩痛穴。

附常用平衡针灸穴位取穴方法。

1. 头痛穴

定位：位于足背第1、2趾骨结合之前凹陷中（或太冲）。

功能：活血化淤、舒肝理气、健脾和胃、醒脑开窍。

主治：偏头痛、神经性头痛、血管性头痛、颈性头痛（颈椎病）、鼻窦炎等。

2. 肩痛穴

定位：位于腓骨小头与外踝最高点连线的上1/3处（阳陵泉或足三里外1cm）。

功能：消炎止痛、降压醒脑、扩张血管、调节内脏、调节神经、胃肠、内分泌。

主治：肩关节软组织损伤、颈椎病、颈肩肌筋膜炎等。

3. 胸痛穴

定位：位于前臂背侧尺、桡骨之间，腕关节与肘关节连线的下1/3处。

功能：消炎退热、镇静止痛、增加机体免疫功能。

主治：急慢性咽痛、喉炎、扁桃体炎等。

4. 颈痛穴

定位：半握掌，第4、5掌骨之间，即指掌关节前凹陷处（或八邪穴）。

功效：舒筋活血、清咽利喉、消炎止痛退热、调节神经。

主治：颈部软组织损伤、颈肩综合征等。

5. 感冒穴

定位：半握掌时，第三掌骨与第四掌骨间及指掌关节前凹陷中。

功能：解表散寒、消咽止痛、消炎退热。

主治：感冒、鼻炎等。

6. 咽痛穴

定位：位于第二掌骨桡侧缘中点（或合谷）。

功能：清热利咽、消肿止痛。

主治：咽痛、咽痒。

7. 急救穴

定位：位于人中沟与鼻中隔连线的中点。

功能：醒脑开窍、回阳救逆、抗休克、疗昏迷。

主治：休克、晕车、晕船、晕机等。

8. 胃痛穴

定位：位于口角下1寸，或下颌的中点旁开3cm处。

功能：健脾养胃、活血化淤、健胃消食。

主治：急慢性胃炎、消化道溃疡、急性胃溃疡、膈肌痉挛等。

9. 升提穴

定位：头顶正中，前发际直上10cm，发际直上16cm，双耳尖连线中点前2cm处。

功能：升阳固脱、益气固本、助阳止泻、补肾健脾。

主治：脱肛、子宫下垂、胃下垂等中气下陷性疾病。

10. 腹痛穴

定位：位于腓骨小头前下方凹陷中（或阳陵泉）。

功能：舒肝利胆、健脾和胃、通经活络、扶正培元。

主治：急性胃炎、急性肠炎、急性阑尾炎、急性胰腺炎、急性胆囊炎等。

11. 降压穴

定位：位于足弓划"十字"，"十字"交点即为此穴。

功能：调节神经降压、止痛、镇静。

主治：高血压或低血压，有双向调节作用。

五、注意事项

1. 患者处于饥饿、疲劳、精神过度紧张时，不宜立即针刺。对体弱者进行针刺时手法不宜过强，并应尽量选择卧位，避免晕针。

2. 妇女怀孕3个月，不宜针刺小腹部的腧穴，若怀孕3个月以上者，腰部、腰骶部腧穴也不宜针刺。对于三阴交、合谷、昆仑、至阴等一些活血通络的腧穴，在怀孕期也应予禁刺。如妇女行经时，如非为了调经，也不应针刺。

3. 小儿囟门未闭的头部，或体表有感染、溃疡、瘢痕、肿瘤及出血倾向者，不宜针刺。

4. 针刺胸背部穴位过深，易刺伤肺组织而引起气胸或血气胸。此时应按气胸处理。

第三节　艾　灸　法

艾灸是用艾叶制成的艾灸材料产生的艾热刺激体表穴位或特定部位，通过激发经气的活动来调整人体紊乱的生理生化功能，从而达到防病治病目的的一种治疗方法。艾灸分为艾炷灸、艾条灸、温针灸、温灸器灸，其中艾炷灸包括有直接灸、间接灸，直接灸可分为瘢痕灸和非瘢痕灸，间接灸有隔姜灸、隔蒜灸等。艾条灸包括悬起灸、实按灸，悬起灸包括温和灸和雀啄灸；实按灸包括太乙针灸、雷火针灸。以下介绍艾条灸。

一、操 作 流 程

（一）制备艾条灸

取纯细软的艾绒24g，平铺在26cm×20cm的细草纸上，将其卷成直径约1.5cm的圆柱形艾卷，要求卷紧，外裹以制定柔软疏松而又坚韧的桑皮纸，用胶水或浆糊封口而成。也可在每条艾绒中掺入肉桂、干姜、丁香、独活、细辛、白芷、雄黄、苍术、乳香、没药、花椒各等分的细末6g，则形成药条，每一条为一壮。悬起灸施灸的方法分温和灸和雀啄灸。

1. 温和灸　施灸时将艾条一端点燃，对准应灸的腧穴部位或患处，距皮肤约2～3cm左右，进行熏烤，使患者局部有温热感而无灼痛为宜，一般每处灸10～15分钟，至皮肤红晕为度。对于晕厥、局部感觉迟钝的患者，医者可将中、食指分开，置于施灸部位的两侧，这样可以通过医者手指的感觉来测知患者局部的受热程度，以便随时调节施灸的距离，防治烫伤。

2. 雀啄灸　施灸时，将艾条点燃的一端与施灸部位的皮肤不固定在一定距离，而是像鸟雀啄食一样，上下活动或左右方向旋转施灸。

（二）太乙针灸

去纯净细软的艾绒150g平铺在40cm见方的桑皮纸上。将人参125g、穿山甲250g、山羊血90g、千年健500g、钻地风300g、肉桂500g、小茴香500g、苍术500g、甘草1000g、防风2000g、麝香少许，共为细末，取药末24g掺入艾绒内，紧卷呈爆竹状，外用鸡蛋清封固，阴干后备用。

施灸时，将太乙针的一端烧着，用布七层包裹其烧着的一端，立即紧按于应灸的腧穴或患处，进行灸熨，针冷则再燃再熨。如此反复灸熨7～10次为度。

（三）雷火灸

其制作方法与"太乙针"相同，惟药物处方有异。方用纯净细软的艾绒125g，沉香、木香、乳香、羌活、干姜、穿山甲各9g，共为细末，麝香少许。

操作流程

1. 定穴　施灸部位及施灸方法，清洁局部皮肤；

2. 撕开药艾前端包装纸，点燃药艾；

3. 将药艾对准施灸部位，距离皮肤2～3cm施灸；

4. 雷火灸常用的基本手法有：①补法：横向或纵向距离皮肤3cm灸5～6分钟；②平补平泻法：顺时针打圈，距离皮肤2～5cm灸5～6分钟；③泻法：用雀啄灸法距离皮肤

2cm，点刺穴位 7 次。

二、适 应 证

风寒湿痹、痿弱无力、半身不遂、口眼歪斜、哮喘等虚证、寒证。

三、禁 忌 证

对实热证、阴虚发热者，一般均不适宜艾灸；对颜面、五官和有大血管的部位，不宜采用瘢痕灸；孕妇的腹部和腰骶部也不宜施灸。

四、应 用 举 例

艾灸根据不同病情，辨证论治选择不同穴位进行治疗。

（一）拔除尿管后的小便淋沥

穴位：关元、气海、中极、水道。

适宜证型：一般适用于所有中医证型，尤以寒湿证、虚证效果好。

（二）膀胱痉挛（膀胱刺激征）

穴位：关元、气海。

适宜证型：一般适用于所有中医证型，尤其以肾阳虚衰、中气不足更为显效。

（三）癃闭

穴位：中极、关元、气海。

适宜证型：风寒湿阻、气虚血瘀。

（四）恶心呕吐

穴位：中脘穴。

适宜证型：虚证、寒湿症。

（五）顽固性呃逆

穴位：天突穴。

适宜证型：虚证。

（六）胃脘痛

穴位：中脘穴。

适宜证型：脾胃虚寒。

（七）眩晕

穴位：百会。

适宜证型：气血亏虚、风痰上扰证。

（八）四肢痿软

穴位：①上肢穴位：合谷、手三里、曲池、手五里。②下肢穴位：梁门、髀关、伏兔、梁丘、足三里、丰隆、解溪。

适宜证型：虚证、寒湿证。

（九）崩漏

穴位：隐白、大敦（灸隐白醒脾益气，统摄血行；灸大敦疏肝达木，调节血量）。

适宜证型：所有中医证型，尤其以脾虚型为显效。

五、注意事项

1. 施灸过程中注意保暖，随时询问患者有无灼痛感，及时调整距离；对温热不敏感者尤应注意局部皮肤情况。

2. 施灸中及时将艾灰弹入弯盘内，防止烧伤皮肤及烧坏衣物。

3. 熄灭后的艾条，装入小口瓶内，以防复燃，发生火灾。

4. 艾灸后局部皮肤出现微红灼热，属于正常现象，如出现小水泡，无需处理可自行吸收，出现大水泡，可用无菌注射器抽去泡内液体，覆盖无菌纱布，保持干燥，防止感染。

5. 施灸时间：每处 5～15 分钟。

6. 凡实证、热证，阳虚发热以及大血管处禁用，孕妇慎用。

第四节　贴敷疗法

贴敷疗法也称外敷疗法是以中医基本理论为指导，应用中草药制剂，施于皮肤、孔窍、腧穴及病变局部等部位的治病方法，属于中药外治法。如天灸疗法、中药膏剂或散剂贴敷等。以下介绍具有代表性的天灸疗法、四黄水密贴敷疗法以及吴茱萸热敷疗法。

一、天灸疗法

（一）操作流程

1. 准备好天灸膏，辨证取穴，每次取 4～6 个为宜，以背俞、肢体穴位为宜。

2. 将天灸膏置于医用胶布上，然后准确贴敷于所选穴位上。

3. 根据季节、年龄等因素，每次贴敷 30～60 分钟，以皮肤潮红或起水泡为度。必要时可结合中医子午流注规律，先选择时间，如"三伏天"、"三九天"进行敷药治疗。

（二）适应证

过敏性鼻炎、慢性咳嗽、哮喘、体虚感冒、虚寒胃痛等。

（三）禁忌证

实热证、阴虚发热、昏迷病人、孕妇等。

（四）应用举例

1. 支气管炎　肺俞、脾俞、肾俞、大椎。

2. 支气管哮喘　肺俞、脾俞、肾俞、定喘。

3. 小便失禁　中极、关元、脾俞、肾俞。

4. 胃脘痛　天枢、中脘、脾俞、气海。

（五）注意事项

1. 敷药穴位的皮肤不能有破溃或疔疮，颜面部不宜敷药。

2. 敷药时间以患者自觉皮肤灼热，皮肤潮红或起小水泡为度，每次 4～6 个穴位为宜。

3. 如皮肤起水泡或瘙痒过甚，可抗过敏、抗炎治疗。

4. 治疗当天戒食易致化脓食物，如鱼、烧鹅等。

5. 天气炎热时注意保持皮肤干燥，防止药膏脱落。

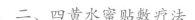

二、四黄水蜜贴敷疗法

四黄散主要由大黄、黄芩、黄柏、黄连组成，四药混合加蜂蜜调敷成四黄水蜜贴敷治疗，具有凉血通络、清热解毒、消肿止痛之功效。

（一）操作流程

1. 制备四黄水蜜，四黄水蜜以四黄散调配而成。制备过程如下：

第一步：取来器皿，"四黄散"倒入适量；

第二步：加入适量的温开水，温度约为39℃，切忌温度过高，避免敷贴后烫伤腹部；

第三步：加入蜂蜜糖并均匀搅拌，直至成糊状；

2. 将拌匀的"四黄散"置于一片双掌般大小的塑料薄膜上，涂抹均匀并厚薄相当，用棉花或者纱条将边缘细细环绕。

3. 让患者平躺于床，撩起衣服露出贴敷部位，将经过以上处理的"四黄散"平敷于患处，持续4~6小时。

（二）适应证

非开放性炎症导致的疼痛，红肿热痛者尤宜。

（三）禁忌证

虚寒体质及局部阴寒内盛者，不宜使用。皮肤破损处禁用。

（四）应用举例

1. 静脉炎

部位：药物外渗引起红、肿、痛的静脉炎部位。

中医证型：适用于各种证型。

2. 关节消肿止痛

部位：肿痛的关节处。

中医证型：湿热痹阻、痰瘀互结、经脉痹阻。

3. 局部疼痛

部位：疼痛处。

中医证型：实证、热证。

（五）注意事项

1. 药量摊制约1cm厚，太薄药力不够，效果差；太厚则浪费药物，且受热后易溢出，污染衣被。

2. 敷药前让病人试温，以能耐受为宜，防止烫伤。

3. 注意敷药后的情况，如有瘙痒、红疹、水泡等皮肤反应，应停止敷药，可以使用皮炎平或皮康霜等涂抹。

4. 每贴药敷置时间不宜过长，一般为4~6小时，红、肿、痛症状明显者每日三次效果更明显。

三、吴茱萸加粗盐热熨疗法

吴茱萸上可暖脾胃，下可温肾阳，有行气活血、散寒止痛、燥湿降逆的作用，可有效促进肠蠕动，减轻肠胀气及腹痛。

（一）操作流程

1. 将吴茱萸 250g 与粗盐按相同比例放置于锅中炒热至 65～70℃或用微波炉加温装入小布袋中扎好。

2. 将药熨袋放在热熨部位顺时针旋转推熨，力量均匀开始用力要轻，速度稍快；随着药袋温度的降低，力量可增大，速度减慢。

3. 药物温度过低时可换药袋，每次 20～30 分钟，每日 1～2 次。

（二）适应证

中焦虚寒、虚寒气滞型腹胀、腹痛。

（三）禁忌证

机械性肠梗阻及实热证腹痛患者。局部皮肤有破损、溃疡及水泡者禁用；各种湿热证或麻醉未清醒者禁用；孕妇、腹痛性质不明禁用，身体大血管处、皮肤有破损处及局部无知觉处忌用。

（四）应用举例

中焦虚寒、虚寒气滞型腹痛、腹胀，选择胃脘部、腹部疼痛处，或神阙穴、中脘、关元、中极穴。

（五）注意事项

1. 药熨前嘱患者排空小便，注意保暖、体位舒适。

2. 药熨温度不宜超过 70℃，年老、婴幼儿不宜超过 50℃。操作前先让病人试温，以能耐受为宜。

3. 药熨过程中应观察局部皮肤情况、温热度，有无烫伤。药熨后擦净局部皮肤，观察皮肤有无烫伤或起小水泡，及时处理。

4. 药物冷却后应及时更换或加热，中药可连续使用 1 周。

第五节　刮痧疗法

刮痧疗法应用边缘钝滑的器具，如牛角刮板、瓷匙等，在患者体表一定部位反复刮动，使局部皮下出现瘀斑而达到治疗目的的一种治疗方法。具有疏通腠理，使脏腑秽浊之气通达于外，促使周身气血流畅，逐邪外出，从而达到治疗疾病的目的。

一、操作流程

1. 患者取合理体位，暴露刮痧部位，常用部位有头颈部、背部、腰部和四肢。

2. 手持刮具，蘸水或药液，在选定的部位，从上至下刮擦皮肤，要向单一方向，不要来回刮，用力要均匀，禁止暴力。如刮背部，应在脊柱两侧延肋间隙呈弧线由内向外刮，每次刮 8～10 条，每条长约 6～15cm。

3. 刮动数次后，当刮具干涩时，需及时蘸湿后再刮，直至皮下呈现红色或紫红色为度，一般每一部位刮 20 次左右。

4. 在刮治过程中，随时询问患者有无不适，观察病情及局部皮肤颜色变化，及时调整手法力度。

5. 刮痧完毕，清洁局部皮肤。

二、适 应 证

外感时邪所致高热头痛、恶心呕吐、腹痛腹泻等症状。

三、禁 忌 证

1. 患者体型过于消瘦。
2. 有出血倾向者。
3. 皮肤病或皮肤高度过敏患者禁用此法。

四、应用举例

对于外感患者可选择风池、太阳、大椎、风门、肺俞、夹脊等穴刮痧。

五、注 意 事 项

1. 刮痧后 1～2 天局部出现轻微疼痛、痒感等属正常现象；出痧后 30 分钟忌洗凉水澡；夏季出痧部位忌风扇或空调直吹；冬季应注意保暖。
2. 刮痧疗法具有严格的方向、时间、手法、强度和适应证、禁忌证等要求，如操作不当易出现不适反应，甚至病情加重，故应严格遵循操作规范或遵医嘱，不应自行在家中随意操作。
3. 刮痧后嘱患者保持情绪安定，饮食要清淡，忌生冷油腻之品。
4. 使用过的刮具，应消毒后备用。

第六节　拔 罐 疗 法

拔罐法是一种以罐为工具，借助热力排除其中空气，造成负压，使之吸附于腧穴或应拔部位的体表，而产生刺激，使局部皮肤充血、瘀血，以达到防治疾病目的的方法。拔罐法能激发和调整人体经气，刺激神经、血管、肌肉，促进血液循环、缓解平滑肌痉挛，具有通经活络、活血化淤、祛湿驱寒、行气止痛的作用。

一、操 作 流 程

1. 评估病人，准备用物，检查火罐的完好性。
2. 取合理体位，暴露拔罐部位、注意保暖及病人隐私。
3. 用止血钳夹住酒精棉球，点燃后在罐内中段绕 1～2 圈后，迅速退出，立即将罐扣在相应部位。
4. 留罐 10～15 分钟，直至皮肤呈淤斑现象。
5. 起罐：一手扶住罐体，另一手以拇指或食指按压罐口皮肤，待空气进入罐内即可起去。
6. 清洁局部皮肤，整理患者及床单位，消毒火罐。

二、适 应 证

感冒、寒湿或气滞血瘀型颈项腰背酸痛，对于慢性疲劳和失眠患者亦有疗效。

三、禁　忌　证

局部皮肤破损及阴虚、实热证患者；凝血机制障碍者。

四、应用举例

（一）腰腿痛

部位：腰背部。

适宜证型：下焦湿热、气滞血瘀。

（二）小便不通或者淋漓不尽

部位：关元、气海、中极、水道。

适宜证型：脾肾虚弱。

五、注意事项

1. 拔罐时宜选肌肉较厚的部位，骨骼凹凸不平和毛发处不宜拔罐，避开有水疱、疤痕和伤口的位置。

2. 点火用的酒精棉球应用止血钳拧干夹紧，防止棉球滴酒精或脱落烫伤病人的皮肤。用毕酒精棉球放入小口瓶内熄灭。

3. 拔罐过程中，要随时观察火罐吸附情况和皮肤颜色。

4. 使用玻璃罐时随时注意罐内吸附力是否降低，以防火罐松脱打碎。

5. 起罐时切勿强拉，拔罐后皮肤出现潮红或淤红为正常现象，拔罐后引起的张力性水疱可按外科常规处理。

6. 冬天注意保暖，但拔罐部位不宜覆盖厚重的棉被，必要时用屏风遮挡病人。

（张忠德）

主要参考书目

［1］周仲瑛. 中医内科学［M］. 北京：中国中医药出版社，2008.

［2］张文武. 急诊内科学［M］. 北京：人民卫生出版社，2012.

［3］罗翌. 急救医学［M］. 北京：人民卫生出版社，2012.

［4］吴勉华，王新月. 中医内科学［M］. 北京：中国中医药出版社，2012.

［5］吴在德，吴肇汉. 外科学［M］. 北京：人民卫生出版社，2010.

［6］谢建兴. 外科学［M］. 北京：中国中医药出版社，2010.

［7］钟南山，陆再英. 内科学［M］. 北京：人民卫生出版社，2007.

［8］方邦江. 中医急诊内科学. 北京：科学出版社，2010.

［9］姜良铎. 中医急诊学. 北京：中国中医药出版社，2007.

［10］葛均波，叙永健. 内科学［M］. 北京：人民卫生出版社，2013.

［11］陈灏珠，林果为，王吉耀. 实用内科学［M］. 第14版. 北京：人民卫生出版社，2013.

［12］吴孟超，吴在德. 黄家驷外科学［M］. 北京：人民卫生出版社，2010.

［13］中华医学会. 临床诊疗指南-外科学分册［M］. 北京：人民卫生出版社，2012.

［14］中华医学会重症医学分会. 急性肺损伤/急性呼吸窘迫综合征诊断和诊疗指南［M］. 2006.

［15］沈洪，刘中民. 急诊与灾难医学［M］. 北京：人民卫生出版社，2013.

［16］梁群. 呼吸重症疾病的诊断和治疗［M］. 北京：人民卫生出版社，2014.

［17］徐荣谦. 中医儿科学［M］. 北京：中国中医药出版社，2010.

［18］陆凤翔，吴文溪. 实习医师手册［M］. 南京：江苏科学技术出版社，2008.

［19］梁群. 肺间质疾病的中西医诊疗学［M］. 哈尔滨：黑龙江科学技术出版社，2012.

［20］刘清泉. 中医急诊学［M］. 北京：中国中医药出版社，2013.

［21］老年多器官功能障碍综合征中西医结合诊疗专家共识（草案）. 中国中西医结合学会急救医学专业委员会. 2014.

［22］李春盛. 急诊医学［M］. 上海：高等教育出版社，2011.

［23］Jean-Louis Vincent, Daniel De Backer. Circulatory Shock. N Engl J Med 369；18：1726-1734.

［24］陈可冀，张敏州，霍勇，等. 急性心肌梗死中西医诊疗专家共识［J］. 中国中西医结合杂志. 2014，34（4）：389-395.

［25］Thygesen K, Alpert JS, Jaffe AS, et al. The writing group on behalf of the Joint ESC/ACCF/AHA/WHF task force for the universal definition of myocardial infarction. Third universal definition of myocardial infarction［J］. Eur Heart J. 2012, 33, 2551-2567.

［26］中华医学会心血管病分会，中华心血管病杂志编辑委员会. 中国心力衰竭诊断和治疗指南［J］. 中华心血管病杂志，2014.

［27］罗云坚，陈达灿. 临床诊疗技术操作规范［M］. 广州：广东科技出版社，2006.

［28］刘玉珍. 中西医结合护理学［M］. 北京：科学出版社，2003.

［29］石学敏. 针灸学［M］. 北京：中国中医药出版社，2007.

［30］Mary Fran Hazinski，John M. Field，Leon Chameides et al. 2010 American Heart Association Guidelines for Cardiopulmonary Resuscitation and Emergency Cardiovascular Care Science［J］. Circulation，2010，11：641-946.

［31］刘大为，邱海波，李建国，等. 重症医学专科资质培训教材［M］. 中华医学会重症医学分会，2013，28-36.

［32］Gisela Lilja，Niklas Nielsen，Hans Friberg，Cognitive function after cardiac arrest and temperature management；rationale and description of a sub-study in the Target Temperature Management trial［J］. BMC Cardiovascular Disorders，2013，13：85.

［33］王吉耀. 内科学［M］. 北京：人民卫生出版社，2005.

［34］田德禄. 中医内科学［M］. 北京：中国中医药出版社，2005.

［35］中国医师协会急诊医师分会. 2011 年急性上消化道出血急诊诊治流程专家共识（修订稿）［J］. 中国急救医学，2011，31（1）：1-8.

［36］《中华内科杂志》编委会，《中华消化杂志》编委会，《中华消化内镜杂志》编委会. 急性非静脉曲张性上消化道出血诊治指南（2009，杭州）［J］. 中华内科杂志，2009，48（10）.

［37］《肝硬化门静脉高压食管胃静脉曲张出血的防治共识（2008，杭州）》（《内科理论与实践》2009）.

［38］国际共识会议：对于非静脉曲张上消化出血治疗共识意见（Ann Intern Med，2010，152（2）：101-113. 胃肠病学杂志译文，2010）.

［39］刘大为，邱海波，严静. 中国重症医学专科资质培训教材［M］. 北京：人民卫生出版社，2013.

［40］那彦群，叶章群，等，2014 版中国泌尿外科疾病诊断治疗指南. 北京：人民卫生出版社，2014.

［41］陈志强. 中西医结合外科学［M］. 北京：科学出版社，2008

［42］卫生部非典型肺炎领导小组. 非典型肺炎中医药防治技术方案（试行）. 2003.

［43］卫生部非典型肺炎领导小组办公室.《非典型肺炎中医药防治技术方案（试行）—预防部分》修订方案. 2003.

［44］卫生部办公厅，国家中医药管理局办公室. 传染性非典型肺炎推荐中医药治疗方案. 2003.

［45］国家中医药管理局办公室. 传染性非典型肺炎恢复期推荐中医药治疗方案. 2003.

06